高等学校"十四五"医学规划新形态教材

（供临床、基础、预防、护理、检验、口腔、药学等专业用）

临床医学导论

N INTRODUCTION TO CLINICAL MEDICINE

（第2版）

主　审　迟宝荣

主　编　肖海鹏

副主编　潘　慧　王建六　匡　铭　吴忠道　李为民　陈俊香

编　者　（按姓氏拼音排序）

陈俊香（中南大学）	黄海威（中山大学）
蒋小云（中山大学）	匡　铭（中山大学）
李建华（广州医科大学）	李其富（海南医学院）
李为民（四川大学）	刘　杰（南方医科大学）
潘　慧（北京协和医学院）	钱睿哲（复旦大学）
卿　平（四川大学）	邱秀华（汕头大学）
汤有才（郑州大学）	唐志晗（南华大学）
王建六（北京大学）	王立祥（山东大学）
王淑珍（中山大学）	王子莲（中山大学）
吴忠道（中山大学）	肖海鹏（中山大学）
熊　艳（中山大学）	杨达雅（中山大学）
曾进胜（中山大学）	张良清（广东医科大学）
张晓敏（滨州医学院）	赵志新（中山大学）

编写秘书　冯劭婷　程舒媛　许志威

中国教育出版传媒集团

高等教育出版社·北京

U0301783

内容提要

全书共五篇十三章,包括医学史、医学的发展、医学课程导读、医学教育与医学人文、卫生保健体系与法规等内容。本书秉承现代医学教育最新理念,列举大量具体、经典的案例加以阐述,并介绍了近年来医学新的研究成果,为医学生早期接触临床奠定基础,注重培养医学生基础理论与临床实践相结合的能力,树立医学生以患者为中心的思想。

本书适用于高等医学院校临床、基础、预防、护理、检验、口腔、药学等专业学生,也可供临床医务人员阅读参考。

图书在版编目(CIP)数据

临床医学导论 / 肖海鹏主编 . -- 2 版 . -- 北京:高等教育出版社,2022.9(2023.4重印)

供临床、基础、预防、护理、检验、口腔、药学等专业用

ISBN 978-7-04-058439-4

Ⅰ. ①临… Ⅱ. ①肖… Ⅲ. ①临床医学 – 医学院校 – 教材 Ⅳ. ①R4

中国版本图书馆 CIP 数据核字(2022)第 046884 号

LINCHUANG YIXUE DAOLUN

策划编辑 杨 兵 初 瑞　责任编辑 初 瑞　封面设计 张 楠　责任印制 刁 毅

出版发行	高等教育出版社	网　址	http://www.hep.edu.cn	
社　址	北京市西城区德外大街4号		http://www.hep.com.cn	
邮政编码	100120	网上订购	http://www.hepmall.com.cn	
印　刷	河北鹏盛贤印刷有限公司		http://www.hepmall.com	
开　本	889mm×1194mm　1/16		http://www.hepmall.cn	
印　张	15.25	版　次	2015 年 4 月第 1 版	
字　数	400 千字		2022 年 9 月第 2 版	
购书热线	010-58581118	印　次	2023 年 4 月第 2 次印刷	
咨询电话	400-810-0598	定　价	39.80元	

新形态 · 数字课程（基础版）

临床医学导论

（第2版）

主编　肖海鹏

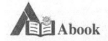

临床医学导论（第2版）

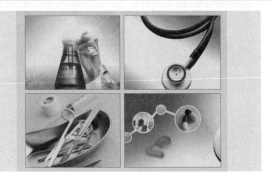

临床医学导论（第2版）数字课程与纸质教材一体化设计，紧密配合。数字课程内容有教学 PPT、拓展阅读、自测题等，充分运用多种形式的媒体资源，极大地丰富了知识的呈现形式，拓展了教材内容。在提升课程教学效果同时，为学生提供思维与探索的空间。

| 用户名： | 密码： | 验证码： | 5360 忘记密码？ | 登录 | 注册 □ |

http://abook.hep.com.cn/58439

扫描二维码，下载 Abook 应用

"临床医学导论(第2版)"
数字课程编委会

前言

"临床医学导论"课程是医学生最先了解医学的启蒙课程,本课程引领医学生走进医学殿堂,了解人类在探索生命本源、消弭疾患之苦、追求身心健康过程中的演化模式,促使医学生们将医学置于社会、科技、思想政治、文化等语境中,以睿智的目光去洞悉医学的规律,探索其本质和价值,体悟医学之美,不断追寻梦想、创造辉煌。由此可见,本课程在医学生的学医与从医之路上起着至关重要的引导作用。

"临床医学导论"课程涵盖面广,包括从中国医学史到国外医学史、从基础医学的发展到临床医学的发展、从基础医学课程导读到临床医学课程导读,以及医学教育与医学人文、卫生保健体系与法规介绍等内容,是帮助医学生全面了解医学的导读课程。本书是为"临床医学导论"课程教学专门编写的教材,教材以"立德树人"为根本,通过阐述古今中外大量经典的医学重大发现、有趣而又具有深刻意义的医学案例,让医学生们在听故事中了解医学的发展史、了解基础医学与临床医学的密切关联,从而达到启迪思想、创新思维的目的,引领医学生走进神圣的医学殿堂,让学生们树立"医病医身医心,救人救国救世"的医学抱负,激发学生们学习医学的兴趣与热情;同时,在教材中融入丰富的课程思政教育,让医学生敬畏生命、感悟医学的伟大,提升医学生的人文素养和道德情操,为培养仁心仁术的卓越医学人才奠定基础。

本教材配有数字课程,包括拓展阅读、教学 PPT、自测题等丰富的数字资源,丰富了知识的呈现形式,巩固学生所学知识,为学生学习提供思维和探索的空间。

本教材编委会汇集了来自全国 10 余所高等医学院校临床、教学、科研一线的专家教授,他们丰富的临床经验、厚实的教学和科研智慧在书中得以充分体现。本书的主审吉林大学迟宝荣教授对全书进行精心审阅、指导把关;还有第 1 版的所有编委,本次再版是在他们工作的基础上才得以顺利完成,在此一并表示感谢。

尽管我们竭尽全力,但书中难免存在疏漏或不足之处,恳请广大师生和读者予以批评指正。

肖海鹏

2022 年 6 月

目录

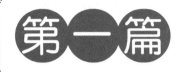

第一篇

医　学　史

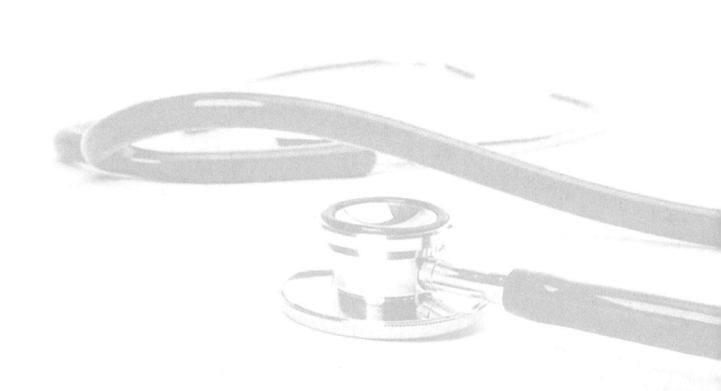

医药活动是随着人类的出现而不断发展起来的。医学的实践活动是人类不断对抗自然、探索生命本源、追求健康、不断完善的过程，其最根本的目的是增进人类的健康。

医学史是研究医学演化规律的学科。古人有云："凡治医学，若不穷其源流，则如木之无根，未有能发扬滋长者"。爱因斯坦说："科学的启发只有一种方法，这就是学习历史。"西方医学家也认为，学习医学史将通过理解过去来应对现实挑战并塑造未来。

学习医学史的意义不仅在于了解人类在探索生命本源、消弭疾患之苦、追求身心健康过程中的演化模式，更在于促使人们将医学置于社会、政治、文化、经济等语境中，以睿智的目光洞悉医学的规律，探索其本质和价值，体悟医学之美，不断追寻梦想，创造辉煌。

第一章
中国医学史

第一节　概述

中华文明是古代四大文明中唯一完整保存至今的，在遥远的古代，中国人的祖先便创造了辉煌灿烂的文化。中国的医药文化及由此衍生出的中医学，作为中华民族传统文化体系之中的核心组成部分，凝聚着深邃的哲学智慧和中华民族几千年来的健康理念及实践经验，是中国古代科学的瑰宝，也是打开中华文明宝库的钥匙。

中国具有很好的医学史研究传统。史料所载中国最早的医学史记录为汉代司马迁所著《史记·扁鹊仓公列传》。唐代甘伯宗所著的《名医传》是中国最早的医学史专著，此书收集"自伏羲至唐，凡一百二十人"。其后，有宋代周守忠的《历代名医蒙求》，明代李濂的《医史》，清代王宏翰的《古今医史》、徐灵胎的《医学源流论》，至近代王吉民、伍连德的《中国医史》，李涛的《医学史纲》等。陈邦贤所著《中国医学史》标志着中国医学史真正成为一个学科，并得到重视和系统研究。

中医学的科学体系庞杂、理论丰富，深深植根于中国传统文化沃土，其历史源远流长，蕴含着极其丰富的医学与历史文化资源，既是后人传承创新中医理论、提升中医水平的基础，也是新时期传承和发扬中华民族优秀传统文化的客观需要。中医学医术神奇精妙，亟待后人不断深入探究，发扬光大。中国医学史正是呈现这一历史积淀的重要窗口。

第二节　卫生保健与医药的起源

一、卫生保健的起源

中国是世界上发现早期人类化石和文化的重要地区之一。在云南元谋盆地出土的人类门齿化石及同时发现的经锤击制造和修制的石器、动物骨骼化石等，证明了在距今170多万年前中国就存在古人类活动。在漫长的岁月中，中国人的祖先在认识自然、改造自然的实践中，创造了辉煌灿烂的远古文明。在这个过程中，人们为了生存，就需要采取一些保护自己的措施，由此产生了人类最为原始的卫生保健活动。

（一）居所与衣物

早期的人类为了保护自身并躲避恶劣天气和野兽，构木为巢（即传说中的"有巢氏"），栖身于树。后来因为气温下降而迁居天然山洞（"冬则居营窟，夏则居橧巢"《礼记·礼运》）。随着生产力的提高，在距今约5万年前，人们开始建造半地穴式的房屋（北方常见）或者架设在木桩上的干栏式房屋（南方常见）。居处的改善增强了人类防御野兽侵害和应对自然变迁的能力，也极大地改善了卫生保健条件，保证了人类的繁衍和文明的延续。

从最初仅依靠体毛来蔽体御寒，到以树叶、兽皮、羽毛充当衣物，再到对皮毛的缝制加工及以植物纤维为主的编织物，直至最终发明了原始的缝纫技术和纺织技术，使人类从最初的赤身裸体到穿上纺织而成的衣物。这极大地增强了人类对自然界气候变迁及蚊虫叮咬等病害的抵御能力，是卫生保健史上的又一进步。

（二）食物与用火

火的使用，特别是掌握了人工取火技术，在人类文明发展史上具有极其重要的意义，也是人类卫生保健史上的重要里程碑。从 170 万年前的元谋人到 50 万年前的北京人所留下的痕迹，证明了人类祖先从利用天然火，到保存火种，再到真正掌握人工取火的漫长过程。火的使用对人类生存条件的改善、自身的进化、健康的维护及人类认识自然、改造自然的实践活动有着至关重要的影响。

火的使用将原始人类茹毛饮血的生食习惯转变为摄入加工后的熟食，极大减少了生食对人类健康的危害，还扩大了食物的来源，缩短了进食时间，促进了营养成分的吸收。与此同时，火还能提供照明、取暖御寒、帮助狩猎并抵御野兽侵袭。

（三）原始舞蹈与导引术

导引术是一种医疗保健活动，是由原始舞蹈不断演化而来。最早的原始舞蹈又称为"仿生舞"，其动作多是模仿飞禽走兽的不同姿态，主要形式也多与劳动有关。随着人类思维能力的发展，原始舞蹈的动作不断经过加工美化，同时人们也逐渐发现原始舞蹈在提振精神、缓解疲劳、减轻疼痛等方面的作用。在原始社会后期，人类开始有目的地将舞蹈用于健身祛病，由此逐渐发展为导引术——按照医疗保健需要而创造出的"摇筋骨，动肢节"的锻炼活动。

（四）婚姻与家庭

人类的婚姻与家庭是人类社会发展到一定阶段的社会组织形式。远古时代的人类经历过漫长的混沌杂居和两性关系毫无限制的时期。随着社会的发展，又逐渐从原始群内部相同血统但不同辈分之间的"血缘婚"，过渡到同辈分的"班辈婚"这一最早期的"族内群婚"式的婚姻形态。长期的原始群内部繁衍，导致后代经常出现发育不良、先天疾病等，严重影响了整个人类种群的发展。随着人类活动范围的扩大，不同血缘集团间男女的偶然结合产生了更为"优质"的后代，这促使"族内群婚"向"族外群婚"过渡，由此推动了人类婚姻形态的进步。随着生产力的提高及人群的不断分化，历经母系氏族公社、父系氏族公社，直到原始社会解体阶段，婚姻形态也从"对偶婚"最终演变为以一夫一妻制为主要特征的"单偶婚"。

婚姻形态的演变和进化，极大地减少了由于近亲婚配导致的各种遗传疾病聚集现象，显著提高了人类身体素质并保证了人类种群的健康繁衍。

二、医药的起源

（一）医药起源的不同观点

医药的起源问题一直是医史学界的热点问题。医史学家对此提出了多个不同的观点，常见的有：源于动物本能、源于圣人、源于巫、医食同源。各种观点都从各自不同的角度揭示了医药起源的部分内涵。但实际上，中国医药的起源和发展是一个漫长的历史过程，是在各种因素的影响下逐步建立、发展和完善起来的。

医药起源于动物本能的观点认为，医学源于人类和动物一样的、与生俱来的某种"本能反应"。人与动物一样，也有求生和保护生命的本能，在遇到疾病或意外创伤时，会自觉或不自觉地探寻解除痛苦、恢复健康的办法，并且有意识地积累这些医疗经验。但也有学者认为，这种"本能论"虽然强调了人的主观意识和反应，但忽略了人与动物的本质区别，混淆了动物本能与人类早期经验医学之间的界限，也否定了人类生存活动的重要作用。

医药起源于圣人的观点多见于中国远古神话传说和古籍记载。远古时代的原始医学没有文字记载，可以推测，那时根据经验治病防病，人们的集体智慧被归属于若干贤人，于是有了很多关于伏羲、神农、黄帝等发明医药的记载，如伏羲创立八卦，燧人氏教会百姓熟食，神农尝百草，著成中国最早的医学典籍《黄帝内经》等。然而，这些远古神话中的英雄实际上并不是某一个具体人物的专称，而是原始社会某一特定历史阶段人群的代称，反映了这一历史阶段人类生产活动的特征。不可否认，历史上曾出现过许多这类杰出人才，他们在人类历史文明进程中起到过巨大的推动作用。但将整个医学体系的产生归因于某几个人是不恰当的，实际上，它的萌芽和产生乃至发展壮大需要经历漫长的时间，历经无数次痛苦的探索和无数代人的奉献牺牲，才创造和积累起来的。

医药起源于巫的观点是不科学的，这不仅夸大了巫的作用，还颠倒了中医药和巫产生的先后顺序。实际上，中医药的产生早于巫。原始社会时，人们在日常生活中经常食用一些动植物，并由此认识到一些具有治病作用的植物和动物——原始的中医药就因此产生了。巫则是在原始社会末期（在社会分工、私有制和剥削出现之后）才产生的。巫产生之后，借鉴了中医药治病救人的方法，却为其披上了迷信的外衣。"巫"是历史发展特定时期的产物，巫医作为最早的知识阶层在早期医药知识的萌芽和产生过程中起到了重要的作用。夏、商、西周时期，医巫并存，形成了"巫医不分"的混杂历史局面。但随着医学向科学化发展，至春秋战国时期，医巫开始分家，医学开始呈现其科学性、实用性和理性。医源于巫的观点，在于没有看到中医药在历史长河中的实践和积累，是对历史的歪曲，也否认了医巫之间的本质区别。

医食同源的观点是基于人类在寻找食物过程中发现药物的史实而产生的。最著名的是神农尝百草的传说，神农的目的是寻找粮食种子，正是在这一过程中发现了多种草木的药物特性。因此医食同源确实有一定的事实依据，但是其无法涵盖医药学产生的全部内容，如矿物药、针灸、外治法等，因此也无法完整解释医学起源问题。

关于医药的起源，很难有一种观点能洞悉全貌，应可以看作以人类实践活动为中心的多种因素影响下逐步产生和发展而来的。

（二）医药知识的起源

1. 药物的发现与应用 远古时期，人类为了生存而不断尝试采集各种野果、种子或植物根茎来获取更多的食物，或者见到受伤动物进食某些植物后伤口痊愈，便模仿采食。在这一过程中，人们往往会由于误食有毒植物而引起呕吐、腹泻甚至昏迷和死亡，但也会因食用某些植物使得身体疾患减轻或消失，或者因为摄入量的不同而产生不同的效果。这

些现象的反复出现，加之人类思维水平的不断提高，使人们开始关注这些现象，并有意识地利用这些植物来达到减轻病痛、维护健康的目的，由此积累了人类最初关于植物药的知识。例如，《帝王世纪》载伏羲"尝药百味，而制九针，以拯夭枉焉""黄帝使岐伯尝味草木，典主医药，经方、本草、素问之书咸出焉"。《淮南子·修务训》载神农"尝百草之滋味，水泉之甘苦，令民知所避就"。尽管这些典籍的传说带有浓厚的神话色彩，但也反映了远古先民通过这些方法来认识药物的过程。

与上述类似，在食用动物的过程中，原始人类也逐渐发现了一些动物的内脏、肌肉、脂肪、血液、骨髓、甲壳等的治疗效果，从而积累了动物药的知识。《山海经》所载"何罗之鱼……食之已痈""有鸟焉……名曰青耕，可以御疫"等内容，反映了上古先民基于"药食同源"发现药物的过程。

随着采矿业和冶炼业的出现，原始社会末期的人们通过对矿物性质的观察和了解，发现了盐水明目、朱砂安神、芒硝泻下、石膏退热、硫黄壮阳、水银杀虫等矿物的治疗作用，完成了矿物药知识的积累。

随着中国人的祖先在长期生产生活过程中对植物药、动物药、矿物药等知识的认识和不断积累，从感性认知转变为理性总结，最终形成了现今庞大而完整的中药知识体系。

2. 外治法的出现与发展 中医学理论认为，一切从体表施治的方法均属于外治法的范畴，如常用的针、灸、敷、熨、熏、洗、擦、按摩及用膏或药敷贴等。随着社会生产力和医疗水平的不断提升，针灸、推拿等外治法逐渐发展起来，甚至形成了专门的学科，成为中医学中的特色疗法。

（1）针灸 是由"针"和"灸"两种治疗方法构成。传说针灸起源于三皇五帝时期，其真正起源已无可考，相传是伏羲发明了针灸。但从先秦时期的典籍文献和考古发掘中均有大量关于针灸的记载和佐证。

针法的历史可追溯到数十万年前至数万年前的石器时代。远古时期的人类饱受恶劣的生存环境和劳作条件影响，经常受伤，而伤口往往会感染化脓，因此外科疾病如疮、疖、痈、疽等非常普遍。当伤处疼痛难忍时，原始人可能会无意识地用随手可得的

石块、树枝等器物击打甚至刺破患处,或者在一些偶然的情况下,这些脓肿部位恰巧被尖锐锋利的石块或荆棘划破,由此导致脓液流出、疼痛缓解,甚至伤口愈合。这些反复出现的现象,引起了原始人类的好奇,甚至有意识地用一些锐器如石块、骨骼等刺激身体,用来减轻病痛。进入新石器时代后,原始人类掌握了磨制等技术,从而制作出更为精致的适合刺、击的石器——砭石,这也是最古老的医疗工具。《山海经》说:"有石如玉,可以为针",故砭石又称为针石。中国在考古中曾发现过砭石实物。可以说,砭石是中医刀针工具的基础和前身。《说文解字》载"砭,以石刺病也"。《素问·异法方宜论》载有"以其病皆为痈疡,其治宜砭石",《灵枢·玉版》中也记载了"故其已成脓血者,其唯砭石铍锋之所取也",说明砭石已被较多地用于切开排脓。

灸法产生于火的发现和使用之后。《说文解字》有载"灸,灼也,从火"。在用火过程中,原始人类发现身体某部位的病痛经过火的烧灼、烘烤后可以得到减轻甚至消失,从而学会了用兽皮或树皮包裹烧热的石块、砂土进行局部热熨,逐步发展成用点燃的树枝或干草烘烤来治疗疾病。后世人们经过长期的摸索,选择了易燃而具有温通经脉作用的艾叶作为灸治的主要材料,于体表局部进行温热刺激,从而使灸法和针刺一样,成为防病治病的重要方法。由于艾叶具有易于燃烧、气味芳香、资源丰富、易于加工贮藏等特点,后来成为最主要的灸治原料,故灸法也常被称为艾灸。

(2)创伤外治 人类对疾病最直观的认识首先就是外伤。根据考古发现,古人类的遗骸化石上经常见到人为打击形成的伤痕。但原始人类具体如何处理外伤现已难以查证,根据现代某些偏远地区少数民族中保留的一些较为原始的敷、裹等创伤治疗方法推测,原始人类在受伤时通过一些行为,如按摩伤口以缓解疼痛,压迫伤口,或利用苔藓、树叶、泥土、唾液等涂抹伤口来止血等,不断积累外伤治疗的经验和知识,并最终由此逐渐发展出外治法中的敷、熨、熏、洗、擦、按摩等治疗方法。随着制作工具技术的进步和原始医药知识经验的积累,原始人类还逐渐学会了利用燧石刀或针石等工具完成脓肿切开、剖宫产、穿耳鼻甚至开颅手术等。

第三节 医药经验的积累与医药理论的萌芽

一、对疾病认识经验的积累

(一)甲骨文中的人体和疾病记载

甲骨文中包含有大量的象形、会意文字,从文字的形体上,可以看出商代人对人体已有一定的认识。如首,象人的侧面头形;耳,象耳的轮廓;目,象人的眼睛;鼻,象人的鼻子;口,口腔的象形;舌,象舌从口中伸出状;齿,象牙齿从口中露出;项,是在脖子后面加指示符号标明;手,象手的侧面形;肱,在甲骨文中是在肱部加指示符号;身,在人的胸、腹部加指示符;臀,在人臀部加指示符号;足,象脚的形状;膝,在人的膝关节加指示符号。趾,象脚趾形;眉,象眼睛上面长着眉毛;腋,在人的两腋下加指示符号;等等。由此可见,商、周时期人们对人体的认识,虽然以直观的外部形态为主,但已经由表入里,认识到内脏器官的某些结构,由局部开始涉及人身整体及其生理活动的一些现象,反映了商周时期人们对解剖与生理等内容的认识日益深化。

近年来对甲骨文的研究中,学者们还重新归纳出了34种病证和病象。如疟、疥、蛊、龋等专门的病名,或关于疾病的描述如耳鸣、下痢、失眠、病软、病骨、病旋等。

甲骨文中还记载有一些治疗方法,而且多集中于早期巫术方法。早期人类对疾病产生的原因往往归结于外界因素,还未思考人体自身的内因。因此采用的治疗方式多是如举行祭祀或打鬼仪式的内容。另外,甲骨文中也有用药物治疗疾病的记载,如"疟,秉枣"(用枣来治疟),说明人们已经掌握了一些药物治疗的知识。

(二)先秦时期对疾病的认识

1. **关于疾病的记录** 自西周至秦,《诗经》《山海经》《周礼》《礼记》《左传》等典籍都记载了许多人类对疾病的认识和诊治过程。其中对于"热病"、昏迷、浮肿、顺产、"逆产"、不孕等疾病都有了较为详细的记录。其中《诗经》中记载了40多种疾病的名称，还有诸如昏迷、瘁（虚劳）、噎（气息不利）、闵（伤痛）、疢（心忧惫病）、矇（视物不明）、瞽（目盲）等疾病症状的说明。《山海经》则记录了38种疾病的名称，有些名称沿用至今，如痔、疥、痒、痈、疽、疟、狂、痴、瘘、疣、疠、疫、惑、厥等，涉及常见病、传染病、消化系统疾病、精神神经疾病、外科疾病等。《左传》中则记录有骨折、远视、发秃、佝偻等疾病。这些疾病名称的出现比甲骨文中主要根据发病部位命名的记录有着明显的进步，逐渐由表及里。

2. 关于疾病的病因和诊断 《左传·成公六年》载"土薄水浅，其恶易觏"，《周礼·天官》载"春时有痟首疾，夏时有痒疥疾，秋时有疟寒疾，冬时有嗽上气疾"。这些内容表明人们认识到周围居住环境及季节、气候的变化与疾病发生的关系。《左传·昭公元年》则记录了医和提出的"六气致病说"："……天有六气，降生五味，发为五色，徵为五声。淫生六疾。六气曰阴、阳、风、雨、晦、明也。分为四时，序为五节，过则为灾。阴淫寒疾，阳淫热疾，风淫末疾，雨淫腹疾，晦淫惑疾，明淫心疾。""六气致病说"也是中国历史上最早出现的自然致病学说。这一时期，人们已经从甲骨文记载的超自然因素，发展到以自然因素为主的疾病认识水平。同时医师也已经能从患者的气味、声音、容貌变化来判断生死吉凶，并涉及后世所提出的望、闻、问、切四诊的基本内容，为中医诊断学的发展奠定了基础。

3. 关于疾病的治疗 已逐渐出现食养、药物、针灸、按摩、洗浴等多种方法，并能够根据疾病所在部位运用不同的治疗方法。如"病入膏肓"一词最早的记录：《左传·成公十年》载"疾不可为也！在肓之上，膏之下。攻之不可，达之不及，药不至焉，不可为也"。其中的"攻""达""药"分别对应灸法、针刺、药物这些不同治疗方法。也由此不断衍生出中医学的临证各科。

4. 关于疾病的预防 此时期人们的预防医学思想也逐步萌芽。《左传》《周礼》中均有关于"藏冰""变火"等内容的记载。通过"藏冰"来调节四时气候的变化，实现预防疾病的目的。通过在不同季节燃烧不同的燃料来预防瘟疫。同时还倡导人们通过调整呼吸和模仿禽兽活动的姿态来锻炼身体，如《庄子·刻意》载"吹呴呼吸，吐故纳新，熊经鸟伸，为寿而已矣"。此外，在婚姻制度上也突出了符合现代科学的主张，如《周礼·地官》中"令男三十而娶，女二十而嫁"，《礼记·曲礼》中"娶妻不娶同姓"等。

二、药物知识的积累

（一）药物品类的增加及用药经验的积累

近年的考古发现证实了夏、周时期的古人就已经开始使用朱砂及桃仁等植物的种子来治疗疾病。至周代，药物品种不断增加，人们的用药经验也日益丰富。《周礼·天官》记录有"五味、五谷、五药养其病"，显示出人们开始对药物进行了初步分类。《诗经》中收录了大量可入药的动物、植物和矿物名称，其中部分药物还简明描述了其出产地、采集方式及用药效果。至先秦时期的《山海经》，全书收载植物药、动物药、矿物药、水类、不详其属的药物共计100多种，可以治疗的内、外、妇、眼科疾病达数十种。此时人们也对药物的不良反应有了初步了解，如乌头（天雄）、莽草、芫花、矾石等药物的毒性作用。同时也对同一种药物的使用剂量有了更为深刻的认识，《尚书·说命》载"若药弗瞑眩，厥疾弗瘳"，说明人们已经认识到如果用药不达到一定剂量（使人昏闷），则达不到治疗效果。

（二）酒的发明和药用价值

从汉字"醫（医）"的构造上来看，为会意字，从"殹"，从"酉"。"酉"形似酒坛，通酒，也就是医疗的酒。远在原始社会末期，人们就从自然界果实的自行发酵过程中发现了酒。但关于人工酿酒是何时出现的已无据可考。《战国策·魏策》中记录了"仪狄造酒"的传说，因此最晚在夏代，人们就已经掌握了人工酿酒的技术。古代医家发现酒能通经活络、令人精神兴奋，同时还有麻醉镇痛和消毒杀菌的作用，另外还可用于驱寒散瘀、通血脉、行药势，所以普遍将饮酒作为"外感风寒""劳伤筋骨"等病的治疗方法。随着酒的应用范围不断地扩大，酒本身挥发、溶媒的特点，也成为后世常用的溶剂，用来加工炮制药物。酒在医疗上的应用是中国医学史上的一项重大发明，所以又被称为"百药之长"（载于《汉书·食货志》）。

（三）汤剂的发明

汤剂，又称为汤液、水药，是目前中医药临证各科用药的主要剂型之一。汤液相传为伊尹发明，历史可追述至商代。西晋皇甫谧《针灸甲乙经》有载"伊尹以亚圣之才，撰用神农本草，以为汤液"。相传伊尹擅长烹饪，极有可能在烹调食物的过程中发明了用于治疗的汤液。但伊尹创制汤液的说法源于历史传说，其真实性无从可考，事实上汤液的创制并非个人所能完成，应是无数先民在长期实践中不断积累和总结而来。

汤剂的发明是中国医药学发展史上的重大进步。它的出现使得人们从使用生药过渡到熟药，从单味药转变为适量混用复味药，在此基础上逐渐形成了多种药物配伍而成的复方药剂，为后世中医药学的发展奠定了坚实的基础。

三、古代哲学思想与早期的中医药学理论

（一）气、精、神

气的原初含义是对自然现象的直观描述。其后，"气"演变成自然哲学和一切科学的基本范畴，认为人的生成及其思维活动都源于"气"。而与气的哲学化过程同步，气的观念形成后被逐渐运用于医学理论中。《黄帝内经》认为，气是认识人体生命本质的逻辑起点。

古代水地说认为，水土两者是万物产生的本原及人类对"生殖之精"的主观认识，反映了古代人类对"精"的推崇。《管子》最早提出较为系统的精气学说，认为天地之间的万物，皆由气而生精气，认为精气不仅与人的生命起源有关，更可以维持人体相对的稳定平衡，是正常生理活动的源泉。《黄帝内经》进而衍生出一系列诸如神气、血气、脉气、津气等狭义而具体的气，构成了日后中医学的精气学说系统。

神的最初含义是天神，哲学上主要从有意志的人格方面去理解，认为圣德到不可测度的境界时就是神。《黄帝内经》在充分保留"神"是有关自然界变化莫测规律的同时，重点论述了神主宰人体生命活动的特点，并且从人体生命活动规律的生理外在表现及精神意识等内涵的角度进行阐发，进一步丰富了"神"在医学领域中的理论应用。

（二）阴阳五行学说

阴阳学说和五行学说是古代人们用以认识和解释自然的世界观和方法论，中医学理论将其运用于人体，借以阐述人体的生理功能和病理变化，并用以指导临床实践。扁鹊所在的时期，阴阳学说开始运用于中医学领域，但仅笼统地说明人体的部位及概括两种对立属性的病因。《黄帝内经》将阴阳学说渗透入中医学的生理、病理、诊断、治疗等领域，阴阳失调被看作疾病发生发展的基本原因。五行学说提出水、火、木、金、土的相生相克，被用以阐明事物变化的道理。西周时期，就有医家引用于阐述四时发病和五药治病等理论。《周礼》和《左传》等文献已提到五味、五谷、五药、五气、五声、五色等诸多中医学理论，《黄帝内经》又进一步把五行学说和五脏理论相结合。

（三）天人相应的哲学思想

对"天人关系"的研究一直是中医学理论的核心问题。"天人合一"和"天人相应"倡导人与自然的统一，强调天、地、人的和谐发展。这一观点深刻影响着中医学理论。《黄帝内经》认为人是形神合一的复合体，"人与天地相参""人与天地相应"观点贯穿于整个中医学体系之中。

随着社会生产力的发展与思想文化的繁荣，从夏、商时期的医巫不分，到先秦时期诸子百家的哲学思想影响，中医学逐步形成了关于人体生理、病理、养生、治疗等方面的哲理性医学理论观点，并逐步建立起中医药的理论基础，使得中医学理论从诞生之初就具有了浓郁的哲学思想气息。

第四节　中医学的诞生及发展概况

一、中医学的概念及名称的由来

中医中药在中国古老的大地上已经有几千年的历史，经过了几千年的临床实践。"中医"即相对于"西医"而言，在西方医学没有流入中国以前，并没有"中医"这个名字，而较为普遍认可的名字是"汉

医"，即汉族医学。到了清末民国初期也常用"国医"来指代。而实际上，中国医学除了中医学外，还有藏族医学、壮族医学、苗族医学、蒙古族医学、维吾尔族医学、朝鲜族医学和傣族医学等民族医学。

中医学是指"以中医药理论与实践经验为主体，研究人类生命活动中医学中健康与疾病转化规律及其预防、诊断、治疗、康复和保健的综合性科学"。中医学属于在阴阳五行理论指导下、从动态整体角度研究人体生理病理药理及其与自然环境关系、寻求防治疾病最有效方法的学问。简言之，中医学以阴阳五行作为理论基础，将人体看成气、形、神的统一体，通过望、闻、问、切四诊合参的方法，探求病因、病性、病位、分析病机及人体内五脏六腑、经络关节、气血津液的变化，判断邪正消长，进而得出病名，归纳出证型，以辨证论治原则，制定"汗、吐、下、和、温、清、补、消"等治法，使用中药、艾灸、针灸、推拿、按摩、拔罐、气功、食疗等多种治疗手段，使人体达到阴阳调和而康复。

二、中医学的发展概况

（一）中医学的萌芽时期

中医学产生于原始社会，至春秋战国时期其理论已经基本形成。

远古时代的原始医学没有文字记载，人们把集体智慧归属于若干贤人。夏、商、西周时期医巫并存，出现医学雏形。春秋战国时期，医巫开始分家，医学开始呈现其科学性、实用性和理性，出现了解剖和医学分科，临证各科的分科已初现端倪。这期间已经开始采用"四诊"，治疗法已有砭石、针刺、汤药、艾灸、导引、布气、祝由等。相传由此时期的名医扁鹊著书并完成了中医学经典之作《难经》（又名《黄帝八十一难经》）。

（二）中医学的发展时期

到了秦汉时期，伤寒、杂病和外科等尤为发展。西汉时期，开始用阴阳五行解释人体生理，出现了医工、金针、铜钥匙等。东汉医学家张仲景已经对"八纲"（阴阳、表里、虚实、寒热）有所认识，总结了"八法"，所著《伤寒杂病论》提出疾病的三因学说，奠定了中医学临床辨证施治的基础，因此被尊为"医圣"。

在三国两晋南北朝时期，中医学的脉学、针灸学、药物方剂、伤科、养生保健等各方面均有发展，出现了麻醉药物。此时期的名医华佗则以精通外科手术和麻醉名闻天下，还创立了健身体操"五禽戏"，被称为"外科学鼻祖"。

（三）中医学的繁荣时期

隋唐时期的中医学得到全面发展，医学院和医学分科接近完备，唐代孙思邈总结前人的理论及经验，收集 5 000 多个药方，并采用辨证治疗。因此，孙思邈又被尊为"药王"，其所著《大医精诚》，彰显了医德的重要性。

在两宋王朝和辽、夏、金、元时期，由于政府重视，中医药学得到很好的发展，出现了一片繁荣景象，如出现了影响极大的刘完素（寒凉派）、张子和（攻下派）、李东垣（易水派）、朱丹溪（滋阴派），史称"金元四大家"，极大地补充了中医学的理论，提出了许多新的见解和思路。并且出版了统一了中国针灸穴位的《铜人腧穴针灸图经》，纠正了由传抄引起的穴位紊乱。

（四）中医学的普及和创新时期

明清时期的中医学承袭宋、金、元等历代中医学发展的基础，兼之社会经济发展对医学的推动，名医辈出，医著如雨后春笋般涌现，中医学各方面均取得极大发展。明清时期医学发展呈现如下特点：医学知识进一步普及，医药书籍的数量和质量呈现历史少见的盛况；基础理论、中药、方剂和临床各科进入全面、系统的总结阶段；医学理论和实践的创新，主要体现在本草学、温病学及解剖学的革新趋向；中外医药交流空前频繁。

明代医药学出现革新趋势，如探究传染病因、发明人痘接种预防天花等。随着瘟疫的大范围流行，医学家们有感于用治疗狭义的伤寒方法来治疗温病的不足，经过数代医学家的努力，终于形成了一整套治疗温病的理论方法，温病学派诞生。明代后期，李时珍所著《本草纲目》标志着对中药药理学又一次的总结，为医学和自然科学做出了极大的贡献。同一时期，蒙医、藏医均受到中医学的影响，得到了很大的发展。

清朝时期，中医学趋于普及，得到升华。吴有性等多位医家对温病学发展做出了重大贡献。汪昂的方药学研究《本草备要》和《医方集解》，是临床医师常用的参考书籍。《汤头歌诀》几乎是中医入门的必读读物。《医宗金鉴》是清乾隆时期太医吴谦负责编修的医学教科书,切合临床使用,广为流传。

(五) 中医学的衰落时期

清朝末年,中国受西方列强侵略,国运衰弱。同时现代医学(西医)大量涌入,严重冲击了中医学的发展。中国出现许多人士主张医学现代化,中医学受到巨大的挑战。人们开始使用西方医学体系的思维模式加以检视中医学理论,使中医学陷入存与废的争论之中。同属中国医学体系的日本汉方医学、韩国的韩医学亦是如此。1929 年 3 月,中医界采用多种措施反对"废止中医案",并获得了舆论声援,通过各方努力,最终政府批示:"撤销一切禁锢中医法令"。至此,近代中医存废之争告一段落。

(六) 中医学的复兴时期

中华人民共和国成立伊始,中医学作为"古为今用"的医学实例得到政府政策上的支持而得以发展。当今,中医在中国是治疗疾病的常用手段之一。2010 年 11 月 16 日,中医针灸成功入选联合国教科文组织人类非物质文化遗产名录。2016 年 12 月 6 日,国务院发表《中国的中医药》白皮书,中医药发展上升为国家战略,中医药事业进入新的历史发展时期。2018 年 10 月 1 日,世界卫生组织(World Health Organization,WHO)首次将中医学纳入其具有全球影响力的医学纲要。

三、经典的中医学著作

中医学博大精深,自成体系,其典籍可分为医经、医论、本草、医方、医案、医话等。目前普遍认可的中医经典著作有:《素问》《灵枢》《难经》《神农本草经》《伤寒论》《金匮要略》《中藏经》《脉经》《针灸甲乙经》《黄帝内经太素》。这些经典著作是中医学的理论基础,对中医学临床、教学、研究都起到了至关重要的指导作用。

这些经典中,最为经典的 4 部著作即《黄帝内经》(包括《素问》《灵枢》)《黄帝八十一难经》《神农本草经》和《伤寒杂病论》(包括《伤寒论》《金匮要略》),成书于战国到秦汉期间,标志着中医学理论体系的形成。

1.《黄帝内经》 简称《内经》,原书 18 卷,每部分各为 81 篇,共 162 篇。包括《素问》和《灵枢》两部分,其中《素问》9 卷,另外 9 卷无书名,汉晋时被称为《九卷》或《针经》,唐以后被称为《灵枢》。《素问》主要论述了自然界变化的规律、人与自然的关系等;《灵枢》的核心内容为脏腑经络学说。据考此书成书于战国至东汉时期,应为众多医家合著,并非一人一时之作。它是中国现存最早的研究人的生理学、病理学、诊断学、治疗原则和药物学的一部医学总集,总结了春秋至战国时期的医疗经验和学术理论,运用阴阳、五行、天人合一等学说,系统全面地阐述了中医学的基本问题。成为中医学在后期逐步建立的、独特的"阴阳五行学说""脉象学说""藏象学说""经络学说""病因学说""病机学说""病证""诊法""论治"及"养生学""运气学"等学说的理论基础和知识源泉。

2.《黄帝八十一难经》 简称《难经》,3 卷,原题秦越人(扁鹊)所著。全书共分八十一难,作者把自己认为的难点和疑点提出,然后逐一解释阐发,进一步阐释《黄帝内经》精义,对人体腑脏功能形态、诊法脉象、经脉针法等问题逐一展开论述,包括脉诊、脏腑、经络、阴阳、病因、病理、营卫、腧穴、针刺及一部分疾病,进一步在中医基本理论和临床治疗方面丰富了中医学的内容,常与《黄帝内经》并提,被认为是最重要的古典医籍之一。

3.《神农本草经》 又称《神农本草》,简称《本草经》《本经》,是中国现存最早的药学专著。该书成书于东汉,并非出自一时一人之手,而是秦汉时期众多医学家总结、搜集、整理当时药物学经验成果的专著,是对中国中草药的第一次系统总结。全书分 3 卷,收载 365 种药物,涵盖植物药、动物药和矿石药,将药物按性能、功效的不同分为上、中、下三品,同时论述方剂组方原则,提出药物有"七情和合"的避忌,阐述了药物的性味及采集加工炮制方法及临床用药原则和服药方法,也论述了药物的功效和主治。"七情和合"的用药原则在几千年的用药实践中发挥了巨大作用,因此本书也被誉为"开本草学先端"。

4.《伤寒杂病论》 包括《伤寒论》和《金匮要略》,东汉张仲景所著。张仲景(150—219)名机,字仲景,河南南阳人。其中《伤寒论》10 卷、22 篇、397 法、113 方,论述了伤寒等外感热性病的病理、诊断、治疗及用药。《金匮要略》则是《伤寒杂病论》的杂病部分,共 6 卷 25 篇,包括内科、外科、妇产科、皮肤科等 60 多种杂病的治疗方法 139 条、262 方,以脏腑经络学说作为基本论点,重视内脏间的整体联系,强调保持人体的正气,同时也不忽视祛邪。张仲景继承《黄帝内经》等中医学基本理论,以六经论伤寒,以脏腑论杂病,提出了包括理、法、方、药在内的辨证论治原则,是中医学的基础理论与临证实践紧密结合的典范。因此《伤寒论》《金匮要略》历来被视为医门之圣书。

5.《中藏经》 托名华佗所作,是一本脏腑辨证专书,分上、下两卷共载医论 49 篇。上卷以内科杂病为主,分论阴阳、寒热、虚实脉法,脏腑辨证,传尸、痨证、中风、痹疽、水肿、诸淋等内容;下卷列诸病治方 60 首。作者不仅对脏腑寒热虚实生死顺逆辨证进行了大篇幅的阐述,而且全书均体现了以脏腑为核心的辨证思想。《中藏经》对脏腑的重视首先体现在其以脏腑分证的手法对病证进行划分。而更重要的是该书具体的脏腑辨证方法:脏腑辨证首论阴阳;虚实寒热,脏腑有别;外感内伤,辨从脏腑;以脏气为根本判别预后。

6.《脉经》 是中国医学史上现存第一部有关脉学的专书,是对公元 3 世纪以前中国有关脉学知识的一次总结。全书共 10 卷,98 篇,第一次把病脉归纳为浮、芤、洪、滑、数、促、弦、紧、沉、伏、革、实、微、涩、细、软、弱、虚、散、缓、迟、结、代、动 24 种,根据形体辨别,阐明其所主病证,结合望、闻、问三诊加以研究。虽然《脉经》是一部综合前代脉学成就的著作,但篇幅简练、集中,便于学习,在中国医学发展史上,有着十分重要的位置,在国内外影响极大。

7.《针灸甲乙经》 是中国现存首部针灸学专著,该书在前人经验的基础上,提出适合针灸治疗的疾病和症状等共计 800 多种。该书所分述的热病、头痛、痉、疟、寒热病、脾胃病、癫、狂、霍乱、喉痹、耳目口齿病、妇人病等,内容丰富,条分缕析,使学习者易于掌握。

8.《黄帝内经太素》 全书共 30 卷,为唐初医学家杨上善所著,是中国历史上最早对《黄帝内经》进行分类研究的著作,也是现存最早的《黄帝内经》版本,具有极高的文献价值。此书自南宋以后便在中国国内佚失,直至清朝末年,才由杨守敬在日本发现"仁和寺旧藏古代卷子抄本"(残存 23 卷),并抄录带回中国。

第五节 中医学的理论基础与特点

一、中医学关于人体生命活动现象的理论

(一) 精、气、血、津液——人体生命活动的基本物质

精、气、血、津液是人体脏腑经络、形体官窍进行生理活动的物质基础,是构成人体和维持人体生命活动的基本物质。这些基本物质存在于脏腑经络、形体官窍之间,始终存在相互依赖、相互影响的密切关系。

1. 精 是构成人体和维持人体生命活动的最基本物质,包括先天之精、水谷之精、生殖之精及脏腑之精。精一般呈液态贮藏于脏腑之中,或以三焦为通道流动于脏腑之间。精具有繁衍生命的重要作用,还具有濡养、化血、化气和化神等功能。精的代谢过程包括精的生成、贮藏和施泄 3 个阶段。

2. 气 指人体内活力很强且运行不息、由精化生而来的极精微物质,是构成人体和维持人体生命活动的基本物质。气有元气和宗气,元气指先天之精所化生的先天之气,宗气为水谷之精所化生的水谷之气和自然界的清气之合称。气的生成是脾、肾、肺等脏腑综合协调作用的结果。气的生理功能包括推动与调控、温煦与凉润、防御、固摄和中介等作用。同时,促使精、血、津液在体内流动,以濡养全身。气机指气的运动,是气的特性,有升、降、出、入 4 种基本形式。其中升与降、出与入是两对对立统一的矛盾运动,广泛存在于机体内部,局部有所侧重。气化指气的运动而引起的精、气、血、津液等物质和能量的新陈代谢过程,是生命基

本特征之一。

3. 血 中医学的血学说是研究血的生成、运行、功能及其脏腑、经络、精、气、津液相互关系的理论。血为循行于脉中而富有营养的红色液态物质，是构成人体和维持人体生命活动的基本物质。脉是血液运行的管道，血循脉而流于全身，发挥营养和滋润作用，为脏腑、经络、形体、官窍的生理活动提供营养物质，是人体生命活动的根本保证。水谷精微和肾精是血液化生的基础，它们在脾胃、心、肺、肾等脏腑的共同作用下，经过一系列气化过程，而得以化生为血液。血液的质量包括清、浊、黏、稠等，都可影响血液自身的运行。血液的正常运行与心、肺、肝、脾等脏腑的功能密切相关。

4. 津液 为机体一切正常水液的总称，包括各形体官窍的内在液体及其正常的分泌物，是构成人体和维持生命活动的基本物质。津液中，质地较清晰，流动性较大，布散于体表皮肤、肌肉和孔窍，并能渗入血脉之内，起滋润作用的，称为津；质地较浓稠，流动性较小，灌注于骨节、脏腑、脑、髓等，起濡养作用的，称为液。同时，津液是血液的重要组成部分，循环全身，发挥滋润濡养作用。

津液的代谢包括生成、输布和排泄等一系列生理活动的复杂过程，是多个脏腑协调配合的结果。胃、小肠、大肠所吸收的水谷精微及水液，均上输于脾，通过脾气的转输作用布散到全身。津液的输布主要是依靠脾、肺、肾、肝和三焦等脏腑生理功能的协调配合来完成的。津液的排泄主要通过排出尿液和汗液来完成。

5. 神 中医学中的神是人体生命活动的主宰及其外在总体表现的统称，既是一切生理活动、心理活动的主宰，又包括生命活动外在的体现，将意识、思维、情感等精神活动归之为神的范畴。精、气、血、津液是产生神的物质基础，通过这些精微物质的新陈代谢，产生了生命活动，可以从形色、眼神、言谈、表情、应答、举止、精神、情志、声息、脉象等方面体现出来。中医学将神分为神、魂、魄、意、志，分别归藏于"五神脏"。精、气、血、津液充足，脏腑功能强健，则神旺。另一方面，神对人体生命活动具有重要的调节作用，包括调节精、气、血、津液的代谢、调节脏腑的生理功能和主宰人体的生命活动。

（二）藏象——人体器官系统及其生理病理征象

藏象，是指藏于体内的内脏及其表现于外的生理病理征象及与大自然相通应的事物和现象。"藏"是体内的内脏，包括五脏（肝、心、脾、肺、肾）、六腑（胆、胃、小肠、大肠、膀胱、三焦）和奇恒之腑（脑、髓、骨、脉、胆、女子胞）。"藏"之所指，实际上是以五脏为中心的五个生理病理系统。"象"是这5个生理病理系统的外在现象和比象，包括表现于外的生理病理征象及内外以五脏为中心的5个生理病理系统与外在自然环境的事物与现象类比所获得的比象。"藏象"把形与象有机地结合起来，较确切地反映了中医学对人体生理活动的认识方法。

藏象学说是以脏腑的形态和生理病理为研究目标的中医学基本理论，其特点表现为以五脏为中心的人体自身的整体性和五脏与自然环境的统一性。中医学以生理功能的不同作为区分脏与腑的主要依据。五脏共同的生理特点是化生和贮藏精气，强调五脏的精气宜保持充满且必须流通布散；六腑共同的生理特点是受盛和传化水谷。奇恒之腑在形态上中空有腔与六腑相类，功能上贮藏精气与五脏相同。

（三）经络——人体生命活动的通路系统

经络是经脉与络脉的总称，是运行全身气血，联络脏腑形体官窍，沟通上、下、内、外，感受传导信息的通路系统，是人体结构的重要组成部分。经脉是经络系统的主干，主要有正经、经别和奇经三大类。其中正经有十二正经（十二经脉），是气血运行的主要通道，包括手三阴经、足三阴经、手三阳经、足三阳经。其分布及走向有一定规律，与脏腑有直接的络属关系，相互间也有表里关系；而经别是从十二正经别行分出的重要分支，属经脉范畴，具有加强和补充作用；奇经有8条，即督脉、任脉、冲脉、带脉、阴跷脉、阳跷脉、阴维脉、阳维脉，合称"奇经八脉"，具有统率、联络和调节十二经脉中气血的作用。络脉是经脉的小分支，错综联络，遍布全身，有别络、浮络、孙络之分。经络的组成中，还包含其连属部分。经络对内连属各个脏腑，对外连于筋肉、皮肤而称为经筋和皮部。

经络学说，是研究人体经络系统的概念、构成、循行分布、生理功能、病理变化及其与脏腑形体官窍、精气血神之间相互联系的基础理论。

（四）体质——个体的生理共性与特殊性

体质是指人类个体在生命过程中，由遗传和获得性因素所决定的表现在形态结构、生理功能和心理活动方面综合的相对稳定的特性。体质通过人体形态、功能和心理活动的差异性表现出来，在生理上表现为功能、代谢及对外界刺激反应等方面的个体差异，在病理上表现为对某些病因和疾病的易感性或易罹性，以及产生病变的类型与疾病传变转归中的某种倾向性。体质包括形态结构的差异性、生理功能的差异性和心理特征的差异性等，是通过组织器官表现出来的脏腑精气阴阳之偏倾和功能活动之差异，是人体生理活动综合状况的反映。精、气、血、津液是决定体质特征的重要物质基础，其中精的多少优劣是体质差异的根本，精的不足便可形成脾虚质、肾虚质、肺虚质等体质类型，如老年体质的共性即为精的虚亏。

体质学说是以中医学理论为指导，研究正常人体体质的概念、形成、特征、类型、差异规律，以及其对疾病发生、发展、演变过程的影响，并以此指导对疾病进行诊断和防治的理论知识。人体正常体质大致可分为阴阳平和质、偏阳质和偏阴质3种类型。体质特征取决于脏腑经络及其精、气、血、津液的强弱偏倾，具体为先天禀赋、年龄、性别、饮食、劳逸、情志、地理、疾病针药等因素。

二、中医学关于人体疾病的理论

病因学说是研究各种病因的概念、形成、致病特点及其所致病症临床表现的理论。根据病因的来源、形成、发病途径及致病特点的不同，病因一般可分为六淫、疠气、七情内伤、饮食失宜、劳逸失度、病理产物及其他病因七大类。六淫即风、寒、暑、湿、燥和火（热）6种外感病邪的统称。疠气指一类具有强烈致病性和传染性的外感病邪。疠气侵入时，导致多种疫疠病（又称疫病、瘟病或瘟疫病），如流行性感冒（简称流感）、猩红热等。七情内伤，是指喜、怒、忧、思、悲、恐、惊7种正常情志活动太过或不及而引发或诱发疾病。一般直接伤及内脏、影响脏腑气机或者导致情志病，如郁症、癫狂等。

发病学说阐述了疾病发生的途径、类型、机制、规律及影响发病诸因素。《黄帝内经》认为"外内合邪"而致病，人体正气不足是病邪侵入和发病的内在因素。

病机指疾病的发生、发展与变化的机制。疾病过程极其复杂，牵涉局部和全身各个层次，从不同层面和角度可分为基本病机、系统病机、三焦病机、疾病病机、证候病机和症状病机。基本病机是指机体对于致病因素侵袭所产生的最基本反应，是病机变化的一般规律，主要包括邪正盛衰、阴阳失调、精气血津液的病理变化。

疾病处于不断运动变化之中，任何疾病都有其发生、发展到结局的过程。疾病的发展和演变趋向，即为传变。疾病传变包括病位的传变和病性的变化。

三、中医学关于疾病的防治原则

防治原则指预防疾病发生和治疗疾病以阻断其发展并使之好转或痊愈所遵循的基本原则，是在整体观念和辨证论治精神指导下制定的反映中医预防和治疗学的规律和特色的理论知识，是中医学理论体系的重要组成部分。

中医学预防的内容包括未病先防和既病防变两部分。未病先防讲究养生以增强正气和防治病邪侵害，其中增强正气的主要内容有顺应自然、养性调神、护肾保精、体魄锻炼、调摄饮食及针灸、推拿和药物调养，防治病邪包括避其邪气、药物预防。既病防变有早期诊治和防止传变两个方面。

中医学治疗疾病中，治则是治疗疾病所必须遵循的基本原则，它是在整体观念和辨证论治精神指导下而制定的治疗疾病的准绳。治病求本是治疗疾病的主导思想，同时要以正治与反治、治标与治本、扶正与祛邪、调整阴阳、调理精气血津液和三因制宜等为治疗原则。

四、中医学理论的哲学特点

中医学深深地植根于中国古代哲学思想。精气学说、阴阳学说和五行学说等为中医学的思想基础和理论出发点。中医学思维方法中，有着如下比较突出的特点。

（一）注重宏观观察

中医学注重宏观观察主要包括两个方面：一是总体地、动态地观察和把握人体生命活动规律。中医学既关注人体生命、健康、疾病和养生预防，也善于综合运用与人体生命活动有关的各门自然科学和人文社会科学的知识；二是认为世上万物都是由有形可见的万事万物和无形可见的"气"构成的，都是客观存在的物质，只不过存在和运动的方式不同而已。

（二）注重整体研究

中医学认为人体是一个有机整体，人与环境之间存在"天然"的不可分割的联系，即人体本身的统一性和人与自然环境的统一性。在研究思路和方法上，往往采用由整体到局部的考察研究方法，即把个体或局部的事物或现象放在整体中去考察和研究。中医学在研究人体的生理活动和病理变化乃至疾病的诊断、预防和治疗等方面，都把人体放在自然界中去考察，进而形成了中医学持有的天人一体的整体观。在治疗疾病和养生保健方面，往往比较注重整体层次的调整。

（三）擅长哲学思维

中医学在实践的基础上，以唯物主义和辩证法思想为指导，以儒家、道家的"中和"平衡思想为思维方法的主线，以类比、演绎、外揣等为具体的思维方法，对人体生命活动的正常和异常及维持正常和纠正异常过程进行理性的认识、归纳和总结。如阴阳学说认为，在正常情况下，人体的阴阳相对平衡协调意味着健康。此外，中医学善用类比思维去探索和论证人体生命活动的规律、疾病的病理变化及疾病的诊断等问题，对中医学理论体系的形成和发展起了重要的方法学作用。

（四）强调功能联系

中医学理论强调事物之间的功能性联系。面对复杂的生命活动，脏腑之间的功能联系，中医学主要不是以分析其形态结构，而是采用功能联系的思维来认识的。如中医学以五行学说将脏腑形体官窍构成一个以五脏为中心的生理病理系统，再以脏腑藏精，精化为气，阴阳二气动静协调的理论建立起一个脏腑功能的解释性模型，来阐释各脏腑的复杂功能及其相互关系，阐释人体生、长、壮、老、已的生命过程。因而中医学脏腑的概念，不仅是一个形态学的概念，而更重要的是一个生理病理学的概念，一个功能性的概念。

第六节　中国古代的医学教育与医院

中国古代中医学教育经历了萌芽、发展和兴办的过程，而且与古代医院相伴而生。

一、萌芽阶段

（一）西周时代

西周时代，中国医政制度已经发端，其医学分科、医师分等、组织领导、分工负责、考核惩罚等一系列医事制度达到相当完备的程度。

（二）春秋战国时期

随着官学衰落、学术下移、士阶层出现、私学兴起，加之战争频仍导致人员伤亡，春秋战国时期中国相继出现儒医、道医和军医等从医人士。同时，在医学经验不断积累的基础上，产生了后世医学教育与考试的范本——《黄帝内经》。这些为医学传承和医师任用等创造了条件。医学传承模式包括君臣传承、师徒传承、父子传承等。传授对象讲究"得其人乃传，得其人必传，因其人而传，非其人不传"，在智力、毅力和品德等方面都有所要求。也讲究传承的内容和方法，传授医学知识及其相关知识，既重视师承也提倡博采众家之长；个人诵读、领悟与老师的讲解启发相结合，理论知识学习与实用技术传授相结合等。

（三）秦朝

秦朝的医事制度与医学人才的管理考核方法，基本承袭了春秋战国时期秦国医药学的传统，许多制度在秦始皇统一中国后固定下来。例如，太医令负责中央官员的疾病诊治，而且掌管地方郡县的医疗事宜；各地都设有医长，对太常、太医丞负责。秦始皇曾召集文学方术之士，对医疗经验进行交流和总结，对医学文献进行整理和编纂，一定程度上促进了医学教育。

（四）西汉时期

西汉时期，太医令是地位最高的医官。当时，太医令有太常与少府之分，形成医职两大系统。太医不仅负责中央官吏的疾病诊治，且掌管地方郡县的医疗事宜。诸侯王国医制基本仿照中央而略有不同。医学教育中师徒传承在两汉期间传承线索更明晰，如张仲景、华佗等医家所采用的师徒传承培养模式。汉代的医师，可分为官医和民间医师。官医服务对象重点是官僚统治阶层，从中央到地方形成了有组织的医疗系统。民间师徒传承的医学教育方式有一定发展，但官办医学教育尚未形成，官医主要从民间医药人士中选用或临时延聘。

（五）三国两晋南北朝时期

由于专科教育的兴起，这一时期的医学教育也逐渐引起包括统治阶级在内的人们的重视。医学教育已初露端倪。《唐六典》载，晋代有医官教习之设，这是中国医学教育事业的开端。医学教育形式主要是父子相传或师徒授受。刘宋元嘉二十年（443），太医令秦承祖奏置医学，以广教生徒，开中国正式由政府设置医学教育的先河。同时，由于门阀士族为保家业，提倡孝道，其中晚辈懂点医学知识是行孝道的必备条件；加上战乱，对医学知识有普及的需要，推动了医学教育发展。北魏宣武帝时发布开办医学的诏令，旨在推动医学教育，命太常立医馆行教育之职并考核检查医师的能力。

二、发展阶段

（一）隋唐五代时期

隋代始创实科教育，主要由书学、算学、律学和医学组成，分别由相关政府机构分管。隋代的医事制度，主要建立 3 个系统，一是为帝王服务的尚药局和食医，二是为太子服务的药藏局和掌医，三是为百官医疗兼医学教育机构的太医署及地方医疗机构。太医署是隋代的国家医疗机关兼教育机构。作为医学教育的专门主管机构，教授学生各种医术，开创和发展了学校式的医学教育。隋代医学教育属太常寺统领，有太医令、丞、主药、医师、药园师、医博士、助教、按摩博士、咒禁博士等。隋炀帝时增设医监、医正。医师、医正主要为人诊疗疾病；诸博士及助教除医疗外，主要以医术教授学生。隋太医署由三批人

员组成，即行政人员、医疗人员和教学人员，如博士、助教等。隋太医署医学教育分为医学教育和药学教育两部分，并有分科施教的开端，设四科系，分为医师科、按摩科和祝禁科、药学科，四科教育初步成形，为唐代的四科教育体制的建立奠定了基础。

（二）唐代

这一时期的医学教育在中国古代医学教育史上，甚至古代世界医学教育史上，都处于突出的地位。唐代不但重视中央医学教育，各地方政府也大力推行地方官办医学教育，并且提倡私办学校。太医署是唐代的最高医学教育管理机构，规模宏大，学制健全，考核严格。唐太医署归执掌邦国礼乐、郊庙、社稷之事的太常寺管理。太医署分医学为四科，即医科、针科、按摩科、咒禁科，另有药园一所。唐太医署的教师队伍设置比较完善，职称、职责分工明确。唐太医署中帅生之比为 2∶1，可见学习条件之优裕。学生入学虽受封建等级所限，但由于医药学教育比较辛苦，其学生很少来自官宦子弟。唐太医署的教学有三方面特点：一是强调基础课程，二是重视分科理论学习和专科技术，三是注意实际临床和操作技术的培养。在教学内容上，唐代首次将道德教育制度化，以《孝经》和《论语》作为道德教育的基本教材。此外，将综合授课与分科授课结合，中央教育与地方教育结合，医学教育与药学教育结合，理论教育与重视临床诊治技能和辨识药性教育结合，选用古典医著与当代名著结合作为教材等。同时，学校规章制度严密，月、季、年和毕业考试严格。总之，唐代医学教育已相当完善。

三、兴办阶段

（一）两宋时期

两宋时期包括南北宋、辽、金、西夏。由于皇帝视医学为仁政，重医明医，采取了一系列措施以兴办医学教育，加之出现儒医，以及印刷术的发明应用，为医学教育创造了良好条件。宋仁宗庆历年间开始举办官办医学教育，范仲淹主持推行"庆历兴学"，期间设立太医局并延续下来。宋神宗熙宁年间，王安石主导推行"熙宁兴学"，太医局正式设官建制，并作为专门的医学教育机构，脱离太常寺独立出来。宋徽宗崇宁年间，创办中央"医学"，继承此前太常

寺太医署及神宗所设的太医局。中央"医学"与太学等同级并列,共同从属于国家最高学政机构——国子监,提升了医学教育的地位。崇宁时蔡京在国子监下的各种学校全面推行王安石创立的三舍法,分级教学,以各种常设性的考试来决定舍别和升降。

此外,金代也设置正规医学教育并普及全国,其主要的医政机构有太医院与尚药局。太医院为金代最高医政机构,地方上也有医疗机构,称为医院,在太医院的统管下行使职能。至元代,医学成就很可观,其医学教育也很有特点。元世祖忽必烈中统元年正式设立太医院,成为国家最高医药卫生管理机关,各地医学、医官、医户等均由其管辖。元代的医学学校称为"医学",主要设在各地,不设中央医学。其独特之处是与当地的三皇庙合一。这种办学形式既充分利用了场地,又将教育与祭祀相结合,增加了严肃性,有助于管理,也在一定程度上提高了医学教育的地位。元代对医学教授的选拔相当严格,要经三道程序:同行推举、提供既往资料和太医院组织考试。医学学校的学生来源于医户子弟和自愿学医者。

(二)明代

明代太医院分南京、北京两处。太医院除担负统治者的医疗任务外,还有培养医药人员的职责。明代除太医院设办医学教育外,政府对地方医学教育也颇为重视,不但在全国普遍设立,而且凡征服或侵略边境土司与邻邦及新设州县,在建立地方政权的同时,设立医学。洪武十七年(1384),规定地方医学兼管行政和医学教育。明代民间医学教育主要采用家传或师徒教授的形式,不少医家编著简易医学读物,起到传播普及作用,对提高医师的素质很有帮助。明代医师的教育主要是家传世业,凡属医家子弟选入太医院学习,推选堪任教师的2~3人,教习医术。课程设置基本与元代相似。各科医师均应以《素问》《难经》《神农本草经》和《脉诀》为必修课,不同专业还要加修有关专业课程。世业子弟是太医院学生的主要来源。

(三)清代

遗憾的是,到了清代,由于社会矛盾和民族矛盾尖锐,中国古代医学教育和古代医院没有得到很好的传承与发扬,反而显得不景气。

第七节　中外医学交流与中西医汇通

在古代,随着交通的发展及贸易等往来的密集,中外交流日渐活跃,医药文化也是重要组成部分。在交流中,中医药学对周边各国影响较大,同时,中医药学也吸收了国外医药的经验和理论。

一、中朝医学交流

中国与朝鲜的医学交流较早。早在4世纪就有中国僧侣如顺道、阿道等到朝鲜传教、施医,随后传入葛洪的《肘后方》和陶弘景的《本草经集注》等医籍,在朝鲜兴起"仙道术"。梁武帝应邀派使,使经义、阴阳五行和医药在百济得到传播。隋唐时期,朝鲜不断派人来中国求学,有大量中国医书传入朝鲜,朝鲜医药也传入中国。如《外台秘要》载有治脚气毒气攻心、手足脉绝的"高丽老师方"。此外,朝鲜在医政设施、医学教育、所习教材等方面也多仿唐制实施。宋、元两代不断有医家入高丽行医或传授医药学知识,如宋仁宗时代有医师江朝东旅居高丽行医,元世祖先后4次应高丽帝王之邀派遣医师、太医为王室诊治疾病。同时高丽亦派遣尚药侍医薛景成为元世祖诊病。明代时期,甚至有朝鲜医家专程来华求教,问答内容由中国御医傅懋光撰成《医学疑问》一书。而朝鲜曾多次刊刻中国医书,使中医药学知识在朝鲜广为流传。

二、中日医学交流

中日文化交流始于秦汉,中医学早期可能经由朝鲜传入日本。梁元帝年间,中国曾赠送日本《针经》;陈文帝年间,苏州人知聪携《明堂图》等医书160卷到日本。隋炀帝年间,日本开始派遣学医使来华。唐代时期,鉴真和尚东渡日本,传授医学,带去贵重药材,被后人整理成的《鉴上人秘方》是其处方记录。此外,唐武周大足元年日本颁布大宝令,规定设置的医事制度、医学教育和医官等完全采纳唐制。隋唐时期,中医学和中国医学书籍大量传入日本,日本人也开始自己编撰医书,逐渐形成日本的

"汉方医学"。宋代时期虽日本采取闭关锁国政策，但中日医药交流仍在继续，宋代《太平圣惠方》《伤寒百问》等医书先后传入日本，此外，许多贵重药材也相互交流。金元时期的补土派和滋阴派对日本医学产生很大影响。到了明代，中日医药交往尤为频繁。不仅有大量中国医药书籍流入日本，而且有许多中国医家也到日本行医。

三、中国与其他国家的医学交流

中国与周边其他国家也保持医学交流。其中中国与印度的医学交流比较频繁。隋唐时期，义净居印度 20 多年，向印度人介绍中国本草学、针灸学、脉学等知识，经常用中医药为印度人诊治疾病。同时，印度医药随婆罗门教和佛教传入中国，中医学吸收了印度医学之长，丰富和发展了药物学和医疗技术。此外，宋、元时期，中国还与阿拉伯国家有医药交流。元世祖西征时曾带去许多医师和医书，有许多中国药材也被收录进阿拉伯国家的医书里。同时，阿拉伯国家的香药通过贸易等输入中国，一些制剂方法也传入中国。在明清时期，中国与欧洲国家的医药交流主要通过西方来华的传教士推动，如意大利的利玛窦传教士来华传授西医知识，西方传教士还带来了欧洲的医院设施和医学教育方式等。

四、中西医汇通交流

17 世纪开始，随着西方医药知识的传入，西医学在中国不断发展的同时，中医学的科学化却备受质疑。然而，中西医汇通派既表达了对西医的接受，也肯定了中医的意义，其主要观点认为，中、西医学各有长处，原理相同并不矛盾，中、西医学有可通和不通之处，应求同存异。同时，也出现了中医学科学化的思潮，认为中医学经验可贵，但理论不科学，主张以科学方式整理中医学。事实上，中、西医学不同的根源是复杂的，好多问题有待深入研究。而如何发挥中医学和西医学的长处，更有效地诊治疾病，使中西医结合相得益彰，这是医学在中国发展的趋势。

中西医结合是中华人民共和国医疗卫生事业发展的鲜明特点。例如，中西医结合治疗急腹症是早期取得的研究进展，研究证明，中西医结合治疗可扩大非手术治疗氛围，降低手术率，提高治愈率；中西医结合治疗骨折，可缩短愈合时间，功能恢复好；针刺麻醉也是中西医结合取得的新成效。为促进中西医结合事业的发展，中医、西医工作者正在进行不懈的努力。

（张昆松　邱秀华）

数字课程学习……

　　教学 PPT　　　　拓展阅读　　　　自测题

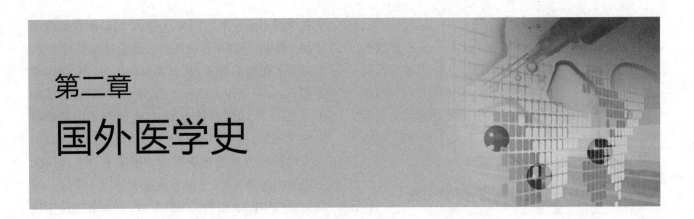

第二章
国外医学史

第一节 国外古代医学

一、原始医学

史前文明是指从人类起源到有文字记载及掌握了金属冶炼技术的城市文明出现的阶段，为 400 万～600 万年前至公元前约 3 500 年。史前文明中的医学称为原始医学或史前医学。

在旧石器时代（250 万～1 万年前），社会生产力低下，人类主要依赖于自然界获取食物来源，通过采摘植物的果实和根茎来充饥。人类在长期依靠植物为生的过程中，逐渐发现和熟悉植物的营养、毒性和治疗作用，并且代代相传，形成原始医学的主要组成部分。当时主要通过服用植物草药治疗疾病，例如，人们发现大黄有泻下作用，麻黄能平喘、止咳，用金鸡纳能治疗热病；埃及人发现干的柳树叶具有镇痛功效。后来的南美洲人发现某些植物根上的浆液涂到箭尖上刺杀动物，被击中的动物即刻麻痹死亡。这是人类最早使用的"肌肉松弛剂"，因其有毒且附于箭上故称为箭毒。

在这期间，人类开始掌握火的使用和保存，学会取暖避寒。通过取火改善居住环境以减少风寒引起的外感疾病和阴冷潮湿环境导致的疾患。尤其是学会自行生火后，当代人类从茹毛饮血的生活过渡到熟食生活，明显增加了可食用动植物的种类（尤其

是鱼类），极大地丰富了食物的来源。熟食使人类获得更多营养，从而减少了消化道疾病的发生。人类在认识到肉类食物具有营养价值的同时，也逐渐地发现一些动物的内脏（如肝）、血液和骨髓等可以治疗某些疾病，从而开始了动物药的应用。

石器是当时主要的工具。砭石是石器中的一种，是原始人类最初使用的医疗工具，主要被用来切开痈肿、排脓放血，或用以刺激身体的某些部位以消除病痛，甚至进行牙科治疗。后续医疗上常用的刀、针等也是由此发展而来的。

在旧石器时代早期和中期，男性集体狩猎，女性负责采集植物和抚育后代，人们通过血缘关系维持着家族内部的关系，原先的原始群逐渐被氏族公社所取代。但到了旧石器时代晚期，因家族内部同辈之间的婚姻，血缘关系相近，繁育的后代易患先天性疾病，导致适应能力减弱。人们逐渐认识到近亲婚姻的危害，因此逐渐发展为族外婚制。当时，人们只"知其母不知其父"，形成了母系氏族公社。

到了新石器时代，人类学会磨制工艺，并发明了陶器。随着生产力的发展，狩猎、渔猎外，因弓箭等生产工具得到迅猛的发展，逐渐开始发展农业和畜牧业。随着狩猎和畜牧业的发展，人类积累了不少简易的创伤急救疗法，如对骨折、脱臼等损伤的治疗。一方面，通过观察动物，人们发现可用黏土材料进行骨折固定或断骨。在患处用黏土覆盖，黏土硬化后起到支架固定的作用，限制患肢活动，有助于骨

头固定和伤口愈合。另一方面,通过观察到植物、泥土对动物的作用,进一步促进了对植物药、矿物质药的认识。例如,通过观察食土癖动物,发现某些泥土或黏土可内服作为药物,即"土疗",起到中和腐败食物中的有害物质和补充矿物质的作用。此外,矿物的开采及金属冶炼技术的发展,确立了矿物药的地位。陶器和黏土器的出现,也为原始药物的制备提供了新工具,使研制药物更加便捷。

人类历史上最早的外科手术也发生在史前时期。在新石器时代以后的史前人类遗骸中发现了环钻的证据(图2-1)。环钻是一种孔钻或刮入人类头骨的手术。证据表明,钻孔术是头部创伤后最原始的急救手术,用于从骨折的头骨中取出碎骨,处理头骨下血肿;狩猎事故、摔倒、野生动物袭击头部及棍棒或长矛等武器的误用都可能造成头部创伤。可能还用于治疗癫痫、头痛、头部创伤和精神障碍。此外,有研究发现公元前7000多年前的遗骸中,两个牙齿各有一个大洞,存在着少量沥青、植物纤维等牙齿填充物,牙齿上面还存在着很明显的钻孔划痕,有可能是一些小型的补牙工具造成的。

在原始医学中,超自然力量涉及疾病和治疗的各方面。一个族群中,会有从事医疗而身份特殊(甚至是处于统领地位)的成员,即医师、治疗者、巫医或萨满等。当时人们认为他们能够接触神灵,并使用其超自然力量来治疗疾病。他们掌握当时的先进医疗知识和技术,以口口相传的形式,保存和传播知识。

医药知识的起源是人类集体经验和智慧的积累,是在长期与疾病斗争中产生的。世界上一切民族的医学在史前医学阶段后,都经历过奴隶社会。奴隶社会的生产力比原始社会前进了一大步,奴隶的劳动使劳动分工成为可能,出现了职业医师。在奴隶社会发展时期,文化上的卓越成就之一是文字的发明。有了文字,古代奴隶制国家才留下了大量医学文献。奴隶制社会生产力的发展及哲学的产生,使朴素的医药知识经哲学的概括上升为医学理论,因而产生了医学。

二、古印度医学

古印度泛指以印度河流域为中心的整个南亚次大陆,包括如今的印度、巴基斯坦、孟加拉国等在内。古印度文明的历史源远流长,其医学起源也比较早,可考据的可追溯到吠陀时代。梵语"吠陀(veda)",意指"知识、启示",它是印度最古老的文献材料和文体形式。公元前20世纪中叶以后,雅利安人入侵古印度,并将这一时期的史料保留在《吠陀经》等资料中,故称为吠陀时代。之后,波斯人、希腊人、大月氏人又相继侵入古印度,使得这里的居民和文化逐渐复杂起来。在漫长的历史中,古印度各族人民创建和继承的传统医药文化,即组成了古印度医学。

在吠陀时代以后,《吠陀经》所记载的医药文化逐渐演变成后续的阿育吠陀等医疗体系。阿育吠陀(Ayurveda,又称寿命吠陀),意为"长寿的完整知识",其中阿育(Ayur)意指"生命"。阿育吠陀详细记载了超过1 000多种的草药,故又称印度草医学,是"生命的医学"。阿育吠陀体系包含8个医学分支:内科,手术(包括解剖学),眼、耳、鼻、咽喉疾病,儿科与妇产科,精神病医学,毒理学,长寿学,生育学。它

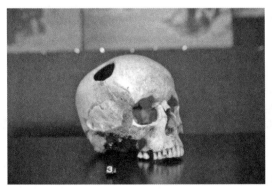
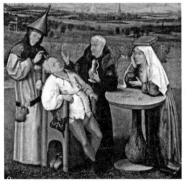

图2-1　环钻的遗骸及博世(Hieronymus Bosch)描绘环钻的画作《疯狂之石》

是古印度本土的医学体系之一，也是世界上有记载的最古老的综合医学体系，其草药体系至今仍在印度和尼泊尔等地践行。有证据表明，阿育吠陀医学曾丰富了世界上其他的医学体系。其最有名的两部古老文献《遮罗迦本集》（Charaka Samhita）和《妙闻本集》（Sushruta Samhita）为主体部分，详细描述了有关疾病、诊断和预期治疗的内容（图 2-2）。

《遮罗迦本集》被认为是印度医学史上第一部伟大的医学论述，详细描写了各种药草的识别，并按照疾病进行了分类。而且，该文集指出，医疗实践有 4 个重要部分——患者、医师、护士和药品，这四者对恢复和维持健康至关重要。这是最早对医师和护士制定道德守则的文本之一，并提出医师提供知识并协调治疗，是能够"用知识之灯探索身体黑暗的内部"的人。此外，文集还介绍了食物与疾病的关系，食物是人体内的热量来源、营养价值和药物作用的生理物质，并指出健康的饮食对健康和预防疾病是必不可少的，而不健康的食物是导致疾病的重要原因。作者遮罗迦（Charaka）认为，"健康和疾病不是必然的，人类的努力可使生命延长"，强调了对疾病的预防大于治疗。

古印度医学的一大特色是外科学非常发达，以《妙闻本集》为著。该文集涉猎广泛，系统地介绍了许多药物，更是从理论和实践两方面介绍了很多复杂而大胆的外科技术，详细描述了超过 125 种手术器械。还介绍了如何进行手术训练，提供处理并发症的方法。书中提及，学生可在蔬菜水果和动物尸体上练习外科手术技术。这是人类历史上第一次提出外科学生应该通过解剖尸体来了解人体及其器官。广受关注的是，《妙闻本集》描述了各种形式的手术，如剖宫产、取石术（膀胱结石）、白内障、扁桃体切除术、截肢手术等；尤其以整形外科备受关注，包括使用面颊皮瓣来重建已被切断的鼻子（鼻成形术）、耳垂修复术和唇成形术。推测这些可能与古印度法典中常以割鼻、割耳的方式惩罚犯人有关。

对于手术，妙闻（Sushruta）认为，任何外科手术的准备工作都需要非常严格。从不同的手术器械，不同形状和大小的手术台到手术室，都需要经过精心挑选和准备。古印度外科医师开发出处理外科手术主要问题（即疼痛和感染）的技术。如为追求清洁而在手术前对病房和伤口进行熏蒸可能会减少感染风险，手术后饮用葡萄酒可以减轻疼痛，燃烧印度大麻可能会释放出麻醉烟雾。

阿育吠陀提出关于健康与疾病的三体液学说，分别是气、胆及痰，古印度人认为这三者必须均衡才能保持人体的健康，而这种平衡很容易被事故、创伤、鬼迷心窍等所破坏，平衡一旦紊乱就会患各种疾病。后来随着医学的发展，渐渐有了专门的医学院，出现了一批专门从医的人，他们的贡献在于使医学逐步脱离巫术，强调在仔细听取患者对疾病的描述后，通过触诊、听诊检查患者，了解患者的一般情况，并通过一定的方法观察排泄物情况。例如，古印度的医师们注意到，有一些多尿症患者的尿液会吸引大量的蚂蚁和苍蝇，经过简单的实验，他们发现这些患者的尿液中含糖量很高，故将其称为"Prameha"，意为多尿且高尿糖的症状。

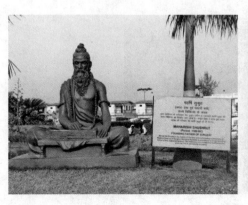
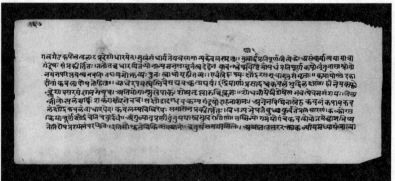

图 2-2 妙闻雕像和《妙闻本集》片段

三、古埃及医学

传统认为,古埃及医学的奠基人为伊姆霍特普(Imhotep,公元前 2667—前 2600),是古埃及第三王朝法老的御医和大臣(图 2-3)。据记载,伊姆霍特普治疗过的疾病超过 200 种,其医学理论最大的贡献是认为疾病是一种自然的损伤,而非神的惩罚。

人类历史上第一部关于创伤的外科学著作是《艾德温·史密斯纸草文稿》(*Edwin Smith papyrus*)(图 2-3)。这本医学论文集记载了约 100 个解剖学名词和 48 种创伤的诊断、预后和治疗,于公元前 1700—前 1600 完成。美国考古学家布雷斯特德(James Henry Breasted)猜测,该文稿抄录了早期伊姆霍特普的著作。《艾德温·史密斯纸草文稿》记载了大脑的结构,包括脑膜和脑脊液,这或许与古埃及人做木乃伊时把大脑从鼻孔钩出的操作有关。

与《艾德温·史密斯纸草文稿》一样,古埃及的很多医学史料也都记录在纸草文中。卡亨(Kahum)纸草文,写于公元前 2000—前 1800,主要记载妇科资料;埃伯斯(Ebers)纸草文记录了针对各种疾病的 800 多个处方,甚至提到了肿瘤的预防;赫斯特(Hearst)纸草文(公元前 1450)记录了泌尿、血液疾病和咬伤的处理;Berlin 纸草文(公元前 1200)记录了生育和避孕的知识,据传后来的医学家盖伦也受到该纸草文的影响。这些纸草文都是以发现者名字命名的,尽管受到时代的限制,许多记录带有迷信色彩,但它们记录了古埃及人对生命的最初探索。

古埃及人很重视营养在健康中的作用。由于古埃及地区土地肥沃,物产丰富,人们可以从多种谷物、蔬菜和鱼类中获得营养,而上层阶级甚至可以食用牛羊肉等多种肉类。药物方面,古埃及人使用了多种多样的药材,包括草药、蜂蜜、鱼骨等,制成了口服药、外敷药,甚至有吸入药。

四、古巴比伦医学

美索不达米亚平原位于底格里斯河和幼发拉底河之间,是世界文化和医学最早的发祥地之一。公元前 18 世纪,汉谟拉比(Hammurabi)将两河流域统一,创建了古巴比伦王国,并制定了《汉谟拉比法典》。《汉谟拉比法典》是世界上第一部体系完备的法典,主管犯罪和公共事务,其中有不少涉及医疗活动的条文,规定了医师行医治病时的收费标准及其在医疗事故中应负的法律责任。因此,《汉谟拉比法典》也是最早的医疗法典。

古巴比伦人对动静脉有一定的了解,认识到动脉是鲜红色的,静脉是暗红色的,同时又将动静脉与昼夜联系在一起,认为动脉是白天的血,静脉是夜间的血。误认为肝是血液的中心,是主宰生命的重要器官。根据出土的泥板所记载的疾病,古巴比伦人已经按照身体部位分类,并以各种疾病症候群观察患者,如热病、脑卒中、黄疸病等。此外,还对肺结核、

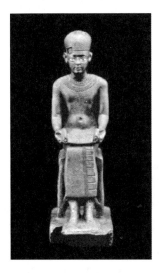
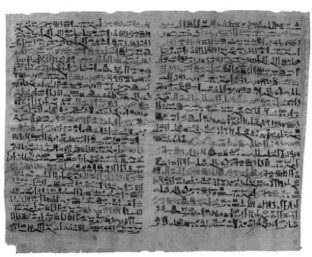

图 2-3　伊姆霍特普的雕像(大英博物馆藏)和《艾德温·史密斯纸草文》片段

风湿病、心脏病、皮肤病等有一定的记载。

古巴比伦人认为天体的变化和星体的运行与人的疾病和祸福息息相关。他们的解剖知识与祭祀有关，认为肝是人体的重要器官，把肝看作生命之本，并用于占卜，称为肝卜。除肝卜术之外，古巴比伦还盛行占星术和占梦术，分别是根据日月星辰的运行和梦境来预卜一切人事和疾病预后的方术。

对于疾病的治疗，古巴比伦人在以巫术、占卜为主要手段的同时也采用一些药物。所使用的药物有植物的果实、叶、花、皮、根，如甘草等；有动物的各种器官；矿物药有明矾、铁等。并且有较为完备的剂型和给药途径，如丸药、散剂、经肠道或阴道给药。经验治疗方法包括按摩、冷敷、热敷、绷带包扎法等。

五、欧洲医学

（一）古希腊医学

古希腊医学是后来罗马以至全欧洲医学发展的基础，追溯其发展历史可以分为两个阶段：迈锡尼文明（the Mycenaean，公元前 1500—前 1100），以及所谓的黑暗时代（the Dark ages，公元前 1100—前 800）。

相传由盲诗人荷马创作的两部长篇史诗《伊利亚特》《奥德赛》正是取材于古希腊。在荷马史诗中那些关于生与死、神明与英雄、异世与故土的故事背后，隐藏着关于传染病、身体功能、伤口处理等方面一些古老的认识。在荷马的描述中，为了寻求神的指引，人们聚集在特尔斐阿波罗神庙的神谕处，一个名为皮提亚（Pythia）的神的使者走进一间小房子里，吸入从地面的裂缝中冒出来的闻起来甜甜的气体，随后便进入一种迷醉的状态以传达神的旨意。后来，科学家们发现，在皮提亚小屋下面的地下水中含有多种化学元素，其中就包括乙烯，为一种具有麻醉作用的气体。

蛇缠杖，这个现代医学的标志即源自希腊神话中的医神——阿斯克勒庇俄斯（Asclepius）（图 2-4）。其中，木杖代表人的脊椎骨；缠绕在木杖上的蛇，是因为希腊人认为蛇每年都会蜕皮，象征一种恢复和更新的过程，具有着重生的意义。阿斯克勒庇俄斯之杖体现在医学上即是治疗、恢复健康、挽回生命等医疗行为。另外，许多医学词汇也起源于古希

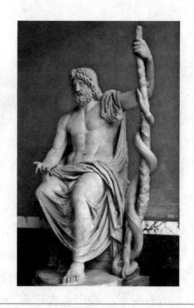

图 2-4　阿斯克勒庇俄斯之像和蛇杖

腊，如希腊神话中的梦境之神墨菲斯（Morpheus），由于他拥有使人入梦的能力，临床常用的镇痛剂吗啡（morphine）正是以他的名字命名的。

希腊医学的另一个独特之处在于其发展了一套与自然哲学相联系的医学理论体系，一种强烈的自由探索精神。

克罗顿的阿尔克迈翁（Alcmaeon of Croton，公元前 6 世纪）是第一批对希腊医学和科学思想产生重大影响的医学哲学家之一，也是有记载的第一个解剖眼球的人。他发现了连接眼球和大脑的通道，即视神经。此外，他在对血液循环的观察中，区分了动脉和静脉。阿尔克迈翁的哲学思想和医学研究有关，他主张"对立"是事物的本源，认为健康是各种特性与其对立面的和谐融合，如潮湿与干燥、寒冷与炎热。当对立的平衡被打破时，疾病就发生了。另一位哲学家恩培多克勒（Empedocles，公元前 5 世纪）提出生命由四元素：土、气、水、火组成。这 4 种元素以不同的数量比例混合起来，成为各种性质的物体，例如肌肉由分量相等的 4 种元素混合而成，神经由火和土与双份的水结合而成。思想家亚里士多德（Aristotle，公元前 384—前 322）对生物学和解剖学也有较深入的研究。亚里士多德解剖过不少动物的尸体，是最早的解剖图谱的制作者。此外，基于对生物广泛研究的基础，他写出了《动物志》《论动物的结构》等专著。

而古希腊医学发展的顶峰,是以医学家希波克拉底(Hippocrates,公元前460—前360)的出现为标志的(图2-5)。由于人们对他的生平知之甚少,有些历史学家认为,希波克拉底并非一个真实存在的个体,而是一个群体或一个学派。从希波克拉底开始,人们逐渐抛弃了宗教迷信思想,用唯物主义的眼光来观察世界,将医学奠定在临床观察的基础上。今天,希波克拉底的形象是理想医师的哲学典范。

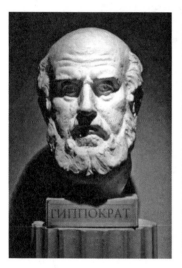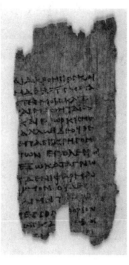

图2-5 希波克拉底雕像和《希波克拉底誓言》片段

在西方医学史上,希波克拉底医学因强调患者而不是疾病,注重观察而不是理论,尊重事实经验而不囿于哲学体系而备受推崇。希波克拉底医学注重寻求病征的特征图,以便于制订每一种疾病的治疗计划。希波克拉底派将"四元素论"发展成为"四体液学说"。他们认为,人体是由4种体液构成:血、黏液、黄胆汁和黑胆汁,它们冷、热、干、湿程度各不相同,并随季节变化,其组成适当即可保持健康,失调则多病。希波克拉底的医学思想反映了古希腊思想家自发的辩证观点,倾向于从统一的整体来认识机体的生理过程;重视外界因素对疾病的影响,有比较明确的预防思想。《希波克拉底全集》中最著名的作品之一便是《论空气、水和处所》(*Airs, Waters, and Places*),它是环境医学最初的萌芽。

《希波克拉底誓言》(*Hippocratic Oath*)是最广为人知的希腊医学文献之一,是希波克拉底向医学界发出的行业道德倡议书,更是从医人员入学的第一课,也是全社会所有职业人员言行自律的基本要求(图2-5)。

(二)古罗马医学

古希腊灿烂的文明被亚历山大带到了亚洲,又被罗马继承而传播至整个欧洲甚至全世界。

在早先的罗马,治病基本上是一种大众化的技能,由家长、奴隶和妇女来施行。大多数罗马人依靠民间土方来抗击疾病,每个家庭都有各自特殊的草药储备,通过药物治疗及某些手术以驱除病魔。这使得古罗马涌现出许多优秀的草药学专家,狄奥斯可里迪斯(Dioscorides,40—80)便是其中一位。他提供了许多关于植物的有医用价值的资料,如这些植物的产地、生长习性和相关的用途。此外,罗马人对卫生、环境、水供应等公共健康问题颇有见地。

凯尔苏斯(Aulus Cornelius Celsus)是古罗马时代的医学家,他著有一部涵盖农业、医学、修辞学和战争的百科全书。现仅存关于医学的8卷,被称为《医术》,其中对1世纪罗马的医疗和外科实践进行了非常有价值的调查。但在欧洲中世纪,除了希波克拉底外,凯尔苏斯和所有古代医学作家们都因一个人——克劳迪亚斯·盖伦(Claudius Galenus,129—216)的作品而黯然失色。

盖伦是医学史上的一位巨人,他的见解和理论统御欧洲医学界长达1 000年之久(图2-6)。他认为解剖学是医学的基础,但是当时解剖人体是被禁止的,所以他解剖的大多是动物,如猪、猿的尸体,偶尔也能找到人体的残骸,作骨骼系统研究。由于他的工作,人们知道了许多前所未知的解剖知识(尽管其中有许多错误)。但盖伦并未满足于单纯进行解剖描述,他还致力于将结构研究与功能研究相结合,从纯解剖学研究转向实验生理学。

盖伦做过一名为"尖叫猪"的实验(the squealing pig experiment),是将活猪切开,当解剖到脖子某个部位时,猪就无法尖叫了,以此说明这部分与声音有关。而且,他注意到这种神经并不是直接进入咽喉部,而是先进入胸腔,在主动脉下绕一圈再返回到咽喉。为了确定这是不是普遍现象,盖伦又解剖了其他猪,以及犬、羊、熊、猴甚至脖子细长的鸵鹚、

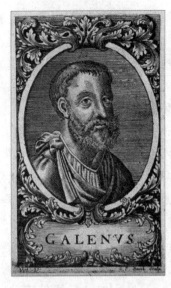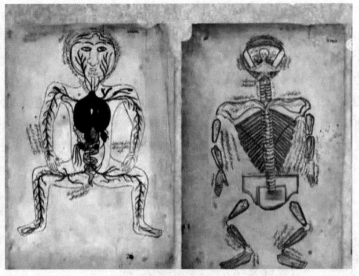

图 2-6 盖伦画像和《曼殊尔解剖学》中源于盖伦理论的解剖图

这就是喉返神经的发现过程。这种严谨的治学思维和态度超越了时代,使得盖伦取得的成就远远超出了同代人。但从今天的角度出发,盖伦许多观点仍有其局限性。他认为血液不停地从肝中合成,如潮水在血管内涨落似的消耗或吸收,这一观点直到17 世纪才被英国生理学家哈维的血液循环学说所推翻。

盖伦还热衷于著书立说,他关于人体的著作有十几卷,理论体系全面细致,内容涵盖多个学科,很多叙述都有非常坚实的解剖学证据。此外,盖伦十分重视药物治疗,他有自己的专用药房,利用植物药制成丸剂、散剂、硬膏剂、浸剂、煎剂、酊剂和洗剂等各种剂型的制剂。迄今,许多药房制剂仍被称为"盖伦制剂"。

综上所述,古代医学的形成和发展是伴随着奴隶制的产生、生产力的发展及劳动分工而出现的,古代多种文化和文学的发展无形中促进了古代医学的发展,多种古籍上记载的古代医学知识实际上多数来源于人们医疗和生活实践经验的积累。当时奴隶主阶层分明的时代背景,使多数医学知识缺乏理论和实验根据,而且夹杂着唯心主义和迷信思想,这在一定程度上妨碍了医学的发展。

(刘 斌 李建华)

第二节 国外近代医学

在欧洲,5—15 世纪这一时期处于古代和近代之间,被称为中世纪。中世纪的欧洲处在经济文化衰落时期,教皇和国王互相争夺统治权,教会成了最大的封建主,修道院很兴盛。在文化思想方面,欧洲中世纪几乎完全由教会所统治,神学渗透到一切知识部门,医学也由神职人员掌握。这个时期的科学和医学基本上没有发展,故称为医学的黑暗时期。此外,欧洲中世纪流行病传播猖獗,其中以鼠疫、麻风和梅毒为最盛。为了控制鼠疫的流行,在 1370—1374 年,意大利的米兰和威尼斯在港口加强检疫,严禁患者入境,开创了世界"海港检疫"的先河;为了预防麻风病的传染扩散,设立了隔离医院。上述两项预防传染病的重要措施,是中世纪欧洲医学对世界医学的重要贡献。

在 15 世纪后半叶,欧洲文艺开始复兴。西方近代医学是指文艺复兴以后逐渐兴起的医学,一般包括 16 世纪、17 世纪、18 世纪和 19 世纪的欧洲医学。

一、16 世纪的医学

封建社会后期,手工业和商业发展,手工工厂出现,生产力的发展促进对新市场的寻找。在 15 世纪末16世纪初,哥伦布发现了新大陆,迪亚士发现了好望角,麦哲伦环绕地球一周,这些不仅为新兴的资产阶级开拓了市场,加快了资本主义的发展,同时也增加了药物的来源。许多药物(如樟脑、松香),由东方传入欧洲;美洲大陆被发现后,欧洲也有了金鸡纳、愈创木、可可果等。资本主义的兴起,使意大利首先出现了资产阶级的知识分子。他们的特点是敢于向教会思想挑战,反对宗教迷信的束缚。他们一方面传播新文化,另一方面竭力钻研和模仿古希腊文化,因此,此时期被称为"文艺复兴"。文艺复兴运动再现了古代文明,使古希腊时期以希波克拉底为代表的医学遗产在被忘却1 000多年后又复兴,创造了资产阶级的古典文学和艺术,也孕育了近代自然科学。1543年,波兰学者尼古拉·哥白尼发表了《天体运行论》,证明地球与其他行星是围绕太阳而运转的,标志着科学史上文艺复兴的开始。

(一)医学革命

文艺复兴运动中,怀疑教条、反对权威之风兴起。于是,医学界也产生了一场以帕拉塞尔苏斯(Paracelsus,1493—1541)为代表的医学革命。帕拉塞尔苏斯是一位医师兼化学家。他在巴塞尔大学任教期间,主张用流行的德语写书和讲演,使医学易为大众接受。他重视实践,反对繁琐的经院哲学,反对中世纪顽固的传统和权威观念,他说:"没有科学和经验,谁也不能成为医师。我的著作不是引证古代权威的著作,而是靠最大的教师——经验写成的。"他敢于向墨守成规、盲目崇拜的恶习挑战,公开焚毁了盖伦和阿维森纳的著作。

(二)人体解剖学的建立

古罗马时期,教会反对进行人体解剖。这个时代的医书如盖伦所著的解剖学中,解剖图几乎全是根据动物内脏绘成的。因此,人体解剖学得不到发展。文艺复兴的开始冲破了宗教思想的禁锢。最先开始真实描记人体的不是医学家,而是一些画家,达·芬奇是一位代表人物,不过他未能写出人体解剖学的著作,而完成这一事业的是人体解剖学的主要奠基人比利时学者维萨里(Andreas Vesalius,1514—1564)。维萨里曾就教于意大利的帕多瓦大学,精通古罗马医学家盖伦的著作,但他不拘泥于书本知识,认为必须亲自解剖、观察人体构造,创立了当时少见

的理论联系实际的生动教学局面,受到学生尊敬和爱戴。维萨里的主要贡献是1543年发表了划时代的《人体的结构》(De Humani Corporis Fabrica)一书,这是第一部完整的人体解剖学教科书,给人们展示了全新的人体结构知识。尽管维萨里对人体结构的研究受到反对势力的攻击,但是他的革新精神和先进方法,却促进了人体解剖学和近代医学的发展。

总之,16世纪欧洲医学摆脱了古代权威的束缚,开始独立发展,其主要成就是人体解剖学的建立。这既表明一门古老的学科在新的水平上复活,又标志着医学新征途的开始。

(三)外科学地位的提高

中世纪时医师是分等级的,外科医师的地位比内科医师低。在外科医师中又分为两个等级,如做膀胱结石术的医师地位较高,而做当时流行的放血术等小手术的外科医师地位较低,他们穿的衣服也不相同,法律地位也有显著区别。由于一般的外科手术都由理发师进行,因此,不少具有较丰富临床经验和实际操作技能的外科医师处于较低的地位。最突出的代表就是法国理发师、军医帕雷(Ambroise Paré,1517—1590)。他在长期的军医实践中,改革了传统的外伤疗法,用软膏代替沸油处理火器伤,用结扎法取代烧灼法进行止血。由于他了解人体解剖学并将其应用到外科学上,使传统的外科有了重大的改革,并使外科医师的地位提高。此外,他还提出了人造假肢和关节的设想。由于他不会拉丁文,于是顶着传统压力,用法文写成《创伤治疗》,这在文艺复兴时期也是一个重要的改革。帕雷的成就和著作是外科史上的一大进步。

(四)传染病的新见解

文艺复兴时期,内科学的一个较大进步就是对传染病提出新见解。14—16世纪,传染病流行较广,夺去无数人的生命。意大利医师夫拉卡斯托罗(Girolamo Fracastoro,1478—1553)对欧洲以往关于传染病的知识和经验进行了总结,于1546年出版了《论传染和传染病》一书,阐述了传染病的本质和传播途径,并提出有关传染病的新见解。他指出,传染病就是从一个人传给另一个人的疾患,只有在两个人发生完全相同的疾患时才可说是传染;认为传染病是由一种能繁殖的"粒子"造成的,主张检疫、隔

离和消毒;提出了3条传染途径:单纯接触,如疥癣、麻风病等;间接接触,如经衣服、被褥等传染;远距离传染。《论传染和传染病》被认为是传染病临床学和流行病学的先驱著作。此外,夫拉卡斯托罗最先把梅毒命名为 syphilis,该名称沿用至今。

二、17 世纪的医学

17 世纪,新兴资产阶级为了发展工商业支持科学技术,提倡宽容,这对自然科学发展起到了促进作用。培根提倡实验和经验的方法,并重视逻辑在认识过程中的作用,他的名言"知识就是力量"激励了后人的探索热情。笛卡儿是唯理论的代表,他重视人的思维能力,用机械学原理来解释动物包括人的各种生理功能,对后世的生命科学影响很大。

(一)生理学的进步

17 世纪,量度观念已很普及。意大利医学教授圣托里奥(Santorio Santorio,1561—1636)首次将量度观念应用到医学中。他首先使用温度计测量患者的体温,协助诊断疾病。他还制造了一个像小屋似的大秤,最早进行了新陈代谢的研究。实验、量度的应用,使生命科学开始步入科学轨道,其标志是哈维(William Harvey,1578—1657)确立血液循环学说。在哈维以前的许多学者,如盖伦、达·芬奇、塞尔维特、法布里修等人,都对血液循环进行过一些研究,但对体内的血液是怎样循环的及心脏与静脉瓣的功能等问题没有确切论述。为探讨血液循环的真正通路,哈维首先应用活体解剖的实验方法,直接观察动物机体的活动;并应用量度的概念,精确地计算出每分钟心搏出血量和每小时心搏出血量。哈维于1628 年发表了著作《心与血的运动》,科学地阐明了血液循环的基本原理,推翻了统治达 1 000 多年之久的盖伦的血液流动的错误理论。恩格斯对哈维的发现做出这样的评价:"由于哈维发现了血液循环,而把生理学确立为一门科学。"

(二)显微镜的应用

随着实验的兴起,出现了许多科学仪器,显微镜就是 17 世纪初出现的。伽利略是最早使用显微镜的人,但由于他制造的显微镜的放大倍数小,应用价值不大。直到英国人胡克(Robert Hooke,1635—1703)、格鲁(Nehemiah Grew,1641—1712),意大利人马尔比基(Marcello Malpighi,1628—1694);荷兰人列文虎克(Antonie van Leeuwenhoek,1632—1723)等对显微镜的进一步研究和应用,才使显微镜的应用有了新的突破。1665 年,胡克利用自己制造的显微镜观察软木切片看到有很多像蜂窝一样的小室并称之为"细胞",同年出版了《显微图集》。胡克的这一发现,引起了人们对细胞学的研究。格鲁于 1682 年写成《植物的解剖学》,这是一本用显微镜观察植物的记录,奠定了他作为植物组织学先驱者的地位。马尔比基应用显微镜证实了毛细血管的存在,发现了皮肤上的马尔比基小体。此外,他还观察了肝、脾、肾等器官的组织学结构。因此,马尔比基被视为组织学的创始人。列文虎克利用显微镜观察蝌蚪的尾巴时发现血细胞从毛细血管中流过的过程。他和马尔比基的观察填补了哈维在血液循环学说中留下来的空白,说明了血液怎样由动脉进入静脉。由于显微镜的应用,大大拓宽了人类的视野,把人类的视野由宏观引入到微观,了解到动物体内的微细结构,为19 世纪细胞学的建立打下了良好的基础。

(三)医学的 3 个学派

在 17 世纪,由于物理学、化学和生物学的进步,使一些学者主张应用上述单一学科的理论来解释生命现象和病理现象。于是这一时期的医学理论主要分为 3 个学派:物理医学派、化学学派和活力论学派。

1. **物理医学派** 也称为自然科学派,由于伽利略在力学和机械学中取得的伟大成就,人们认为一切自然现象和生命活动均可以应用物理的机械学原理加以解释,笛卡儿是这一学派的代表。他认为,宇宙是个庞大的机械,人的身体也是一部精细的机械,从宏观到微观,所有物体无一不是可用机械原理来阐明。身体的一切疼痛、恐怖表现都是机械的反应。无疑,他们落入了机械唯物主义的怪圈。

2. **化学医学派** 另有一些学者受化学进展的启发,企图用化学变化来解释人体的生理、病理现象。该学派的创始人海尔蒙特(Jan Baptista van Helmont,1577—1644)认为,生理功能纯粹是化学现象。另一代表人物希尔维阿斯(Franciscus Sylvius,1614—1672)是盖伦学说的信奉者,他认为身体存在水银、硫黄和食盐这 3 种要素;疾病的发生是由酸性和碱性物质平衡失调所致,恢复它们之间的平衡是治病之所在。威廉斯则说生命活动的根源是一种"灵气","灵气"是一种经过蒸馏作用而生成的体液。这个学派在当时医学界影响较大,他们在唾液、胰液和胆汁方面的研究对生理学有一定的贡献。

物理医学派、化学医学派虽然都是错误的,但他们采用观察实验与定量分析的方法,对医学的发展起到了促进作用。

3. 活力论学派 由于物理、化学知识尚不足以解释生命现象,又有人提出生命现象是由生命特有的生命力来维持的,这种生命力亦即活力。以德国化学家兼医学家斯塔尔(Georg Ernst Stahl,1660—1734)为代表。斯塔尔认为,疾病的产生原因在于生命力的减少,而其消失就是死亡。这种观点无疑是十分荒谬的。

(四)临床医学与西登哈姆

在 17 世纪,不少医师热衷于解剖学和生理学的研究,而忽视了临床治疗,似乎忘记了医师的职责。针对这种现象,西登哈姆(Thomas Sydenham,1624—1689)医师指出:"与医师最有直接关系的既非解剖学之实习,也非生理学之实验,乃是被疾病所苦之患者。故医师的任务首先要正确探明痛苦之本质,也就是应多观察患者的情况,然后再研究解剖、生理等知识,以导出疾病之解释和疗法。"在西登哈姆之前,虽也有许多人侧重临床,但只是从西登哈姆开始才打破中世纪以来遵从古人教条的格局,回到患者床边,亲自观察疾病变化。1666 年,他在《对热性病的治疗法》一书中强调,无论致病因素对身体多么有害,人体内总有一种自然抵抗力,可将这种致病因素驱出体外,以恢复健康。这种观点与古希腊医学之父希波克拉底的"自然治愈力"学说非常吻合,也说明他十分重视人体本身的抗病能力。1676 年,他发表了《关于急性疾病的发生及其治疗的观察》,这本书记录了 15 年来流行病的发生情况和详细的治疗经过,提倡根据不同的症候将疾病分类治疗。西登哈姆在医学史上虽没有重大发明发现,但由于重视临床医学,被誉为近代临床医学之父。

三、18 世纪的医学

18 世纪,牛顿力学成为近代科学的基础,物理学、化学、天文学、数学、生物学等自然科学也都取得了巨大发展,18 世纪的西医学正是在这种背景下发展起来的,尤其近代西医临床医学是在 18 世纪开始打下了基础。

(一)病理解剖学的建立

为病理解剖学的建立做出杰出贡献的是莫干尼(Giovanni Battista Morgagni,1682—1771)。他是意大利的解剖学教授,也是临床医师。他的许多患者死后都是由他亲自解剖的。莫干尼于 1761 年出版了著作《论疾病的位置和原因》,该书描述了疾病影响下器官的变化,并且据此对病因做了科学的推测。莫干尼将尸体解剖的知识与临床医师的观察结合起来,架起了基础医学与临床医学之间的桥梁,引导医学寻找疾病的根源。至此,病理解剖学在医学中才有了明确的地位,成为一门独立的学科。

(二)叩诊法的发明

18 世纪后半期,奥地利医师奥恩布鲁格(Leopold Auenbrugger,1722—1809)发明了叩诊法。他的父亲是酒店的老板,常用手指敲击大酒桶以根据声音猜测桶里的酒量。后来,奥恩布鲁格把叩击方法应用到患者胸部疾病的诊断中,探究用叩击产生不同声响的办法来断定胸腔内部状态的可能性。经过大量经验观察和尸体解剖追踪,他发明了沿用至今的叩诊法,并于 1761 年发表了论文《叩击人体胸廓诊断胸腔内疾患的新方法》。但直至 19 世纪,临床上才应用并推广叩诊法。

(三)临床教学的开展

17 世纪以前,欧洲的医学校没有实施临床教学。学生在医校读书,只要成绩及格就可领到毕业证书。17 世纪中叶,荷兰的莱顿大学开始实行临床教学并取消宗教派别的限制,吸收了不少外国学生。到 18 世纪,临床医学教学兴盛起来,莱顿大学在医院中设立了教学病床。布尔哈夫(Herman Boerhaave,1668—1738)是 18 世纪最伟大的临床医学家,把 18 世纪医学的中心重新转移到患者身上,他充分利用病床教学,培养了很多出色的学生。他在进行病理解剖之前,尽量给学生提供临床的症候及这些与病理变化关系的资料,为临床病理讨论会的先行者。

（四）预防医学的成就

英国乡村医师詹纳（Edward Jenner, 1749—1823）发明牛痘接种法，是18世纪预防医学的一件大事。16世纪，中国已用人痘接种来预防天花。18世纪初，这种方法经土耳其传到英国，詹纳在实践中发现牛痘接种比人痘接种更安全，并发表了论文《关于牛痘的原因及其结果的研究》。他的这个改进增加了接种的安全性，为人类最终消灭天花做出了贡献。

18世纪末，工业革命兴起，但由于工人阶级和劳动人民恶劣的劳动和生活条件，因而疾病很多。这类问题引起了一些人的注意，加上启蒙运动中传播的博爱思想对这些人产生影响，于是公共卫生和社会医学方面的问题逐渐被提出来。德国人弗兰克（Johann Peter Frank, 1745—1821）著有《医务监督的完整体系》，其中就谈到公共卫生和社会医学的很多问题，该书被视为公共卫生学奠基著作。同时，还有人呼吁改善监狱卫生、解放精神病患者。这类活动主要是个人活动，直到19世纪，政府才逐渐重视这些问题。

四、19世纪的医学

19世纪，资本主义国家已进入成熟发展时期。资产阶级革命和产业革命促进社会发展和生产关系变革，大大提高了生产力，从而促进了自然科学的发展。这一时期的物理学、光学、电学、化学、生物学和医学等均有长足的进步，其中生物进化论、细胞学说、能量守恒定律被恩格斯称为19世纪自然科学的三大发现。

（一）细胞学和细胞病理学

1831年，发现布朗运动的英国植物学家布朗（Robert Brown, 1773—1858）证实了细胞核的普遍存在并命名。植物学家施莱登（Matthias Jakob Schleiden, 1804—1881）根据他多年在显微镜下观察植物组织结构的结果，认为在任何植物体中，细胞是结构的基本成分；低等植物由单个细胞构成，高等植物则由许多细胞组成。1838年，施莱登发表了《植物发生论》一文，提出了上述观点。把细胞学说扩展到动物界，使之具有更普遍的理论概括和更广泛的适用范围的，是德国解剖学家和生理学家施旺（Theodor Schwann, 1810—1882）。施莱登和施旺的细胞学说为19世纪细胞的研究指出了方向。

19世纪中叶，德国病理学家魏尔啸（Rudolf Virchow, 1821—1902）将疾病研究深入细胞层次。他在《细胞病理学》一书中指出，细胞是生命的基本组成单位，疾病是人体局部组织结构中的细胞发生病变的结果。细胞病理学确认了疾病的微细物质基础，充实和发展了形态病理学，开辟了病理学的新阶段。

（二）比较解剖学和胚胎学

1. **比较解剖学** 是19世纪的一门新兴学科。法国生物学家居维尔（Georges Cuvier, 1769—1832）在比较研究了不同类群动物的结构后，提出了"器官相关法则"，并根据自己的解剖工作，按神经系统的类型将动物分为脊椎动物、软体动物、分节动物和放射动物四大类。居维尔于1801—1805年著成《比较解剖学讲义》，从而奠定了比较解剖学这门学科，因此，他被称为比较解剖学之父。

2. **胚胎学** 于19世纪蓬勃发展。1817年，德国人潘德尔（Christian Heinrich Pander, 1794—1865）在研究鸡胚胎时发现三胚层构造。贝尔（Karl Ernst von Baer, 1792—1876）于1828年根据对哺乳动物卵和胚胎发育的系统观察著成《论动物的进化》，为最早系统研究动物胚胎发育的人。他证实了潘德尔提出的胚层学说，并根据观察到的事实提出了贝尔法则：认为各种脊椎动物的早期胚胎都很相似，随着发育的进展才逐渐出现不同类所独有的特征。因此，贝尔被认为是胚胎学的创始人。19世纪末，人们开始探讨胚胎发育的机制。

（三）药理学

由于化学技术的进步，在19世纪初期，一些植物药的有效成分先后被提取出来，如1806年由鸦片中提取出吗啡；1819年由金鸡纳树皮中提取出奎宁。在德国建立了第一个药理实验室，出版了第一本药理教科书，标志着独立的药理学科的建立。19世纪中叶，已能人工合成一些药物，如尿素、氯仿。其后各种药物的合成精制不断得到发展。人们在取得上述成效以后，以临床医学和生理学为基础，以动物实验为手段，开始探讨药物的性能、作用及其作用机制，从而建立了实验药理学。

（四）诊断学

19世纪，诊断学进步的一个表现是诊断手段和辅助诊断工具的多样化。1816年，法国医师雷奈克（René-Théophile-Hyacinthe Laennec，1781—1826）发明了世界上第一个听诊器，为临床诊断，治病救人做出了巨大的贡献。1819年，他发表了《间接听诊法》一文，提出可以通过听诊协助诊断心和肺的疾病。许多临床诊断辅助手段如血压测量、体腔镜检查等都是在19世纪开始应用的。利用新的照明装置和光学器具，一系列光学器械相继发明和使用。1851年，德国人亥姆霍兹（Hermann von Helmholtz，1821—1894）在研究生理光学的过程中发明了检眼镜。之后喉镜、膀胱镜、食管镜、胃镜、支气管镜等相继发明，这些丰富了临床内科诊断手段，并使其后在体腔内进行治疗成为可能。由于化学的发展，化学分析检验方法开始应用于临床。显微镜学的不断进步，确立了形态诊断学的重要地位，它研究机体体液和固体部分的组织结构和有形成分，并研究正常和异常排泄物的结构成分。至19世纪末和20世纪初，由于微生物学和免疫学的发展，临床诊断方法更为丰富。

（五）细菌学

19世纪后期是医学史上细菌学收获的年代，其中法国微生物学家巴斯德（Louis Pasteur，1822—1895）和德国的微生物学家科赫（Robert Koch，1843—1910）最为著名，他们是众多微生物学家中的代表。巴斯德的研究发现，发酵是由微生物引起的，酒变酸和发酵类似，不过是由不同的微生物引起。随后，他创立了"巴斯德消毒法"，并应用于各种食物和饮料上。除了发现防止酒变酸的方法之外，巴斯德认为微生物是导致蚕生病的原因，并主张隔离病蚕以防止蚕病传染。

科赫于1876年开始研究炭疽杆菌，以及炭疽杆菌与牛羊和人类的关系，揭示出在动物体外经过多代培养的炭疽杆菌仍然可引起动物的炭疽病。这一观点遭到许多学者的反对，但因得到巴斯德的支持，最后为人们所接受。1877—1878年科赫主要研究细菌学技术。1882年是科赫受世界瞩目的一年，他利用抗酸染色法发现了结核分枝杆菌，使人类从白色瘟疫的长期困扰中挣脱出来，为日后治疗结核病提供了明确的目标。1883年，科赫被推选为德国霍乱委员会委员，他访问埃及和印度，调查霍乱流行情况，并发现了人的霍乱弧菌，同时发现了人的结膜炎杆菌。1884年，科赫公布了判定某种微生物是否为致病微生物的标准，即"科赫法则"。这一标准虽然并不完美，却为判定疾病的病原体提供了依据。1905年，他获得了诺贝尔生理学或医学奖。

在巴斯德、科赫这样伟大的科学家的带领下，细菌学开始建立、发展并渗透到医学的各个领域，成为19世纪医学领域中最重要的学科。

（六）免疫学

19世纪后期，微生物学的发展为免疫学的形成奠定了基础。巴斯德于1881年成功研制出炭疽杆菌减毒疫苗，他将这种疫苗注射到健康的牛羊体内，达到抗炭疽杆菌病的目的，这是经典免疫学的雏形。他在晚年时研制出减毒狂犬病疫苗，有效地预防了狂犬病的发生。1883年，俄国动物学家梅契尼科夫（Élie Metchnikoff，1845—1916）发现了白细胞的吞噬作用并提出了细胞免疫（cellular immunity）学说。1890年，德国医师贝林（Emil Adolf von Behring，1854—1917）和日本学者北里柴三郎（Shibasaburo Kitasato，1852—1931）发现了白喉抗毒素。贝林于1891年应用来自动物的免疫血清成功地治疗了一名白喉患者。由此形成了抗原与抗体的概念。1897年，德国学者埃尔利希（Paul Ehrlich，1854—1915）提出了体液免疫（humoral immunity）学说。两种学派曾一度论战不休，直到20世纪初两种学说才统一起来。

（七）外科学

19世纪40年代之前，外科学发展很缓慢。疼痛、感染、出血是制约外科发展的三大难题。随着解剖学的发展，麻醉法、防腐法和无菌法的应用，外科学得到飞跃性发展。首先是麻醉法的发明。1844年，美国牙科医师韦尔斯（Horace Wells，1815—1848）开始尝试在为患者拔牙时使用氧化亚氮，氧化亚氮成为历史上第一种麻醉药。1846年，美国莫顿（William Thomas Green Morton，1819—1868）医师首次将乙醚成功地用于临床麻醉，开创了近代麻醉学的新纪元。自从这些全身麻醉药被发现不久，人们又在寻找不使全身失去感觉，而只是使手术局部的感觉消失的药物。1884年，美籍奥地利眼科医师科勒（Karl Koller,1857—1944）发现了可卡因的局部麻醉作用，并首次用于临床。麻醉法的发明扩大了手术的范围，减轻了患者的痛苦，成为19世纪医学的一件大事。

无菌手术法的研究也是一个从实践到理论的过程。1846年，匈牙利产科医师塞麦尔维斯（Ignaz Philipp Semmelweis,1818—1865）首先提出在检查产妇前用漂白粉（含氯石灰）水洗手，明显降低了产褥热的发生率，这个行为不只是理念的改变，同时也是无菌术的开端。受巴斯德发现微生物的启发，1865年，英国外科医师李斯特（Joseph Lister,1827—1912）首次采用苯酚（石炭酸）溶液冲洗手术器械，并用苯酚溶液浸湿的纱布覆盖伤口，使截肢手术病死率自46%降至15%，从而奠定了无菌术的基本原则。1886年，伯格曼（Ernst von Bergmann,1836—1907）采用热压消毒器进行消毒，外科才真正进入了无菌手术的时代。止血方面也有些进步，如止血钳、止血带及血管结扎方法的应用等。由于这几方面的进步，使外科领域日渐扩大，外科地位大大提高，手术方法不断丰富，并采用了复杂的器械和仪器。

（八）预防医学

到19世纪，预防医学和保障健康的医学对策已逐渐成为立法和行政的问题。英国政府于1848年颁布了第一部公共卫生法案，按规定建立中央卫生委员会，对公共卫生进行国家层面的管理和监督。1856年，英国的大学率先开设了公共卫生课程，使预防医学从中独立出来。德国的皮腾科菲尔（Max Joseph von Pettenkofer,1818—1901）使卫生学成为一门精确的科学。他探讨了空气、水、土壤与人体健康的相互关系，研究了住宅的通气和暖气设备，发明了测定大气中二氧化碳含量的方法等。1882年，他与他人合作著成《卫生学指南》。在他之后，研究职业病的劳动卫生学、研究食品工业的食品营养学和食品卫生学相继产生。19世纪末和20世纪初，卫生学中又划分出社会卫生学，研究人民的健康情况，患病和死亡的原因及与它们斗争的方法。

（九）护理学

文艺复兴虽成为西方近代医学的开端，但护理工作并没有得到显著发展。长期从事护理工作的大多数护士既无专业知识又无护理经验，她们地位低、待遇差。1836年，德国慈善家弗利德纳（Theodor Fliedner,1800—1864）在凯撒斯韦特城建立了医院和女执事训练所，这是世界上最早的具有系统化组织的护士训练班，对护理工作产生深远影响。1860年，南丁格尔（Florence Nightingale,1820—1910）在英国的圣托马斯医院创建了第一所正式的护士学校，标志现代护理教育的开端。此外，她还提出公共卫生护理思想，认为要通过社区组织从事预防医学服务。她的主要著作《医院札记》《护理札记》等成为医院管理、护士教育的基础教材，推动了西欧各国乃至世界各地护理工作和护士教育的发展。由于她的努力，护理学成为一门科学，护士逐渐成为一门崇高的职业。

五、近代医学的特点与启示

文艺复兴为近代医学的产生起了鸣锣开道的作用。伴随着社会制度的变革、生产力的发展、自然科学的进步，近代医学得到不断发展和完善。各学科发展从无到有，从较原始发展到较高级，从较肤浅发展到较深入，为随后的现代医学发展打下了基础。此外，近代医学的发展道路是漫长而曲折的，它受到来自统治阶级和教会的压力与迫害，保守派的讥笑与反对，以及封建迷信思想与不同哲学思想的干扰侵蚀。但是，各国的自然科学家、医学家及医务工作者敢于向传统和权威挑战，勇于探索，无私奉献，为近代医学的发展做出了不可磨灭的贡献。

（一）近代医学是在反对宗教神学的斗争中出现的

宗教神学在中世纪被法定为一切思想的基础和出发点，不许违背。1543年，维萨里出版了《人体的结构》，批驳了教会奉为经典的盖伦学说的错误观点，建立了人体解剖学。正因如此，维萨里遭到了教会的迫害。西班牙医师塞尔维特，通过对人体解剖生理学的研究，进一步发现了血液的肺循环，他因异端罪被活活烧死。因此，近代医学是在反对宗教神学的斗争逐步产生的。

（二）实验医学是近代医学的奠基石

近代医学的一个主要特点是医学科学从"经验医学"发展到"实验医学"，从观察发展到实验，是医学科学认识的方法和手段上的一大飞跃。因此，近代医学也称为实验医学。例如,哈维在 17 世纪首先创立了实验生理学,使生理学成为独立的学科,并出版了《实验医学导论》,该书从方法论的高度分析和阐明实验的方法及其对医学的重要性,并提出医学中的知识都应当经过实验的证实。这一著作的问世,标志着用实验取得知识的方法,已得到医学界的广泛承认。随后在实验室中研究人的生命与疾病本质与规律的学科群迅速地发展起来。实验医学的发展对医学的进步起着十分重要的作用。

在形态学方面,实验医学促进了从器官、组织、细胞和分子水平上对人体结构和生理、病理过程的深入研究;在功能学方面,从定性研究发展到精确的定量研究;在应用自然科学研究成果方面,加强了医学与现代科学新技术(特别是计算机、电子学、光技术等方面)的紧密结合,促进了医学技术的进步,大大地提高了临床诊断和治疗水平。

(三)自然科学的进步推动了近代医学的发展

近代自然科学是以天文学领域的革命为开端的。波兰天文学家哥白尼于 1543 年公开发表《天体运行论》,引发自然观的科学革命。自此,天文学、力学、生物学、医学等都取得了进步。17 世纪,经典力学体系的建立、显微镜的发明和应用、化学的确立等,都不同程度上促进了实验医学的发展。18 世纪,由于物理学、电学、无机化学的进步,使生理学的研究范围扩大,向更深的层次探讨。19 世纪被誉为"科学的世纪",新发现和新发明不胜枚举,自然科学三大发现为辩证唯物主义自然观的形成奠定了基础,

这不仅对自然科学本身,而且对医学科学的发展都有着十分重要的意义。

由此可见,近代医学的发展与自然科学的进步息息相关,自然科学为医学发展提供了动力,而医学科学又拓宽了自然科学的研究领域。

(四)医学交流架起了近代医学发展的桥梁

文艺复兴时期,拉丁语是权威的语言,只有在讲拉丁语的大学才设有高等医学教育和科学教育,这限制了医学和科学的发展和交流。英国生理学家哈维对血液循环的惊人发现,几乎同时在英国和德国被公众传播,并很快就在欧洲展开广泛的大讨论。化学家波义耳的成果凝聚着集体的智慧,他所在的研究团体,经常汇集在一起,互相交流经验,公开自己的实验过程,互相启发,寻找科学的实验方法和合理的实验结论。1864 年,国际红十字会在瑞士的成立也促进了国际的医学交流及国与国之间的互相支持。

由于各国之间交流频繁,新发明和新发现迅速在各国之间传播。另外,由于交通运输日益发展,国家之间的药用植物交流日益增多,丰富了药物的品种,提高了治病效果。正是这些国际的交流与支持,促进了近代医学的发展。

(匡　铭　李建华)

数字课程学习……

🖨 教学 PPT　　📁 拓展阅读　　📝 自测题

第三章
现代医学

现代医学基本上是在近一二百年形成的,其形成离不开第三次科技革命。开始于20世纪40年代的第三次科技革命是一场以原子能、电子计算机、空间技术和生物工程的发明和应用为主要标志,涉及信息技术、新能源技术、新材料技术、生物技术、空间技术和海洋技术等诸多领域的信息控制技术革命。这次科技革命不仅极大地推动了人类社会经济、政治、文化领域的变革,而且影响了人类生活方式和思维方式,使人类社会生活和人的现代化向更高境界发展。

在第三次技术革命的带动下,20世纪的医学技术也发生了三次革命:①第一次发生在30—50年代,人类第一次获得了特效治疗细菌感染性疾病的手段和方法。磺胺于1935年被证实具有杀菌作用,磺胺类药物在40年代得以人工合成,促进了医药化工技术的快速发展;第二次世界大战期间,带有通气和搅拌装置的大型发酵罐的发明使青霉素得以大规模生产,从而开辟了抗生素化学治疗的新时代。②第二次医疗技术革命发生在70年代,计算机断层扫描仪与磁共振显像诊断技术被誉为自伦琴发现X线以后,放射诊断学上最重要的成就。通过最新放射诊断技术,早期肿瘤和其他许多早期病变可被检测。③第三次医疗技术革命发生在70年代后期,科学家应用遗传工程技术先后生产出生长抑素、人胰岛素、人体生长素、干扰素、乙型肝炎疫苗等多种生物制品,使传统的药物治疗面临"蛋白质类药物"的

有力挑战,开辟了生物学治疗疾病的新方向。

正是由于科技革命推动了医学与现代科学技术的紧密结合,特别是物理学、化学、生物学技术和工业技术等在医学中的应用,才使医学在基础理论、临床诊断和治疗等各方面都发生了深刻的变化,包括了医学观念的变化、医学模式的转变、医学各学科的分化和综合、医学研究技术的改进、医学科学的社会化趋势等,形成了现代医学体系。

一、现代医学的形成与发展

随着科技的不断进步,现代医学更新自我的步伐越来越快。诊断技术日益精确,新药的不断出现,药物的不良反应越来越小,治疗作用越来越大,手术越来越精准等。这些进步,显然也紧随着其他科学技术的前进步伐。为了表彰为医学科学做出杰出贡献的科学家,根据瑞士化学家诺贝尔(Alfred Nobel,1833—1896)的遗愿,人们在20世纪设立了诺贝尔生理学或医学奖。自1901年以来,几乎每年都有学者获此殊荣,这从另一个侧面反映了现代医学的创新与进步。

(一)医学模式的转变

医学模式(medical model)是对健康观和疾病观的一种高度哲学概括,是一定历史时间内医学发展的基本观点、概念框架、思维方式、发展规范的总和。医学模式是在医学科学发展和医学实践过程中逐渐形成的,又是在医学科学发展中不断发展变化和日

趋完善的。

医学模式自从医学诞生就一直客观存在着,并且随着社会的发展而不断变化。20世纪60年代以前,占统治地位的医学模式是生物医学模式,它是由神灵主义医学模式和自然哲学医学模式演变成机械论医学模式后,再由后者发展而形成的。生物医学模式认为,健康是宿主、环境与病因三者之间的动态平衡,这种平衡被破坏时便发生疾病;而每一种疾病都可以从器官、细胞、生物大分子上找到可测量的形态和(或)化学变化,并确定其生物的和(或)物理的特定原因,从而采取相应的治疗手段。

随着社会经济的发展,人类的疾病谱、死因谱和病因等发生了很大变化,如曾长期占据主要位置的传染病、寄生虫病、营养缺乏等正逐步由心血管疾病、脑血管疾病及恶性肿瘤所取代,这些疾病的发生和发展同自然界、社会环境、心理因素等都有密切的关系。因此,仅从生物学角度来考虑疾病的防治和健康的改善是不全面的。1977年,美国罗切斯特大学精神病学和心身医学教授恩格尔(George Libman Engel)在《科学》(Science)杂志上发表了文章:《需要新的医学模式:对生物医学的挑战》,率先提出生物医学模式应转变为生物–心理–社会医学模式(bio-psycho-social medical model)。他这一新颖观点受到了世界各国医学同行的关注。事实上,心理因素、社会因素对人体的健康和疾病的发生发展有着重要的影响。例如许多精神疾病,多由心理刺激和社会因素所引起,较难检测到有明显的神经生理和生物化学方面的改变;又如在第二次世界大战期间,伦敦每遭遇一次空袭,之后就会出现大批患消化性溃疡和急性消化道出血的患者。

生物–心理–社会医学模式的转变,标志着以健康为中心的医学科学,已迈进一个崭新的发展时期,促进了社会医学、医学社会学和整体医学的建立和发展。

(二)实验医学的进步

1865年,法国医学家伯纳德(Claude Bernard)著成《实验医学研究导论》,论证了在医学中采用科学实验的重要性和必要性,系统地总结了科学实验的方法和经验。这本书的问世,标志着现代医学把实验医学作为自己前进的主要车轮,把实验过程纳入科学规范。以药物实验为例,当发现有治疗功效苗头的药物后,先用犬、鼠之类哺乳动物进行实验,明确其药效范围和毒性情况。测出能引起不良反应的最低剂量,取其1%或稍大些的剂量作为在人体测试的首次剂量,进行临床试验。临床试验一般分为Ⅰ、Ⅱ、Ⅲ、Ⅳ期临床试验和EAP(expanded access program)临床试验,当确定试验药物的疗效与安全性后才用于临床治疗。

(三)器官移植、生物医学材料与人造器官

器官移植(organ transplantation)是将一个人健康的器官移植到患者体内的复杂手术,目的是替换患者因疾病丧失功能的器官。广义的器官移植还包括细胞移植和组织移植。器官移植的想法由来已久,古埃及建造的狮身人面像和中国古代扁鹊换心的传说就是最好的例证。早在1933年,异体角膜移植成功。1954年,美国波士顿的医学家哈特韦尔·哈里森和约瑟夫·默里首次成功进行孪生兄弟间肾移植,开辟了器官移植的新纪元。随后,由于血管显微外科技术的进步、离体器官保存方法的改进以及免疫抑制剂的发展等,器官移植出现了新的飞跃。1963年,医学家们在肺和肝移植方面进行了尝试。随后,南非医师巴纳德(Christiaan Neethling Barnard)和美国的沙姆韦(Norman Edward Shumway)、库利(Denton Arthur Cooley)医师相继完成了心脏移植手术。但直到20世纪70年代后期,免疫抑制剂环孢菌素研制出来以后,器官移植才逐渐成为常规疗法。近40年来,骨髓移植治疗白血病也取得了较大的进展。

器官移植虽然取得了巨大的进展,但移植排斥(transplantation rejection)和器官来源及法律等问题仍是一个难题。因此,医学界对生物医学材料和人造器官的要求日益增加。20世纪40年代,特别是60年代以来,生物医学材料和人造器官的研究出现了飞跃,随之产生一门新的学科即生物医学工程学。1945年,荷兰学者科尔夫(Willem Johan Kolff)研制了人工肾,其后又开始研究人工心脏,1962年用人造球形瓣膜替换心脏二尖瓣手术获得成功。1960年,科罗博(Theodor Kolobow)用硅胶为原料试制出膜式人工肺,其具有较高的气体转输功能,适宜于长期体内循环。而后,又有不少学者从血流动力学角

度进行研究,以期获得符合生理性能、功效更佳的人工肺。1997 年,美国南加州的一家公司首次使包皮细胞长成了人造皮肤,目前,人造皮肤已经成为个性化人造器官中最成熟的一个品种。此外,人工关节、人工股骨、人工感官的研制与应用也取得较大的进步。在生物医用材料和内置体方面,特别是医用高分子材料有了飞速的发展。近 20 年来,心脏瓣膜、心脏起搏器、人工乳房、美容生物材料等的研制日臻完善,并得到广泛应用。

目前,在器官移植研究的基础上,细胞移植(如肝、脾、脑细胞等)、胚胎器官移植和胚胎干细胞(体干细胞)移植已成为移植学中的新热点。国际上对干细胞的临床应用研究非常多,仅在临床注册网站上注册的干细胞移植治疗疾病的研究就超过 2 000 项,2005 年以来注册开展的项目数目急剧增多。由于干细胞研究的杰出成就,《科学》杂志连续多年将干细胞的研究进展评为“十大科学进展”之一,《时代》杂志也多次将干细胞研究进展列为年度“十大科学进展”之一。

1995 年,英国科学家把人类的 DNA 注入一只猪的胚胎中,6 个月以后,一只转基因小猪在手术台上出生,科学家们希望人的基因使猪的器官能与人类免疫系统相协调,由此解决医学上日益严重的用于器官移植手术的器官短缺。转基因器官作为器官移植供体的研究正在开展。

(四)分子生物学的发展

分子生物学(molecular biology)是以遗传学、生物化学、细胞生物学等学科为基础,从分子水平上对生物体的多种生命现象进行研究的一门边缘学科。它通过研究生物大分子(核酸、蛋白质、酶等)的结构、功能和生物合成等方面来阐明各种生命现象的本质。20 世纪 50 年代是分子生物学作为一门独立的分支学科脱颖而出并迅速发展的年代。首先是在蛋白结构分析方面,1951 年,鲍林(Linus Carl Pauling)等提出了 α 螺旋结构,描述了蛋白质分子中肽链的一种构象。1953 年,桑格(Frederick Sanger)利用纸电泳及色谱技术完成了胰岛素的氨基酸序列的测定,开创了蛋白质序列分析的先河。接着肯德鲁(John Cowdery Kendrew)和佩鲁茨(Max Ferdinand Perutz)在 X 线分析中应用重原子同晶置换技术和

计算机技术分别于 1957 和 1959 年阐明了鲸肌红蛋白和马血红蛋白的立体结构。1965 年,中国科学家合成了有生物活性的胰岛素,首先实现了蛋白质的人工合成。

另外,科学家们也开始探索基因之谜。1938 年,德尔布吕克(Max Delbrück)小组以噬菌体为研究对象,发现噬菌体感染宿主后 0.5 h 内就复制出几百个同样的子代噬菌体颗粒,因而把噬菌体作为研究生物体自我复制的理想材料。1941 年,比德尔(George Wells Beadle)和塔特姆(Edward Lawrie Tatum)提出了“一个基因,一个酶”学说(被誉为“分子生物学第一大基石”),即基因的功能在于决定酶的结构,且一个基因仅决定一个酶的结构。但在当时基因的本质并不清楚。1944 年,埃弗里(Oswald Theodore Avery)等研究细菌转化现象,证明了 DNA 是遗传物质。1953 年,美国科学家沃森(James Dewey Watson)和英国科学家克里克(Francis Harry Compton Crick)提出了 DNA 的反向平行双螺旋结构(被誉为“分子生物学第二大基石”),并创了分子生物学的新纪元。1958 年,克里克在此基础上提出了“中心法则”,描述遗传信息从基因到蛋白质结构的流动。遗传密码的阐明揭示了生物体内遗传信息的贮存方式。1961 年,法国科学家雅各布(François Jacob)和莫诺(Jacques Monod)则提出了操纵子的概念(“分子生物学第三大基石”),解释了原核基因表达的调控。到 20 世纪 60 年代中期,关于 DNA 自我复制和转录生成 RNA 的一般性质已基本清楚,基因的奥秘也随之开始解开。

仅 30 年左右的时间,分子生物学经历了从大胆的科学假说,到经过大量的实验研究,从而建立了本学科的理论基础。进入 20 世纪 70 年代,由于重组 DNA 研究的突破,基因工程已经在实际应用中开花结果,改造蛋白质结构的蛋白质工程已经成为现实。

(五)免疫学的发展

现代免疫学是研究机体免疫系统的组织结构和生理功能的学科。从 20 世纪 60 年代开始至今,现代免疫学确认了淋巴细胞系在免疫反应中的地位,阐明了免疫球蛋白的分子结构与功能,对免疫系统特别是细胞因子、黏附分子等进行了大量研究。此

期间的主要成就有：免疫系统的研究，抗体结构与功能的研究，免疫网络学说，抗体多样性研究，细胞因子与免疫细胞膜分子研究，应用免疫学的发展。

从本质上说，现代免疫学是生物-医学的一个分支。但是，随着科学技术的发展，它本身又派生出许多独立的分支学科，如：与现代生物学有密切关系的分子免疫学、免疫生物学和免疫遗传学，与医学有密切关系的免疫血液学、免疫药理学、免疫病理学、生殖免疫学、移植免疫学、肿瘤免疫学、抗感染免疫学、临床免疫学等。现在，对免疫学的研究已经达到细胞水平和分子水平，人们正在努力探讨生物的基本生理规律——免疫的自身稳定机制。医学中的许多重要问题，如自身免疫、超敏反应、肿瘤免疫、移植免疫、免疫遗传等，必将得到更好的解决。

（六）医学遗传学的发展

医学遗传学是遗传学与医学相结合的一门边缘学科，它的研究对象是与人类有关遗传的疾病，即遗传病。研究遗传病的发病机制、传递方式、诊断、治疗、预后、复发风险和预防方法，可控制遗传病在一个家庭中的复发，降低它在人群中的危害，以改进人类的健康水平。遗传学的研究范围包括遗传物质的本质、遗传物质的传递和遗传信息的实现三方面。①遗传物质的本质：包括它的化学本质，它所包含的遗传信息，它的结构、组织和变化等；②遗传物质的传递：包括遗传物质的复制、染色体的行为、遗传规律和基因在群体中的数量变迁等；③遗传信息的实现：包括基因的原初功能、基因的相互作用，基因作用的调控及个体发育中的基因的作用机制等。回顾现代遗传学的发展，它可被划分为3个时期。

1. 细胞遗传学时期（1900—1939） 早在1865年，现代遗传学的奠基者——奥地利孟德尔（Gregor Johann Mendel，1822—1884）在豌豆杂交实验中发现了遗传分离规律和自由组合规律，包括了遗传因子"颗粒性"概念，但是孟德尔工作的重要性并没有得到广泛地理解。直到1900年，欧洲的3名生物学家弗里斯（Hugo Marie De Vries）、科伦斯（Carl Erich Correns）和谢马克（Erich Von Tschermak）在不同国家用多种植物进行与孟德尔早期研究相似的杂交试验，获得与孟德尔相似的解释，证实孟德尔遗传规律后，才奠定了遗传学的发展基础。1906年，在伦敦召开的第三次国际植物杂交大会上，在大会主席贝特森（William Bateson）的提议下，用"genetics"正式命名遗传学。1910年，基于对果蝇的性连锁白眼突变的观察结果，被誉为"现代基因学之父"的美国遗传学家摩尔根（Thomas Hunt Morgan）证明基因位于染色体上。1913年，他的学生斯特蒂文特（Alfred Henry Sturtevant）利用遗传连锁的现象显示了基因在染色体上是呈线性排列的。摩尔根还在1926年发表了《基因论》，并综合了细胞学和遗传学的研究，建立了细胞遗传学。

2. 微生物遗传学时期（1940—1960） 最初认识和利用微生物的优越性进行遗传学研究的是美国遗传学家比德尔和生物化学家塔特姆，他们企图通过果蝇复眼色素遗传的研究来阐明基因的原初功能，虽然取得了一些进展，但并不理想，于是便改用脉孢菌作为研究材料。他们用射线处理脉孢菌得到了多种营养缺陷型，这些突变型只有在培养基中添加了它们所不能合成的物质才能生长。他们的研究为生物合成代谢途径的研究提供了有效的手段，提出了一个基因一种酶的假设，使利用营养缺陷型探索代谢途径的原理在遗传学各个领域中得到广泛应用。

总之，在微生物遗传学时期采用病毒、细菌、小型真菌及单细胞动植物等微生物作为材料研究基因的原初作用、精细结构、化学本质、突变机制及细菌的基因重组、基因调控等，取得了以往在高等动植物研究中难以取得的成果，从而丰富了遗传学的基础理论。

3. 分子遗传学时期（1953年至今） 分子遗传学是在微生物遗传学和生物化学的基础上发展起来的。1953年，沃森和克里克提出了DNA结构的双螺旋模型，标志着遗传学及整个生物学进入分子水平的新时代。1961年，雅各布和莫诺提出了操纵子学说，促进了基因表达调控研究。尼伦伯格（Marshall Warren Nirenberg）等于1969年全部解译出64种遗传密码。1973年，科恩（Stanley Norman Cohen）通过DNA的体外重组成功地构建了第一个有生物学功能的细菌杂交质粒，人类开始进入按照需要设计并能动改造物种的新时代。1996年，克隆羊"多莉"（Dolly）诞生之后，克隆牛、羊、小鼠等动物纷纷获得成功。20 世纪 80 年代,基因工程技术飞速发展,基因工程药物和疫苗投入临床使用,转基因动植物产品上市销售,转基因动植物生物反应器研究成为热点并实现商品化。1992 年,"人类基因组计划"开始实施,旨在测定人类基因组全部 30 亿个核苷酸对的碱基序列,将为揭开人类和生物体生长、发育、衰老、疾病和死亡的奥秘奠定基础。截至 2003 年 4 月 14 日,测序工作已经完成。其中,2001 年人类基因组工作草图的发表被认为是这一计划成功的里程碑。

总之,医学遗传学的这些重大突破,不但推动分子生物学的发展,而且为遗传病和一些严重疾病的防治开辟了新途径。

(七) 药物学的发展

18 世纪工业革命开始,不仅促进了工业生产,也带动了自然科学的发展。其中有机化学的发展为药理学提供了物质基础,从植物药中不断提纯其活性成分,得到纯度较高的药物,如依米丁、奎宁、可卡因等。1910 年,化学家埃尔利希与其日本助手秦佐八郎成功研制出 606 号药剂胂凡纳明(salvarsan,洒尔佛散),并在次年进一步研制出不良反应更少且溶解性更好的 914 号药剂新胂凡纳明(neosalvarsan,新洒尔佛散),使长期流行的梅毒得到较有效的控制,开创了化学疗法(chemotherapy),为化学药物的合成奠定了基础。1929 年,英国细菌学家弗来明(Alexander Fleming,1881—1955)在培养细菌的实验中,意外地发现青霉菌的代谢物,即青霉素,具有很强的抑制葡萄球菌的作用,后来又证实青霉素还具有抑制链球菌等多种细菌的作用。1935 年,德国化学家多马克(Gerhard Domagk,1895—1964)发现磺胺类药物具有杀死葡萄球菌作用。20 世纪 40 年代,实现了磺胺类药物人工合成。1944 年,美籍俄国人瓦克斯曼(Selman Abraham Waksman,1888—1973)等证实链霉素能显著地杀死结核分枝杆菌,使链霉素成为沿用至今的抗结核病的特效药。随后又先后发现金霉素、四环素、土霉素等多种抗生素。30—40 年代这一时期发现的药物最多,因而成为药物化学发展史上的丰收时代。

20 世纪 50—70 年代,药物在机体内的作用机制和代谢变化逐渐得到阐明,科学家们开始联系生理、生化效应和针对病因寻找新药,改进了单纯从药物的显效基团和基本结构寻找新药的方法,由定性转向定量来进行药物构效关系的研究。80 年代初,诺氟沙星用于临床后,迅速掀起喹诺酮类抗菌药的研究热潮,相继合成了一系列抗菌药物,这类抗菌药和一些新抗生素的问世,被认为是合成抗菌药发展史上的重要里程碑。

生物技术是近 20 年发展的高新技术,医药生物技术已经成为新兴产业和经济增长点。生物技术药物包括细胞因子、重组蛋白质药物、抗体、疫苗和寡核苷酸药物等,主要用于防治肿瘤、传染病、糖尿病、遗传病、哮喘、心脑血管病、类风湿关节炎等病症,在临床上已经开始广泛应用,为制药工业带来了革命性的变化。

(八) 传染病学的发展

急性传染病的防治在 20 世纪取得了重大进展,传染病的发病率与死亡率已明显下降,城乡的疾病谱和死因谱也发生了明显的改变,但传染病学有仍有以下需要注意的方面。

1. 新的严重传染病时有发生 一些史无前例的新的严重传染病,如新冠肺炎、严重急性呼吸综合征(又称非典型肺炎)、埃博拉出血热、获得性免疫缺陷综合征(简称艾滋病)等,正在向人类的尊严挑战。埃博拉出血热的病原体是埃博拉病毒,通过身体接触传染,是目前已知的毒性最大的病毒性疾病,病死率高达 50% ~ 90%。埃博拉病毒最早于 1976 年在苏丹近赤道西部省和扎伊尔周边地区发现。医学界尚未找到预防埃博拉病毒的疫苗和其来源,也没有发现有效的治疗方法。感染人类免疫缺陷病毒(human immunodeficiency virus,HIV)则导致艾滋病,其是后天性细胞免疫功能出现缺陷而导致严重随机感染或继发肿瘤最终使机体极度衰竭而死亡的一种疾病。目前,医学界并没有任何可以治愈艾滋病的方法,也没有可行的疫苗。因而,艾滋病为全球性的问题。

2. 某些传染病又呈卷土重来势头 仅经历了半个世纪,一些老牌传染病,如疟疾、肺结核已经死灰复燃。

据 WHO 的数据显示,每年有超过 40 万人死于疟疾,5 岁以下儿童占死亡人数的 2/3。2019 年,全球新增疟疾感染病例高达 2.29 亿,其中有 40.9 万人因疟疾死亡。经过 70 年的不懈努力，中国由 3 000 万疟疾病例降至 0，实现了成功消除疟疾的壮举。2021 年 6 月 30 日，WHO 公布，中国正式获得 WHO 消除疟疾认证。中国从公共卫生政策，到具体防病治病策略的实施，从青蒿素的发明和使用，到长期坚持不懈全社会预防的工作成果来之不易，中国的"1-3-7 策略"已经成为全球消除疟疾工作模式参考，被正式写入 WHO 的技术文件向全球推广应用，助力其他国家消除疟疾。

结核病是由结核分枝杆菌感染引起的慢性传染病，原已被控制，近年来又在全球蔓延，其中最严重的发病区是南亚和东南亚。WHO 发布的《2021 年全球结核病报告》指出，全球结核潜伏感染人群接近 20 亿，2020 年全球新增结核病患者 987 万例，估计死亡患者数增加了约 20 万例；2020 年中国的估算结核病新发患者数为 84.2 万，估算结核病发病率为 59/10 万，在全球 30 个结核病高负担国家中估算结核发病数排第 2 位，低于印度（259/10 万）；受新冠肺炎疫情影响，预计 2020 年结核病作为单一传染源的死亡原因将降至第 2 位。

3. 超级细菌不断产生　超级细菌是指产 I 型新德里金属 β- 内酰胺酶（New Delhi metallo-beta-lactamase-1，NDM-1）的泛耐药肠杆菌科细菌的统称。一旦人类特别是免疫力低的患者感染这种病菌后，常常会引起败血症、肺炎等并发症，危及生命。每年全世界有 50% 的抗生素被滥用，而中国这一比例甚至接近 80%。正是由于药物的滥用，使细菌迅速适应了抗生素的环境，各种超级细菌相继诞生。WHO 呼吁，为了控制抗生素耐药性，全球应做更大努力，通过开发和使用临床诊断手段，并采用日益改进的全球信息技术，追踪和控制耐药性问题的扩散，避免不断出现超级细菌。

4. 人畜共患传染病已引起密切关注　人畜共患传染病病原体包括病毒、细菌、支原体等。发生在 1918 年的西班牙 H1N1 流感是人类历史上最致命的一次流感大流行。这次流感造成全世界约 10 亿人感染，2 500 万 ~ 4 000 万人死亡；其全球平均致死率为 2.5% ~ 5%。西尼罗河病毒自 1999 年首次传入美国后，短短几年内在北美洲迅速传播，且致病性和毒力增强了。20 世纪 80 年代至今，全世界都被牛海绵状脑病（疯牛病）所困扰，这种传染病不仅造成世界上大量的牛群病死或被屠杀，而且对人类的自身安全构成了极大威胁。而这类传染病最明显的例子莫过于影响多国的严重急性呼吸综合征（severe acute respiratory syndrome，SARS），以及新冠肺炎（coronavirus disease-19，COVID-19）大流行。目前，人畜共患传染病已在国际上引起密切关注，需要各国通力合作、共同应对。

（九）医学影像学的发展

X 线于 1895 年被德国物理学家伦琴（Wilhelm Conrad Röntgen）发现，不久即被用于人体的疾病检查，并由此形成了放射诊断学。随着物理学、工程学、电子学及计算机等学科的发展，各种高新技术不断应用于 X 线诊断设备领域，X 线图像在灵敏度、分辨率及解决影像重叠问题等方面都得到了显著的改善。

计算机体层成像（computed tomography，CT）技术的出现不仅促进了医学影像学的发展，也促进了现代医学的进步。1963 年，美国物理学家科马克（Allan McLeod Cormack）发现，人体不同的组织对 X 线的透过率有所不同，在研究中得出了一些有关的计算公式，这些公式为后来 CT 的应用奠定了理论基础。1967 年，英国电气工程师豪斯菲尔德（Godfrey Newbold Hounsfield）制作了一台能加强 X 线放射源的简单的扫描装置，用于对人的头部进行实验性扫描测量，随后应用于临床检查。1972 年，豪斯菲尔德在英国放射性年会上正式公布了这一结果，正式宣告 CT 的诞生。因此，科马克和豪斯菲尔德共同获取 1979 年诺贝尔生理学或医学奖。CT 机投入临床以后，以它高分辨率、高灵敏度、多层次等优越性，发挥了有别于传统 X 线检查的巨大作用。另外，CT 扫描完全或部分取代了既往的创伤性检查，如气脑造影、脑室造影和脑血管造影，使临床医师能够直观地看到脑室或脊髓内病变，大大提高了临床诊断准确率。

磁共振成像（magnetic resonance imaging，MRI）技术是在磁共振频谱学与 CT 基础上发展起来的，是继 X 线和 CT 发现之后的又一重大突破。1946 年，美国斯坦福大学布洛赫（Felix Bloch）和哈佛大学珀塞耳（Edward Mills Purcell）首次观察到磁共振信号,为此他们获得了 1952 年诺贝尔物理学奖。1971 年,美国医师达马迪安(Raymond Vahan Damadian)在实验鼠体内发现了肿瘤和正常组织之间磁共振信号有明显区别,从而揭示了磁共振技术在医学领域应用的可能性。1973 年,劳特伯(Paul Christian Lauterbur)提出了 MRI 的方法,随后成功研制 MRI 的实验样机。劳特伯之后,MRI 技术日趋成熟,应用范围日益广泛,成为一项常规的医学检测手段。与 CT 相比,MRI 对人体没有电离辐射损伤,通过调节磁场可自由选择所需剖面,得到其他成像技术所不能接近或难以接近部位的图像。MRI 的另一个最突出的优点是对软组织有极好的分辨力,对膀胱、直肠、子宫、阴道、骨、关节、肌肉等部位的检查比 CT 优越。

超声诊断(ultrasonic diagnosis)是一种无创、无痛、方便、直观的有效检查手段,尤其是 B 型超声,应用广泛,影响很大,与 X 线、CT、MRI 并称为四大医学影像技术。20 世纪 40 年代末,A 型超声诊断仪开始应用于临床诊断,此时的超声诊断仪处于一维显示时代。其后不久,与 A 型超声同为一维超声成像、应用于心脏和大血管等检查的 M 型超声诊断仪问世。50 年代,超声检查开始进入二维时代,其标志是 B 型超声诊断仪的诞生。这一时期,建立在多普勒效应基础之上的 D 型超声诊断仪也开始出现,其可显示血流及心脏等运动信息。直到 70 年代,超声技术与数字扫描转换器、电子计算机和微处理机的结合应用,使"灰阶"和"实时"技术取得重大突破,超声技术日趋成熟,可以更直观、实时、细致地显示二维声像图。70 年代中期,人们开始探讨发展三维超声成像技术,自 80 年代后期开始,由于计算机技术的飞速发展,使得三维超声成像技术得以实现。80 年代,彩色血流显像(CFI)的问世成为超声仪器技术发展史上又一个新的里程碑,标志着超声诊断技术从此跨入彩色超声时代。目前,超声诊断已朝着超声波 CT、介入性超声、超声全息和 F 型超声方面迈进。

数字减影血管造影(digital subtraction angiography,DSA)是 20 世纪 80 年代继 CT 之后兴起的一项新的医学影像技术,是影像增强技术、电视技术和计算机技术相结合的产物。DSA 的问世,解决了医学影像学领域中血管造影的数字化成像问题,是医学影像学领域中的一个重要发展。

放射性同位素示踪技术和显像在临床诊断疾病方面也占有重要的地位。CT 的成像技术启发了同位素专家,他们利用患者体内的同位素分布特点,形成发射计算机断层显像(emission computed tomography,ECT)。ECT 在检测器官代谢功能方面具有相当的潜力。另外,单光子发射计算机断层成像(singlephoton emission computed tomography,SPECT)和正电子发射体层成像(positron emission tomography,PET)技术在放射核医学上的应用大大促进了放射核医学的发展。与其他诊断技术不同的是,PET 所显示的是器官的功能,而不仅是器官的形态,因此,又被称为"生理与生化的体层扫描"。PET 是目前唯一可在活体上显示生物分子代谢、受体及神经介质活动的新型影像技术,PET-CT 将 PET 与 CT 完美融为一体,由 PET 提供病灶详尽的功能与代谢等分子信息,而 CT 提供病灶的精确解剖定位,一次显像可获得全身各方位的断层图像,现已广泛用于多种疾病的诊断与鉴别诊断、病情判断、疗效评价、器官功能研究和新药开发等方面,因而成为目前最先进的核医学显像设备。

(十)行为医学的发展

行为医学(behavioral medicine)是行为科学与医学相结合而发展起来的一门新兴的医学学科。1977 年在美国耶鲁大学召开的第一次行为医学大会上,提出了行为医学的暂行定义,即"行为医学是研究和发展关于行为科学中与生理健康和疾病有关的知识、技术及把这些知识、技术用于疾病的预防、诊断、治疗和康复的科学领域"。行为医学自诞生之日起,就决定了其学科性质是一门覆盖面宽、应用范围广的交叉性学科。目前,行为医学的研究已涉及基础医学、临床医学、预防医学、社会学、人类学、心理学和医学教育等领域。

二、21 世纪的医学发展

(一)医学向分化和综合双向发展

现代医学与日趋细致、高效、精密的手段和技术的紧密结合,推动了医学学科的分化越来越细,专业化程度越来越高,新的分支学科不断产生。现代医学的分科主要有两种形式：①纵向分化，在原有学科的基础上建立子学科，例如病理学分化出细胞病理学、分子病理学和超微结构病理学等。②横向分化，在原有学科的基础上对同层次的各个领域分别进行单独研究，形成独立的分支学科，例如外科学分化出普通外科学、脑外科学、胸外科学、骨外科学、泌尿外科学和烧伤外科学等。目前，医学各学科的分化仍在继续，这是现代医学不断发展的一个重要标志，不仅促使了医学研究的方式、方法改进，而且加深对人体结构与疾病的发生、发展的认识，提高对疾病的防治水平。

医学科学在不断分化的同时，各学科又不断地渗透融合，产生新的综合学科。医学多学科的综合主要有 3 种途径：①医学内部学科间的综合，在现代医学的高度分化中，分支学科越分越多，越分越细，相邻分支学科之间便出现了搭界和交叉，于是出现了搭界学科和边缘学科，如免疫病理学、组织遗传学、病理生理学等。②与自然科学的综合，例如化学与医学相互渗透、综合产生了生物化学；数学与医学交叉渗透与融合，产生了卫生统计学。③与人文社会科学的综合，由于社会的不断进步，医学高新技术如体外受精、器官移植、克隆技术等的发展，使医学面临着社会因素和心理因素对健康的影响、医学道德和法律问题等众多的问题，从而促进了人文社会科学与医学的相互渗透，产生了新的边缘学科，如社会医学、医学社会学、医学伦理学和医学法学等。医学交叉学科的出现引发了多元思考，促进了人们从多视角、多学科、多领域、非线性的思维方式进行研究。另外，医学交叉学科的出现，不断突破学科分割过细所造成的学科界限和学术界限，使学科之间逐渐形成了一个没有鲜明界限的连续区。正是在这个连续区上，涌现了医学上的新发现，也推动了医学研究层次的深入。

（二）医学技术逐渐现代化

现代医学的发展离不开医学技术的进展，主要表现在三方面：①在基础医学研究方面，X 线衍射技术及磁共振的发明和应用，使人们能进一步研究生物大分子的内部结构与功能；放射性同位素标记和荧光标记技术，为研究活细胞表面及内部代谢过程提供了有效的工具；各种高性能显微技术，如扫描电镜、扫描航向电镜、分析电镜等为分子生物学的诞生打下了物质基础。②在临床诊断技术方面，自动化分析仪器可在 3 min 内检测出血、尿常规检查的各项结果，自动微生物诊检仪能直接从临床标本中检查出特殊的细菌；心电图、超声心动图、脑电图、肌电图仪器等的应用，为心脑血管疾患、肌肉神经疾患提供了无创性的诊断手段；CT、MRI、DSA、B 超和 PET 等能够快捷、较准确地探测出早期肿瘤和组织器官的其他许多早期病变；纤维光束内镜可对食管、胃、十二指肠、胆管、腹腔、膀胱、子宫、鼻咽、支气管、心脏、声带、关节等进行较精细的检查。③在治疗技术方面，人工心肺机、长效抗凝剂及人工低温术的应用开拓了心脏外科技术的新领域，使手术治疗不同类型的心脏病成为可能；用遗传工程技术生产出人胰岛素、干扰素、肝炎病毒疫苗及新冠病毒疫苗等多种生物制品，使长期沿用的药物疗法发生根本性的变革，为蛋白质类药物开辟了一条崭新的治疗途径；无痛无血的激光手术刀、超声波手术刀已应用于外科手术；在放射治疗中，通过应用计算机使治疗方案的设计更合理而提高疗效。

医学技术的现代化为现代医学的发展提供了新手段和方法，使现代医学取得了突破性的进展，促进了医学研究、疾病诊断、治疗和预防水平的提高。

（三）医学发展国际化

现代医学已成为世界医学。医学发展趋向国际化是现代医学的一大特点，它的表现有以下几方面：①医学杂志的发行是推进医学发展国际化的动力之一。18 世纪，世界各国有关医学的杂志数量很少，但是到了 19—20 世纪，各国大大增加了医学杂志的数量及发行量，其中英文医学杂志已成为国际医学信息交流的重要来源。各国医师、医学教育家、科研人员通过医学杂志交流获取了大量最新的医学科学信息，开阔了视野，促进了医学新技术、新理论、新知识的应用和交流。②与医学杂志的作用相似，各种国际会议也是推动医学国际化的另一动力。自从 1867 年在法国巴黎举行第一次国际医学会议以来，各种国际医学会议逐渐增多，国际会议交流的形式也多样化，有大会报告、小组发言、文字展览等。③国际医学组织建立也有利于医学国际化。WHO 是联合国系统内卫生问题的指导和协调机构，它对全球卫生事务提供领导,拟定卫生研究议程,制定规范和标准,阐明以证据为基础的政策方案,向各国提供技术支持,以及监测和评估卫生趋势。另外,国际性的医学会,如结核病学会、生理学会、疼痛学会、热带病学会及其他专科学会先后相继成立,这些学会定期组织学术活动也进一步推动了国际医学科学交流。④医学标准统一化促进了医学服务发展。国际医院管理标准(JCI)是世界公认的医疗服务标准,也是 WHO 认可的认证模式。JCI 已经为世界 40 多个国家的公立、私立医疗卫生机构和政府部门进行了指导和评审,13 个国家(包括中国)的 78 个医疗机构通过了国际 JCI 认证。⑤网络已成为国际交流的一条快捷、有效的重要途径。随着计算机与网络技术的飞跃发展,人们不出国门就可从网络上浏览全球各种最新的医药信息和世界大事,甚至通过网络进行跨国医疗远程会诊或进行国际学术交流。

(四)医学发展社会化

现代医学的特征之一就是医学社会化,把人的健康和疾病放在社会全层次的高度来认识,即把健康和疾病看作一种社会现象。国家、社会和群体都承担起卫生保健责任,参与包括制定相应的卫生法规、搞好公共卫生和疾病的防治等工作。19 世纪前,为个体服务的医患关系,社会功能不大明显。如今随着工业化、都市化而兴起的为群体服务的卫生事业,其社会功能越来越强大。中国政府在 1997 年 1 月 15 日颁布的《中共中央、国务院关于卫生改革与发展的决定》中,阐明卫生工作的社会功能:"人人享有卫生保健,全民族健康素质的不断提高,是社会主义现代化建设的重要目标,是人民生活质量改善的重要标志,是社会主义精神文明建设的重要内容,是经济和社会可持续性发展的重要保障。"这些社会功能在应对新冠肺炎的工作中得到充分体现。

综上所述,随着医学模式与卫生服务模式的转变和自然科学、技术科学新理论与新方法的不断出现,现代医学科学正沿着综合与分化的两个方向发展。要充分利用基础科学的各种成果,努力推进医学科学研究的创新,加强基础医学、临床医学研究;同时,在现代医学社会化与综合化趋势不断发展的新形势下,要更加注重预防医学,防患于未然,不断加强预防医学和卫生保健的体制、机制研究;此外,

还要树立生命质量观念,在医疗服务中强化生命质量意识。

三、21 世纪医学的发展趋势

21 世纪,分子生物学将对医学的发展继续起主导作用,并与生物技术、生物工程相结合,带动医学各个领域的发展,加速预防、诊断、治疗等技术的更新。另外,医学更广泛地与自然科学、社会科学、工程技术学科交叉渗透,呈高度融合的趋势。21 世纪的医学将进入高科技时代,医学的理论和技术将有更大的突破。

(一)分子生物学将成为带动生命科学发展的前沿学科

医学的发展史揭示,医学的重大前沿课题的攻克(如生育的控制、器官移植、产前遗传病的诊断等)都离不开分子生物学的研究。21 世纪,分子生物学将继续成为促进医学发展的带头学科。

1. **人类基因组计划(human genome project,HGP)** 是由美国科学家于 1985 年率先提出,于 1990 年正式启动的。HGP 与曼哈顿原子弹计划和阿波罗计划并称为三大科学计划,被誉为生命科学的"登月计划"。HGP 内容分为遗传图谱、物理图谱、序列图谱和基因图谱的建立 4 个方面。2001 年 2 月 12 日,参与人类基因组计划的中、美、日、法、德、英 6 国科学家等在《科学》和《自然》杂志上公布了人类基因组精细图谱及其初步分析结果。2003 年 4 月 14 日,中、美、英、日、德、法国 6 国首脑联合发表了《六国政府首脑关于完成人类基因组序列图的联合声明》,标志着生命科学进入后基因组时代(post-genome era)。后基因组时代研究的重心由揭示生命的所有遗传信息即基因结构向基因功能转移,将从整个基因组及其全套蛋白质产物的结构、功能和机制的深度去了解生命活动的全貌,并系统地整合有关生命科学的全部知识,揭示生命之谜。另外,基因疗法也将普及,或将只要及时修补或更换损伤的基因,就能达到预防和治疗疾病的目的。2014 年 2 月 19 日,韩国政府启动了一项耗资 5.4 亿美元的后基因组计划,以推动新型基因组技术的发展和商业化。该计划包括绘制标准人类基因组图谱,发展本国的人类基因组分析技术,以及依托基因组的疾病诊断

和治疗技术等五大目标。

HGP 一旦完成，给医学和整个科学带来的好处将是不可估量的。首先是概念上给予人们正确的疾病基因整体作用观；其次，结构基因组学的研究成果将进一步推动"功能基因学"和"蛋白质组学"等后续科学工程的开展，从而为更好地对人类生理学、病理学、神经科学、发育生物学中一系列重要问题进行研究的阐释，对正常和异常状态进行比较，发展新的医疗技术和预防方法，加快人人享有最优良的医疗保健的进程，为最终基因遗传语言的破译奠定基础。同时，遗传语言的破译也将直接带动信息科学和其他相关科学领域发生一场深刻的科学变革。

2. 蛋白质组计划　蛋白质组学（proteomics）一词源自蛋白质（protein）与基因组学（genomics）两词的组合，这个概念最早是由澳大利亚学者威尔金斯（Wilkins M.）和威廉姆斯（Williams K.）在 1994 年提出的。蛋白质组学是指一种基因组所表达的全套蛋白质，即包括一种细胞乃至一种生物所表达的全部蛋白质。其研究内容主要包括两方面：一是表达蛋白质组学，指在整体水平上研究生物体蛋白质表达的变化；二是功能蛋白质组学（functional proteomics），主要研究蛋白质的细胞定位、相互作用等，以揭示基因和蛋白质的功能，阐明相关疾病的分子机制。蛋白质组学的技术手段有双向凝胶电泳、等电聚焦、生物质谱分析及非凝胶技术等。

中国科学家团队于 2002 年在国际上率先提出了"人类肝脏蛋白质组计划"，并提出了蛋白质组"两谱"（表达谱、修饰谱）、两图（连锁图和定位图）、三库（样本库、抗体库和数据库）的科学目标，获得国际学术同行的认同与响应。这是第一个人体组织 / 器官的蛋白质组研究计划。2005—2008 年，围绕人类肝脏蛋白质组的表达谱、修饰谱及其相互作用的连锁图等九大科研任务，中国科学家已经成功测定出 6 788 个高可信度的中国成年人肝脏蛋白质，系统构建了国际上第一张人类器官蛋白质组"蓝图"；发现了包含 1 000 余个"蛋白质－蛋白质"相互作用的网络图；建立了 2 000 余株蛋白质抗体。美国、加拿大、日本、韩国等国家和欧盟地区都已将蛋白质组学作为优先支持发展的领域，相继启动各具特色的大型蛋白质组学研究计划。如日本启动了"蛋白

质 3000 计划"（protein 3000 project），目标是在 5 年内，在 1 万种与开发新药相关的蛋白质中查明 3 000 种结构和功能，其在结构蛋白质组研究项目上已投入 7 亿美元的研究经费。

然而，目前在蛋白质功能方面的研究是极其缺乏的。大部分通过基因组测序新发现的基因编码的蛋白质的功能都是未知的，而对那些已知功能的蛋白质而言，它们的功能也大多是通过同源基因功能类推等方法推测出来的。有人预测，人类基因组编码的蛋白质至少有一半是功能未知的。因此，在未来的几年内，随着至少 30 种生物的基因组测序工作的完成，人们研究的重点必将转到蛋白质功能方面，而蛋白质组的研究正可以完成这样的目标。在蛋白质组的具体应用方面，蛋白质在疾病中的重要作用使得蛋白质组学在人类疾病的研究中有着极为重要的价值。近年，蛋白质组学技术已在癌症、阿尔茨海默病等人类重大疾病的临床诊断、治疗和发病机制及新药物的开发等领域显示出十分诱人的应用前景。蛋白质组学研究将成为 21 世纪生命科学研究的前沿和支柱。

（二）医学与众多学科融合发展为疾病诊断、治疗和预防带来新突破

21 世纪的医学将更加广泛地与自然科学、社会科学、工程技术等多学科交叉渗透，呈现高度综合的趋势，其交叉融合的结果将会产生一些崭新的学科及高新的疾病诊治技术。

在疾病诊断方面，由于基因芯片（gene chip）、基因测序等高新技术的应用，可通过对个体基因组的分析，全面检测出与遗传因素和遗传性有关的疾病，并做到可靠预测、早期发现和准确诊断；各种内镜和导管技术等无创或低创性直视检查将深入人体各个器官和部位，获得精确的形态、功能和病理诊断；生物技术将提供多种多样的、敏感性和特异性都非常高的检测试剂，检测有关疾病的性质和程度；人工智能技术将在远程会诊、快速准确诊断中发挥重要作用。

在疾病治疗方面，基因治疗将被广泛应用，不仅可以治疗由基因缺陷与变异而引起的疾病，如先天性疾病、恶性肿瘤等，还可以通过基因重组与修补，改造人体的生理甚至是心理功能；组织工程

技术的出现为解决目前费用昂贵的器官与组织的移植或再造问题提供了新思路;利用纳米技术(nanotechnology)制成的"生物导弹"可导向定点给药,将肿瘤杀灭在萌芽状态;在外科方面,将通过内镜完成许多手术,可将手术创伤降低至较低限度;随着应用遗传工程技术生产的蛋白质类药物逐渐增多,也开辟了崭新的防治途径。

在疾病预防方面,通过基因检测和基因图谱分析,人们可以了解自己的内因风险,做到有目的、有针对性地预防。此外,也可利用基因工程技术生产出高效安全的新型预防药物及疫苗。新冠病毒疫苗的研发,正是得益于这一领域的进展。

(三)预防医学发展将促进卫生革命

传统的健康标准只是要求不生病。1989 年,WHO 对健康做出的新定义是:"健康不仅是没有疾病,还包括躯体健康、心理健康、社会适应良好和道德健康。"这打破了传统的健康观念,要求从身心健康的角度去审视健康。新的健康观使预防医学的任务发生了相应的改变。现在,预防医学已不仅是为预防而预防,而要求治疗与预防相结合,预防为主;求助与自助相结合,自我保健为主;医学与社会相结合,社会为主;生理与心理相结合,心理为主。

21 世纪的预防医学必然在防治结合、预防与保健相结合的基础上,向以增强体质、提高生命质量和人口素质为主的方向发展,体现社会大卫生战略,推动第三次卫生革命。另一方面,预防医学将在分子生物学和生物技术的促进下,生产出高效安全的新型预防药物及多种高效疫苗;将根据基因图谱分析等先进方法和技术预测疾病,并采取相应的预防措施。总之,21 世纪将为疾病的预防开辟新纪元。

(四)老年医学和人口环境问题将成为重要医学课题

由于社会的进步、经济的发展及现代医学技术的创新,人类的寿命明显延长。根据 WHO 报告,2050 年全球人口的预期寿命将增加到 75 岁,其中发达国家的人口预期寿命将增至 82 岁,发展中国家的人口预期寿命也将提高到 76 岁。但随着生育率的下降和人口预期寿命的提高,人口老龄化的问题也将日益突出。目前,对衰老机制还缺乏深刻的了解,还不能有效控制衰老。因此,除老龄化带来的一系列社会问题外,老年医学将成为 21 世纪医学研究的重要课题。

随着传统的传染病,如天花、霍乱、鼠疫在全球得到有效的控制,人类的发展又面临着一系列新的全球性危机,如环境污染、气候变暖、臭氧损耗、生态破坏、能源耗竭等问题的出现。此外,随着社会的发展和生活水平的提高,使健康的概念逐渐拓展为完全的体质健康、精神健康和社会生活状态的健康。因此,随着 21 世纪全球环境变化和经济全球化的进程,环境 – 健康 – 发展研究将面临前所未有的挑战。

(五)信息技术引领医学工作方式及医学教育改革

一方面,信息技术将改变医学工作方式。例如,长期以来精心保存的厚厚的病历,将被一张小小的电子卡片所代替,这张卡片可以记载人一生的病情和诊断经过,甚至包括全部的影像资料;远程医学可利用远程通信技术,以双向传送资料、声音、图像等方式进行医疗活动;资料传送包括病历、心电图、脑电图等,声音传送包括心音、呼吸音等,图像传送包括 X 线、CT 片、超声图像等。有人曾预言,在 21 世纪,未掌握远程医学技术的大型综合性医院会被逐渐淘汰。其理由是,随着远程通信和计算机技术的进步和发展,异地医院之间的会诊和转诊将主要通过远程医学联络进行。经历了新冠肺炎疫情,更应引起医疗决策人士的重视;不久的将来,作为医学咨询或医疗、预防等辅助手段的电子医疗和网上医院将会得到广泛应用。

另一方面,信息技术将为医师提供人体电脑 3D 立体影像和模拟画面。医师可以虚拟观察药物在人体器官内发生的作用,外科医师也可先通过虚拟预演,避免手术失误。

此外,网络多媒体技术也为医学教学创造了功能上、空间上及时间上交互的崭新环境,较传统的教学方式更加丰富多彩。通过网络,教师可获取大量资料用于教学,同学生进行课外讨论或分析指导,学生也可网络查阅教师提及的文章或数据,使教学双方均可提高效率且进行良好的沟通与协调。未来,以课堂为主、以教师为中心的传统教学方式,将转向以网络为主、以学生为中心,进行个性化及人性化的网络教学,一些新型的学习方式如大规模开放在线课程、翻转课堂等应运而生。

（六）生命伦理学问题将越来越突出

21世纪，随着现代医学的飞速发展，有关生命伦理学问题也随之突出。

1. 关于生命与健康伦理　在现代生活条件与医疗条件下，人们的平均寿命得到显著延长，但生命质量没有相应地提升。例如，随着阿尔茨海默病、糖尿病、骨质疏松症、风湿病等慢性疾病患者越来越多，令很多老年人长期生活在痛苦之中。现代医学面向一个个现有条件下可以诊断的疾病，常常是找到一种疾病的诊断与治疗方法，却发现更多的疾病。医学的根本目的应该是保障人类持续的健康，而健康的概念应是"一种躯体、精神与社会的完好状态"。看似很简单的道理，但在面对具体问题上却不是那么简单。例如，医师们为了挽救生命，不惜昂贵的花费，但未必能完全避免带给患者更大的痛苦。医疗决策愈趋复杂，需要考虑的因素愈多，更需要伦理学实践指引。

2. 生命技术和其他高新技术的伦理问题　人工授精、体外授精等生殖技术给人类提供了非自然的生殖方式，引起一系列概念、伦理学和法律问题。生殖技术使人把恋爱、性交与生殖、生育分开，这是否会削弱家庭的纽带作用？通过人工授精把有第三者参与的合子引入婚姻关系，是否会破坏家庭的基础？供体精子人工授精育成的孩子具有什么法律地位？诸如此类问题的讨论往往要求在政策和法律上做出相应的决定。

避孕、人工流产和绝育等生育控制技术遭到宗教或非宗教权威的反对。如果认为在伦理学上可以为生育控制技术辩护，则又有如何辩护的问题：是因为当事人拥有就生殖问题做出自我决定的权利，还是因为婚姻、生育是他人和社会无权干涉的隐私问题？对人工流产的讨论又引起另一个至关重要、无法绕过的问题：胎儿是不是人？

21世纪，基因诊断、治疗和器官移植将获得巨大的发展，这种发展也会引起人们的担忧和争论，例如基因治疗是否对个体和人类安全？一个人的多器官被替代，会不会改变人的同一性等。

3. 市场经济下医患关系和伦理价值问题　市场机制进入医疗卫生领域，对传统的医患关系产生强烈的冲击，医患关系被当作商品交换关系。市场机制可能会提高医疗卫生服务的效率，但同时也可能影响医患关系的信托性质或医本仁术性质，所以市场进入医疗卫生领域给患者和医师带来的利弊影响，将在21世纪进一步争论下去。

4. 医疗卫生资源分配和卫生政策问题　资源分配包括宏观资源分配和微观资源分配。医疗卫生资源的宏观分配指在国家能得到的全部资源中应该把多少分配给卫生保健，分配给卫生保健的资源在医疗卫生各部门之间如何分配。宏观分配还必须解决如下问题：政府是否应负责医疗卫生事业，还是把医疗卫生事业留给市场，如果政府应负责，则应将多少预算用于医疗卫生。如何最有效地使用分配给医疗卫生事业的预算，如预算应集中于肾透析、器官移植、重症监护这些抢救方法，还是集中于疾病的预防；哪些疾病应优先得到资源的分配；以及为改变个人行为模式和生活方式（如吸烟），政府应投入多少资源等。资源的微观分配指医务人员和医疗行政单位根据什么原则把卫生资源分配给患者，怎样分配才算公正合理。当涉及稀有资源时，哪些患者可优先获得资源（如有两名患者都需要肾移植，但只有一个肾可供移植时）等。

卫生政策中最有争论的问题是一个国家是否应该让医疗卫生社会化，如应实行公费医疗或医疗保险，还是让医疗卫生商品化，或是采取某种混合折中的方式等。

（杨达雅　李建华）

数字课程学习……

🖨 教学PPT　　📁 拓展阅读　　📝 自测题

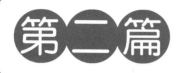

第二篇

医学的发展

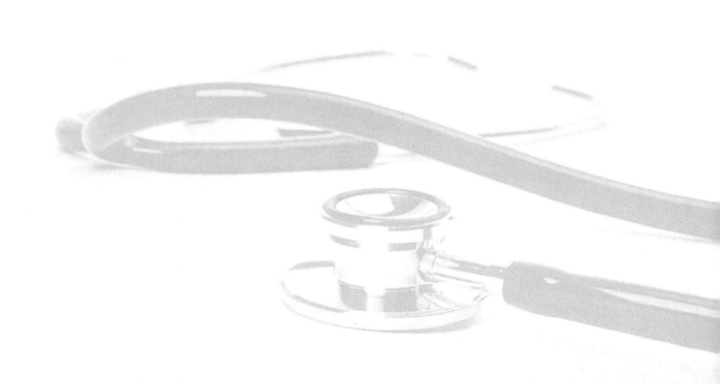

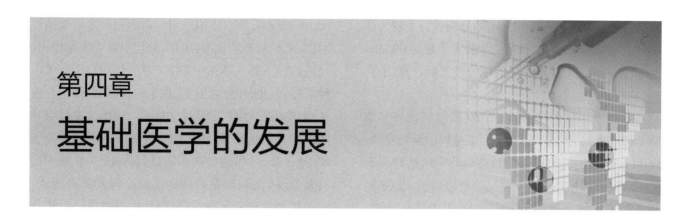

第四章
基础医学的发展

第一节　细胞学说

一、细胞的发现和细胞学说的建立

随着显微镜技术的不断改进（1824 年复式接物镜，1830 年无色镜片，1886 年油浸装置等），人们对动植物体内的细微结构有了深入了解，由此建立起细胞学说。

英国物理学家胡克早在 17 世纪用自制显微镜观察了多种物体（图 4-1）。1665 年，胡克著成《显微图谱》，其中详细描述了软木薄片里密集排列着的小孔，并把这些小孔称为 "pores" 或 "cells"。但胡克主要是从物理学的角度进行观察，他在显微镜下看到的只是植物死亡的细胞壁及腔隙，并没看到原生质体及完整的活细胞结构。而同时代的荷兰人列文虎克在生物显微观察方面做出了更大的贡献，他将自行磨制的优质透镜装配成了显微镜（图 4-1），利用显微镜在液体标本中发现了许多活的微生物，是人类历史上首次观察到活的微小生物，如细菌、原生动物、轮虫和性细胞等。他还测量了一些细胞的大小，如红细胞为 7.2 μm、细菌为 2～3 μm 等。虽然列文虎克没有首先使用 "cell" 一词，他却在人类历史上首先观察到了完整的活细胞。

活细胞的发现促进了细胞学说的建立，生物学家对细胞的形态和功能进行了长期的研究。1838

年，德国生物学家施莱登描述了细胞是在一种黏液状的母质中，经过一种类似结晶样的过程而产生，并且把植物看作细胞的共同体。生物学家施旺提出，动植物的组织都是由细胞组成的，而动物细胞比植物细胞更复杂，复杂生物体内的每一部分都由单一细胞组成。1839 年，施旺发表了《关于动植物结构和生物相似性的显微研究》，建立了细胞学说。在他的启发下，1867 年德国植物学家霍夫迈斯特（Wilhelm Friedrich Benedikt Hofmeister）和 1873 年

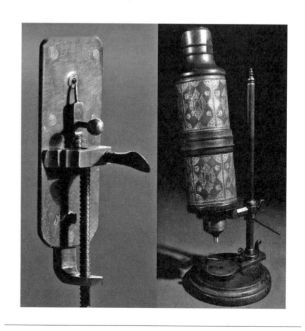

图 4-1　列文虎克制作的显微镜（左）胡克制作的显微镜（右）

施奈德分别对植物与动物细胞的分裂进行了较为详细的比较;而 1882 年德国细胞学家弗莱明(Walter Flemming)在发现了染色体的纵分裂之后,提出了有丝分裂的概念。

随着光学显微镜(简称光镜)技术的发展和细胞学说的建立,促进了新学科如细胞病理学的发展。18 世纪建立的病理解剖学只是对器官的病理形态做了较详细的描述;而 19 世纪德国病理学家魏尔啸却从细胞水平开展病理学研究,提出细胞病理学。魏尔啸认为,细胞的形态改变和功能障碍是一切疾病的基础,并指出了形态学改变与疾病过程和临床症状之间的关系,在一定程度上丰富了细胞学说。细胞病理学从细胞的角度充实和发展了形态病理学,但片面强调局部变化,忽视了病理现象是一个发展过程,是机械唯物论的反映。20世纪40年代以后,随着电子显微镜(简称电镜)得到广泛使用,亚细胞器的分离纯化与生理生化功能的进一步研究,以及分子生物学技术的发展,逐渐开展了从生化生理方面研究细胞各部分功能的工作,产生了细胞生理学、细胞生物化学、细胞分子生物学等。

二、细胞的结构

由于生物学家及细胞生物学家的长期研究,人们对于细胞的基本结构和功能已经达成了基本共识。细胞的基本结构主要分为细胞膜、细胞核、细胞质与细胞器三大部分。

(一)细胞膜

细胞膜是细胞的界膜,细胞膜包围在细胞质的外周,又称质膜。细胞膜的分子结构是由磷脂分子双层排列的基本框架,球形蛋白质镶嵌其中,糖链连接在细胞膜外侧。细胞膜和细胞内膜系统统称为生物膜。细胞膜有重要的生理功能,它既使细胞维持稳定代谢的胞内环境,又能调节和选择物质进出细胞。细胞膜通过胞饮作用、吞噬作用或胞吐作用吸收、消化和外排细胞膜内外的物质。在细胞识别、信号传递、纤维素合成和微纤丝的组装等方面,细胞膜也发挥重要的作用。

(二)细胞核

细胞核是细胞中最大、最重要的细胞器,通常位于细胞中央,有核膜包裹,呈球形或者卵圆形,大小为 1~20 μm,约占体积的 10%。细胞核是细胞的控制中心,在细胞的代谢、生长、分化中起着重要作用,是遗传物质的主要存在部位。尽管细胞核的形状多种多样,但是其基本结构大致相同,即主要结构是由核膜、染色质、核仁和核骨架构成。细胞核中最重要的结构是染色质,染色质的组成成分是蛋白质分子和 DNA 分子,当遗传物质向后代传递时,在核中进行复制,故细胞核是遗传物质储存和复制的场所。当遗传物质经复制传给子代后,遗传物质同时将其控制的生物性状特征传给子代,这些遗传物质绝大部分都存在于细胞核中。所以,细胞核又是细胞遗传性和细胞代谢活动的控制中心。

(三)细胞质与细胞器

细胞质是细胞膜和细胞器之间的空间范围,在溶胶状细胞质内有大量可溶性蛋白质和各种细胞器,这些细胞器相互关联,分工协作,共同完成细胞的物质、能量和信息的转换,执行细胞的功能。主要细胞器如下。

1. 细胞内膜系统 是细胞质中在结构、功能及其发生上相互密切关联的膜性细胞器的总称。内膜系统的出现,不仅是真核细胞和原核细胞之间在形态结构上相互区别的重要标志之一,而且也被认为是细胞在其漫长的历史演化进程中,内部结构不断分化完善,各种生理功能逐渐提高的结果。由之所产生形成的房室性区域化效应,使细胞内不同的生理生化反应过程得以彼此独立、互不干扰地在特定的区域内进行和完成,有效地增大细胞内有限空间的表面积,从而极大地提高了细胞整体的代谢水平和功能效率。细胞内膜系统主要包括内质网、高尔基体、溶酶体、过氧化物酶体、各种转运小泡等功能结构。

内质网一般占到细胞内膜系统的 50% 以上,按照其表面是否附着核糖体可分为粗面内质网和光面内质网两大类,前者有核糖体附着,主要功能是进行蛋白质的合成、加工修饰、分选和转运;后者无核糖体附着,主要参与脂质的合成和转运、糖原的代谢等。两种类型的内质网根据细胞代谢状态的需求而变化,可以发生相互转换。

高尔基体是一种具有极性的囊泡结构复合体,按照其结构特征一般可分为扁平囊泡、小囊泡和大囊泡。顺面靠近内质网,一般分选来自内质网的脂质和蛋白质,并将其大部分转入高尔基中间膜囊。中间膜囊的主要功能是进行糖基化修饰和多糖及糖脂的合成。反面的主要功能是对蛋白质进行分选,最终使经过分选的蛋白质被分泌到细胞外或被转运到溶酶体。

溶酶体是一种具有高度异质性的膜性结构细胞器,其共性是含有丰富的酸性水解酶,具有对几乎所有生物分子的强大消化分解能力。主要功能包括分解细胞内的外来物质及清除衰老残存的细胞器,物质消化和细胞营养功能,机体防御保护功能,参与某些腺体组织细胞分泌过程的调节等。

过氧化物酶体与溶酶体类似,也是一类具有高度异质性的膜性球囊状细胞器,主要特征是含有过氧化氢酶系,能够有效地清除细胞代谢过程中产生的过氧化氢及其他毒性物质和有效调节细胞氧张力。

各种转运小泡是细胞内膜系统重要的整体功能结构组分之一,虽然它们并非一种相对稳定的细胞内固有结构,但它们在细胞内物质定向运输中发挥重要功能,是细胞内结构功能转换和代谢更新的桥梁。

2. 线粒体　是动物细胞实现能量转换的主要细胞器,是细胞进行生物氧化和能量转换的主要场所,是细胞的“动力工厂”。光镜下,线粒体呈线状、粒状或杆状等,直径 $0.5 \sim 1$ μm,是由双层单位膜套叠而成的封闭性膜囊结构。外层是线粒体外层单位膜,内膜的内表面附着许多颗粒,称为基粒,又称 ATP 酶,是能量代谢的关键分子复合体之一。基质是氧化代谢的场所。线粒体本身也具有自己的遗传系统和蛋白质翻译系统,但并不完善。

3. 细胞骨架　是指真核细胞质中的蛋白质纤维网架体系,它对于细胞的形状、细胞的运动、细胞内物质的运输、细胞分裂时染色质的分离和胞质分裂等均起着重要的作用。细胞骨架主要分为微管、微丝及中间纤维。

微管是由微管蛋白和微管结合蛋白组成的中空圆柱状结构,在不同类型细胞中有相似结构。主要存在于胞质中,控制着膜性细胞器的定位及细胞内物质运输。微管还能与其他蛋白质共同装配成纤毛、鞭毛、基体、中心体和纺锤体等机构,参与细胞形态的维持、细胞运动和细胞分裂等。

微丝是由肌动蛋白组成的细丝,普遍存在于真核细胞中。以束状、网状或散在等多种形式有序地存在于细胞质的特定空间位置上,并由此与微管和中间纤维共同构成细胞骨架,参与细胞形态维持及细胞运动等生理功能。

中间纤维的直径约 10 nm,其粗细介于肌肉细胞肌动蛋白细丝与肌球蛋白粗丝之间而得名“中间”。相对较为稳定,是一种坚韧、耐久的蛋白质纤维。主要功能为细胞提供机械强度支持。部分中间纤维近年来发现与细胞核膜稳定及细胞分化有关。

总而言之,细胞内的各细胞器精细分工、相互通信,共同承担细胞作为生命最基本结构单位的功能。

三、细胞生物学研究相关热点

细胞生物学是生命科学中发展迅速的前沿学科之一,它从细胞的显微、亚显微和分子水平对细胞的各种生命活动开展研究,从分子水平揭示生物在生理和病理状态下细胞层面表现出的特性和特征,与医学的发展相互关联。

(一)细胞的基因表达

基因表达是指细胞在生命过程中,把储存在 DNA 顺序中遗传信息经过转录和翻译,转变成具有生物活性的蛋白质分子。生物体内的各种功能蛋白质和酶都是同相应的结构基因编码的。差别基因表达指细胞分化过程中,奢侈基因按一定顺序表达,表达的基因数占基因总数的 $5\% \sim 10\%$。也就是说,某些特定奢侈基因表达的结果生成一种类型的分化细胞,另一组奢侈基因表达的结果导致出现另一类型的分化细胞。其本质是开放某些基因,关闭某些基因,导致细胞的分化。基因表达的异常与肿瘤发生的相关性研究是肿瘤细胞生物学研究的重要课题。对基因结构的深入了解有助于开展基因治疗,通过人为地改变基因的部分结构和功能,达到治疗某些基因表达异常疾病的目的。目前,基因组学通过系统生物学的方法,在人类蛋白质组学、疾病发生机制及诊治、药物开发利用等多个领域中发挥着重要作用。

(二)细胞凋亡

细胞凋亡是指为维持内环境稳定,由基因控制的细胞自主的有序的死亡。细胞凋亡与细胞坏死不同,细胞凋亡不是一个被动的过程,而是主动过程,它涉及一系列基因的激活、表达及调控等的作用,它并不是病理条件下自体损伤的一种现象,而是为更好地适应生存环境而主动争取的一种死亡过程。细胞凋亡是多基因严格控制的过程。这些基因在种属之间非常保守,如 *Bcl-2* 家族、*caspase* 家族、癌基因(如 *C-Myc*)、抑癌基因(如 *p53*)等。随着分子生物学技术的发展,对多种细胞凋亡的过程有了相当的认识,但是迄今为止,凋亡过程的确切机制尚不完全清楚。而凋亡过程的紊乱可能与许多疾病的发生有直接或间接的关系,如肿瘤、自身免疫病等。细胞凋亡现象具有重大临床研究意义,如 HIV 病毒感染造成 CD4[+] 细胞减少是通过细胞凋亡机制,肿瘤的发生是由于凋亡受阻,而细胞凋亡的研究也将给自身免疫病带来真正意义上的突破。

(三)细胞信号转导

细胞信号转导是研究生物信息流或细胞通信的重要前沿课题,其基本思想已广泛深入生命科学的各个领域,成为解决生命科学许多问题的基本武器。细胞信号转导是指细胞通过胞膜或细胞内受体感受信息分子的刺激,经细胞内信号转导系统转换,从而影响细胞生物学功能的过程。水溶性信息分子及前列腺素类(脂溶性)必须首先与胞膜受体结合,启动细胞内信号转导的级联反应,将细胞外的信号跨膜转导至细胞内;脂溶性信息分子可进入细胞内,与胞质或核内受体结合,通过改变靶基因的转录活性,诱发细胞特定的应答反应。所以,阐明细胞信号转导的机制,意味着认清细胞在整个生命过程中的增殖、分化、代谢及死亡等诸方面的表现和调控方式,进而理解机体生长、发育和代谢的调控机制。

(四)其他研究热点

自噬是继细胞凋亡后较热门的细胞研究领域,是指细胞内脱落的双层膜包裹部分胞质和需降解的细胞器、蛋白质等形成自噬体,并与溶酶体融合形成自噬溶酶体,降解其内容物,以实现细胞本身的代谢需要和某些细胞器的更新。干细胞技术、基因干扰技术等的出现也大大拓宽了细胞生理和病理功能的研究。

(姚成果 钱睿哲)

第二节 血液循环理论

心血管系统由心脏、血管和存在于心腔与血管内的血液组成。心血管系统是一个完整的封闭的循环管道,以心脏为中心通过血管与全身各器官、组织相连,血液在其中循环流动。心脏不停地有规律地收缩和舒张,不断地吸入和泵出血液,保证血液沿着血管朝一个方向不断地向前流动。血管是运输血液的管道,包括动脉、静脉和毛细血管。动脉自心脏发出,经反复分支,血管口径逐步变小,数目逐渐增多,最后分布到全身各部组织内,成为毛细血管。毛细血管呈网状,血液与组织间的物质交换就在此进行。毛细血管逐渐汇合成为静脉,小静脉汇合成大静脉,最后返回心脏,完成一个完整的血液循环。血液循环是英国的哈维根据大量的实验、观察和逻辑推理于 1628 年提出的科学概念,随着科学技术的发展,血液循环学说也得到了极大的完善。

一、盖伦的血液运动理论

1 800 多年前,古罗马名医盖伦创立了"生命潮水学说"来解释血液运行的现象。虽然这一理论在现在看来并不正确,但由于当时盖伦是医学界的最高权威,所以这一理论在 16 世纪以前得到医学界的一致认可。该理论主要认为,血液是由肝将人体吸收的食物转化而来的,血液由腔静脉进入右心室,一部分通过纵中隔的小孔由右心室进入左心室。心脏舒张时,通过肺静脉将空气从肺吸入左心室,与血液混合,再经过心脏中,由热的作用使左心室的血液充满着生命精气。这种血液沿着动脉涌向身体各部分,使各部分执行生命功能,然后又退回左心室,如同涨潮和退潮一样往复运动。右心室中的血液则经过静脉涌到身体各部分提供营养物质,再退回右心室,也像潮水一样运动。

二、对盖伦血液运动理论的不断修正

16 世纪中期以后,多位研究人员通过实验观察发现,盖伦血液运动理论并不完全正确,由于他们的观点与至高的权威和当时的宗教信念有冲突,也使他们受到了残酷的迫害。正是多位追求事实真理的研究人员的前仆后继,才使得盖伦的血液运动理论不断地得到修正,逐渐掀开了血液循环的神秘面纱。

16世纪中期,西班牙医师塞尔维特(Michael Servetus,1511—1553)经过实验研究发现,血液从右心室经肺动脉进入肺,再由肺静脉返回左心室,这就是最早报道的肺循环,他的这一发现首先发表在1553年秘密出版的《基督教的复兴》(*Christianism Restitutes*)一书中。可是由于这一发现触犯了当时被教会奉为权威的盖伦学说,塞尔维特在1553年10月27日被宗教法庭残酷地判处火刑。

几乎在同一时期,塞尔维特的同学——被誉为近代解剖学之父的比利时医师维萨里在自己的解剖实验中发现,盖伦关于左心室与右心室相通的观点是错误的。维萨里不顾当时教会的禁令,向盖伦的理论提出挑战,教会迫使他去耶路撒冷朝圣赎罪,最后他死于旅途中。

1574年,意大利解剖学家法布里休斯(Hieronymus Fabricius,1537—1619)首次在著作中详细描述了静脉中瓣膜的结构、位置和分布,可惜他没能认识到这些瓣膜的意义,仍然信奉盖伦学说。在他逝世后9年,他的一名学生建立了目前认为比较科学的血液循环学说,这个人就是里程碑式的人物——哈维(图4-2)。

三、哈维的血液循环学说

哈维在16世纪晚期攻读于帕多瓦大学的医学博士学位期间,曾对40余种动物进行了活体心脏解

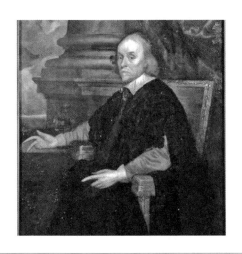

图4-2 血液循环学说奠基人哈维

剖、结扎、灌注等实验,同时还做了大量的人体尸体解剖,积累了很多观察和实验记录的材料,并开始怀疑盖伦的血液运动理论。

他仔细观察了心脏的结构和功能,发现心脏的左右两边各分为两个腔,上下腔之间有一个瓣膜相隔,它只允许上腔的血液流到下腔,而不允许倒流。而在静脉与动脉方面,他发现动脉壁较厚,具有收缩和扩张的功能;而静脉壁较薄,里面的瓣膜使得血液只能单向流向心脏。结合心脏的结构,哈维猜测生物体内的血液是单向流动的,后来他做了一个活体结扎实验来验证体内的血液确实呈单向流动,这与盖伦学说的静脉系统双向潮汐运动的观点并不一致。

哈维的另一个定量实验否定了盖伦理论中认为血液来源于肝的观点。他应用度量的概念,计算出每分钟心搏出量和每小时心输出量,并按每分钟心脏搏动72次计算,则每小时由左心室注入主动脉的血液流量相当于普通人体重的4倍。这么大量的血不可能马上由摄入体内的食物供给,肝在这样短的时间内也绝不可能造出这么多的血液来。所以,他更加相信体内血液是循环流动的。

随后哈维设计了这样的验证实验:他把一条蛇解剖后,用镊子夹住大动脉,发现镊子以下的血管很快瘪了,而镊子与心脏之间的血管和心脏本身却越来越胀,几乎要破,去掉镊子后,心脏和动脉又恢复正常。然后,哈维又夹住大静脉,发现镊子与心脏之间的静脉马上瘪了,同时,心脏体积变小,颜色变浅。哈维又去掉镊子,心脏和静脉也恢复正常。根据这些实验结果,哈维总结出了现代血液循环理论的雏形:心脏里的血液被推出后进入了动脉,而静脉里的血液流回了心脏,动脉与静脉之间的血液是相通的,血液在体内循环不息。

虽然哈维发现了血液循环,但是在当时的条件下,他并不清楚血液是怎样从动脉流到静脉。意大利的解剖学家马尔比基在1661年发现了动脉与静脉之间的毛细血管,从而完善了哈维的血液循环学说,至此,血液循环的理论正式建立起来。

四、现代血液循环理论

现代血液循环理论认为,人类的血液循环相对封闭,由体循环和肺循环两条途径构成(图4-3)。

体循环是指血液由左心室射出经主动脉及其各级分支流到全身的毛细血管,在此与组织液进行物质交换,供给组织细胞氧和营养物质,运走二氧化碳和代谢产物,动脉血变为静脉血;再经各级支流汇合成上、下腔静脉流回右心房。肺循环是指血液由右心室射出经肺动脉流到肺毛细血管,在此与肺泡气进行气体交换,吸收氧并排出二氧化碳,静脉血变为动脉血;然后经肺静脉流回左心房。而左心房的血液可通过二尖瓣流向左心室,右心房的血液可通过三尖瓣流向右心室,以保证血液呈封闭式的单向循环。

心脏是血液循环的枢纽。心传导系统由心壁内特殊心肌纤维组成,在窦房结处产生心脏自主收缩的规律起搏电位,经房室结、房室束、前后结间束、左右房室束分支,分布到心室及心房壁内众多心肌传导纤维,将窦房结产生的冲动传导到心脏各个部位,使心房肌和心室肌按一定节律收缩与舒张。

心血管活动由神经调节、体液调节和自身调节3种方式共同协调完成。支配心脏的传出神经是心交感神经和心迷走神经,分别来源于胸段1~5段外侧柱节前神经元,以及位于星状神经节或颈交感神经节内的节后神经元,其神经纤维到达心脏后支配心传导系统及心肌的功能与活性。心交感神经通过神经末梢释放去甲肾上腺素,作用于心肌细胞膜上β受体,引起心肌细胞内cAMP增加,导致窦房结自律性加强、心率加快,产生正性变时作用;通过使房室结细胞钙内流增加,0期除极加快,引发房室界传导加快,产生正性变传导作用;通过激活心肌细胞钙通道,引起心房肌和心室肌收缩力加强,产生正性变力作用。而来源于延髓迷走神经背核和疑核的心迷走神经,则与交感神经起相反作用,主要负责产生负性变时作用、负性变传导作用和负性变力作用。除此之外,心脏还受到支配心脏的肽能神经元的支配,通过神经末梢产生神经肽Y、血管活性肠肽、降钙素基因相关肽和阿片肽等神经递质,影响心的收缩与传导功能。同时,全身血管也受到交感神经与迷走神经的双重支配,当机体生理状态或内外环境发生变化时,神经系统通过各种心血管反射实现对心血管活动的调节,其中颈动脉窦和主动脉弓压力感受性反射是最重要的反射。当动脉血压升高时,颈动脉窦、主动脉弓压力感受器兴奋,经窦神经和主动脉神经传入延髓心血管神经中枢的冲动增加,引起心血管交感中枢抑制,心迷走中枢兴奋,引发降压反射。相反,当动脉血压下降时,压力感受性反射调节可引起升压效应。这种反馈调节的生理意义是缓冲动脉血压的急剧变化,维持动脉血压的相对稳定。

在体液调节方面,肾上腺素和去甲肾上腺素是其中两种主要的调节因素,肾上腺素对α受体与β受体都有激动作用,可使心搏加快加强、心输出量增加;它对血管的影响要根据所作用的血管壁上哪一类受体占优势。一般来说,在整体情况下,小剂量肾上腺素主要引起体内血液重分配,对总外周阻力影响不大,但大剂量肾上腺素亦可使外周阻力明显升高。去甲肾上腺素主要激活α受体,其作用主要是引起外周血管的广泛收缩,通过增加外周阻力而使动脉血压升高,对心脏的直接作用较小,而且外源给予时常因明显的升压作用而引起反射性心率减慢。

此外,心血管活动的自身调节包括心泵血功能的自身调节和组织器官血流量的自身调节。改变心肌初长度的异长自身调节(heterometric autoregulation)和改变心本身收缩能力的等长自身调节(homometric autoregulation)都属于心泵血功能的自身调节。而组织器官血流量的自身调节主要受

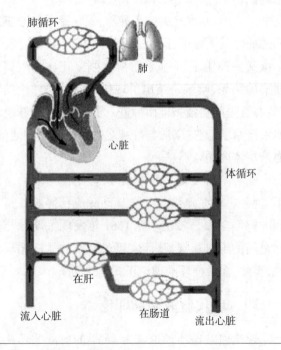

图 4-3 血液循环(示意图)

肺循环

肺

心脏

体循环

在肝

流入心脏   在肠道   流出心脏

到局部组织的代谢产物和血管平滑肌舒缩的影响。自身调节不依赖自主神经支配和全身体液因素，而是存在于器官本身，可以对器官进行局部调节。

纵观血液循环研究的发展历史，可见，人类认识自身血液循环的道路并不平坦，也许随着研究的深入，将来对于现时的认识还会有修正，这也是人类认识事物真相的普遍规律。

（向秋玲　唐志晗　钱睿哲）

第三节　内环境稳态

人体内绝大多数细胞并不与外界接触，而是浸浴于机体内部的细胞外液中，因此细胞外液是细胞直接接触和赖以生存的环境。生理学中将围绕在多细胞生物体内细胞周围的体液，即细胞外液，称为机体的内环境（图4-4）。在正常生理情况下，内环境的各种物理、化学性质保持相对稳定，称为内环境稳态。

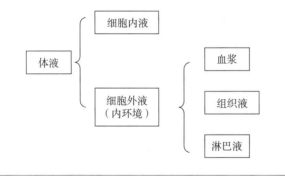

图4-4　体液示意图

一、内环境稳态概念的提出

美国医师亨德森（Lawrence Joseph Henderson，1879—1942）是内环境稳态概念的最早提出者，他从酸碱平衡的研究中发现了血液的缓冲作用，并为内环境的稳定提供了科学依据。亨德森发现，当他向缓冲系统中加入酸或碱时，系统可以通过改变弱酸盐或弱碱盐解离比率保证溶液中氢离子浓度相对稳定。随后他发现了血液中包含着多种缓冲体系，而且生理缓冲系统比水溶液缓冲系统有效得

多。据此他认为，生命系统是由相互作用的因子组成的，具有调节各种活动过程的能力。这就是最初的"内环境稳态"的由来。

美国生理学家沃尔特·坎农（Walter Bradford Cannon，1871—1945）和亨德森一样曾在哈佛大学受过良好医学生理学训练。他认识到，全身生理过程的调节（如温度、代谢率、血糖水平、心率和呼吸速率的调节等）除了依靠血液的缓冲作用外，还依靠神经系统和内分泌系统的共同作用。他首先研究了脊椎动物调节不随意反应，如营养、血管、生殖功能自主神经的交感分支，结果发现，交感神经系统起着主导作用，实际上控制着身体的其他调节系统。例如，当气温升高时，交感神经系统一方面使皮肤表层的毛细血管舒张并刺激汗腺分泌汗液，另一方面促使肾上腺释放更多的肾上腺素到血液加速身体的代谢，这些相互作用的结果是维持体温的相对恒定。1932年，他在《人体的智慧》一书明确提出了内环境稳态理论。

二、现代内环境与稳态概念

细胞外液约占体重的1/5，其中约3/4为组织液，分布在全身的各种组织间隙中，是血液与细胞进行物质交换的场所。细胞外液的1/4为血浆，分布于心血管系统，血浆与血细胞共同构成血液。此外，还有少量分布在一些体腔内的液体，如关节腔内的滑液，胸膜腔、腹膜腔、心包腔内的液体及脑脊液等。由于体内细胞直接与细胞外液接触，可以从细胞外液中摄取氧气、氨基酸、葡萄糖和脂肪酸等，又可以把代谢产物交换到细胞外液，所以细胞外液被称为内环境（图4-5）。

在生理学中，稳态是一个十分重要的概念，因为内环境稳态是细胞维持正常生理功能和机体维持正常生命活动的必要条件，内环境稳态失衡可导致疾病。内环境稳态不是固定不变的静止状态，而是处于动态平衡状态。表现为内环境的理化性质只在很小的范围发生变动，如体温维持在37℃左右、血浆pH维持在7.35～7.45、血糖平衡等。事实上，机体的所有器官和组织的功能活动都与维持内环境稳态有关，而且有赖于神经和体液的精密调控。

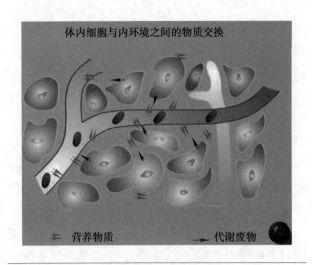

图 4-5 体内细胞与内环境之间的物质交换

三、内环境稳态的调节方式

(一)神经调节

神经调节是机体维持内环境稳态的最重要方式,是指中枢神经系统通过传入和传出神经对体内的功能活动进行调节。神经活动的基本过程是反射,反射的结构基础是反射弧,它包括感受器、传入神经、神经中枢、传出神经和效应器5个基本环节。例如,当血液中氧分压下降时,颈动脉等化学感受器发生兴奋,通过传入神经将信息传至呼吸中枢导致中枢兴奋,再通过传出神经使呼吸肌运动加强,以吸入更多的氧使血液中氧分压回升,维持内环境稳态。

(二)体液调节

经典的体液调节是指体内的一些细胞能生成并分泌某些特殊的化学物质(如激素、代谢产物等),经体液(血液、组织液等)运输到达组织、细胞,通过作用于细胞上相应的受体,对这些细胞的活动进行调节。内环境中的血糖浓度之所以能保持相对稳定,主要依靠的就是这种体液调节。当人体进食后,血糖水平会升高,此时胰岛B细胞分泌的胰岛素会增加,胰岛素随血液运输到达全身组织细胞,作用于相应的细胞受体,可促进葡萄糖的摄取和利用,并抑制糖原的分解和糖原异生,从而发挥降低血糖的作用,维持血糖的相对稳定。此外,也有一些细胞可以通过感受内环境中某种理化因素的变化产生相应的化学物质而直接产生效应。例如,当血钙离子浓度降低时,甲状旁腺细胞能直接感受这种变化,促使甲状旁腺激素分泌增加,促进骨中的钙释放入血,使血钙离子的浓度回升,维持血钙浓度的相对稳定。

神经调节和体液调节可共同作用以维持内环境稳态,这种调节方式称为神经-体液调节。例如,肾上腺髓质接受交感神经的支配,当交感神经系统兴奋时,肾上腺髓质分泌的肾上腺素和去甲肾上腺素增加,共同参与机体内环境稳态调节。

(三)自身调节

自身调节是指组织、细胞在不依赖于外来的神经或体液调节的情况下,自身对刺激发生的适应性反应过程。例如,骨骼肌或心肌的初长(收缩前的长度)能对收缩力量起调节作用。当初长在一定限度内增大时,收缩力量会相应增加;而初长缩短时,收缩力量就减小。一般来说,自身调节的幅度较小,并非十分灵敏,但对于生理功能内环境稳态的调节仍有一定意义。

四、内环境稳态与反馈调节

反馈调节有正反馈和负反馈调节两种。正反馈较为少见,是指反射的效应进一步加强引起该反射的动因,使反射中枢的活动更为加强。例如排尿反射,当膀胱收缩时尿流刺激了尿道的感受器,传入冲动进入中枢进一步加强中枢的活动,并通过传出神经使膀胱收缩更为加强;膀胱收缩加强使尿流刺激也加强,再加强中枢的活动,使排尿过程越来越强烈,直至尿液排完为止。负反馈调节是指反射产生的效应反过来减弱引起该反射的动因,从而使该反射的活动保持相对稳定。负反馈调节在体内是非常普遍的,它可使体内的生理活动具有相对稳定的特性,与内环境稳态的关系十分密切。例如血压的调节,当某种原因引起血压上升时,对血压敏感的感受器的传入冲动就增多,信息经传入神经传向中枢,通过心血管中枢的整合,控制信息沿传出神经传至效应装置,结果导致血压下降,使血压上升受到限制;而血压下降的本身又会反过来减弱感受器所受的刺激,使传入冲动相对减少,这样血压就不会无限制地下降,从而保持在一个相对稳定的水平上。

(向秋玲 唐志晗 钱睿哲)

第四节　维生素

维生素也称维他命,由于人体自身不能合成,必须从食物中摄取,所以被认为是人体不可缺少的一种营养素。维生素广泛参与人体代谢调节、生长发育和正常的生理功能,虽然人体每日对维生素的需求量极少,但是其重要作用不可忽视。

维生素的发现和对其功能不断深入探索的过程,充分体现了人类社会发展和科学、医学的发展互相促进。

一、维生素的发现与研究史

人类对维生素的认识始于公元前3 500年。当时古埃及人发现一些可以防治夜盲症的物质(即维生素A),虽然他们并不清楚食物中什么物质起了作用,但这是人类对维生素最朦胧的认识。

距今500多年前,人类迎来了大航海时代。长期的海上航行生活改变了人们日常饮食习惯,也带来了新的疾病。1519年9月,葡萄牙航海家麦哲伦率领的远洋船队从西班牙向太平洋进发。3个月后,有的船员开始出现全身无力、肌肉和关节疼痛、牙龈肿胀出血、鼻或其他部位出血,直至死亡。随后,陆续有很多船员因此丧命于远涉重洋的路途上。这种被称为维生素C缺乏症(曾称坏血病)的疾病,在那个时代曾经夺去了几十万水手的生命,故又称为大航海时代的瘟疫。

但在此之前,中国的航海家郑和也曾在明永乐三年至宣德八年间(1405—1433)七下西洋,史上却从未记载郑和船队的水手被类似维生素C缺乏症的疾病困扰。原因何在?现代研究者分析,可能是由于郑和的航海路线一直是沿海岸线行走,能够及时上岸补充新鲜蔬菜;另外也有人猜测,还可能是由于郑和船队带了大量的黄豆等豆类,在海上可以通过豆类进行无土栽培,获得中国传统食材——豆芽,而豆芽富含维生素C,避免了维生素C缺乏症。

1734年,在一艘开往格陵兰岛的海船上,有一名船员得了严重的维生素C缺乏症。为了避免这种无法医治的"瘟疫"在船上传播,船队将患病船员放在路过的荒岛上。流落荒岛的船员只得用荒岛上的野果、野草充饥,不料症状却不治而愈。这一现象受到了一些医师的关注。1747年,英国海军军医林德(James Lind,1716—1794)在总结前人经验的基础上,在船上做了历史上第一个临床对照试验,并得出柠檬等柑橘类水果能有效治疗维生素C缺乏症,并建议海军当局采用柑橘类作为海上规定饮食中的重要组成,然而他的研究和建议并未被当时的海军高层重视和采纳,直到1795年,担任海军伤病局主任的另一名海军军医布莱恩(Gilbert Blane,1749—1834)发起了许多必要的改革,在他的主张下,海军才真正运用林德的方法,开始在士兵的饮料中添加柠檬汁,随后,患上维生素C缺乏症的士兵人数开始锐减。但那时还不知柠檬中的何种物质对维生素C缺乏症有抵抗作用。

进入工业时代后,工业碾米技术的普及使人们饮食中精米的比例大大增加,脚气病频频出现。1896年,荷兰医师艾克曼(Christian Eijkman,1858—1930)发现,用没有去壳的稻谷可以治疗鸡的多发性神经炎,也可以治愈人的脚气病。

科学先驱们正是追踪着这些人类发展史中的点滴提示,在战胜人类疾病的过程中逐渐揭开了维生素的神秘世界。

但人们对维生素正式进行研究,只有100多年的历史。20世纪以前,科学家们只知道食物中主要有蛋白质、脂质、糖类、矿物质和水分5种主要成分。英国生物化学家霍普金斯(Frederick Gowland Hopkins,1861—1947)在实验中证明,只用这5种成分配成的饲料长期喂养动物,最后往往会导致动物死亡,这说明动物对营养的需要不仅是上述5种成分。

荷兰生理学家、近代营养学先驱艾克曼已经在1886—1896年,对脚气病的致病原因进行深入研究,推翻了当时固有的错误认识,发现这个疾病不是由"脚气菌"感染引起,通过动物实验证明,米糠能有效治疗脚气病,最终为维生素B_1的发现奠定了基础。后来,艾克曼凭此项贡献在1929年和霍普金斯共享了诺贝尔生理学或医学奖(图4-6)。

艾克曼最伟大的贡献在于,他的动物实验打开了整个维生素世界的大门。后人正是循着他的足迹,建立动物对照模型,控制饮食成分,才完成了对所有

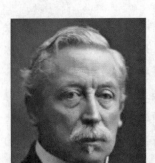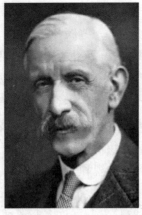

图 4-6 艾克曼(左)与霍普金斯(右)

维生素的分离与确认。

在英国工作的波兰生物化学家冯克(Casimir Funk,1884—1967),首先在 20 世纪初发现了一种能够治疗脚气病的物质。他用拉丁语中的生命"vita"加上氮族化合物胺"amine",创造出了"vitamine"一词,中文译为维他命或维生素(注:vitamine 现称为vitamin,因为后来发现的维生素中很多并不含有氨基),并创立了维生素理论。冯克也因此被誉为维生素之父。

在近代医学疾病治疗、营养学研究过程中,许多里程碑式的研究成果都与维生素的发现有关。表 4-1 为有代表性的维生素发现和应用。

致力于奖励对人类做出最卓越贡献者的"诺贝尔奖"也记录了一系列关于维生素的发现和成就(表 4-2)。

二、维生素与营养代谢

维生素在体内的含量很少,与糖类、脂质和蛋白质三大物质不同,在天然食物中也仅占极少比例,又为人体所必需。各种维生素的化学结构及性质虽然不同,但它们却有着共同点:①维生素均以维生素原(维生素前体)的形式存在于食物中;②维生素不是构成机体组织和细胞的组成成分,它也不会产生能量,它的作用主要是参与机体代谢的调节、促进生长发育和维持生理功能,对机体的新陈代谢、生长、发育、健康有极重要的作用;③大多数的维生素,人

表 4-1 维生素研究史大事记

时间	事件
公元前 3500 年	古埃及人发现食物中存在能防治夜盲症的物质,即维生素 A
约公元 600 年	中国唐代孙思邈在《千金要方》中记载以动物肝治眼病
1747 年	英国医师林德发现柠檬能治疗维生素 C 缺乏症,即维生素 C
1831 年	胡萝卜素被发现
1905 年	甲状腺肿大被碘治愈
1911 年	波兰化学家冯克为维生素命名
1915 年	科学家认为糙皮病是由于缺乏某种维生素
1916 年	维生素 B 被分离出来
1917 年	英国医师发现鱼肝油可治愈佝偻病,随后断定这种病是缺乏维生素 D 引起的
1920 年	发现人体可将胡萝卜素转化为维生素 A
1922 年	维生素 E 被发现
1928 年	科学家发现维生素 B 至少有两种类型
1933 年	维生素 E 首次用于治疗
1948 年	大剂量维生素 C 用于治疗炎症
1949 年	维生素 B_3 与维生素 C 用于治疗精神分裂症
1954 年	自由基与人体老化的关系被揭开
1957 年	Q_{10} 多酶被发现
1969 年	体内超级抗氧化酶被发现
1970 年	维生素 C 被用于治疗感冒
1993 年	哈佛大学发表维生素 E 与心脏病关系的研究结果

体不能合成或合成量不足,不能满足机体的需要,必须经常通过食物中获得;④人体对维生素的需要量很小,日需要量常以毫克(mg)或微克(μg)计算,但一旦缺乏就会引发相应的维生素缺乏症,对人体健康造成损害,长期缺乏会造成相应的疾病;而摄入过多,可引发维生素中毒。

不同生物对维生素的需求与合成能力也不同。如维生素 C,除灵长类(包括人类)及豚鼠以外,其他动物都可以自身合成。植物和多数微生物都能自己合成维生素,不必由体外供给。

表 4-2　维生素的发现与诺贝尔奖

时间	奖项	获奖人及主要发现
1928 年	化学奖	温道斯，发现阳光能把一种与胆固醇密切相关的固醇转变为维生素 D，由麦角固醇经光照合成维生素 D，可治疗佝偻病
1929 年	生理学或医学奖	霍普金斯，发现食物中须含有生命必需的微量物质；艾克曼发现米糠中含有能够治疗脚气病的物质（维生素 B_1）
1929 年	化学奖	哈登和奥伊勒 – 歇尔平，确认了发酵过程是酶和辅酶共同作用的结果
1934 年	生理学或医学奖	惠普尔、迈诺特和墨菲，提出抗贫血的肝疗法，经试验确认并分离出有效成分就是维生素 B_{12}
1937 年	生理学或医学奖	阿尔伯特发现抗坏血酸（维生素 C）
1937 年	化学奖	卡勒，合成了核黄素（维生素 B_2），并测定维生素 A 及 B_2 的结构；霍沃思，人工合成了维生素 C，这是第一种人工合成的维生素
1938 年	化学奖	库恩，分离提纯核黄素（维生素 B_2），在类胡萝卜素和维生素结构的研究上有卓越成就
1943 年	生理学或医学奖	达姆和多伊西，分离获得具凝血功能的维生素 K
1955 年	生理学或医学奖	特奥雷尔，研究黄色氧化酶的结构，阐明了黄色辅酶（核黄素磷酸酯）的结构
1967 年	生理学或医学奖	沃尔德，发现维生素 A 是视网膜感光色素的主要成分，对保持正常视力不可或缺

按溶解性，可将维生素分为脂溶性维生素和水溶性维生素两大类。

脂溶性维生素主要包括维生素 A、维生素 D、维生素 E、维生素 K。除了直接参与影响特定的代谢过程之外，许多还与细胞核内受体结合，影响特定基因的表达。脂溶性维生素能溶解于脂肪，随脂质吸收，在血液中与脂蛋白或某些蛋白质特异性结合而运输，不易排出体外，常储存于肝，故不需每日供给，摄入过多可发生中毒。

水溶性维生素包括 B 族维生素、硫辛酸和维生素 C。水溶性维生素主要以酶的辅酶和辅基形式参与生化反应，是许多酶活性所必需的。水溶性维生素依赖食物供给，体内过剩的水溶性维生素可随尿液排出体外，体内很少蓄积，一般不会发生中毒现象，但需持续供给，一旦不足会导致相应的缺乏症。如叶酸缺乏时，DNA 合成受阻，骨髓幼红细胞 DNA 合成减少，造成巨幼红细胞性贫血；还可能引起高同型半胱氨酸血症，增加动脉硬化、血栓形成和高血压；围生期女性的叶酸缺乏可造成胎儿脊柱裂和神经管缺乏。

人体犹如一座极为复杂的化工厂，不断地进行着各种生化反应。维生素广泛参与了体内各种生理、生化过程，如果长期缺乏某种维生素，就会引起生理功能障碍而发生某种疾病。因此，维生素是维持和调节机体正常代谢的重要物质。

（袁　洁　刘　杰）

第五节　基因与基因工程

基因（gene）一词来自希腊语，意为"生"。在现代分子生物学领域，基因一词至少有两个层面的含义。其一，是指一个遗传信息的基本单位。一个物种的全部遗传信息就是由一个一个基因组成的集合。此时，基因是一个抽象名词。其二，是指一段携带有遗传信息的 DNA（脱氧核糖核酸）或 RNA（核糖核酸）序列，或者是一段具有功能性的 DNA 或 RNA 序列。此时，基因又成为一个物质实体。目前已知的生物体中，大部分生物（包括人类）以 DNA 为遗传物质载体，还有一些病毒以 RNA 为遗传物质载体。为了叙述方便，本节主要讲述以 DNA 为遗传物质载体的生命现象的发现和研究发展过程。

一、基因发现的历程

人类研究基因有很长的历史,从 1866 年奥地利遗传学家孟德尔根据豌豆杂交实验发现生物的遗传基因规律,提出遗传因子概念就已开始。30 多年后,英国生物学家贝特森通过植物杂交实验,重现了孟德尔定律,引起了科学界的普遍关注。美国遗传学家萨顿(Walter Stanborough Sutton)注意到染色体的行为与孟德尔所说的遗传因子的行为相似,于1902 年提出遗传因子在染色体上的假说。1909 年,丹麦植物学家和遗传学家约翰森(Wilhelm Ludvig Johannsen)首次提出用"基因"表达孟德尔的遗传因子概念。同年,摩尔根通过果蝇杂交实验证实了基因在染色体上,把遗传学推进到了染色体水平,并因此获得了 1933 年的诺贝尔奖。1928 年,英国科学家格里菲斯(Frederick Griffith)进行了肺炎双球菌转化实验,拉开了发现遗传物质分子本质的序幕。1944 年,美国的埃弗里、麦克劳德(C. Macleod)和麦克卡蒂(M. McCarty)等人在格里菲斯工作的基础上,对转化的本质进行了深入的研究(体外转化实验),并发现 DNA 是携带生命遗传物质的分子。1945 年,众多科学家参与基因研究,知道了基因是通过指挥蛋白质的合成控制生物性状的,为之后克里克提出中心法则奠定了基础。比德尔提出了"一个基因一个酶"的假说,并在 1958 年获得了诺贝尔生理学或医学奖。至此,DNA 是遗传物质已基本明确,但 DNA 如何承载遗传信息,基因是如何行使其功能的? 围绕这些问题,物理学家、化学家、生物学家和遗传学家开始了跨学科的合作,一个新的学科——分子生物学由此诞生。

分子生物学正是在化学、物理和生物学及相应的实验科学的基础上建立起来的一门学科。这门学科的建立是以 20 世纪 50 年代 DNA 双螺旋结构的发现为标志的。1953 年,美国生化学家沃森与英国物理学家克里克,借助英国科学家富兰克林(Rosalind Elsie Franklin)拍摄的 DNA 晶体的 X 射线衍射照片,推测出了 DNA 双螺旋分子结构。当时,富兰克林的合作伙伴威尔金斯(Maurice Hugh Frederick Wilkins)也参与了 DNA 结构的研究。1962 年,沃森、克里克和威尔金斯因为这项发现而分享了诺贝尔生理学或医学奖,很遗憾富兰克林在4 年前因为卵巢癌而去世并未获奖。DNA 双螺旋结构的发现为后续的中心法则的提出奠定了基础,后者揭示了遗传信息传递的奥秘。

现在已知,遗传信息通常是从 DNA 传递到蛋白质,大部分的生命活动是由蛋白质执行和实现的。但这个现在众所周知并被普遍接受的生物学基本知识的发现之路,却是在众多科学工作者经过了 10 多年的探索和积累,在 20 世纪 60 年代才最终实现了生命密码的破译。1961 年,美国生物学家尼伦伯格尝试用人工合成的 RNA 模板进行无细胞蛋白质合成,合成了一种只含尿嘧啶(U)的多聚核苷酸,以它为模板合成蛋白质,结果产生了一种只有苯丙氨酸组成的蛋白质,这表明 UUU 就是苯丙氨酸的密码。这一成果令人振奋,许多生物学家开始投入到破译遗传密码的工作中,至 1967 年,64 个遗传密码全部得到破译。1968 年,尼伦伯格由于"对遗传密码及其在蛋白质合成过程方面作用的解释"而与霍拉纳(Har Gobind Khorana)及霍利(Robert William Holley)分享了诺贝尔生理学或医学奖。遗传密码的破译,是 20 世纪科学史上最激动人心的大事之一。这样,在 20 世纪 60 年代,人们已经基本清楚了遗传信息的传递方向。克里克总结了当时最新的遗传成果,提出了分子生物学的中心法则,即 DNA 作为遗传信息的载体,一方面以自身作为模板进行复制,另一方面还可以作为合成 RNA 的模板,并以通过信使RNA(mRNA)把遗传信息传递给蛋白质。至此,生物学在分子水平上实现了新的统一,分子生物学作为一门独立的学科逐渐成熟起来。

二、基因工程技术

当人们了解到分子生物中心法则等基本生命规律之后,分子生物学家开始在分子水平上去干预生物的遗传特性。设想将一种生物的 DNA 中的某个遗传密码片段连接到另外一种生物的 DNA 链上,将DNA 重新组织一下,是否就可以按照人类的愿望设计出新的遗传性状甚至创造出新的生物类型? 这将与培育生物繁殖后代的传统做法完全不同。在这种良好愿景的催生下,以分子生物学的理论为基础,发展出了一系列新的生物技术,这些技术现在统称为基因工程技术。

基因工程技术可以用于疾病诊断，即基因诊断或分子诊断。利用DNA重组技术，可直接从DNA水平来检测人类疾病的发生概率，以探测基因的存在，分析基因的类型和缺陷及其表达功能是否正常，从而判断疾病发生概率。

通过重组DNA产生的工程菌已大量高效地合成许多人体中的活性多肽，如干扰素、白介素、促红细胞生成素、人生长激素、集落刺激因子和胰岛素等。基因工程药物为人类战胜多种疑难疾病提供了有力的武器，也是国际医药工业发展的新增长点。

利用基因工程方法还可分离出病原的保护性抗原基因，将其转入原核或真核系统，使其表达出该病原的保护性抗原，制成基因工程疫苗，或者将病原的毒力相关基因删除，使其成为不带毒力相关基因的基因缺失苗。目前，乙型肝炎病毒、麻疹病毒、狂犬病病毒、霍乱弧菌和大肠埃希菌等的转基因植物可食用疫苗研究方面已经取得进展。

随着动物基因工程技术的逐渐成熟和转人体血红蛋白的基因猪、转人体血清蛋白的基因山羊等的问世，不仅能生产大量人类所需的血红蛋白、白蛋白等药物，而且为动物育种开辟了一条全新的途径。

第一个采用基因工程改造的食品微生物是面包酵母，经基因改良的酵母中麦芽糖透性酶和麦芽糖酶的含量比普通酵母高，产生二氧化碳气体的量也较高，可制作出更松软可口的面包。凝乳酶是第一种应用基因工程技术生产的酶，传统方法是从小牛皱胃中提取，成本高，产量低。20世纪80年代以来，英国、美国等国科学家将凝乳酶原基因导入大肠埃希菌、酵母中，成功地进行了大规模的生产。目前，对 α-淀粉酶、葡萄糖异构酶、溶菌酶、碱性蛋白酶的生产菌都用基因工程方法进行了改良，大大提高了这些酶制剂的生产效率。

基因编辑（gene editing）又称基因组编辑（genome editing）或基因组工程（genome engineering），是一种能在基因组水平上对生物的遗传物质进行精准改造的基因工程技术或过程。基因编辑技术在结合临床分子诊断之后，在基因研究、基因治疗和遗传改良等方面展示出了巨大的潜力。CRISPR-Cas基因编辑技术是近几年兴起的一种基因靶向修饰技术，它包含

CRISPR基因座和 *Cas* 基因（CRISPR关联基因）两部分。CRISPR-Cas系统不仅可以进行基因片段的敲除与插入，也可进行定点突变，具有精准、易于操作等特点。法国生物化学家沙尔庞捷（Emmanuelle Charpentier）和美国生物学家道德纳（Jennifer Anne Doudna）因对新一代基因编辑技术CRISPR的贡献，获得2020年诺贝尔化学奖。

基因工程技术的广泛应用，让人们看到了无限的发展前景。然而，历史和现实表明，任何科学技术都是一把双刃剑，在为社会带来益处的同时，也会给社会带来一定的危害，基因工程也不例外。转基因食品、基因数据隐私保护、克隆技术、基因编辑婴儿对社会伦理的冲击，都是需要审慎面对的问题。

三、人类基因组计划

人类基因组计划（HGP）主要的工作目标是测定人体基因组约 3×10^9 碱基对（base pair, bp）的全部DNA序列，计划对约3万个蛋白质编码基因进行染色体定位，构建人类基因组遗传图谱和物理图谱。

人类基因组计划最早由诺贝尔奖获得者美国学者杜尔贝科（Renato Dulbecco）在1985年提出。1986年，杜尔贝科在《科学》杂志上发表了一篇题为"癌症研究的转折点——测定人类基因组序列"的文章，指出癌症和其他疾病的发生都与基因有关，并提出测定人类整个基因组序列的途径和重要意义。1988年，美国开展人类基因组计划。此后，成立了国际的合作机构——人类基因组织（Human Genome Organization），由多个国家筹集资金和科研力量，参加这一国际性研究计划。1990年10月，人类基因组计划正式启动，预计用15年时间，投资30亿美元，完成30亿对碱基的测序，并对所有基因进行绘图和排序。1991年，美国建立第一批基因组研究中心。1993年，桑格研究中心在英国成立。1997年，法国国家基因组测序中心成立。1998年，中国在北京和上海设立国家基因组中心。1999年，中国获准加入人类基因组计划，承担1%的测序任务，成为参与这一计划的唯一发展中国家。2001年人类基因组工作草图的发表（由公共基金资助的国际人类基因组计划和私人企业各自独立完成，并分别公开发表）

被认为是人类基因组计划成功的里程碑。后续对人类基因组序列的精细解读也逐步实现。2003年4月，中国、美国、日本、德国、法国、英国6国科学家宣布人类基因组序列图绘制成功，人类基因组计划的所有目标全部实现。2004年10月，人类基因组完成图公布，说明人类的基因总数在3.2万个左右，现在已经鉴定出2.2万个，虽然比名为拟南芥的植物的2.5万个基因多不了多少，但人类基因组仍是生物界最大的基因组。2005年3月，人类X染色体测序工作基本完成，并公布了该染色体基因草图。

四、后基因组时代

人类基因组计划启动的10多年后，早期基因组学的目标为测定人类基因组基本序列，对人类基因进行绘图，但与人类基因组计划设想要完成的终极目标相距甚远的是，目前得到的基因组数据信息并没有马上揭开人类生命的奥秘，也没有立即使临床诊疗和医学研究工作得到翻天覆地的变化。

美国国家人类基因组学研究所（NHGRI）所长格林（Eric D. Green）和他的同事首次为2030年人类基因组学可能实现的成果列出了10个大胆预测。其中包括：高中生将在科学展的活动中展示基因分析，在诊室里进行基因测试将成为与血液检测一样的常规工作。

以人类基因组计划引领的现代生物组学技术，将生物医学数据从PB量级的组学时代进入到EB量级的多维度大数据时代，引发了生物医学研究向数据密集型的第四科学范式的深刻变革。如何将临床数据与研究数据进行高维度、多层次的交汇共享，实现从组学到临床与健康人群数据的生物医学大数据的综合管理利用，从而使大数据迅速转化为新知识，是生物医学大数据所面临的挑战。发展以递交为基础、以整合为导向的数据存储技术，以主题为基础、以交互为导向的数据共享技术，以及以传统信息技术为基础、以前沿信息技术为导向的数据分析挖掘技术，并同时开展标准质控相关研究，是生物医学大数据存储、共享和转化的新思路，也是构建新一代生物医学大数据研究中心的技术关键和未来趋势。

2017年发表在《细胞》杂志上的一篇文章通过系统生物学理论和大数据分析，提出了一个新的模型——全基因模型（omnigenic model）解释了基因如何控制复杂性状：在细胞内不仅存在对某个特定性状有直接作用的核心基因，而且存在着数量更多的与核心基因有相互作用的外围基因，这些外围基因对该性状具有间接的影响。该模型认为，由于各个基因间存在着广泛的关联和相互作用，所以生物体的每个复杂性状都可能受到基因组内每一个基因或多或少的影响。

近年来，全基因组关联研究（genome-wide association studies，GWAS）已鉴定出数千种与复杂表型相关的遗传变异。2020年9月3日，《细胞》杂志接连刊载两篇文章，为利用GWAS对人类血液学特征及相关疾病进行不同形式的分析。这两项研究均表明，大规模血细胞特征的GWAS可以在人类广泛等位基因谱中查找具有临床意义的变异。

人类基因组计划通过对人类基因组越来越精细、越来越全面的序列测定，以及开展相关的不同层次的生命组学研究，形成了系统生物医学研究体系和转化医学研究平台，成功地实现了人类基因组计划的初心，将人类自身转化成医学研究的主要对象。在此基础上，基因组学与生命多组学、系统生物学与转化医学的研究理念，以及同时产生的从基因编辑到细胞编程、哺乳动物体细胞克隆等一系列颠覆性技术创新，从根本上将医学研究提升到了一个直面"多尺度、高维度、异质性"复杂体系挑战，搭建多层次"类人"实验模型（从群体、个体到细胞、分子）体系的全新的高度。把遗传信息纳入日常医疗诊断，实现精细化、个体化医疗；并作为重要参考指标，用于评估如癌症、高血压、糖尿病和阿尔茨海默病（Alzheimer disease，AD）等疾病的风险，指导人们对疾病的预防策略。

（袁 洁 刘 杰）

第六节 胰岛素

在胰岛素问世以前，确诊糖尿病几乎就等同于宣判死亡。在那个时代，糖尿病患者的平均生存时间仅为4.9年。当时，对于糖尿病患者，医师们唯一能做的就是减少患者的进食（饥饿疗法），期盼着能使血糖生成减少。1921 年,加拿大医师班廷(Frederick Grant Banting)和麦克劳德(John James Rickard Macleod)首先制备出胰岛素,1922 年开始用于临床,使过去不治的糖尿病患者得到挽救。

一、胰岛素的发现

1869 年,德国柏林的朗格汉斯(Paul Langerhans)博士在他的论文中首先记述了胰腺内有群集成岛的细胞团块,其与外分泌腺管没有联系。切除了胰腺的犬可以发生严重的糖尿病,由此人们认识到,正常的胰腺是不发生糖尿病的要素。但具体是何机制,尤其是糖尿病与朗格汉斯细胞团小岛的联系,由于众多的研究并没有把它与外分泌腺体分开,导致当时提取的降糖物质不良反应严重,根本不能确认其临床疗效,所以虽然人们早就认识到糖尿病与胰腺的关系,但真理的大门迟迟没有打开。1920 年 10 月 31 日的深夜,当时在加拿大韦仕敦(Western)大学做助教的班廷医师,在准备第二天的课程时突然灵光闪现:胰腺朗格汉斯小岛内是否存在防止发生糖尿病的物质? 为了防止胰外分泌消化酶对提取物的破坏,是否能通过结扎动物胰管使外分泌腺萎缩后提取胰岛内的物质? 当时不到 29 岁的年轻教授的想法得到了当时多伦达大学生理学教研室主任麦克劳德教授的支持,答应在次年学校暑假时给他提供实验室,并派两名学生来帮助他完成研究。因为经费和安排的问题,两名学生只能轮流来,于是他们用掷硬币的方式决定谁先来,结果,来的是贝斯特(Charles Herbert Best)(图 4-7)。

1921 年 5 月 17 日,第一个试验正式开始。从没有试验经验的两名年轻人在最初的 2 周就用掉 7 只犬,不够只能去街上再买。整整 10 周的时间,在经历了无数的争吵和聚散以后,两名可怜的年轻人才获得 2 只成功的胰腺萎缩犬。萎缩的胰腺被取出捣碎,提取到第一份粉红色的胰提取液,班廷和贝斯特把 4 mL 提取液注入糖尿病犬的体内,1 h 后,糖尿病犬的血糖从 10.5 mmol/L 降到 6.7 mmol/L。这只犬是世界上第一只接受胰岛素注射的犬,它的名字为 Marjorie。初步的成果使两名年轻人大受鼓舞,在改进了提取方法后,犬和牛胰腺小岛中提取液都可以被良好地提取出来,他们把这种物质最初

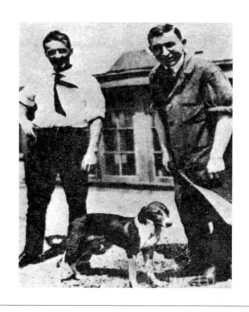

图 4-7　班廷(右)和贝斯特(左)

称为岛素(isletin),后来改为胰岛素(insulin)。动物实验获得了良好的效果,为了尽快过渡到临床,两名年轻人甚至在自己身上做试验,以证明这种物质对人体无害。

1922 年 1 月 23 日,胰岛素第一次成功地用于人体试验。它被注射到一名 14 岁的 1 型糖尿病男孩汤姆森(Leonard Thompson)的体内。当时他正在接受饥饿疗法,体重已经剩下不到 30 kg,估计几周后就会死去。他接受了班廷和贝斯特提供的 25 mL 牛胰提取物的肌内注射,血糖从 28.9 mmol/L 降到了 6.7 mmol/L,尿糖和酮体消失。之后,医师们又在几名成年糖尿病患者身上进行临床试验,也获得了惊人的效果。胰岛素对糖尿病的疗效,已经确凿无疑。汤姆森是世界上第一名接受胰岛素治疗的糖尿病患者,本已被宣判"死刑"的他从此每天注射胰岛素,又活了 13 年才因肺炎去世。

1922 年 5 月 3 日,在华盛顿举行的美国内科医师学会会议上,班廷代表研究组宣读了胰腺提取物对糖尿病的效果论文,这一研究成果被认为是划时代的医学发现。1923 年 10 月 26 日,班廷与麦克劳德因为合作首次成功提取到胰岛素并应用于临床治疗,被授予了诺贝尔生理学或医学奖。1992 年,世界糖尿病联盟决定以班廷的生日 11 月 14 日为每年的世界糖尿病日。班廷也因此被人们称为"胰岛素之父"。

二、胰岛素的发展

胰岛素的发现，给成千上万单纯性缺乏胰岛素的患者带来了福音。只要按时按量注射胰岛素，尽管不能治愈糖尿病，但可以大大缓解症状、控制病情，不仅能延长寿命，而且能极大地改善生活质量。当然，胰岛素的发现、发展也不单是一两位科学家或医生的努力，它的发现与发展自然也凝聚了世界各国研究者的心血和付出。

1869 年，郎格汉斯首次在显微镜下观察到胰岛，随后提出胰岛可以分泌某种物质，可能与消化相关。

1889 年，闵可夫斯基（Oskar Minkowski）和梅林（Joseph von Mering）在犬的胰移除实验中发现，其尿液中存在糖分，从而首次将胰与糖尿病联系在一起。

1901 年，奥佩（Eugene Lindsay Opie）提出糖尿病是由胰岛部分或全部损坏所导致。

1921 年，班廷与麦克劳德合作首次成功提取到胰岛素，并成功地应用于临床治疗，两人也因为发现胰岛素而获得了 1923 年的诺贝尔生理学或医学奖。

1926 年，首次从动物胰中提取到胰岛素结晶。

1955 年，桑格首次阐明胰岛素分子的氨基酸序列（即一级结构），其本人也因此获得 1958 年的诺贝尔化学奖。

1965 年，在王应睐的带领下，中国科学家邹承鲁、杜雨苍、汪猷、邢其毅、钮经义和龚岳亭等人最早成功合成胰岛素。

1969 年，霍奇金（Dorothy Hodgkin）博士用 X 线晶体学方法首次成功解析了胰岛素的晶体结构。

1971 年和 1972 年，中国科学家在北京共同解析了胰岛素的 2.5Å 和 1.8Å 分辨率的晶体结构，其中后者被霍奇金博士称为是当时最为精确的胰岛素结构。

自从犬的胰中成功地提取出胰岛素并用于治疗糖尿病后，全球范围内，很多医疗研究机构都在为改进胰岛素而努力。

动物胰岛素在胰岛素治疗的早期发挥过重要的作用，然而，由于生物种属的不同，动物胰岛素与人体内自然产生的人胰岛素在氨基酸结构上存在着差异，部分患者可能产生胰岛素抗体，需要更多剂量的胰岛素来控制其血糖水平。另外，抗体与胰岛素的结合在时间和数量上无法预料，严重时可能会导致明显的血糖波动。

正由于上述问题的存在，动物胰岛素的生产需要向更安全可靠的人胰岛素转换。20 世纪 80 年代，由于基因重组技术生物合成的人胰岛素结构与人体内胰岛素的结构完全相同，因而解决了免疫原性问题，减少了胰岛素的不良反应。

但人们并没有停止前进的脚步。虽然人胰岛素给糖尿病的治疗带来巨大的帮助，但现有的人胰岛素注射后并不能模拟正常人的胰岛素分泌。如短效胰岛素皮下注射后，由于吸收缓慢，即使餐前 30 min 注射，其胰岛素高峰也可能出现延迟。这就导致餐后高血糖不能及时控制，以及两餐间有可能发生低血糖反应。

为了解决人胰岛素制剂不能很好地模拟生理性胰岛素分泌模式问题，具有更佳作用时间和作用效果的人胰岛素类似物应运而生。20 世纪 90 年代初，大量研究发现，通过改变胰岛素的局部结构，可使其作用时间发生变化，从而更好地控制血糖。

从 1921 年至今，对胰岛素研究从未停止，胰岛素的发展从早期的动物胰岛素到人胰岛素，直到现在的胰岛素类似物，拯救了无数糖尿病患者的生命。尤其胰岛素类似物的发现和使用，为胰岛素治疗应用的革命。

2021 年 1 月 27 日，在胰岛素发现 100 周年之际，《自然》杂志发表了一项糖尿病领域的里程碑研究，来自德国慕尼黑工业大学 Helmholtz Zentrum Muenchen 和德国糖尿病研究中心的研究人员发现了一种新型的、可成药的胰岛素抑制受体（研究者命名为 incepter），对这一受体功能进行阻断，会导致胰岛 B 细胞中胰岛素信号通路的敏感性增加。未来，科学家们的其中一个研究目标将是在胰岛素抑制受体发现的基础上，开发出能使 B 细胞再生的药物，以期使 1 型和 2 型糖尿病患者都获益。

三、胰岛素与内分泌腺

没有分泌管的腺体称为内分泌腺。人体的内分泌腺有垂体、甲状腺、胰岛、肾上腺、甲状旁腺、胸腺和性腺。此外,松果体和分布于胃肠道黏膜中的内分泌细胞,以及下丘脑的某些神经细胞,也具有内分泌的功能。而胰岛是胰腺的内分泌腺。人体胰腺中有 25 万~200 万个胰岛,总质量约 1 g,占整个胰质量的 1%~2%。胰岛中的 B 细胞分泌胰岛素,A 细胞分泌胰高血糖素。在人体内,胰岛素有降低血糖浓度的作用,而胰高血糖素有升高血糖浓度的作用;同时,血糖浓度又能够调节胰岛素和胰高血糖素的分泌。从胰岛素这个例子就可以看出,内分泌腺所分泌的各种激素对机体各器官的生长发育、功能活动、新陈代谢起着十分复杂而重要的调节作用。

（杨达雅　肖海鹏）

第七节　血型的发现与输血医学

一、概述

输血医学是运用医学和技术手段研究血液及其成分如何安全有效地输给患者,防治输血不良反应及并发症(包括输血传播疾病)的一门学科。输血安全、有效地应用于临床是在 100 多年前兰德斯坦纳(Karl Landsteiner, 1868—1943)发现红细胞 ABO 血型系统后开始的。古代人把血液看得十分神秘,认为饮血或用血液来洗澡可以恢复体力,获得勇气和力量。英国医学家哈维在 1616 年用动物实验阐明了血液在体内的环流方向和途径,此后他发表了两篇血液循环论文,从而为以后的输血奠定了基础。1665 年,英国生理学家和医师洛厄(Lower)首先将一条放血后濒于死亡的犬静脉与另一条健康犬的动脉用鹅毛管连接起来,受血犬竟从濒死中恢复过来。1667 年,法国医师丹尼斯(Denys)把羊血输给一名有病的男孩也取得成功。目前认为,洛厄开创了动物输血的先河,丹尼斯是第一个在人体上输血成功者。

1817—1818 年,英国妇产科医师布伦德尔(James Blundell, 1790—1877)经常见到产妇因失血死亡,他采用了输血方法,将健康人的血液输给大出血的产妇取得了成功,目前公认他开创了直接输血法,作为第一位把人血输给人的先驱者而载入史册。

但输血疗法当时仍处于探索阶段,由于没有相关的知识(如血型),输血造成了很多人的死亡。1867 年,英国外科医师李斯特采用了消毒法,首次将输血器具进行消毒,以及在手术中采用无菌技术。美国外科医师克莱尔(Crile)将输血方法进行了改进,采用受血者的静脉与献血者的动脉相连接的办法以缩短输血时间,避免血液凝固。1912 年,法国人卡雷尔(Alexis Carrel)因创造血管吻合术进行输血而获得了诺贝尔奖,此后输血疗法才获得了较大范围的肯定。

输血作为临床治疗的一种有效措施,既可挽救患者的生命,但由于免疫、传染病和其他不良反应也可能给患者带来危害,甚至危及生命。只有掌握临床输血医学知识,防治输血不良反应及并发症,才能达到正确、安全、有效地应用输血疗法为患者服务的目的。

二、血型的发现

真正使输血成为科学有效治疗方法的是奥地利医学家、生理学家兰德斯坦纳,他从 1901 年开始发现了人类的 ABO 血型及凝集规律,为现代输血提供了坚实的病理生理学基础,在随后的 20 年里,其他医师又逐步建立了血液抗凝和交叉配血技术,使输血成为一种常规治疗方法。

1900 年,兰德斯坦纳在维也纳病理研究所工作时发现了甲患者的血清有时会与乙患者的红细胞凝结的现象。这一现象当时并没有引起医学界足够的重视,但它的存在对患者的生命产生威胁。兰德斯坦纳对这个问题非常感兴趣,并开始了认真系统的研究。1901 年,他用 22 位同事的正常血液交叉混合,发现红细胞和血浆之间会发生反应,某些人的血浆能促使另外一些人的红细胞发生凝集现象,但也有的不会发生。他将 22 人的血液实验结果编写在一个表格中,通过仔细分析这份表格,他终于发现了人类的血液按红细胞与血清中的不同抗原和抗体分为许多类型,他把表格中的血型分成 3 种:A、B、O。不同血型的血液混合在一起就会出现不同的情况,就可能发生凝血、溶血现象,这种现象如果发生在人体内,就会危及生命。1902 年,兰德斯坦纳的两名学生德卡斯特罗(Alfred von Decastello)和图里(Adriano Sturli)又发现 A、B、C 之外的第 4 型,也就是 AB 型。1927 年经国际会议公认,采用兰德斯坦纳原定的字母命名,确定血型有 A、B、O、AB 4 种类型,这就是红细胞 ABO 血型系统,兰德斯坦纳也因此在 1930 年获得诺贝尔生理学或医学奖。

在当时,以 ABO 血型系统进行输血,偶尔还会发生输同型血后自然产生溶血现象。1927 年,兰德斯坦纳与美国免疫学家列文(Philip Levine)共同发现了血液中的 M、N、P 因子。1940 年,兰德斯坦纳和维纳(Alexander Solomon Wiener)又发现了 Rh 血型。这在母婴血型不合中非常重要。当母亲是 Rh 阴性,孩子是 Rh 阳性时,婴儿天生就会有致命的溶血反应。人类红细胞的许多其他基因差异从此被发现了,但 ABO 血型和 Rh 血型仍被认为是输血中最重要的因素。血型组的发现可帮助解释为什么血细胞很敏感,而导致细胞凝结、产生不良反应,有时甚至输血后造成死亡,从而比较科学、完整地解释了某些多次输同型血发生的溶血反应和妇产科中新生儿溶血症问题。兰德斯坦纳的这一研究成果找到了以往输血失败的主要原因,为安全输血提供了理论指导。兰德斯坦纳对于人类血型的杰出研究成果不仅为安全输血和治疗新生儿溶血症提供科学的理论基础,而且对免疫学、遗传学、法医学都具有重大意义。此后,随着研究手段的改进,新的红细胞血型不断被发现。

三、血库的建立与输血医学的发展

第一次世界大战期间,输血的重要性被广泛认知。血型的区分可以避免产生不良反应,但输血方式仍然是胳膊对胳膊,因为输储存血液容易凝结。1914 年,比利时人于斯坦(Albert Hustin)发现枸橼酸盐有抗凝作用,并首次提出将枸橼酸盐与葡萄糖混合。1919 年,美国人卢因森(Richard Lewisohn)报告用枸橼酸盐抗凝后输血。1943 年,由卢蒂特(Loutit)和莫里森(Mollison)配制出酸性枸橼酸盐葡萄糖(ACD)抗凝保存液,不仅彻底解决了输血中的血液凝固问题,还能使血液得以保存,从而为血库的建立奠定了基础。

1915 年,美国病理学家威尔(Well)首次提出交叉配血,并把枸橼酸盐抗凝的血液放置冷藏箱内保存后输血,从而成为血库工作者的奠基人。1921 年,

英国伦敦成立了输血服务所和区域性输血服务中心,为保证输血安全,他们对采血及输血方法实行标准化和规范化的管理。1937 年,美国在芝加哥成立了首家血库,随后美国多家大医院相继建立了血库,至 1939 年,美国已常有上千名献血者献血。1947 年,美国红十字会开始建立区域性的血液中心;1948 年,美国成立了血库协会(American Association of Blood Banks,AABB);至 1963 年,美国已建立 56 个血液中心,到 1967 年已有 4 400 所医院建立了血库。在中国,1921—1932 年,北京协和医院采用直接输血法开展了临床输血;1944 年,军医署血库在昆明成立;1947 年 9 月,南京中央医院成立血库。中华人民共和国成立后,中国输血事业蓬勃发展,普遍建立了输血机构及输血技术的广泛应用。血库的建立对于保障医院患者供血,以及确保输血安全都起着非常重要的作用。

现代科学技术与基础医学研究的发展,以及各种高新技术不断应用于输血领域,都推动着输血医学的不断发展。其进展主要表现在成分输血、治疗性输血、自体输血、新技术在临床输血中的应用。

血液由不同血细胞和血浆组成,将供者血液的不同成分应用科学方法分开,依据患者病情的实际需要,分别输入有关血液成分,称为成分输血(component transfusion)。因为输全血有时可能既达不到治疗目的,又引起许多不良反应,而且对血液也是一种浪费。从 20 世纪 70 年代开始采用成分输血,目前已经成为主要的输血方法。成分输血包括红细胞、白细胞、血小板和血浆蛋白(如白蛋白、免疫球蛋白、凝血因子等),其优点为:一血多用,节约血源,针对性强,疗效好,不良反应少,便于保存和运输。成分输血的比例是衡量一个国家或地区医疗技术水平高低的重要标志之一。目前,国际上输成分血的比例已经达到 90% 以上。治疗性血液成分单采和置换术是指分离和去除患者血液中的一些病理性成分,并补充一定量的正常血液成分或晶体液及胶体液,以达到治疗疾病的目的。根据去除成分的不同分为血浆置换术和治疗性血细胞单采术。自身输血就是采集受血者自身的血液或回收术中的失血以供本人需要。自身输血有 3 种方式:稀释式自身输血、储存式自身输血、回收式自身输血,对于血液保护、

节约用血、保障用血安全都有非常重要的意义。

目前输血医学不断引入各种新技术，包括电子交叉配血技术的输血前血液相容性检测技术、血液保护技术、患者身份识别技术、基因工程技术、细胞工程技术和血液预警系统等，这些技术对于减少输血差错，提高输血疗效和安全都有非常重要的意义。

（周振海　刘　杰）

第八节　温度与触觉感受器的发现

一直以来，人类的感官机制不断激发人们自我探索的好奇心，例如，眼睛怎样检测到光线，声波怎样影响内耳，以及不同的化合物如何与鼻子和嘴部的受体相互作用，产生气味和味道。人类还有其他方法来感知周围的世界。如在炎热的夏日，赤脚穿过草坪，可以感觉到地面的热度、风的触摸，以及脚下的草叶，这些对温度、触觉和运动的感觉同样至关重要。

17 世纪时，哲学家笛卡儿（René Descartes）设想，人的体内有不同的线，连接皮肤不同部位和大脑。这样，脚碰到火就会向大脑发送机械信号（图 4-8）。后来，科学家发现了神经元的存在，神经元能够专门记录周围环境变化、人们的感觉。1944年，埃尔朗格（Joseph Erlanger）和加瑟（Herbert Gasser）获得了诺贝尔生理学或医学奖，就是因为他

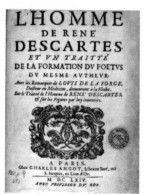
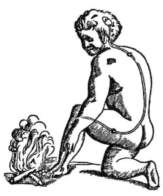

图 4-8　笛卡儿想象中的身体向大脑发送感受信号的传导图

们发现了不同类型的感觉神经纤维，这些神经纤维对不同的刺激有反应，如对疼痛和非疼痛接触的反应。从那时起，人们知道了神经细胞高度专用于检测和转导不同类型的刺激，从而能感知到周围环境的细微差别：例如，触觉能够通过指尖感受到表面纹理差异；或者温觉能够辨别什么是温暖，什么是烫。

在温度与触觉感受器发现以前，在理解神经系统如何感知和解释人们周围的环境时，还有一个问题没有得到解决，就是温度和机械刺激是怎样转化为神经系统中的电脉冲的？

一、温度感受器的发现

20 世纪 90 年代后期，美国旧金山加利福尼亚大学的科学家朱利叶斯（David Julius）通过分析辣椒素如何引发人体的灼烧感，发现了取得重大科学进展的可能性。

辣椒素可以激活引起疼痛感的神经细胞，但其究竟是如何发挥这种功能的仍是一个未知数。朱利叶斯和同事创建了一个包含数百万个 DNA 片段的数据库，其中的 DNA 片段与在感觉神经元中表达的基因相对应。也就是说，这些基因表达的产物可以对疼痛、热和触摸做出反应。

朱利叶斯和同事假设这个数据库中包含能够编码与辣椒素反应的蛋白质的 DNA 片段，它们在不与辣椒素反应的培养细胞中表达了数据库中的许多单个基因。经过艰苦地搜索，他们确定了一个能够使细胞对辣椒素敏感的基因——辣椒素感应基因。

进一步的实验表明，这个基因编码了一种新的离子通道蛋白。这种新发现的辣椒素受体后来被命名为 TRPV1。当朱利叶斯研究蛋白质对热的反应能力时，他意识到他发现了一种热敏受体，它在感觉疼痛的温度下被激活（图 4-9）。朱利叶斯使用辣椒中的辣椒素来识别 TRPV1 离子通道（经由让人感到疼痛的高温激活）。在发现其他一些相关离子通道后，现在人们已了解到不同温度引起神经系统中电信号的机制。

TRPV1 的发现是一项重大突破，为揭开其他温度感应受体开辟了道路。朱利叶斯和帕塔普蒂安

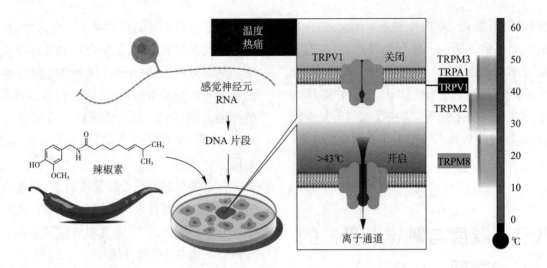

图 4-9 温度感受器的工作机制

（Ardem Patapoutian）又各自独立地使用薄荷醇来识别 TRPM8,这是一种被证明会被寒冷激活的受体。与 TRPV1 和 TRPM8 相关的其他离子通道被确定会在不同的温度下被激活。

许多实验室开展了相关的研究项目,通过使用缺乏这些新发现基因的小鼠来研究这些通道在热感觉中的作用。朱利叶斯对 TRPV1 的发现是一项突破,使人们能够了解温度差异如何在神经系统中诱发电信号。

二、触觉感受器的发现

在展开对温度感觉机制研究的同时,科学家仍不清楚机械刺激是怎样转化为机体的触觉。之前,研究人员曾在细菌中发现了机械敏感性受体,但脊椎动物中潜在的接触机制仍然未知。

帕塔普蒂安研究团队首先发现了一种细胞系,当用微量移液管插入单个细胞时,这种细胞系会发出可测量的电信号。当时,研究人员假设机械力会激活受体打开离子通道,接下来,就能够在 72 个可能的候选受体基因中识别出被机械刺激激活的受体。为了找到细胞中负责机械敏感性的基因,科学家对这些基因逐一灭活。经过艰苦地搜索,帕塔普蒂安研究团队成功地识别出了一个单一的基因,当用微量移液管插入这种基因时,它的细胞并不敏感。

后来,科学家们又发现了一种全新的、完全未知的机械敏感离子通道,并依据希腊语中表示压力的

词（í;píesi）将其命名为 Piezo1。通过与 Piezo1 进行比较,科学家又发现了与之相似的第二个基因,并将其命名为 Piezo2。随后发现,感觉神经中表达了高水平的 Piezo2。进一步的研究证实,Piezo1 和 Piezo2 是离子通道,可以通过对细胞膜施加压力来直接激活（图 4-10）。

帕塔普蒂安研究团队通过培养的机械敏感细胞来识别由机械力激活的离子通道。经过艰苦的工作,Piezo1 离子通道被确定。基于与 Piezo1 的相似性,他们又发现了第二个离子通道（Piezo2）。

这一突破促使帕塔普蒂安和同事发表了一系列论文,以证明 Piezo2 离子通道对触觉有着至关重要的影响。此外,Piezo2 还被证明在触觉和动觉（也称运动感觉,是对身体各部位的位置和运动状况的感觉,也就是肌肉、腱和关节的感觉,即本体感觉）中发挥关键作用。在进一步的研究中,Piezo1 和 Piezo2 通道被证明可以调节其他重要的生理功能,包括血压、呼吸和控制膀胱。

三、温度与触觉感受器的发现意义

2021 年诺贝尔生理学或医学奖被授予朱利叶斯和帕塔普蒂安,以表彰他们在"发现温度和触觉感受器"方面做出的贡献（图 4-11）。这两位诺贝尔奖获得者对 TRPV1、TRPM8 和 Piezo 通道的开创性发现,使人们理解了热、冷和触觉是如何启动了神经冲动,使人们能够感知和适应周围的世界。

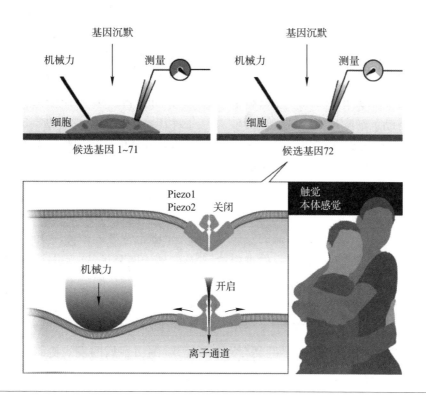

图 4-10 触觉感受器的工作机制

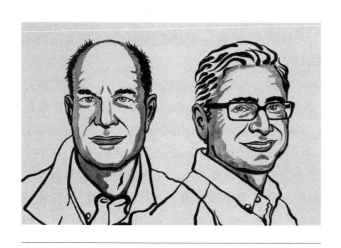

图 4-11 朱利叶斯（左）与帕塔普蒂安（右）

TRP 通道使人们能够感知温度，Piezo2 通道使人们能够感知触觉和动觉，而且 TRP 和 Piezo 通道还有助于许多其他生理功能的发挥。2021 年度诺贝尔生理学或医学奖的获奖项目——温度和触觉感受器的研究，其侧重点在于阐明温度感受器、触觉感受器在各种生理过程中如何发挥作用。目前这一研究发现正被用于开发各种疾病的治疗方法，包括慢性疼痛的治疗（图 4-12）。

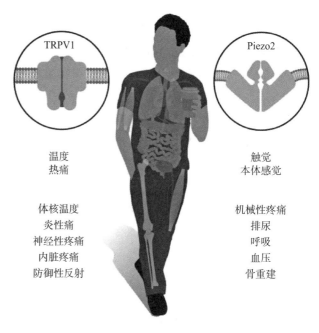

图 4-12 温度与触觉感受器在许多生理功能的发挥和疾病的发生过程中具有至关重要的意义

（冯劭婷）

第九节　干细胞技术

干细胞与再生医学的研究几乎涵盖了生命科学和医学的各个领域，带动了细胞生物学、遗传学、生物信息学、医学、材料科学等多学科的广泛交叉合作，并受到世界各国政府的关注及支持，成为衡量一个国家科技实力的重要指标之一。干细胞与再生医学的研究不仅帮助人们认识细胞增殖、分化和组织器官形成等基本的生命规律，阐明诸多疾病的发病机制，还可以作为功能基因筛选和药物研究的理想载体和平台。此外，干细胞与再生医学研究的兴起也为治愈各种难治性疾病带来了新的希望，标志着医学将走出组织器官匮乏的困境和以牺牲健康组织为代价的"以伤治伤"的修复模式，步入"再生医学"的新时代。

一、干细胞的定义及其基本特性

1868 年，德国生物学家海克尔（Ernst Haeckel）用"干细胞"一词来描述形成多细胞生物的单细胞祖先（也包括受精卵）。到 1896 年，美国科学家威尔逊（Edmund Beecher Wilson）在他的著作 *The Cell in Development and Inheritance* 中描述了类似的干细胞概念，并使这一名词得到广泛传播。20 世纪60 年代开始，对骨髓造血干细胞的研究应用极大提升了人们对干细胞的认识，对其定义也更加明确。干细胞（stem cell）是指一类具有自我更新和多向分化潜能的细胞。它们拥有自我复制能力，并且在一定条件下能分化成各种具备特定功能的体细胞（somatic cell），参与构成机体各种复杂的组织和器官。

自我更新是指细胞可通过细胞分裂维持自身的数量及其原有特性的能力。干细胞可通过对称分裂和不对称分裂两种方式进行增殖，保证产生与母细胞相似的子代细胞以维持其群体的特性，同时还可产生分化细胞及干/祖细胞。干细胞自我更新的能力使之能够在短时间内经扩增获得大量干细胞，也是其作为临床应用"种子细胞"的重要前提。长期重建实验是研究细胞自我更新能力的经典手段，并在造血干细胞的研究中得到充分应用。

多向分化潜能是指干细胞能够分化形成不同类型组织细胞的能力。干细胞是一类处于未分化或者低分化状态的细胞类型，由于干细胞不具备分化细胞的功能特性，单从细胞形态及特定的标志蛋白分子往往也难以鉴别其类型。因此，将干细胞诱导培养成各种特定功能细胞的实验研究是鉴别干细胞类型的重要手段。

干细胞的上述两种特性，使它们成为基础研究中一个很独特的细胞模型，备受人们的关注。一方面，干细胞特性的维持依赖于一系列关键转录因子及信号传递分子，这些分子不仅对于维持干细胞的特性至关重要，同时也主宰着干细胞的分化方向与命运；理解这些调控机制，不仅可以帮助人们更好地掌控干细胞的稳定性和可塑性，也为理解个体发育规律、阐明疾病的发病机制提供更多的理论依据。另一方面，干细胞可用于细胞替代疗法、新药研发乃至再生组织器官用于移植等，在再生医学和临床治疗中显示出广阔的应用前景。

二、干细胞的分类

目前，干细胞通常按照细胞分化潜能及来源不同划分类型。

根据分化潜能由高到低不同，可将干细胞分为全能干细胞（totipotent stem cell）、多能干细胞（pleuripotent stem cell）、专能干细胞（unipotent stem cell）和单能干细胞（monopotent stem cell）。其中全能干细胞主要指受精卵，不仅可形成胚胎本身所有胚层的细胞，还可形成胚外组织。近年来，科学家通过特定的小分子处理多能干细胞或者卵裂球，还得到潜能扩展多能干细胞及扩展潜能干细胞，这些细胞不仅具有全能性，还突破了受精卵细胞分裂次数有限的局限，具有更大的应用潜能。多能干细胞主要包括胚胎干细胞、生殖干细胞及诱导多能干细胞。专能干细胞主要包括各种成体干细胞及部分胎儿干细胞，而成体干细胞中只能分化为特定一种细胞的类型，则属于单能干细胞，这两类细胞虽然分化潜能有限且体外增殖能力弱于多能干细胞，但其更易于分化为成熟的功能细胞，安全性好且伦理争议少的特点也使得这类细胞目前在临床应用上具有更大的优势。

干细胞根据其来源组织不同,一般可分为胚胎干细胞、胎儿干细胞和成体干细胞。胚胎干细胞从早期胚胎囊胚的内细胞团(inner cell mass, ICM)分离获得,可在体外特定的培养条件中长期维持稳定的生长状态。1981年,英国科学家埃文斯(Martin John Evans)和考夫曼(Matthew Kaufman)首次建立了小鼠胚胎干细胞,随后,多个其他物种的胚胎干细胞系也相继建立。至1998年,美国科学家汤姆森(James Thomson)首先报道分离获得人胚胎干细胞系。胚胎干细胞是多能干细胞,拥有自我更新和向内、中、外三胚层细胞分化的独特性质,使之尤其适用于组织修复、再生和基因治疗。胎儿干细胞的来源包括胚胎本身或者胚外支持性组织,可进一步分为脐带血干细胞、脐带干细胞、羊水干细胞和胎盘干细胞等,其分化能力较强,介于胚胎干细胞及成体干细胞之间,其来源易得、细胞增殖速度快且伦理争议少的特点也让此类细胞备受干细胞临床应用研究者的青睐。成体干细胞来源于各种组织器官,也称为组织特异性干细胞,其分化能力相对较低且通常限定在特定的细胞谱系范围内。此类干细胞定植于成体各组织器官,通常处于静止或者增殖缓慢的状态,但在特定情况下可被快速激活,以补充功能性细胞的数量,达到修复损伤、维持组织内环境的稳定,最终实现生理条件下维持组织更替,以及病理条件下再生修复组织器官的功能。

三、多能干细胞的获得及其基本生物学特性

胚胎干细胞通常来自囊胚期的内细胞团,此外,通过培养胚胎8细胞阶段的单个卵裂球,或者孤雌生殖/孤雄生殖方式获得的囊胚也可获得正常的或者孤雌/孤雄的胚胎干细胞系。常规培养方式获得的小鼠胚胎干细胞与人胚胎干细胞具有明显不同的克隆形态,研究表明,前者是处于基态的多能干细胞,而后者实际上是来源于胚胎上胚层的始发态多能干细胞;除了克隆形态的差异,这些细胞在特异标志蛋白表达及分化能力等方面也具有一定的差异,但目前通过小分子处理等培养方式,研究者已经可以在多个物种中获得不同状态的多能干细胞。

诱导多能干细胞最早在2006年,由日本的山中伸弥(Shinya Yamanaka)首先在《细胞》杂志报道,其研究团队将携带Oct4、Sox2、Klf4和c-Myc这4个转录因子的病毒载体导入终末分化的体细胞中,使细胞发生重编程,成为类似胚胎干细胞样的细胞类型,具有胚胎干细胞类似的自我更新及多向分化潜能。后续的研究也充分表明,虽然重编程过程使诱导多能干细胞的基因组及表观遗传表现与胚胎干细胞存在某些差异,胚胎干细胞的基本生物学特性均能在诱导多能干细胞上得到验证。

总体而言,多能干细胞的基本生物学特性包括几个方面:具有碱性磷酸酶染色强阳性,高表达多能性相关基因,具有向三胚层多向分化的潜能。多能干细胞的体外分化能力可以通过撤去维持自我更新的细胞因子、悬浮培养形成球状含有不同胚层来源细胞类型的拟胚体加以验证;其体内分化能力的验证,可以通过畸胎瘤形成和嵌合体形成实验来实现。以上提及的多能干细胞的分化能力验证属于随机分化的方式,为了获得特定的功能细胞以实现临床转化应用的可能,各种定向诱导分化技术被不断开发及应用,研究者已经可以在体外培养获得几乎所有类型的功能细胞。结合材料科学的三维培养方式和三维打印技术,研究者还可以使干细胞在体外分化成多种细胞,进而形成具有一定组织器官形态的类器官。类器官不仅具有组织器官类似的特征性显微结构,还可显示出组织器官的某些活动特点及生理功能。

四、成体干细胞的获得及其基本生物学特性

各种组织中都有成体干细胞的存在,同一组织中往往含有不止一种干细胞,更不止一种类型的细胞,这些干细胞往往难以通过大小及形态加以区分,因此,主要采用一些干细胞特定的标记蛋白来评判(表4-3)。由于多能干细胞具有分化为各种组织细胞类型的特性,成体干细胞也可以经由多能干细胞定向诱导分化而来。

成体干细胞类型各异,但它们也具有一些相似的生物学特性:① 成体干细胞具有自我更新能力,可维持其自身数量的恒定。如神经干细胞可互相聚集成神经球,在体外可持续传代达3年以上。② 成

表4-3 部分成体干细胞及其来源

干细胞类型	来源组织	主要的特异性标志分子
造血干细胞 （hematopoietic stem cell，HSC）	骨髓、外周血等	表达CD34、CD59、Thy1等，不表达或低表达CD38、C-kit等
间充质干细胞 （mesenchymal stem cell，MSC）	骨髓、脂肪组织、脐带、脐带血、胎盘、羊水、肌肉组织及牙龈等	表达CD73、CD90、CD105等，不表达CD45、CD34等
神经干细胞 （neural stem cell，NSC）	侧脑室下区、海马齿状回颗粒下层、室管膜下区、大脑皮质、第四脑室和脊髓中央管等	表达NESTIN、CD133等
神经嵴干细胞 （neural crest stem cell，NCSC）	肠道组织、背根神经节等	表达HNK1、NGFR等
肝干细胞 （hepatic stem cell）	肝黑林管、胆管腺等	表达CK19、EpCAM、AFP、HNF4α等
皮肤干细胞 （skin stem cell）	皮肤表皮、真皮及附属器官等	表达CK19、β1整合素等

体干细胞具有多向分化潜能，且这种分化能力往往具有严格的谱系限定性和稳定性，即它们通常只分化产生其所在组织内的或与之相对应的功能细胞。但在外源和内源因子作用下，成体干细胞也具有可塑性，可分化为其他胚层的细胞。③ 成体干细胞具有相对较低的免疫原性。如间充质干细胞及神经干细胞等缺乏已分化细胞的抗原标志，在移植后较少发生异体排斥反应。④ 成体干细胞具有良好的组织融合性，移植后具有接受体内信号分子趋化、迁移至病损组织参与修复的能力。

五、干细胞在医学领域的应用及亟待解决的问题

1. 多能干细胞的应用研究 多能干细胞特别是人诱导多能干细胞克服了胚胎干细胞面临的来源匮乏、伦理及免疫排斥等难题，为研究胚胎发育的内在机制、疾病的发病机制、临床药物筛选和自体细胞移植提供了重要的工具和细胞来源。在探索疾病发病机制方面，人多能干细胞可突破其他模式细胞的物种局限，在神经系统疾病、遗传疾病及感染性疾病的研究中更加具有"类人性"和转化前景。随着全球老龄化日趋严重，利用多能干细胞模型来研究衰老的机制及抗衰老的方法和途径也受到人们的极

大关注。在药物研发方面，人多能干细胞可为高通量药物筛选提供充足的人体组织细胞，利用疾病特异性诱导多能干细胞系还可进行靶向药物筛选的研究，具有相关性、稳定性、可重复性等优势。在细胞替代治疗和遗传性疾病的基因修复治疗上，目前研究的思路主要是对来自患者的带有基因突变的诱导多能干细胞进行基因修复，再加以分化和移植，最终达到治疗的目的。

2. 成体干细胞的应用研究 成体干细胞应用于医学领域有人们所熟知的造血干细胞，目前，该细胞也是唯一一种在临床常规应用的干细胞类型，广泛应用于白血病、再生障碍性贫血及血液免疫系统失调等疾病的治疗。应用造血干细胞进行基因修复后移植治疗珠蛋白生成障碍性贫血、血友病等血液遗传疾病的研究，近年来也有突破性的进展并逐步进入临床应用阶段。间充质干细胞来源广泛，易于分离扩增，具有免疫原性低、旁分泌和免疫调节功能，目前这类干细胞也被广泛应用到细胞治疗和组织工程等方面的临床研究中，在Clinical Trials网站上已注册有超过1 300项应用间充质干细胞进行的临床研究。其他一些传统的成体干细胞类型，如神经干细胞在治疗帕金森病、肌萎缩侧索硬化症、脊髓损伤及脑卒中等疾病方面也显示了一定的安全性和

有效性。此外,一些新型的成体干细胞也为人们所关注,如来源于胚胎神经管的神经嵴干细胞是一种具有多能性和迁移性的干细胞,可发育成为外周神经系统、肠道神经系统、交感 / 副交感神经系统、黑色素细胞及头面部骨骼等,随着研究的深入和完善,人类有望利用该细胞治疗多种外周神经疾病。

3. 干细胞治疗亟待解决的问题　以干细胞技术为依托的再生医学治疗技术,被认为可能成为继药物治疗、手术治疗之后的第三种临床治疗手段,但其真正走向临床,仍面临许多亟待解决的问题。对多能干细胞而言,如何提高获得诱导多能干细胞的诱导效率及消除潜在的基因组不稳定性;诱导分化后该如何有效纯化功能细胞,避免多能干细胞残留导致潜在的安全隐患。对于成体干细胞而言,其体外自我更新的能力较有限,如何解决细胞来源相对匮乏的问题;目前还没有明确的表型标志物用于纯化大多数的成体干细胞,且部分成体干细胞可能存在异质性,如何纯化和富集目的细胞及评价细胞功能仍有待解决。此外,对于大多数干细胞而言,仍存在定向诱导分化的效率低和可控性差的问题、免疫排斥问题、伦理问题及形成商品的质量控制等问题。

干细胞与再生医学学科及技术的发展有赖于各学科及技术进步的推动。一方面,近年来单细胞测序技术、基因编辑技术、类器官技术等的发展极大提升了人们对干细胞增殖、分化调控机制的认识,并解决了部分临床应用研究的问题;另一方面,研究及转化应用过程中管理的规范化、相关法律法规的建立也将辅助或促进其最终真正进入临床治疗应用。

（项　鹏　肖海鹏）

数字课程学习……

📠 教学 PPT　　🖥 拓展阅读　　📝 自测题

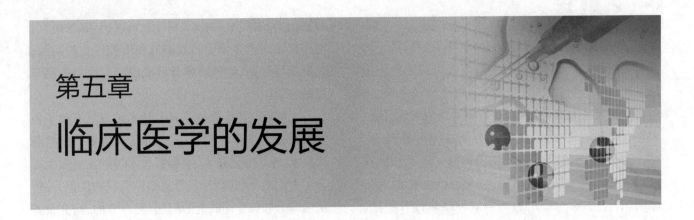

第五章
临床医学的发展

第一节　听诊器

听诊器是各科临床医师最常用的诊断用具,听诊器的发明也是现代医学发展的重要标志之一。

一、听诊器的发明及改进

世界上第一个听诊器的发明距今已有 200 多年的历史。早在古希腊的《希波克拉底文集》中,就已记载了医师用耳贴近患者胸廓诊察心肺声音的诊断方法,因限于患者体型及伦理风俗的限制,这种方法缺乏准确性和实用性。在 1816 年 9 月 13 日,法国医师雷奈克用一本薄笔记本卷成圆筒,贴在一名女患者胸口听心音,确诊了患者的心脏病,也解决了困扰医学界很久的诊断难题,随后发明了听诊器。雷奈克在回忆录中这样记载:"音响学指出,声音透过某些固体的传递可以达到放大的效果。用纸卷成圆筒,我听到心脏运动的声音,比我以前任何一次直接附耳于患者胸口来得更清晰。从那一刻,我思索着,这是一个好办法,除了心脏以外,胸腔内器官运动所制造的声音,应该也可以使我们更确认其特性……"。于是,雷奈克造了一根空心木管,长 30 cm,直径 2.5 cm,有人将之称为"独奏器",也有人称为"医学小喇叭",他叔叔建议命名为"胸腔仪"。几经考虑后,雷奈克最后决定命名为"听诊器"。于是,世界上第一个单耳听诊器诞生。由于该听诊器

的发明,使得雷奈克能诊断出许多不同的胸腔疾病,他也被后人尊为"胸腔医学之父"(图 5-1)。

1840 年,英国医师卡门(George Philip Cammann,1804—1863)改良了雷奈克设计的单耳听诊器。他发明的听诊器是将两个耳栓用两条可弯曲的橡皮管连接到可与身体接触的听筒上,听诊器是一个中空镜状的圆锥。卡门的双耳听诊器,有助于医师听诊静脉、动脉、心、肺、肠内的声音,甚至可以听到母体内胎儿的心音。

1937 年,凯尔再次改良卡门的听诊器,增加了第二个与身体接触的听筒,可产生立体音响的效果,称为复式听诊器,能更准确地找出患者的病灶所在。但是由于种种原因,复式听诊器未被广泛采用。

随着科技的发展,问世了最新一代的听诊器成员——电子听诊器。与传统听诊器相比,电子听诊器能放大声音,并能使多名医师同时听到患者体内的声音。同时电子听诊器具有电子记忆功能,能够记录心脏杂音,通过内置电子芯片程序与正常的心音进行比较,从而帮助医师排查异常心音及病变。但是在目前的临床工作中,虽然新型听诊器不断问世,医师们普遍爱用的仍然是由雷奈克设计、经卡门改良的双耳听诊器。

二、听诊器的构件

听诊器自从被应用于临床以来,外形及传音方式不断改进,但其基本结构变化不大,主要由拾音部

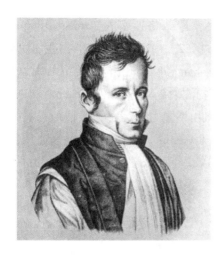

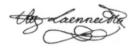

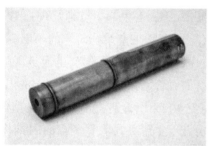

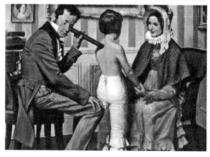

图 5-1　雷奈克与其发明的听诊器

分（胸件）、传导部分（胶管）及听音部分（耳件）组成。听诊器设计成符合人体耳道角度的耳窦和耳管，它能与听者的耳道舒适地贴合，且不会感到疲劳及不适。临床医师应该根据听诊的具体部位及听诊性质，合理选择自己的听诊器。一般说来，听诊器的品质越高，对杂音的辨析能力越强，使用的时间也越长。

（一）听诊头

听诊头与身体的接触面越大，拾取的音效越好。但是，人体表面有弧度，若胸件过大，听诊头不能完全与人体接触，音响不仅不能很好地拾取，还会从空

隙泄漏出去，因此，听诊头的大小应基于临床需要。目前，听诊器胸件的直径几乎都统一为 45～50 mm，特殊的如儿科胸件的直径一般为 30 mm，新生儿胸件的直径为 18 mm。

（二）听诊器的材质

听诊器的材质在音效上起着重要的作用，声波的传送，在重金属中几乎没有衰减，在较轻的金属或塑料中容易出现衰减，因而，高等级的听诊器须使用不锈钢甚至钛等重金属。

（三）听诊器的传导部分

听诊器传导管路的内径越大，长度越短，管壁越厚，听诊器的效果越好，国际标准长度为 27 英寸（约 68.5 cm）。现代听诊器传导管路的材质一般为聚氯乙烯（PVC），音效好，美观，但抗拉伸性差，经常弯曲、拉伸后容易折断。故听诊器在使用后应该将它平展悬挂于颈项两侧。

（四）听诊器的耳簧

新式的听诊器耳簧均用韧性好的钢材造就，可调到合适的松紧度，佩带较舒适，调整耳塞的朝向也很方便。由于耳道与侧面并非完全 90° 垂直，而是稍向后倾斜，因此佩带时耳塞朝向应稍向前倾斜。高品质听诊器的耳塞朝向可以按解剖学方向预先固定，称为解剖学正确位耳件。

三、听诊器的现代类型及发展

随着临床医学的发展，听诊器由简单的声学听诊器发展到针对不同临床用途的多种类型听诊器，想要通过这些听诊器获得第一手正确的临床信息，必须了解不同类型听诊器的性能特点。

（一）声学听诊器

声学听诊器是最早的听诊器，也是为大多数人所熟悉的医用诊断工具。这种听诊器是临床工作中医师最常使用的听诊工具，可以听诊全身多个器官（如心、肺、胃肠等）的声音变化。

（二）电子听诊器

电子听诊器利用电子技术放大身体的声音，克服了声学听诊器噪声高的缺陷。电子听诊器需要将声波转换为电信号，然后放大和再处理，以获得最佳的听诊效果。与声学听诊器相似，都是基于相同的物理原理。电子听诊器也可与计算机辅助听诊系统

结合,分析所记录的心音情况及杂音病理类型。

(三)拍摄听诊器

某些电子听诊器设有直接音频输出,可用于与外部的记录装置连接,如笔记本电脑或录音机等。通过保存这些声音,再用听诊器耳机分析先前录制的声音,医师可做更深入的研究,甚至进行远程诊断。

(四)胎音听诊器

胎音听诊器也是声学听诊器的一种,可以听到孕妇体内胎儿的声音,对于妊娠期的护理用处极大。

(五)多普勒听诊器

多普勒听诊器是一种电子装置,其原理是通过听诊器内置的发声器向身体器官发射超声波,再由听诊器测量超声波的反射波频率形成的多普勒效应,经滤波等相应技术处理后听到声音。由于运动物体产生频率变化,其反射波的频率变化才产生多普勒效应,因此,多普勒听诊器特别适合用于运动的物体,如跳动的心脏、流动的血液等。

(庄晓东 柳 俊)

第二节 高血压与血压计

高血压是指在静息状态下以动脉收缩压和(或)舒张压增高(≥ 140/90 mmHg)为主要特征,常伴有脂肪和糖代谢紊乱及心、脑、肾和视网膜等器官功能性或器质性改变,最终导致器官功能衰竭的临床综合征。高血压是常见的心血管病之一,与人类死亡的主要疾病如冠状动脉粥样硬化性心脏病(简称冠心病)、脑血管病等疾病密切相关。临床上,很多高血压患者,特别是形体肥胖的高血压患者常伴有糖尿病,而糖尿病患者也较多伴有高血压。近年来,在世界范围内高血压发病率有逐年升高的趋势,且发病年龄趋向年轻化,引起全球的关注。

一、高血压的认识简史

早在 1856 年,特劳伯(Traube)推测动脉血压升高是为了克服增厚动脉的阻力,保证肾排泄功能所必需的代偿机制,是随着年龄增长而出现的相对无害的现象。1898 年,时任瑞典卡罗琳医学院的生理学教授蒂格斯泰特(Robert Adolph Armand Tigerstedt, 1853—1923)与他的学生伯格曼(Per Gustaf Bergman)将动物的肾碾碎离心后,将极小剂量的提取物注射到 4 只家兔体内进行观察,结果发现,家兔血压明显升高,其后,蒂格斯泰特把该物质定名为肾素(renin),揭开了肾素升高血压作用的研究。直到 1922 年,继发性高血压嗜铬细胞瘤的发现,使交感神经系统在高血压中的作用受到重视。1934 年,病理学家戈德布拉特(Harry Goldblatt, 1891—1977)发现,结扎动物肾动脉能使血压升高,这是开始高血压实验研究的里程碑,从此确立了肾在高血压发病中的重要作用,至今这种动物实验模型仍在应用。1939 年,梅嫩德斯(Eduardo Braun-Menéndez)与佩吉(Irvine Heinly Page)同时发现血管紧张素。随着肾素 – 血管紧张素系统研究的不断深入,既推动了高血压的发病机制的研究,也促进了降压药的研究开发,如血管紧张素转换酶抑制药的出现。

20 世纪 40 年代,佩吉提出高血压是遗传、环境、神经、内分泌、血流动力学等多方面因素作用的结果。目前,这一学说仍被普遍认可,公认高血压是遗传因素与后天多种因素相互作用的结果(图 5-2)。

二、高血压的诊断标准

1978 年,在 WHO 专家委员会会议上,讨论并确立了高血压的诊断标准:血压≥160/95 mmHg 为高血压。当时对血压的描述是这样的:成年人收缩压≤140 mmHg(18.6 kPa),舒张压≤90 mmHg(12 kPa)为血压正常;收缩压为 141~159 mmHg(18.9~21.2 kPa),舒张压为 91~94 mmHg(12.1~12.5 kPa),定义为临界高血压;血压≥ 160/95 mmHg 则诊断为高血压。显然,当时的高血压标准带来的后果是高血压患者有很高的心、脑、肾等系统的损害和并发症,极大地加重了公共卫生的负担。1998 年,在日本召开的第 7 届世界卫生组织/国际高血压联盟(WHO/ISH)高血压大会上,专家们根据过往 20 余年的临床证据,确定了新的、沿用至今的高血压诊断标准,该标准普遍为全球不同地区和国家所接受(表 5-1)。2003 年,在 WHO/ISH 关于高血压防治意见中,进一步表明控制血压危险因素的重要性,提出了明确所有心血管危险因素以确立对普通高血压患

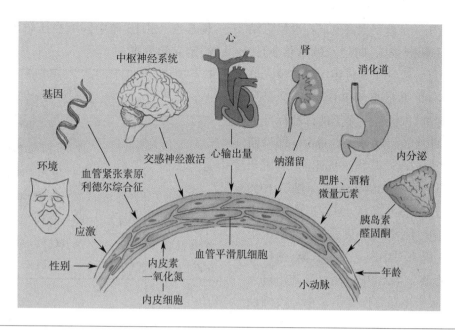

图 5-2　高血压的影响因素

者及各亚组患者开始治疗的时机和治疗目标、恰当的药物和非药物治疗策略及正确评估药物治疗效费比等具体措施。2020 年,ISH 公布了《ISH 2020 国际高血压实践指南》,这是继 1999 年和 2003 年与 WHO 联合发布高血压诊治指南以来,ISH 首次单独发布国际高血压诊治指南。这部简洁、实用、可操作性强的全球高血压实践指南,以循证为证据,博采众长,凝练并提出了"基本标准"和"最佳标准"两种管

理标准,以便在经济收入、医疗资源及患者需求不同的情况下,均可做出适宜选择。其中基本标准实际上就是最低标准,而最佳标准是指近期指南中阐明的基于证据的管理标准。

中国高血压诊断标准同样也经历了几次大的修订。1959 年,在西安召开的全国心血管病学术会议讨论决定了中国第一个高血压分期标准,大致分类如下:①舒张压超过 90 mmHg,无论收缩压如何,均列为高血压。②收缩压按年龄分段计算(舒张压 >80 mmHg),39 岁以下 >140 mmHg、40 ~ 49 岁 >150 mmHg、50 ~ 59 岁 >160 mmHg、60 岁以上 >180 mmHg 均列为高血压。③舒张压 86 ~ 90 mmHg;或者,收缩压按年龄分段计算(舒张压 >80 mmHg),39 岁以下 132 ~ 140 mmHg、40 ~ 49 岁 142 ~ 150 mmHg、50 ~ 59 岁 152 ~ 160 mmHg、60 岁以上 160 ~ 179 mmHg,均列为可疑高血压。1963 年,兰州心血管病学术会议第二次修订了血压升高和可疑升高标准:①凡舒张压持续超过 90 mmHg,无论收缩压如何,均列为高血压;②凡舒张压持续在 86 ~ 90 mmHg 者,均列为高血压可疑。1974 年,北京高血压普查工作会议第三次修订了血压升高及诊断高血压的标准:既往确诊高血压者;本次普查舒张压在 100 mmHg 者;其他血压升高者,应再复查两次非同日血压,如有两次血压升高(包括普查

表 5-1　WHO/ISH 的血压标准(1998)

类别	收缩压 /mmHg	舒张压 /mmHg
理想血压	< 120	< 80
正常血压	< 130	< 85
正常高值	130 ~ 139	85 ~ 89
1 级高血压	140 ~ 159	90 ~ 90
亚组:临界高压血	140 ~ 149	90 ~ 94
2 级高血压	160 ~ 179	100 ~ 109
3 级高血压	≥180	≥110
单纯收缩期高血压	≥140	< 90
亚组:临界收缩期高血压	140 ~ 149	< 90

注:1、2、3 级相当于以往指南的"轻、中、重"或 JNC 6 中的"I、II、III"。

在内),即确认高血压。从这三次高血压标准修订结果来看,可谓之"重视舒张压"时代。1979 年 4 月,在郑州召开的"常见心血管病流行病学研究及人群防治工作会议"上,参照 1978 年 WHO/ISH 会议发布的高血压诊断标准,中国对高血压的诊断标准进行了第四次修订,即血压超过 165/95 mmHg 即诊断为高血压,可谓之"165/95"时代。从此,收缩压和舒张压增高都得到了重视。1999 年,在采纳了 1998 年 WHO/ISH 高血压指南及美国 JNC6 指南中的定义和分类标准的基础上,中国发布了首部高血压指南,这是自 1959 年以来对中国高血压诊断、治疗标准的第五次全面修改。至此,中国高血压防治进入"140/90"时代,该版指南还首次提出了单纯收缩期高血压的概念和标准。2005 年版指南中,高血压诊断标准维持在 140/90 mmHg,同时简化血压分类,删除了临界高血压亚组和临界收缩期高血压亚组,也取消了理想血压的定义,将 120～139/80～90 mmHg 定义为正常高值,此分类与 JNC7 中"高血压前期"的概念相同;该版指南还增加了动态血压的参考标准及血压变异性的监测;此外,该版指南还首次呈现了危险分层表格,并以此指导确定治疗时机、治疗策略和评估预后,标志着中国高血压防治正式进入"心血管危险分层"时代。随后的指南版本中,糖尿病在心血管病危险分层中的地位越来越高。2010 年版指南,高血压诊断标准仍为 140/90 mmHg;特别是有了中国自己的流行病学调查研究数据,因此将 120～139/80～89 mmHg 定义为正常高值血压;更加重视动态血压监测,将夜间动态血压增高的标准由原来的 >125/75 mmHg 改为 >120/75 mmHg;还增加了夜间血压和晨峰血压增高的内容和判断标准。2018 年版指南,是在美国 2017 年指南基础上下调高血压诊断标准后发布的,但根据中国的国情,坚持高血压的定义不变(表 5–2);该版指南进一步提升了诊室外血压测量的地位,重新强调了动态血压监测中高血压的参考标准并给出了家庭高血压的定义和诊断标准。

美国是从 1948 年的弗莱明汉(Framingham)研究资料中,总结且确立了 20 世纪 60 年代 160/95 mmHg 的高血压标准,并于 1977 年发布了美国第一部高血压诊疗指南(JNC1)。之后根据实

表 5–2 2018 年中国高血压防治指南血压水平的定义和分类

类别	收缩压 /mmHg	舒张压 /mmHg
正常血压	<120 和	<80
正常高值	120～139 和(或)	80～89
高血压	≥140 和(或)	≥90
1 级高血压(轻度)	140～159 和(或)	90～99
2 级高血压(中度)	160～179 和(或)	100～109
3 级高血压(重度)	≥180 和(或)	≥110
单纯收缩期高血压	≥140 和	<90

践经验,不断更新高血压标准,1993 年 JNC5 将血压 ≥140/90 mmHg 确定为高血压,血压 130～139/85～89 mmHg 为正常高值,血压 <130/85 mmHg 为正常血压。1997 年,JNC6 在 JNC5 的基础上新增血压 <120/80 mmHg 为最佳血压这一概念。JNC1 和 JNC6 的颁布直接影响了 1978 年和 1998 年 WHO/ISH 对血压标准的制定。2017 年,美国再次将高血压标准下调到 130/80 mmHg,中国和欧洲指南目前并没有跟进这一诊断标准,不过对一些本身有心脑血管疾病的患者,血压控制目标也定在了 130/80 mmHg,预测将来全球高血压标准定在 ≥130/80 mmHg 是极有可能的。

欧洲、日本、加拿大等国家和地区都有自己的高血压诊治指南,但各国的标准存在一定的差异。目前,WHO 关于血压 ≥140/90 mmHg 诊断为高血压的标准仍未改变,而在正常血压与高血压之间设定"高血压前期",其目的在于提前开始高血压预防措施,使医疗干预力度加强,对糖尿病等慢性疾病患者控制血压有非常重大的意义。中国不使用"高血压前期",只使用"正常高值"这一概念。至于将来全球高血压标准是否会进一步下调到 ≥130/80 mmHg,还要拭目以待。

三、高血压的治疗

从 20 世纪 40 年代至今,基于高血压病理生理机制认识的不断深入,循证医学、临床随机对照试验、生活方式干预等概念和观点成为现代心血管病

学的桥头堡,出现了种种基于循证的用药方案,高血压的治疗得到了突飞猛进的发展。目前的观点认为,高血压是一种以动脉血压持续升高为特征的进行性"心血管综合征",常伴有其他危险因素、靶器官损害或临床疾患,需要进行综合干预。

治疗高血压的主要目的是最大限度地降低心脑血管并发症的发生和死亡的总体危险。因此,应在治疗高血压的同时,干预所有其他的可逆性心血管危险因素(如吸烟、高胆固醇血症或糖尿病等),并适当处理同时存在的各种临床情况。危险因素越多,其程度越严重,若还兼有临床情况,则心血管病的绝对危险就越高,对这些危险因素的干预力度也应越大。

(一)降压目标

一般高血压患者应将血压(收缩压/舒张压)降至 140/90 mmHg 以下;能耐受者和部分高危及以上的患者可进一步降至 130/80 mmHg 以下;伴有肾疾病、糖尿病或病情稳定的冠心病或脑血管病的高血压患者治疗更宜个体化,一般可以将血压降至 130/80 mmHg 以下;对于老年患者,医师应根据患者合并症的严重程度,对治疗耐受性及坚持治疗的可能因素进行评估,综合决定患者的降压目标;伴有严重肾疾病或糖尿病,或处于急性期的冠心病或脑血管病患者,应按照相关指南进行血压管理;舒张压低于 60 mmHg 的冠心病患者,应在密切监测血压的情况下逐渐实现收缩压的降压达标。

(二)非药物治疗

非药物治疗主要指生活方式干预,即去除不利于身体和心理健康的行为和习惯。它不仅可以预防或延迟高血压的发生,还可以降低血压,提高降压药物的疗效,从而降低心血管风险。主要措施有减少钠盐摄入、控制体重、戒烟酒、定期体育锻炼和减轻精神压力等。

(三)药物治疗

1949 年,研究者采用神经节阻断剂治疗高血压获得成功。这类药物的代表"利血平"具有良好的降压效果,曾一度有人主张把它加入饮水中。但由于"利血平"不良反应大,限制了它在临床的应用。随着研究的深入,新型降压药层出不穷。20 世纪 50 年代出现利尿降压药,60 年代开始应用 β 受体阻断

剂,70 年代出现钙离子拮抗剂,80 年代出现血管紧张素转换酶抑制药,90 年代出现血管紧张素Ⅱ受体拮抗剂。以上 5 类降压药,现在仍是降压治疗中的首选药物。近年来,血管紧张素受体脑啡肽酶抑制剂(沙库巴曲缬沙坦)作为一种新型降压药物逐渐应用于高血压患者的降压治疗,2021 年 6 月 1 日,其高血压适应证已在中国获批。

应用降压药物治疗应该遵循以下原则,即小剂量开始,优先选择长效制剂,联合应用及个体化。初始治疗时通常采用较小的有效治疗剂量,并根据需要,逐步增加剂量。尽可能使用每天 1 次给药、具有持续 24 h 降压作用的长效药物,以此有效控制夜间血压与晨峰血压,这样才能更有效地预防心脑血管并发症。在低剂量单药治疗疗效不满意时,需要增加降压效果又不增加不良反应,可以采用两种或多种降压药物联合治疗。实际上,为使 2 级以上高血压达到目标血压,常需联合治疗。对血压≥160/100 mmHg 或中危及以上患者,起始即可采用小剂量两种药物联合治疗,或用小剂量固定复方制剂。根据患者具体情况和耐受性,以及个人意愿或长期承受能力,选择适合患者的降压药物。

四、血压计的应用

据《中国心血管健康与疾病报告 2019》显示,中国的高血压患者数量已达到 2.45 亿。对于高血压的防治工作来讲,及时发现、及时治疗高血压将对患者的长期生活质量起到至关重要的作用。判断高血压人群是最需要完成的排查工作,而血压计的测压准确性及正确的测量技术成为这一重要工作的基石。

(一)血压计发展历史

18 世纪初,英国人哈尔斯为了测量马的血压,用一根长 2.74 m(9 英尺)的玻璃管连接在铜管上,然后插入马腿动脉内,测出了这匹马的血压在垂直的玻璃管内上升到 2.53 m(8.3 英尺)的高度,开创了血压测量的先河。后来,法国人普塞利提出,在测量血压的玻璃管内先装入水银,便于观察玻璃管内血液的高度。1835 年,尤利乌斯·埃里松发明了一个血压计,它把脉搏的搏动传递给一个狭窄的水银柱,当脉搏搏动时,水银会相应地上下跳动,这是医

生第一次能在不切开动脉的情况下测量脉搏和血压,但由于它使用不便、制作粗陋,并且读数不准确,因此,之后的其他科学家对它进行了改进。

1860 年,法国科学家马雷(Étienne-Jules Marey)研制出一个当时最好的血压计。它能将脉搏的搏动放大,并将搏动的轨迹记录在卷筒纸上。这个血压计也能随身携带。马雷用这个血压计来研究心脏的异常搏动。

1896 年,真正意义上的血压计诞生,它是由意大利人罗克西(Scipione Riva-Rocci)发明的,也是世界上第一支不损伤血管的血压测定计。这只血压计由橡皮球、橡皮囊袖带和装有水银的玻璃管三部分组成。测量血压时,只需将橡皮囊袖带围于上臂,捏压橡皮球,观察玻璃管水银高度,即可测出血压数值。与今天的血压计相比,只差听诊器,这在当时已经十分先进了。1905 年,俄国军医科罗特科夫(Nicolai Korotkov)发现,用臂带绑扎上臂并加压,然后再减压,随着外压力的降低,从臂带内的听诊器中可以听到血流重新冲开血管后发出的冲击音,从而可以测定血压。

20 世纪中叶,各种型号的新型血压计及电子血压计如雨后春笋般在市场上出现,使血压计的精确度及使用便利性两方面都得到了快速的发展。

(二)血压计的工作原理

血压计可分为直接式和间接式两种。两种血压计的工作原理是不相同的,直接式是用压力传感器直接测量压力变化得出结果;间接式的工作原理则是控制从外部施加到被测部位上的压强,并将控制的结果与其相关的科氏音的产生和消失的信息加以判断从而得出结果。前者对动脉或静脉都可连续测试,而后者只能测量动脉的收缩压和舒张压。

间接法测量仪器有汞柱血压计(图 5-3)、随机零点血压计、弹簧表式血压计、自动电子血压计(图 5-4)、间歇式长时间血压测量计和皮肤小动脉血压测定计等。这些血压计都是根据不同需要而设计的,如随机零点血压计是为克服目测等人为误差而较准确地研究血压变化时应用的;间歇式长时间血压测量计则用来连续 24 h 监测血压变化;皮肤小动脉血压测定计是为幼儿、婴儿、新生儿而设计的;电子血压计可自动向充气袖带内充气并显示血压值的

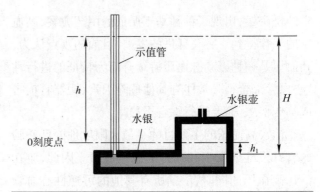

图 5-3 表柱式血压计原理图

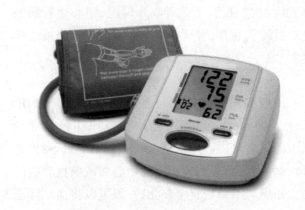

图 5-4 电子血压计

读数。指套式电子血压计只需将一个指套戴在手指上,就可自动测量血压,更为方便。需要注意的是,这些自动电子血压计测得的血压值可能与汞柱式血压计测得的血压值有一定差数,应预先进行校验,并记住这一差数。

近年根据国际法制计量组织提出的国际建议《血压计修订草案规定》,血压计刻度改毫米汞柱(mmHg)为千帕(kPa),1 kPa = 7.5 mmHg,标尺上的分度值是 0.5 kPa。目前血压表上有两种刻度,应用时请注意。弹簧表式血压计启用之前,应先做检查,可正常使用的血压表平时表盘指针应指在零位,加压后反应灵活,并仍能回复至原零位。

(三)血压计的使用步骤

目前,血压的测量方法主要有两种,即听诊法和示波法。两种方法测量血压各有其优缺点,听诊法以其操作简单、测量准确的特点在临床工作中应用更为广泛,下面详细介绍听诊法的血压测量方法。

听诊法又称科氏音法,也分为人工科氏音法和

电子科氏音法。人工科氏音法即通常所见到的医师、护士用压力表与听诊器进行测量血压的方法,电子科氏音法则是用电子技术代替医师、护士的科氏音测量方法。听诊法测量血压所用的血压计由气球、袖带和检压计三部分组成。袖带的橡皮囊两管分别与气球和检压计相连,三者形成一个密闭的管道系统。检压计有水银柱式、弹簧式和电子压力计 3 种。

(庄晓东 柳 俊)

第三节 心脏除颤器

心脏除颤又称电复律,是用高能电脉冲作用于心脏,治疗多种快速心律失常及心搏骤停的一种治疗技术。心脏除颤器又称电复律机,是目前临床上广泛使用的抢救设备之一,它应用较强的脉冲电流通过心脏来消除心律失常,具有疗效高、作用迅速、操作简便及与药物相比较为安全等优点。在心脏除颤器问世之前,对于药物难以控制的严重心律失常,临床医师常常面临极大的治疗困惑,众多患者因为恶性心律失常被夺走生命。科学家们经过不懈的努力,终于发明并完善出准确除颤且功能强大的心脏除颤器,拯救了无数患者的生命。

一、心脏除颤器的演变历史

从 1947 年美国心脏外科医师贝克(Claude Beck)应用交流电第一次为一例心脏外科手术患者成功除颤,到 1961 年陆恩(Lown)第一次应用直流电成功转复室性心动过速,直流电除颤及电复律经历了长足的发展,除颤器仪器设备越来越自动化,应用也越来越普遍。

1961 年,陆恩首次报道应用直流电转复室性心动过速获得成功,开创了用电学方法治疗快速心律失常的新纪元。电复律 / 除颤作用迅速、疗效显著、安全、操作简便,具有药物无法比拟的优越性,目前已成为全球范围内救治心室颤动和其他快速心律失常患者的首选或重要措施,体外心脏电复律 / 除颤器随之成为各级医院必备的医疗设施。20 世纪 90 年代以来,电复律 / 除颤技术日趋完善,主要在如何以最低有效能量除颤成功且最大限度地减少心肌

损伤,寻找新的低阻抗电击途径,探索新的除颤波形及尽可能缩短心室颤动发生后首次电击时间等方面取得了长足的进展。现已开发出自动体外除颤器(AED),经静脉或经食管电极导管直流电复律 / 除颤及埋藏式自动复律除颤器(AICD)技术。其中尤其是基于尽早复律原则基础上发展起来的 AED(1994),被称为心肺复苏生存链中的关键环节,该系统能否进一步完善和普及,是未来心搏骤停者生存率大幅提高的重要决定因素。此外,国际上广泛采用的新式低能量双相脉冲电击,因其低能量、高转复率的优点,已显示出极大的优越性。

二、心脏除颤器的工作原理

心脏除颤器的工作原理为,在严重快速心律失常时,将一定强度的电流直接或经胸壁作用于心脏,使全部或大部分心肌在瞬间除极,然后心脏自律性最高的起搏点(通常是窦房结)重新主导心脏节律的治疗过程,即通过电击的方式将异常心脏节律转复为正常窦性节律。电复律是除药物和射频消融术外治疗异位快速心律失常的另一种方法,具有作用快、疗效高、简便和比较安全的特点,已成为救治心室颤动和其他快速心律失常患者的首选或重要的措施。

在极短暂的时间内给心脏通以强电流(目前都采用直流电),引起大部分(75% 以上)心脏自律细胞在瞬间同时除极化,并使所有可能存在的折返通道全部失活,此时心脏起搏系统中具有最高自律性的窦房结恢复主导地位,从而控制心搏,恢复窦性心律。如果心动过速的促发因素不复存在,即使解剖和电生理上的发病基础仍然存在,电击所终止的心动过速仍可被长期预防。

电击除颤时作用于心脏的是一次瞬时高能脉冲,一般持续时间是 4 ~ 10 ms,电能在 40 ~ 400 J。当患者发生严重快速心律失常时,如心房扑动、心房颤动、室上性或室性心动过速等,往往造成不同程度的血流动力障碍。尤其当患者出现心室颤动时,由于心室无整体收缩能力,心脏射血和血液循环终止,如不及时抢救,常导致患者因脑部缺氧时间过长而死亡。如采用除颤器,控制一定能量的电流通过心脏,能消除某些心律失常,可使心律恢复正常,从而

使上述心脏疾病患者得到及时的抢救和治疗。

三、心脏除颤器的治疗方式

到目前为止，心脏电复律及电除颤治疗主要分为下列几种方式。

（一）直流电与交流电复律（电除颤）

根据所使用电流的性质不同，可以区分为直流电与交流电复律（电除颤）。早期的电复律均是以交流电电击来终止严重快速性心律失常，交流电放电时电流量大，放电时间长达 20 ms，不易避开心室易损期，易引起心肌损伤及更严重的心律失常，尤其体内交流电除颤可直接导致心功能恶化。因此，交流电复律（电除颤）很快便被废弃不用。近 40 多年来，世界各国均采用直流电复律，与交流电复律相比，直流电复律放电量易控制，安全性较高，且便于同步电复律。

（二）同步与非同步电复律（电除颤）

根据治疗过程中是否采用同步触发，可以将电复律（电除颤）区分为同步与非同步电复律（电除颤）。同步电复律是指利用同步触发装置，用体表心电图 R 波来控制电流脉冲的发放，使电流仅在心动周期的绝对不应期中发放（脉冲电流落在 R 波的下降支上，而避免落在 T 波顶峰前 20~30 ms 的易损期），避免诱发心室颤动，临床上用于除心室颤动以外的其他快速性心律失常的转复。不用同步触发装置可在任何时间内放电，称为非同步电复律（电除颤），临床上通常仅用于心室颤动或心室扑动的复律治疗；当为无法识别 R 波的快速室性心动过速或者心房颤动伴预激综合征时，由于无法同步直流电电复律，只能非同步电击（相当于除颤）。

（三）体内与体外电复律（电除颤）

根据复律（除颤）电极板所放置的位置不同，可以分为体内与体外电复律（电除颤）。体内电复律（电除颤）常用于心脏手术或急症开胸抢救的患者，一个电极板置于右心室面，另一个电极置于心尖部，电流能量通常为 20~30 J，一般不超过 70 J。非手术情况下，大多采用经胸壁复律（除颤），亦即体外电复律（电除颤），通常将阴极电板放在左前胸或心尖部，阳极电板放在右胸或后背，从而保证电流可以正好通过心脏，达到理想的除颤效果（图 5-5）。

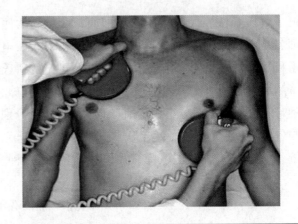

图 5-5 电除颤

（四）单向波和双向波电复律（电除颤）

根据除颤波形的不同，现代除颤仪分为两种类型，即单向波和双向波。单向波是指半个正弦波，双向波是指完整的正弦波。双向波的优点是单向波结束心脏干扰杂波后再给出一个方向的引导性电波，该引导性电波接近心脏正常电信号，因此能更有效地激发心脏的正常工作。

（五）经食管内低能量电复律

经食管内低能量电复律所需能量较小（20~60 J），患者不需要麻醉即可耐受，同时可避免皮肤烧伤，但仍需对食管电极导管的设计和安置进行不断改进，有望成为一种有前途的处理快速性心律失常的新方法。

（六）经静脉电极导管心脏内电复律

经静脉电极导管心脏内电复律通常采用四极电极导管，在 X 线透视下将导管电极通过肘前静脉或颈静脉插入右心，该导管可兼作起搏、程序刺激和电复律之用。所需能量一般为 2~6 J，患者多能耐受，初始电击从低能量开始，然后逐渐增加电能。主要适用于心内电生理检查中发生的心房颤动。

（七）植入式心脏复律除颤器

近年来，经静脉放置心内膜除颤电极已取代了早期开胸放置心外膜除颤电极。植入式心脏复律除颤器的体积也明显减小，已可埋藏于胸大肌和胸小肌之间，甚至像起搏器一样可埋藏于皮下囊袋之中。可同时具备抗心动过缓起搏、抗心动过速起搏、低能电转复和高能电除颤等功能（图 5-6）。

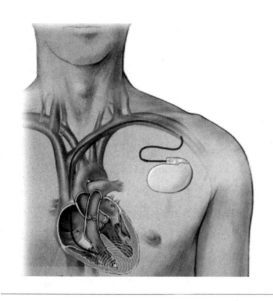

图 5-6 植入式心脏复律除颤器

四、心脏除颤器的技术进展

(一)低能量智能双向波除颤器

双向波是指除颤电流在接触人体的两个电极板或电极片之间进行双向流动,同时将除颤能量降到 130～150 J;智能是指在除颤前,根据两个电极板或电极片之间患者胸部的阻抗,自动调整除颤电流的波形、放电时间和能量,使不同的患者均可达到有效的除颤效果。以前在急救中广泛采用的 200 J—300 J—360 J 的能量序列,采用的是单向波。大量临床实践证明,双向波比单向波具有更多的优势。根据美国心脏协会(AHA)在 2000 年 11 月公布的复苏指导,在除颤中采用低能量的双向波技术可获得更加有效的除颤效果,同时极大地保护了患者的心肌细胞,减少了再次心室颤动、除颤后心律失常、心力衰竭及心肌缺血的发生。

(二)植入式自动除颤器

植入式自动除颤器(ICD)是埋植在患者体内,可探测心室颤动并应用电击直接作用于心脏,使心室颤动停止的一种心律失常治疗仪器。它克服了体外除颤的诸多缺点,能使心律失常患者得到及时抢救治疗,使用方便且无创伤。该装置外壳由钛制成,具有两个电极,一个感知电极被安置于上腔静脉内,而另一个较大的电极须经胸植入心耳上。该装置能感知心室颤动并仅使用 25 J 能量直接电击心脏,使其停止颤动。

早期的 ICD 使用寿命较短,但随着高能锂碘电池的研制成功,其使用寿命大大延长,达到了理想的效果。目前,有许多公司正进一步开发这种植入式除颤器,较新的一些装置具有"分级疗效"功能,在感知心动过速时采用低电流脉冲来纠正,而对于心室颤动则采用一系列较高电流脉冲(有时高达 40 J)直接电击患者心脏直至其恢复正常心律。这种心律失常控制装置是一种具有抗心动过速起搏/心脏转复/除颤和心动过缓起搏的多程序装置。当检测到心律失常时,该装置能立即释放高能单脉冲,进行渐次增强的电击起搏治疗,并能测量阻抗,提供心内心电图和增加诊断数据。其双向波形可在较低阈值下消除心室颤动,从而避免释放高压电击的治疗,整个装置的体积仅为同类 ICD 的 1/2。除了装置本身以外,经静脉导管已研发成功,它可免除开胸手术。在能源方面,经多年的实践,目前主要使用锂/银氧化钒电池,并继续改进电容器技术和电池设计,使之体积更小、功能更多、用途更广和寿命更长。

(庄晓东 柳 俊)

第四节 乙醚麻醉和无菌技术

外科学是医学科学的一个重要组成部分,其成长伴随着整个医学的发展历史,充满艰难曲折,三座大山挡在外科学发展的必经之路上——疼痛、感染和失血。在 1846 年麻醉学问世之前,以及 19 世纪中期外科无菌术被充分认识和接纳之前,外科学的范畴仅限于一些体表的疾病和外伤。此后,随着外科手术三大里程碑——麻醉技术、无菌技术和输血技术的出现,外科学才得到了快速发展。本节重点介绍以乙醚为代表的现代麻醉和无菌技术对外科学的影响。

一、乙醚麻醉的发现及发展

疼痛是外科手术必须要解决的第一大问题。没有镇痛药物,不仅令患者痛苦,外科医师也无法进行较为复杂的、耗时的手术。

中国很久以前就有关于手术麻醉的传说和记载。早在公元前 5—前 4 世纪,春秋战国时代的名医扁鹊以毒酒作麻药为患者"剖腹探心"。公元2世纪，中国医学家华佗研制了"麻沸散"并用于手术（图5-7），记录于《三国志·魏书·华佗传》。652年，孙思邈著《备急千金要方》，也有用药物镇痛的记载。1578年，李时珍在《本草纲目》中介绍了曼陀罗花的麻醉作用。1743年，赵学敏所著《川雅内编》介绍了由草乌、川乌、天南星、蟾酥、番木鳖等组成的开刀药方。关于针灸镇痛，早在战国时期的《黄帝内经》中就有记载；晋代皇甫谧所著《针灸甲乙经》，是中国最早的一部比较完整的针灸专著，总结了古代针灸的成就，其中也有相关记载。

古代麻醉的发展，经历了从盲目无知到有方向的探索，一直到18世纪中叶西方出现了化学麻醉药才进入近代麻醉阶段。

1772年，英国化学家普里斯特利（Joseph Priestley）与布莱克（Joseph Black）发现了氧化亚氮。之后，戴维（Humphry Davy）开始研究这种气体的特性，发现其不但能缓解疼痛，并且能产生欣快感，于是，氧化亚氮便有了"笑气"之称。氧化亚氮的诞生意味着手术将告别撕心裂肺的哭喊，患者可以平静接受手术。1845年1月20日，美国的一位牙医韦尔斯在哈佛大学向医学生公开演示笑气麻醉，然而患者出现肢体扭动，极不配合，引起了现场围观医学生的嘲笑，其展示不幸以失败告终。

这次失败的演示让在场的另一位牙医莫顿备受启发，并积极寻找到更加平稳的麻醉药物——乙醚。莫顿获得乙醚后，先后在宠物和自己身上进行试验。1846年9月3日，他成功应用乙醚为一位患者施行了拔牙手术，患者没有感到疼痛。虽然这次手术有人目睹，并且波士顿的报纸翌日做了报道，但没有引起广泛的注意。同年10月16日，莫顿首次在美国麻省总医院公开演示乙醚麻醉在手术中的应用，取得了巨大成功（图5-8）。演示中，哈佛医学院院长沃伦（John Collins Warren）亲自主刀，为一名20岁患者切除颈部血管瘤，莫顿则在一旁手持其发明的乙醚吸入器为患者实施全身麻醉。手术结束后，患者苏醒，表示自己完全没有感觉到疼痛不适。第二天，"乙醚演示成功"的消息一经刊登，立即轰动了世界。乙醚麻醉的成功，是麻醉发展史上的里程碑，标志着现代麻醉史的开端。

同年在英国，利斯顿（Robert Liston）首先使用乙醚麻醉；在俄国，Jiuporob在乙醚麻醉下施行了乳腺癌切除术，并组织大规模使用乙醚进行全身麻醉。1847年，第一本麻醉专著《乙醚吸入麻醉》出版。

而早在1842年3月30日，美国的一位乡村医师朗（Crawford Williamson Long）为一位摘除颈部肿块的患者成功实施了第一例乙醚全身麻醉，是试用乙醚作为临床麻醉的开创者，但因为地处偏僻直到1949年才予以报道。后来美国在确认朗是第一位乙醚麻醉的施行人后，为他发行了一枚纪念邮票；而他施行乙醚麻醉的这一天——3月30日被定为国际医师节。

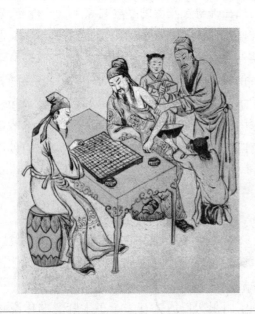

图5-7　华佗使用"麻沸散"手术

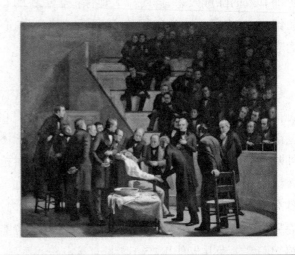

图5-8　莫顿首次公开演示乙醚麻醉

乙醚之后，麻醉学进入发展阶段。1847年，辛普森（James Young Simpson）第一次使用氯仿进行分娩镇痛。1903年，合成了具有催眠镇静作用的巴比妥类衍生物。1934年，硫喷妥钠应用于临床，随后成为静脉麻醉的主要药物。1935年，金（King）从箭毒中分离出肌肉松弛药右旋筒箭毒碱，1942年，筒箭毒碱应用于外科手术，进一步改善了全身麻醉的效果。

1860年，尼曼（Albert Niemann）发现了可卡因；1884年，科勒将其用于眼部手术。次年，霍尔斯特德（William Stewart Halsted）开始将可卡因用于下颌神经阻滞；同年，科宁（James Leonard Corning）在犬进行了全脊髓麻醉试验，施行硬膜外麻醉成功。1898年，贝尔（August Karl Gustav Bier）为动物及人施行蛛网膜下腔阻滞成功。1905年，局部麻醉药普鲁卡因成功合成。

1923年，沃特斯（Ralph Milton Waters）设计了来回式 CO_2 吸收装置，随后出现循环式紧闭吸入麻醉装置，目前已发展成为精密复杂的各种类型的麻醉机。1543年，维萨里曾给动物施行气管内插管；1792年，库里（Curry）首次在人进行气管内插管；目前，气管内麻醉已成为最常用的麻醉方法。

20世纪末以来，新型麻醉药发展迅速，包括静脉、吸入、止痛药、肌肉松弛药和局部麻醉药等。常用静脉麻醉药除硫喷妥钠外，还包括依托咪酯、氯胺酮、地西泮、咪达唑仑、丙泊酚；吸入麻醉药已从氟烷、恩氟烷、异氟烷发展到七氟烷及地氟烷；阿片类镇痛药除吗啡、芬太尼外，阿芬太尼、舒芬太尼、瑞芬太尼已广泛用于临床；肌肉松弛药包括琥珀胆碱、泮库溴铵、维库溴铵、阿曲库铵、罗库溴铵等，为精准医疗的发展提供了重要的手段。

现代麻醉学的历史不过150年，是医学领域中的朝阳学科，为侵入性诊疗及消除不良应激提供了必要的条件，对现代医学的发展具有重大意义。

二、无菌技术的产生及发展

无菌技术是指在医疗、护理操作过程中，防止一切微生物侵入人体，保持无菌物品、无菌区域不被污染的一系列操作技术。无菌术的发展也经历了一个漫长而艰难的过程。

19世纪中期前，由于不了解感染是由致病微生物所致，没有消毒隔离措施，导致外科手术感染率几乎为100%，病死率高达70%。伤口"化脓"是外科医师所面临的重大困难之一。即使有幸存活，伤口愈合也是一个漫长且痛苦的过程。

1771年，英国的曼彻斯特医院规定每名患者应有干净床单，至少每3周清洗1次，两名患者不能同时使用一张病床。19世纪初，英国出现"发热患者专科医院"（相当于现在的传染病医院），在这种医院内医院感染发生率仅为普通医院的1/10。

1846年，匈牙利产科医师塞麦尔维斯注意到由医师接生的产妇因产褥热死亡的比例高达13%～18%，而经助产师接生的产妇产褥热的病死率只有2%。他推断产褥热的高病死率可能与医师们在解剖完尸体后不进行手部清洁便奔赴产房接生有关，医师手上可能存在某种致病因子；并因此设计了一个对照试验——比较负责接生的医师是否洗手对产褥热病死率的影响。结果表明，如果医师在接生之前采用次氯酸钙（漂白粉）溶液洗手，产褥热的病死率降到2%。之后，推广采用漂白粉清洗手术器械，使产褥热病死率进一步降低到了1%。这就是无菌技术的开端。

微生物学的奠基人、法国微生物学家和化学家巴斯德用一生的精力证明了3个科学问题：第一，每一种发酵作用都是由一种微生物催化，而通过加热的方法可以杀灭微生物；很快，"巴氏消毒法"便应运而生。第二，每一种传染病都是由一种微生物介导，并找到了狂犬病、鸡霍乱、炭疽病及蚕病的病因和治疗方法。第三，致病微生物在特殊培养方式下可减轻毒力，从致病菌变成防病疫苗（图5-9）。而无菌术的真正提出要归功于英国外科医师李斯特。他观察到闭合性骨折的伤势不管多重，一般都不会化脓；相反，开放性骨折即使仅有微小皮肤破损都极易化脓。结合巴斯德的研究，他推断空气中的微生物是引起伤口化脓和感染的原因，并选择了有效的灭菌剂——苯酚（石炭酸），建立了一套新的消毒方法，不仅在每项手术前需认真洗手，而且要确保使用的器皿和敷料都做彻底的消毒处理（图5-10）。在使用这一方法最初的3年里，手术患者病死率明显降低。1867年，李斯特在《柳叶刀》杂志上正式发表

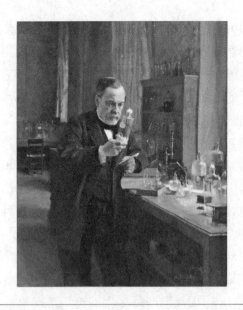

图 5-9 建立细菌学理论的巴斯德

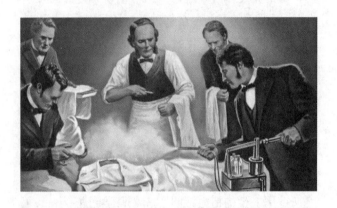

图 5-10 李斯特用苯酚（石炭酸）喷雾消毒

了有关无菌操作技术的外科消毒法，其中大部分原则沿用至今，并在临床实践中不断完善。

在 1853—1856 年的克里米亚战争中，南丁格尔率领几十名护士到前线护理伤员，建立医院管理制度，加强清洁工作和护理，对传染病患者采取通风隔离等措施，仅 4 个月就使前线伤病员的病死率从 42% 降至 2.2%，这是无菌技术的一次伟大成功（图 5-11）。

1877 年，德国人伯格曼对 15 例膝关节穿透性损伤伤员仅进行伤口周围的清洁和消毒后即加以包扎，有 12 例痊愈并保全了下肢，由此认为不能将所有伤口都视为感染的，不让伤口再次污染更为重要。在此基础上伯格曼采用蒸汽灭菌法，同时对布单、敷料、手术器械等进行灭菌，建立了现代外科学的无菌

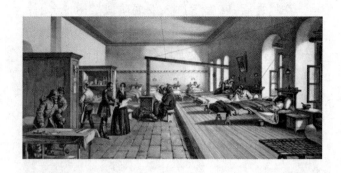

图 5-11 南丁格尔护理战时伤员

术。1889 年，德国人福伯林格（Paul Fürbringer）提出了手臂消毒法；1890 年，美国的霍尔斯特德倡议戴橡皮手套，从而消除了外科手术中最重要的感染源，使无菌术臻于完善。

1966 年，世界上第一间层流洁净手术室在美国的巴顿纪念医院设立。随后各个国家的洁净手术室先后建成。不可不提的是，1928 年英国人弗莱明发现了青霉素，1935 年德国人多马克倡导使用百浪多息（即偶氮磺胺），此后各国研制出一系列抗菌药物，为外科学的发展开辟了一个新时代。

现今，无菌术已贯彻到围手术期的方方面面，促进了外科学的规范建立与飞速发展。

（王钟兴 黄文起 张良清）

第五节 内镜技术与微创医学

一、内镜技术与腔镜外科

长久以来，人们通过发明各种特殊的器械来探查体内的世界，并不断改进，最终演化为现在最常使用的人类窥视身体内部器官的重要工具——内镜。

（一）内镜技术的发展

1. **古代的原始内镜** 古希腊名医希波克拉底曾在一本关于痔疮的书中描述过一种直肠诊视装置，这一装置的结构与今天所用的肛门检查器械十分相似。一例疑似"阴道检查镜"的装置还曾在庞培古城遗迹（Pompeii，意大利古都，公元 79 年火山爆发而全城淹没）中被发现。类似的原始内镜装置

主要用于直肠、阴道的检查,也有用于检查耳道、鼻腔和口腔的。检查时的光源主要是利用自然光线。至 11 世纪,阿拉伯医师阿维森纳(Avicenna,980—1037)描述了一种利用一面镜子来收集日光的方法,让人们在探查机体内部的过程中有更好的视野。但是,在进行内镜检查时仍然有两个巨大的难题亟待解决,一是大部分机体内部结构都不是直的,二是机体内部是暗的。

2. 硬管式内镜　发展经历了两个阶段:即开放式硬管内镜阶段和含有光学系统的硬管内镜阶段。

(1) 开放式硬管内镜　1805—1806 年,德国法兰克福市医务行政员博齐尼(Philipp Bozzini)设计了一种以蜡烛为光源的用于观察膀胱和直肠内部的器械,称为"Lichtleiter"导光器。它由一个花瓶状的铁皮灯和一系列镜片构成,可以借助带有镜子的管子向身体内发送光束,使观察者能够清楚看到身体的内部。但是由于导光器本身十分笨拙,使用不便,并没有被推广。当时的人们并不理解这种检查方法,博齐尼的发明受到了同行的嘲讽,他因为"对人体的好奇心"被认为不恰当而遭受指责,他的"魔幻灯笼"也被人们所拒绝。尽管"Lichtleiter"导光器从来没有用于人体检查,但博齐尼仍被认为是第一套内镜系统的发明人并开创了内镜技术,他所设计内镜的三部分结构,即光源、反射镜和检查组件直至今天仍然是内镜的基础部件。

1827 年,法国泌尿科医师塞加拉斯(Pierre Salomon Ségalas)试着用中间带光源的两个漏斗状的管子观察膀胱,但收效不大,因此使用价值也不大。而被誉为"内镜之父"的巴黎外科医师德索尔莫(Antonin Jean Desormeaux)在 1853 年发明的膀胱镜导光系统就比较方便了,他使用煤油和松节油的灯作为光源,通过透镜将光线聚集以增加亮度,并利用镜子折射来观察膀胱内部结构。膀胱镜上的煤气灯发出的光,通过聚光镜落到斜置的反光片上,反光片上带有钻孔,使会聚光通过视管到达要检查的器官部位,可想而知灼伤是进行这种检查时的主要并发症。虽然这种内镜可以到达胃,但光线太暗,所以主要用于检查泌尿系统方面的疾病,如诊断膀胱结石和黏膜病变。

1868 年,德索尔莫和塞加拉斯第一次在一篇文章中使用了"内镜"一词。同年,贝文(Bevan)用食管镜取出食管异物。次年,潘塔莱奥尼(Pantaleoni)借助子宫镜在一老妇人子宫内发现一息肉并用化学试剂进行烧灼。1868 年,受到演艺者吞剑表演的启发,德国医师库斯莫尔(Adolph Kussmaul)使用一根长 47 cm 的金属管对一名吞剑演艺者进行了胃镜检查演示。

(2) 含有光学系统的硬管内镜　1867 年,来自布雷斯劳(Breslau,今为波兰的弗罗茨瓦夫市)的牙医布鲁克(Bruck)以电流使铂丝环过热发光并以之作为光源来观察患者的口腔,他可以称得上是使用内光源的第一人,布鲁克后来又发展了一种水冷装置以避免过热的铂丝灼伤组织。直到 1878 年,爱迪生发明电灯才解决了内镜光源的难题。白炽灯的发明终于让德国德累斯顿市医院的年轻泌尿科助理医师尼采(Maximilian Nitze)获得了灵感。1879 年,尼采想尝试把电光源伸入体腔,在一次偶然的观察后,他突然想到发明一种能使视野扩大的光学系统,在一名技师的帮助下,他制作出一根又长又细的管子,管子的曲度与尿道的曲度相同。他在管子里安装了冷却水管、照明光缆和透镜管,在管口装上铂丝白炽灯,白炽灯的周围都有冷却水冲刷,由此制作出了第一个含光学系统的内镜(即膀胱镜)。1879 年 3 月 3 日,在维也纳皇家医师协会里,还不到 30 岁的尼采介绍了他研究发明的膀胱镜和利用它拍摄的清晰照片,从而开辟了内镜检查的时代。后来尼采在他的膀胱镜中引入了操作管道,通过该管道可以插入输尿管探针进行操作。1887 年,迪特尔(Dittell)将灯泡置于膀胱镜的最前端,这种照明系统成为那一时期内镜所采用的标准方式。罗彻(Boisseau du Rocher)于 1889 年介绍了一种目镜可与外壳分开的内镜,通过外壳还可使用不同的透镜系统。很快,内镜技术就被用于泌尿道、直肠、阴道、咽部和气管的检查。

真正具有临床实践意义的直式胃镜(硬质胃镜)由波兰外科医师米库利茨 – 拉德科(Johann von Mikulicz-Radecki)于 1881 年发明。1895 年罗森海姆(Theodor Rosenheim)研制的硬式胃镜由 3 根管子呈同心圆状设置,中心管为光学结构,第二层管腔内装上铂丝圈制的灯泡和水冷结构,外层壁上刻有刻度反映进镜深度。1911 年，艾尔斯纳（Elsner）对罗森海姆式胃镜做了改进，在前端加上橡皮头做引导之用，但透镜脏污后便无法观察成为主要缺陷，尽管如此，艾尔斯纳式胃镜 1932 年以前仍处于主导地位。

1898 年，基利安（Gustav Killian）制成并成功使用了第一个支气管镜。1901 年，德国德累斯顿外科医师克林（Georg Kelling）为了观察气腹对犬腹腔内器官的影响，他用尼采发明的膀胱镜直接通过腹壁插入腹腔进行观察，并称其为"koelioskopie"，即体腔镜检查，这就是现代腹腔镜的前身，但第一次在人身上使用这种方法的是瑞典内科医师雅克贝厄斯（Hans Christian Jacobaeus），1911 年，雅克贝厄斯在他发表的文章中描述了对人体腹膜腔、胸腔及心包腔的检查，他还第一次提到"腹胸腔镜"这个词。

3. 半可屈式内镜　随着光学系统的引入，硬管式内镜虽然得以不断地完善与发展，但由于内脏器官多存在解剖上的生理弯曲，用硬管式内镜难以充分检查，半可屈式内镜应运而生。早在 1881 年，米库利茨 - 拉德科就曾发展出前端 1/3 处可成 30° 角的内镜，克林也曾设计了一种近端为硬质部分而远端为软质部分的用于动物实验的胃镜。而真正意义上的第一个半可屈式胃镜是由辛德勒（Rudolph Schindler）从 1928 年起与优秀的器械制作师沃尔夫（Georg Wolf）合作开始研制的，并最终在 1932 年获得成功，定名为沃尔夫 - 辛德勒（Wolf-Schindler）式胃镜。该胃镜直径为 12 mm，长为 77 cm，光学系统由 48 个透镜组成，其特点是前端可屈性，即在胃内有一定范围的弯曲，使术者能清晰地观察胃黏膜图像。该胃镜前端有一光滑金属球，插入较方便，灯泡光亮度较强，有空气通道用以注气；近端为硬管部，有接目镜调焦。沃尔夫 - 辛德勒式胃镜的创制，开辟了胃镜检查术的新纪元。真正解决清晰观察转角处结构难题的是凸透镜的使用，武井胜、本尼迪克（Benedict）及辛德勒等对该式胃镜进行了改造，使之功能更为齐全，更为实用。而 20 世纪 50 年代发明的胃内照相机（在内镜的顶端安装一个微型照相机）能够取得胃内结构的照片，更推进了内镜技术的发展。

4. 纤维内镜　20 世纪 50 年代以前，内镜照明采用的是内光源，照明效果较差，图像色彩扭曲，并有致组织灼伤的危险。早在 1899 年，史密斯（Smith）曾描述应用玻璃棒将外光源导入观察腔，汤姆森（Thompson）也有采用石英棒进行类似应用的描述。1930 年，德国妇产科医师拉姆（Lamm）提出可以用细的玻璃纤维束在一起传导光源，利用光在玻璃制成的纤维中的全反射原理而制成光传导工具应用于内镜技术，即使当设备弯曲的时候光的传导也不受限制，并设想用玻璃纤维束制作柔软胃镜。拉姆曾与辛德勒合作，最终因纤维间光绝缘没解决而未获成功。荷兰物理学家范海尔（van Heel）及美国的布莱恩（Brien）报道了通过在纤维上加一被覆层来解决纤维间光绝缘的问题。

内镜技术真正的历史性突破是在 20 世纪 50 年代，由英国物理学家霍普金斯（Harold Hopkins）通过研究了纤维的精密排列，从而有效地解决了纤维束的图像传递问题，为纤维光学的实用奠定了基础。内镜发展史上的历史性突破终于水到渠成，1957 年，希尔朔维茨（Basil Isaac Hirschowitz）和他的研究组制成了世界上第一个用于检查胃、十二指肠的光导纤维内镜原型，并在美国胃镜学会上展示了自行研制的光导纤维内镜。后来，希尔朔维茨发表了一系列有关胃、十二指肠纤维内镜检查、纤维食管镜发展、纤维镜照相术、上部胃肠道出血的纤维内镜检查术等文章，为纤维内镜时代拉开了帷幕。1965 年，霍普金斯在内镜上安装了柱状透镜，使视野更为清楚，并于 1966 年研发出霍普金斯杆状透镜系统。随后于 1969 年发展起来的屏显彩色图片技术在 10 年后应用于内镜技术中，解决了纤维内镜图像质量的问题。

1960 年，史托斯（Karl Storz）发明了远距离冷光源，即通过纤维光缆将光线送到要检查的部位。这项新技术使内镜检查技术得以更新，避免了以往白炽灯泡光源过高的热量对组织的损伤，增强了照明部位的亮度。淘汰了置于内镜末端的易碎而且放热的白炽灯泡。基于 1956 年史托斯发明的体外电子闪光装置，他还发明了第一架体外电子闪光仪，通过这种远距离电子闪光设备，内镜医师能够很方便地经内镜进行体腔内摄影，获得前所未有的高质量图像资料。1970 年，出现了泌尿系统的超声碎石机。

5. 电子内镜与超声内镜　随着内镜导光系统的不断完善，以及内镜技术与电子显像技术的结合，使其应用范围不断拓宽。微型芯片被应用于内镜的工作端，使器官内的图像可以清晰地显示在显示屏上，且图像质量有了明显改善。计算机数据系统的引入使得这一系统更有实用价值。1983年，美国公司研制并应用的微型图像传感器代替了内镜的光导纤维导像术，宣告了电子内镜的诞生，为内镜发展史上另一次历史性的突破。它的成像主要依赖于镜身前端装备的电荷耦合器件（charge coupled device, CCD），CCD就像一台微型摄像机，将图像经过图像处理器处理后，显示在电视监视器的屏幕上，比普通光导纤维内镜的图像更清晰，色泽更逼真，分辨率更高，而且可供多人同时观看。电子内镜的问世，给百余年来内镜的诊断和治疗开创了历史新篇章，在临床、教学和科研中发挥出它巨大的优势。

另外，为了克服超声波本身对骨性及气体界面不易通过的特性，弥补体表探测时出现盲区及内镜检查的某些局限性，进一步提高深部器官如胰、胆总管下部及肝门部病变的诊断率，内镜、超声探测仪联合装置——超声内镜（ultrasonic endoscope, EUS）开始登上历史舞台。1977年，日本学者久永光道等人开创了在前端装有超声探头的内镜，经食管探测心脏；1980年，在汉堡召开的第四届欧洲胃、十二指肠内镜大会上，施特罗姆（Strohm）等报告了应用超声内镜检查18例患者并获得胰腺及小胰癌超声图像的论文，来自美国的迪马戈（Dimago）等介绍了一种线型超声内镜的原型。随后，研究者及厂家对超声内镜又进行了一系列的改进。

目前内镜是由冷光源镜头、纤维光导线、图像传输系统、屏幕显示系统等组成，器械操控体系可以允许内镜更大的曲折度，使操作更加容易，在诊断和治疗中都扮演主要的角色。利用纤维胃镜和结肠镜，不仅可以诊断胃和结肠、直肠疾病，还可以切除息肉、取出异物、进行食管静脉曲张的套扎等治疗。纤维胆道镜已成为现代胆道外科必不可少的工具，被广泛用于术中肝胆管病变的探查、结石的取出，以及术后胆道残余结石的处理。利用纤维十二指肠镜进行逆行胰胆管造影，可以在术前获得清晰的胰胆管树的图像，可以切取活检诊断法特壶腹部的肿瘤，也可以进行奥迪括约肌切开，取出胆管内结石，或放置胆道支架，以缓解阻塞性黄疸。应用胆道子母镜可以在括约肌切开后，将较细的子镜插入肝内胆管，进一步明确肝内胆管疾病的诊断。尽管内镜已经被广泛应用于胃肠道系统的检查，但小肠仍然是比较难观察清楚的结构。胶囊型内镜的发明则弥补了传统内镜的不足，拓宽了该技术的应用范围。除了应用于胃肠道的检查，特殊的内镜还使呼吸系统、泌尿系统和其他腔隙结构的全面检查成为可能，按可到达的部位不同可分为耳鼻喉内镜、口腔内镜、牙科内镜、神经镜、尿道膀胱镜、电切镜、腹腔镜、关节镜、鼻窦镜、喉镜等。总之，内镜技术已成为疾病诊断和治疗必不可少的手段。

（二）腔镜外科的发展

1. 腹腔镜检查技术　19世纪末，德国外科医师克林在德国汉堡生物医学会议上报告了在活犬腹腔内充入气体后，用膀胱镜对犬的腹腔内进行检查，开始了腹腔镜检查的先河。在开展腹腔镜检查的初始阶段，建立气腹时所用的气腹针是十分危险的，很容易损伤肠管，而且建立气腹后不容易维持，注入腹腔的气体很容易逸出。1918年，德国的格茨（Otto Goetze）报告了用于诊断性放射学检查的气腹针，并建议在做腹腔镜检查时用这种针建立气腹。1924年，瑞士的佐里科夫（Richard Zollikofer）发表文章，推荐使用CO_2建立气腹，以取代滤过空气或氮气。CO_2具有易于吸收、不易燃的特点，是最适合现代腹腔镜手术用的气体。1938年，匈牙利的威瑞斯（Janos Veress）发明了带有弹簧的穿刺针（Veress针），用于引流胸腔的脓肿、积液和气体。Veress针在穿过筋膜等较硬的组织时，弹簧会退回，以利于锋利的针尖穿透组织。当遇到较软的组织时，由于弹簧芯的作用，针尖变钝，不会损伤肠管等软组织。Veress针后来得到了广泛的应用，直到现在用这种针建气腹仍然是腹腔镜操作的标准技术。

1937年，美国内科医师拉多克（Ruddock）报告了500例腹腔镜检查的资料。另一位美国内科医师佐克勒（Zoeckler）在1958年报告了1000例腹腔镜检查的病例，死亡率0.03%。德国胃肠病医师科尔克（Kalk）介绍了双套管技术，并用侧视镜进行腹腔镜检查，他采用局部麻醉加镇静剂的方法完成了肝活检术,并进行了创面止血。

1944 年,法国妇科医师帕尔默(Raoul Albert Charles Palmer)将腹腔镜引入妇科手术。1963 年,德国妇产科医师塞姆(Kurt Karl Stephan Semm)教授发明了自动二氧化碳气腹机、气腹压力监测系统等用于维持气腹,他发明的盆腔冲洗泵、内凝器、内套圈结扎技术、钩剪、组织粉碎钳等为腹腔镜器械和手术技巧做出了重要贡献。现在 40%~50% 的妇产科手术都可以用腹腔镜技术来完成。

2. 腹腔镜手术技术　贝尔切(Berce)于 1986 年著成《实用腹腔镜学》。刚开始这本书并没有引起外科医师的关注。直到腹腔镜胆囊切除术的出现,才使外科医师对腹腔镜技术产生了兴趣。1986 年,德国外科医师穆埃(Mühe)使用一种专门设计、称为"胆囊镜(galloscope)"的镜子完成了世界上首例腹腔镜胆囊切除术。这种镜子类似于带有照明和放大装置的直肠镜。穆埃建立气腹后,在镜子引导下切除了胆囊。穆埃在 1986 年德国外科学会会议上发表了手术报告后,大家对他用腹腔镜技术切除胆囊的尝试不屑一顾。然而 10 年后,德国外科医师学会却授予他一枚奖章,以表彰他开腹腔镜手术之先河的杰出贡献。1987 年 3 月,法国里昂的外科医师莫海(Philippe Mouret)首次运用电视腹腔镜成功完成了胆囊切除术,但并没有发表。此后,巴黎外科医师杜布瓦(Dubois)在 1989 年发表了首例腹腔镜胆囊切除的论文。美国的雷迪克(Reddick)和奥尔森(Olsen)于 1989 年发表了腹腔镜胆囊切除的报告。英国的库什耶里(Cuschieri)是诊断性腹腔镜检查的积极倡导者,1988 年他在德国海德堡举行的第一届外科内镜学术会议上报告了腹腔镜胆囊切除的动物实验资料,并于 1991 年同布奇(Berci)共同发表了腹腔镜胆囊切除的专著。这一时期为外科手术发展史上的里程碑,是现代微创外科时代的真正开始。

腹腔镜技术在一开始被称为外科学史上未经核准的最伟大的手术技术之一,美国胃肠内镜外科医师学会(SAGES)首先注意到这个问题及其在外科学领域中的潜在发展趋势。SAGES 在 1990 年最早发布了对外科医师和医院管理委员会实施这项手术的指导大纲,正式规范和推动了腹腔镜技术的应用。

随着腹腔镜胆囊切除术的开展,很快又出现了腹腔镜胆管探查、抗食管反流手术、结肠切除、脾切除、肾上腺切除、胆道转流、肝切除等手术。20 世纪 90 年代中期,出现了机器人辅助腹腔镜手术系统,该系统可使术者在舒适的体位下完成更为复杂和更为精细的操作,并可代替助手进行扶持腹腔镜、拉钩等工作。利用计算机网络及信息化技术,机器人辅助腹腔镜手术系统也使远距离手术成为可能。目前,几乎所有的腹部外科手术、妇科手术都可以用腹腔镜技术或内镜辅助的技术来完成,也出现了一大批专门从事腹腔镜外科的工作者。

1987 年,新诞生的腹腔镜外科技术也传到了中国。1990 年 8 月,美国外科医师布奇教授在中国香港召开的第 12 届国际肝胆胰学术年会上做了腹腔镜胆囊切除术的学术报告。同年 10 月,华中科技大学同济医院外科医师夏穗生教授在学术会议上向中国的外科医师介绍了这项新技术。1991 年 1 月,香港威尔士亲王医院的钟尚志医师在广州医学院附一院做了中国首例腹腔镜胆囊切除术手术表演。同年 2 月,云南省曲靖市第二人民医院的荀祖武医师独立完成了中国大陆首例腹腔镜胆囊切除术。至 1994 年 8 月底,全国已完成腹腔镜胆囊切除 2.5 万余例;至 2000 年全国第 9 届胆道会议上,累计完成腹腔镜胆囊切除已逾 20 万例;目前,中国完成的腹腔镜胆囊切除手术例数已达世界之最。中国的腹腔镜外科医师已能完成国外同行已经完成的几乎所有腹腔镜手术,并开创了许多先进的腹腔镜手术技术,中国的腹腔镜外科手术技术已在世界上占有重要的地位。

二、微创外科与微创医疗

微创外科的概念是维克汉姆(Wickham)于 1983 年首次提出,但直到法国医师莫海在 1987 年完成世界首例电视腹腔镜胆囊切除手术后,才逐渐被接受。微创外科是传统外科手术技术与现代科学技术相结合而成的新的外科手术技术,其主导思想是在保证获得最佳外科手术效果的同时,将患者在生理与心理上的创伤降至最低的程度。"微创"的概念并不仅是指小切口,它的核心来源于"以人为本""以患者为中心",其目的是以最小的组织、器官创伤,最轻的全身炎症反应,最理想的瘢痕愈合,努力保持患者最佳的内环境稳定,达到最好的治疗效果。

随着腹腔镜技术的不断推广普及,腹腔镜手术技术已经自成年人的腹部外科(包括普通外科、泌尿外科等)、妇科逐渐渗透至小儿外科、胸心外科、骨科、颅脑外科、耳鼻喉科、眼科等各个专科领域。近年来,许多腹腔镜外科医师开始探讨内镜甲状腺、甲状旁腺切除及内镜下肢静脉曲张的手术。这些内容已超出了腹腔镜手术的概念,其所使用的手术技术也超出了腹腔镜手术的范围。由此,学者们将这类手术技术统称为微创外科技术。微创外科的发展改变了传统外科技术的部分特征,但并没有改变外科学的本质。因此,微创外科是一个相对性的概念,狭义地来讲,微创外科是以腔镜外科(包括腹腔镜、胸腔镜、宫腔镜、关节镜等)技术和(或)内镜外科(如消化内镜、膀胱镜、输尿管镜、鼻内镜、颅内镜)技术来辅助和(或)替代传统外科手术技术,以兼收微创、保效、省时、节用之效。

同时,微创外科又是一个广义的概念,即微创外科除了上述的手术技术外,还包括了全部直接影像技术(内镜技术)下的利用微小切口而减少创伤的侵入性外科治疗手段和技术,以及间接影像技术(如超声、X线、CT、MRI等技术)引导下的穿刺/注射、射频、冷冻、热凝及微波消融等治疗技术,以及各种放射介入治疗技术等(如血管腔内治疗、灌注、栓塞、腔内注射化学治疗等)。此外,随着肿瘤治疗不断向精准、微解剖甚至细胞水平及纳米/毫微技术水平的推进,微创外科的概念已无法适用。因此,学者们将广义上的微创外科概念更新为"微创医疗",其中不仅包括腔镜技术、内镜技术,也包括了其他具有微创技术特性的各种技术方法。

微创医学技术使许多疾病的治疗发生了革命性的变化,随着它自身的不断发展和逐渐成熟,以及与现代科学技术的进一步融合,必将导致医学发展的进一步繁荣。

(张昆松)

第六节　透析治疗

肾最重要的功能就是排泄代谢废物和调节人体的水、电解质、酸碱平衡。肾功能受损的患者体内会出现代谢废物蓄积和水、电解质、酸碱平衡紊乱,重者将导致死亡。

透析又称为人工肾,是肾替代治疗的一种重要手段,也是器官替代治疗方法之一。透析的根本原理,是将肾衰竭患者体液内的代谢废物,通过一个薄膜(半透膜)的一侧(血液侧)扩散至另一侧(透析液侧),并排出体外。这种治疗方法挽救了无数肾衰竭患者的生命,使他们可以存活数年甚至数十年,是20世纪科技革命的重要成果。

一、透析的发明

与其他发明一样,透析的发明也经历了曲折的过程。1826年,法国内科医师、博物学家杜托息(René Joachim Henri Dutrochet)描述了溶质通过薄膜的渗透现象。1854年,苏格兰化学家格雷姆(Thomas Graham)首次提出晶体物质可通过半透膜弥散并开创了渗透学说,进而明确了透析(来源于希腊语,意为分离)的概念,他因此被称为现代透析之父。在这一学说的基础上,后人们通过不懈的探索,发明了血液透析和腹膜透析两种透析方式。

(一)血液透析的发明

血液透析,是指通过将体内的血液引流至体外,经过透析装置的作用,清除体内的代谢废物和过多的水分,调节电解质和酸碱平衡,并将经过净化的血液回输至体内的过程。要进行有效的血液透析,必须具备以下条件:①有透析装置:包括透析机、透析管路及透析膜、透析液等;②有抗凝剂:以保证血液在体外不发生凝固;③有血管通路:即将充满毒素的血液引出体外,并将净化的血液回输入体内的通路。

寻找有效的透析膜(也称滤过膜、半透膜)是顺利进行血液透析的基石。开始的时候,科学家们一直没有找到合适的透析膜用于流动血液的透析,直到美国的阿贝尔(John Abel)尝试使用"火棉胶"制成的透析膜进行试验并获得成功,才解决了这一问题。阿贝尔在1913年设计了第一台人工肾,用于兔子身上。可是有两大原因使阿贝尔的发明只能停留在实验室,无法用于临床。一是血液离开人体,很快就会凝结(当时还无法制作安全有效的抗凝药物),二是血液在经过人工肾时,需要泵之类的机器保持血液流动速度(当时也无法制造出来)。

1920 年,医学专家研制出一种效果良好的抗凝药物——肝素。1923 年,德国医学家哈斯(Haas)对阿贝尔发明的人工肾进行了改进:在血液中加入一定比例的肝素,使血液不凝结;采用电池作为电源的电动泵给体外的血液加速。哈斯首次将人工肾应用于一名尿毒症患者身上,使患者转危为安。之后,哈斯又连续采用人工肾治疗了一些尿毒症患者,取得了一定的治疗效果。由于经费的原因,哈斯的研究未再进行下去,但他的技术改良为真正制作人工肾奠定了基础。

1945 年,荷兰学者科尔夫设计出了转鼓式人工肾。科尔夫认为,火棉胶材料作为透析膜还不够理想,且用火棉胶制成的管状透析膜滤过面积太小,对人体来说远远不够。经过反复的思考和不懈的尝试,他先后将人工肾做出了以下重大的改良:①找来更为优良的制膜材料:赛璐玢醋酸纤维,制造出透析孔直径 20 ~ 80Å 的薄膜,这样的透析孔最容易让毒素与废物通过,却能避免血液里的蛋白质、血细胞等通过。②用赛璐玢醋酸纤维薄膜制成很细很长的透析管,把透析管一圈圈地盘绕在一个鼓形圆筒上,浸没在透析液中。③为了提高透析效果,圆筒的中心装有转动轴,用电机带动,可使透析管在透析液中缓缓转动。④整个透析管长达 20 m,显著地增加了透析膜的面积。⑤透析液也不再是单纯的生理盐水,而是根据患者的需要,对透析液可作调整。⑥人工肾安置了良好的血泵,可以不断泵动血液。1945 年,科尔夫利用他的机器成功解救了一位因急性肾衰竭已经昏迷的 67 岁女性,这是历史上第 1 例由人工肾成功救活的急性肾衰竭患者。科尔夫发明的透析机挽救了世界上无数尿毒症患者的生命;此后,他还通过不断的相关研究,在建立心肺机和人工心脏等领域也做出了重大贡献。因为科尔夫在人工器官领域所取得的巨大成就,他被称为伟大的人工器官之父。与科尔夫同时期的瑞典科学家奥沃尔(Nils Alwall),发明了采用正压原理超滤水分的装置,解决了体内过多水分的清除问题。从此,人工肾真正确立了它在医学上的地位,并进入快速发展时期。从透析这个概念提出的 100 年后,在 1954 年血液透析机开始投入批量生产。1955 年,美国人工器官协会宣布人工肾正式应用于临床。

中国的血液透析最早开始于 1957 年,泌尿外科专家吴阶平等在唐山应用血液透析成功救治了急性肾衰竭患者。

(二)腹膜透析的发明

腹膜透析,是利用腹膜的半渗透膜特性,将配制好的透析液规律、定时经导管灌入患者腹腔中,浸泡在透析液中的腹膜毛细血管腔内的血液与透析液进行广泛的物质交换,以清除体内毒素,纠正水电解质、酸碱平衡失调的过程。腹膜透析的顺利进行需要满足以下条件:①腹腔内有能够满足治疗需要的滤过膜(正常的腹膜);②有能够满足治疗需要的透析液;③有能够将透析液放入和排出腹腔的管路。

19 世纪 20 年代初,科学家在动物实验中就发现腹膜具有透析膜的功能。1923 年,德国甘特(Georg Ganter)医师用腹膜透析治疗肾病患者,使得腹膜透析真正登上肾替代治疗的舞台,并逐渐发展为终末期肾病患者主要的肾替代方法之一。但由于透析设备的问题,患者感染和非感染并发症的发生率很高,限制了腹膜透析的广泛开展。直到 1965 年,田克霍夫(Tenckhoff)发明了 Tenckhoff 透析管,成功地解决了长期和重复将腹透液放入和排出腹腔的管路问题,为慢性腹膜透析的开展铺平了道路。

在中国,1963 年李仕梅教授带领攻关小组成功制成了腹膜透析管及瓶装腹透液,开展了中国首例腹膜透析治疗用于救治急性肾衰竭患者,为推动中国腹膜透析技术的发展奠定了重要基础。

二、透析的发展和应用

(一)血液透析的发展和应用展望

1. **抗凝剂** 随着普通肝素的问世和提存,体外抗凝已经不是阻碍血液透析顺利进行的难题。随后陆续出现的低分子肝素、阿加曲班、枸橼酸钠等抗凝药物,大大丰富了血液透析患者的抗凝选择。

2. **血管通路** 在透析治疗开始的早期,每次透析均穿刺动静脉,透析结束时再做血管结扎。反复的血管穿刺势必对血管造成损害，影响血液透析治疗的长期进行，所以当时透析仅限于抢救急性肾衰竭和中毒患者。对于需要终身透析的慢性肾衰竭患者而言，他们很难得到长期、稳定的血液透析治疗。

1960 年，美国的昆顿（Wayne Quinton）和斯克里布纳（Belding Hibbard Scribner）发明了动静脉外瘘技术，他们使用涂有聚四氟乙烯的塑料试管来连接动脉和静脉，即透析机器可重复连接到这个"分流器"，利用这个装置他们首次建立了动静脉的连续血液循环，为血管透析通路发展的第一个里程碑。1961 年，英国的谢尔顿（Shaldon）等采用塞尔丁格（Seldinger）技术在同一侧股静脉插入导管，建立静脉通路进行血液透析，开创了通过中心静脉留置导管建立通路的先河。1966 年，布雷西亚（Brescia）及齐米诺（Cimino）报道了 13 例桡动脉 - 头静脉内瘘取得成功，自体动静脉内瘘作为一种最重要的永久性血管通路一直沿用至今，是血液透析通路发展的第二个里程碑；但是也有两个主要缺点：一是老年人和肥胖患者很难找到理想的静脉回路血管以建立成功的内瘘，二是自体内瘘需要较长的时间"成熟期"才能应用。1970 年，吉拉德特（Roland E. Girardet）首先进行了移植血管内瘘成形术。移植血管内瘘的发展为那些需要长期透析又不能建立自体血管内瘘的患者提供了帮助。1978 年，甘贝尔（Gambell）报道了聚四氟乙烯人造血管在临床中的应用。在 20 世纪 80 年代后期，半永久性皮下隧道带涤纶套的留置导管被用于血液透析通路，并发挥越来越重要的作用。无论是移植血管内瘘还是带涤纶套的中心静脉导管，在制作材料和工艺方面都在不断更新换代，以满足患者多元化的治疗需求。

3. 透析的设备和透析的模式 1967 年，立普斯（Lipps）发明了空心纤维透析器，其体积小，具有透析效率高、除水能力强等优点，逐渐成为主流透析器。后来科学家们又制作出多种满足患者不同治疗需求的透析器，大大拓宽了血液透析的适用范围。

最初，人们只能进行普通的血液透析。随着透析设备的不断发展和完善，新的治疗模式不断出现。1967 年，血液滤过应用于临床；1972 年，血液灌流被用于抢救肝性脑病患者获得成功，间断离心分离血浆的方法开始应用；1976 年，连续性动静脉血流滤过应用于临床；1979 年，免疫吸附开始应用，2 级滤过法行血浆置换首次使用，冷滤过法血浆置换技术设计成功；1988 年，可调钠血液透析机，高通量、高效透析机出现；1992 年，连续性高通量透析、连续性高容量透析出现，在线血液透析滤过机被研制生产；1996 年，连续性肾替代疗法应用于 ICU 急性肾衰竭治疗。

传统的血液透析，患者需要定期（一般是每周 3 次）去医院接受治疗，这大大影响了患者的工作和生活。2019 年新冠肺炎疫情的暴发，使到透析中心进行血液透析的缺点凸显：隔离措施让很多人的血液透析得不到保障，大量患者同时在一个封闭的透析中心透析也增加了感染的风险。而家庭血液透析则较好地解决了这些问题。家庭血液透析，是指需要血液透析的患者，自己或者在家庭成员的协助下，在家中完成血液透析的过程。家庭血液透析可以让患者的透析治疗更自由，时间安排更灵活。研究结果显示，与其他透析方式相比，家庭血液透析的患者生存时间更长，并发症更少，生活质量更高。但是由于家庭透析设备对患者自我操作的要求较高，也限制了它的应用。2020 年，美国 FDA 批准上市了新一代的家庭血液透析设备（Tablo），进一步简化了家庭透析设备的安装和使用程序，使得患者能够自如地独立完成血液透析。2020 年 4 月，中国大陆第一例家庭血液透析由上海仁济医院专家团队首次开展。相信在不久的将来，这种治疗模式将得以不断推广。

为了让患者的透析体验更好，科学家们一直致力于研制体积小、质量轻、便于携带，可供出差和旅游时使用的小型人工肾，这就是可穿戴式人工肾。1975 年，日本人江良利用 TM-101 和 REDY 透析液吸附再循环装置，制成体积 40 cm × 35 cm × 15 cm、质量 9.2 kg 的携带型人工肾，为可穿戴式人工肾的前身。1978 年，日本人阿岸三研制成一种夹克式人工肾，将透析液、血泵、吸附剂和透析器均放在夹克衫内穿在身上，总质量只有 4.5 kg，可连续工作。虽然小型人工肾发展受到抗凝剂、能源和代谢物排泄再生问题的限制，但科学家们通过刻苦钻研，克服了一个个技术难题。2018 年，美国 FDA 批准的一款可穿戴式血液透析装置，已经完成了三期人体试验。

这款设备质量只有 0.9 kg,但透析效果非常好,可以让患者肾功能维持在相当于慢性肾病 3 期的水平。期待这一装备能够尽快走向市场,以满足患者的治疗需求。

（二）腹膜透析模式的发展和应用展望

在田克霍夫发明的透析管成功地解决了长期和重复将腹膜透析液放入和排出腹腔的管路问题后,用间歇性腹膜透析(intermittent peritoneal dialysis, IPD)治疗的慢性肾衰竭者逐年增加。腹膜透析可以居家操作,减少了患者对医院的依赖,但 IPD 需要频繁进行更换腹膜透析液操作,大大影响患者正常的生活和工作。1978 年,波波维奇(Popovich)报道了临床上应用持续不卧床腹膜透析(continuous ambulatory peritoneal dialysis, CAPD)治疗慢性肾衰竭患者,获得满意的疗效。这种治疗模式大大节省了换液操作的频次和时间,使患者能够从治疗中解放出来,得以更好地回归社会。后来,加拿大学者欧瑞泊洛斯(Dimitrios G. Oreopoulos)等用塑料袋透析液取代玻璃瓶装透析液,使腹膜透析液的运输和保管更加方便,更加有利于患者在家中操作。

随着社会经济的发展,透析患者回归社会的诉求越来越强烈,腹膜透析家庭治疗模式及近年来自动化腹膜透析(automated peritoneal dialysis, APD)越来越得到医患的青睐。APD 为使用机器替代手工,在夜间睡眠中完成腹膜透析的一种治疗模式,这极大减少了手工操作的时间,也使患者白天能够相对正常地工作和生活。随着互联网 + 医疗的发展,APD 还能实时上传患者的治疗数据,有助于随访的医护人员及时发现患者治疗过程中的问题,并给予针对性处理,从而提高随访质量,改善患者预后。目前,发达国家腹膜透析患者中 APD 的比例超过 50%,随着经济发展和医疗水平的提高,患者对生活质量提出了更高的要求,可以预见在不远的未来,APD 会有更广泛的应用前景。

2019 年,新加坡的研究团队开发了一种可穿戴式的新型腹膜透析装置——AWAK 人工肾。与传统的腹膜透析相比,它不需要更换大量的腹膜透析液,患者不必每天进行 2～4 次腹透换液操作,可背着装置随意走动。早期的人体试验结果表明,这一设备可以安全地为患者清除毒素。期待不久的将来,可穿戴式的腹膜透析装置也能够面向市场,满足多样化的患者治疗需求。

(陈 崴 卿 平)

第七节 细菌理论与抗生素治疗

细菌感染一直是困扰人类健康的问题,抗生素被认为是医学史上最伟大的成就之一,其发现过程也极具启发性。

一、细菌的发现

人类对细菌的认识经历了漫长的历史。从远古时代起,人类就受到各种传染性疾病的困扰。在当时落后的条件下,只能凭感性认识进行估计或推测传染病的病因和流行规律。直到 1676 年,荷兰人列文虎克采用自制的显微镜从雨水、牙垢中观察并描述各种微生物,人们才开始对细菌有了初步的认识。

19 世纪 60 年代,法国科学家巴斯德通过"S 形曲颈瓶"实验证实有机物的发酵是因酵母的作用,使人们认识到不同形态的微生物,其代谢产物也不相同,开始了研究细菌代谢产物的生理学阶段。随后他还对当时流行的疾病,如蚕病、鸡霍乱、炭疽及狂犬病的病原体进行了研究。

19 世纪末,英国外科医师李斯特受巴斯德研究工作的启发,认识到伤口感染可能与细菌感染有关,便采用苯酚(石炭酸)喷洒手术室并采用煮沸法处理手术器械,创立了外科无菌手术。

1877 年,德国医师科赫第一次发明了细菌照相法。他先将细菌干燥固定,再用甲基蓝进行染色,然后为它们照相。1881 年,他使用无菌的土豆片作为固体培养基,同时尝试用明胶加入培养基中,首次配制成了固体培养基,借此,科赫从传染病患者排泄物或其他标本中分离出单个菌落,对各种细菌分别培养研究,以确定细菌和疾病的关系。炭疽杆菌是他分离的第一种细菌,科赫将该菌接种于健康动物引起相同的疾病后,再从该动物体内分离出同样的细菌,从而证实该菌是病原菌。据此,科赫提出了确定病原菌的标准,即科赫法则(Koch rule),对鉴定病原菌起到了重要的指导作用。1882 年,科赫还成功地分离、鉴定了结核分枝杆菌、霍乱弧菌,并获得了1905 年的诺贝尔生理学或医学奖。在他的带动下,许多对人和动物致病的重要细菌被发现,如脑膜炎奈瑟菌、痢疾志贺菌、白喉棒状杆菌等,开创了细菌学研究的黄金时代。1983 年,澳大利亚科学家马歇尔(Barry James Marshall)和沃伦(Robin Warren)因从胃炎组织标本中分离出幽门螺杆菌,并证实该菌是胃炎和消化道溃疡的病原菌,获得了2005 年的诺贝尔生理学或医学奖。

20 世纪 40—70 年代末,细菌学走出了独自发展、以应用为主的研究范围,与生物学发展的主流汇合、交叉,获得了全面、深入的发展。细菌是简单的单细胞生物,对环境因素敏感,容易获得各类突变株。生命科学由整体或细胞研究水平进入分子水平,细菌起了重要甚至关键的作用。1962 年,内森斯(Daniel Nathans)用大肠埃希菌表达噬菌体衣壳蛋白;1967 年,阿尔伯(Werner Arber)发现细菌甲基化酶;1970 年,史密斯(Hamilton Othanel Smith)发现细菌限制性内切酶,广泛应用于分子生物学研究,他们3 人共同获得了1978 年的诺贝尔生理学或医学奖。1988 年,穆利斯(Kary Banks Mullis)从耐热菌中分离出耐热 DNA 聚合酶,建立聚合酶链反应(PCR),获得了1993 年的诺贝尔生理学或医学奖。对于细菌的转化、转导、接合、操纵子模型、质粒、转座子、限制性内切酶、反转录酶的许多新发现,不仅使微生物学的理论和应用获得长足发展,而且极大地推动了现代生物学特别是分子生物学的建立和发展,为基因工程、重组 DNA 技术的建立做出了巨大贡献。

二、抗生素的发现

对抗生素的研究,可追溯至古代的传说或记载。从中国的古籍中,可以找到很多利用微生物或其产物治疗疾病的记载。例如《本草拾遗》所载蠕虫尘土和胡燕窠土能治疗疮痈等恶疾,很可能就是利用尘土中微生物所产生的抗微生物物质的作用。欧洲、南美等地在数世纪前也曾应用发霉的面包、旧鞋、玉蜀黍等来治疗溃疡、肠道感染、化脓创伤等疾病。

随着微生物学的发展,从 19 世纪 70 年代起,微生物间的拮抗现象被各国学者陆续发现并报道。

1874 年,英国学者罗伯茨(William Roberts)在英国《皇家学会会报》上首次发表拮抗现象的报道,标志着人类在抗生素的发现过程中迈出了第一步。1876 年,欧洲物理学家廷德尔(John Tyndall)报道了青霉菌溶解细菌的现象,并指出在真菌和细菌为生存而进行的竞争中,真菌通常是胜利者。1877 年,巴斯德和朱伯特(Joubert)首先发现,给动物接种无害细菌后抑制了炭疽病状的发生,并且微生物之间有拮抗现象。1885 年,欧洲学者巴比斯(Babes)和科尼尔(Cornil)研究细菌彼此之间的相互作用,并采用了交叉划线技术来研究抗生素的作用和相互影响。19 世纪 80 年代后期和 90 年代涌现出大量研究这种微生物的抗菌活性的论文,其中最有名的是美国学者埃默里奇(Emmerich)和洛(O. Low)在 1899 年发表的论文,他们利用假单胞杆菌的无细胞提取物局部治疗伤口感染,并取得了较好的效果。到 20 世纪初,学者们已经发现并证明了微生物间拮抗现象大量存在,并且证实在某种情况下,这种作用是由会扩散的抗生物质引起的,各式各样的青霉菌菌株和铜绿假单胞菌成了引人注目的研究对象。

虽然人们认识了微生物的作用,但抗生素的研究进展仍十分缓慢。在 1920 年后的将近 10 年中,也只有美国学者格兰泰(Gratia)和帕斯(Path)发现了放线菌素,美国学者威瑞德(Wrede)和斯特朗克(Strack)提出了绿脓菌素等。而这些物质抗菌效力不高或毒性较大,所以它们的发现并未引起多大的反响。就连 1928 年弗莱明发现青霉素在当时也并不为人们所重视。

美国学者弗莱明发现青霉素是医学研究中偶然性作用的经典事例。在研究葡萄球菌的菌落形态时,他的实验平板中的一个菌落偶然被青霉菌污染。他用放大镜检查了这个平板,发现青霉菌菌落周围的葡萄球菌菌落被明显溶解。弗莱明认为,这是微生物拮抗现象的一个有趣例子,并进一步研究这一现象。他有意识地在葡萄球菌培养物平板和其他微生物上接种了青霉菌,证实了青霉菌对葡萄球菌和许多其他细菌均有裂解作用。然后,弗莱明转向研究青霉菌培养物的无细胞提取物,发现它们有显著的抗细菌作用,并试着用培养物的滤液局部治疗伤口感染,取得了一些成功。1929 年,弗莱明将真菌培养物的滤液中所含有的抗细菌物质定名为青霉素并予以报道。可惜的是，因为无人理会，弗莱明没有对青霉素进行深入探讨，以致中断了这项工作。进一步推动抗生素发展的是英国学者弗洛里（Howard Walter Florey），他在1938—1939年对已知由微生物产生的抗生物质进行系统的研究，弗莱明发现的青霉素是最引起他注意的物质之一，并对青霉菌培养物中的活性物质——青霉素进行提取和纯化。因为对青霉素的研究结果，弗莱明和弗洛里共同获得了1945年的诺贝尔生理学或医学奖。到1940年，已经制备出纯度可满足人体肌内注射的制品。在首次临床试验中，虽然青霉素的用量很少，但疗效却非常惊人。人们不再怀疑青霉素是有效的抗菌药物，感染性疾病的治疗得到很大的改善。正是这种有神奇疗效的抗生素，使成千上万受死亡威胁的生命得以幸存。青霉素成为第一个作为治疗药物应用于临床的抗生素。

随着微生物学、生物化学、有机化学基础理论的发展及分子遗传学和新技术的进步，在青霉素卓越疗效和医疗需要等因素的推动下，抗生素研究工作飞速地向前迈进。美国学者瓦克斯曼（1952年诺贝尔奖获得者）是抗生素研究历史中的一位重要人物。他和他的学生杜博斯（René Jules Dubos）抛弃了传统的"碰运气"式分离抗生素的方法，开始通过筛选成千上万的微生物来有意识、有目的地寻找抗生素。1944年，他们发现了一种新抗生素——链霉素，是由灰色链霉菌产生的。在当时看来，链霉素是青霉素一种非常理想的补充。青霉素作用于革兰氏阳性菌，链霉素则作用于革兰氏阴性菌及青霉素无效的分枝杆菌，且这两种抗生素之间无交叉抗药性。随后，人们又发现了氯霉素（1947）、金霉素（1948）、新霉素（1949）、土霉素（1950）和四环素（1953）等抗生素，在短短的30年中，人们研究了近3 000多种抗生素，经常用于临床的有60多种。

进入20世纪60年代后，人们从微生物中寻找新抗生素的速度明显放慢，取而代之的是半合成抗生素的出现。1958年，席恩（Sheen）合成了6-氨基青霉烷酸，开辟了生产半合成青霉素的道路。在此后的几年中，科研人员开发出了整整一个家族可按常规制造的半合成青霉素，如非奈西林（苯氧乙基青霉素）、甲氧西林、氨苄西林（氨苄青霉素）等不同特点的抗生素。1961年，美国学者亚伯拉罕（Edward Abraham）从头孢霉菌代谢产物中发现了头孢菌素C。由于合成化学的进展和技术难关的攻克，将头孢菌素C水解，加上不同侧链后，成功地合成许多高活力的半合成头孢菌素。经过20年的发展，头孢菌素一代、二代、三代相继出现。如今，以青霉素、头孢菌素为主体的 β- 内酰胺类抗生物已成为最重要的化学治疗剂。

自从弗莱明于1928年发现青霉素至今，抗生素已经拯救了无数条生命。然而，这类神奇的药物如今却正面临着窘境。近年来，微生物对许多最有效的抗生素已经出现抗药性，细菌耐药性逐年增加致使一些抗生素疗效降低，一些不致病的细菌成为条件致病菌等。为解决这些问题，科研人员除继续致力于筛选对耐药菌有效并且具有新抗微生物谱和新作用机制或新作用靶位的抗生素之外，开始寻找提高抗生素效能、增强宿主防御功能的"抗菌"物质。如 β 内酰胺增强剂、药物渗透促进剂（磷霉素）、抗生素钝化酶抑制剂（棒酸）、药物排出阻滞剂（维拉帕米）、细菌生物被膜形成抑制剂等。

三、幽门螺杆菌与消化性溃疡

虽然早在17世纪，人们就已经知晓细菌密切影响着人类的健康，并可导致多种疾病的发生。但直到20世纪80年代，幽门螺杆菌（*Helicobacter pylori*，Hp）在消化性溃疡发病中起的重要作用才被认识到。

消化性溃疡是胃肠道黏膜被胃酸及胃蛋白酶消化而导致的溃疡，通常好发于胃及十二指肠。患者主要表现为中上腹痛和反酸，呈周期性和节律性发作，通常与进食相关。消化性溃疡是一种临床上十分常见的疾病。据统计，欧美消化性溃疡患者占总人群的6%～15%。中国目前统计住院人群中有1/6～1/3存在消化道溃疡。其发病的病因众多，包括胃酸分泌过多、不规律饮食、饮酒及吸烟等不良生活习惯，非甾体抗炎药或化学治疗药物的不良反应，以及长期焦虑、紧张情绪及应激反应等精神－心理因素。而Hp感染也是导致消化性溃疡的一个不容忽视的原因。

Hp是目前已知的唯一能够黏附并在人胃中生

存的微生物种类,最早在 1875 年由一名波兰医师在人尸体胃里发现并报道,是一种呈弯曲螺旋状的革兰氏阴性微需氧菌(图 5-12)。1954 年,美国科学家帕尔默(Palmer E.D.)为了验证 Hp 的存在,研究了 1 000 多例胃病患者的胃组织标本,没有发现任何细菌生长的迹象,但在一些患者口腔中找到了这种螺旋状细菌。因此帕尔默推测,人体死亡后胃内的细菌可能来自口腔的污染。随着胃镜检查和电镜的问世,1981 年澳大利亚科学家马歇尔和沃伦对 100 例接受胃镜检查及活检的胃病患者的病理组织进行了研究,发现所有十二指肠溃疡、大多数胃溃疡患者的胃黏膜病理组织染色涂片中均能找到这种细菌,而发现的位置正是胃部炎症及溃疡的发生部位。次年,他们第一次在体外成功培养了 Hp,并将此结果撰写成论文投稿至当年的澳大利亚和美国的消化病年会,结果均遭到了退稿。经过多次失败之后,为了进一步证实这种细菌就是导致胃炎及胃溃疡的罪魁祸首,马歇尔不惜牺牲健康喝下含有这种细菌的培养液,在喝下数日后果然出现了上腹不适、恶心、呕吐等一系列消化道症状,并且病理学检查发现他的胃组织中存在 Hp 感染。于是他们提出 Hp 是胃炎和消化性溃疡的病因之一,并在 1984 年将这一发现发表于《柳叶刀》(Lancet)杂志上。成果发表后立刻在国际消化病学界引起了轰动,掀起了全世界研究 Hp 的热潮。马歇尔和沃伦凭借首次发现 Hp 与胃炎及消化性溃疡的关系而获得了 2005 年诺贝尔生理学或医学奖(图 5-13)。

Hp 可在人际通过口—口传播。目前,Hp 在

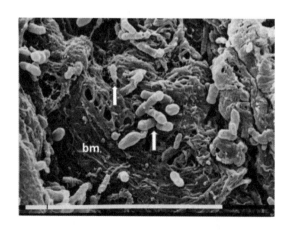

图 5-12　胃黏膜(bm)上幽门螺杆菌(白色箭头)电镜图像

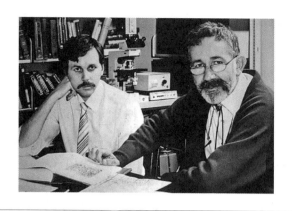

图 5-13　马歇尔(左)与沃伦(右)

中国的感染率较高,为 50%~70%。根据中华医学会消化病学分会幽门螺杆菌和消化性溃疡学组发布的报告,约 7 亿中国人感染了 Hp。但只是其中 15%~20% 的人群可能会发生消化性溃疡,而多数感染者无明显症状和并发症。而在溃疡患者中,70% 左右的胃溃疡及 95%~100% 的十二指肠溃疡患者均伴有 Hp 感染,并且感染者溃疡发生率显著增加。在发现 Hp 之前,科学家们认为胃酸是导致溃疡的主要原因,于是便有“无酸无溃疡”的说法,但是用抑酸药治疗后愈合的溃疡,在停药后 1 年仍有 50%~70% 的复发率。而在根除 Hp 情况下,溃疡治愈后的复发率可降至 1%~8%,说明根除 Hp 治疗可有效降低溃疡复发概率。

在临床实践中,内镜检查是确诊消化性溃疡的主要方法。明确溃疡的患者推荐在内镜下进行快速尿素酶试验。由于 Hp 是人胃内唯一能够产生大量尿素酶的细菌,利用尿素酶分解尿素生成氨,通过试剂检验氨可确定是否存在 Hp 感染。此外,也可通过 ^{13}C、^{14}C 尿素呼气试验,粪 Hp 抗体检测、血清抗体检测等方式进行 Hp 感染检测。其中 ^{13}C、^{14}C 呼气试验由于无创、方便快捷等特点,是最受推荐的方法之一。血清学抗体检测可以判断是否存在既往感染,作为流行病学调查或不明原因消化性溃疡患者抗 Hp 治疗的依据之一。

目前,消化性溃疡的治疗原则主要是抑制胃酸分泌、保护胃黏膜屏障,尽可能消除危险因素,而其中治疗 Hp 感染也获得了国际上的广泛共识。在确诊 Hp 现症感染后,对于首次治疗的患者,多项指南均推荐采取 4 药联合治疗方案,即两种抗生素联合

一种质子泵抑制剂(胃酸抑制剂)和一种铋剂(胃黏膜保护剂),根治有效率可达90%以上。可根据不同地区Hp耐药率情况进行抗生素用药方案调整。对于初次治疗失败的患者,由于个体既往应用过任何一种提议的关键抗菌药物均可在后续治疗中耐药,可采取有创方式进行药物敏感试验,确定抗生素治疗方案而提供更加针对性的治疗。而合并消化性溃疡患者的抑酸治疗可适度延长直至病变愈合。在治疗后,这类消化性溃疡患者仍需密切观察有无相关临床症状,定期复查内镜及^{13}C、^{14}C呼气试验,随时掌握病情的变化。在日常生活中,建议在进餐时使用公筷,定期消毒厨具餐具,注意饮食卫生以预防Hp感染。

抗Hp感染是治疗消化性溃疡的里程碑,开启了凭借药物能够基本治愈消化性溃疡的新纪元,这项发现真实地改变了人们的认知及消化性溃疡的治疗方式。正是马歇尔与沃伦多年来的坚持,造福了数以亿计的患者。他们发现Hp的故事也激励着后人不断追求进步,勇于探索真理。

(许丽霞 李为民)

第八节 病毒引起的慢性病

一、宫颈癌

宫颈癌是最常见的妇科恶性肿瘤之一,高发年龄为35~54岁女性。据WHO的数据显示,2018年全球估计有超过57万新发病例和31万死亡病例发生,中国每年女性宫颈癌新发病例超过15万例。宫颈癌已成为全世界第四大女性常见的恶性肿瘤,其发病与人乳头瘤病毒(human papilloma virus,HPV)持续感染、性生活过早(<16岁)、多名性伴侣、吸烟、性传播疾病、经济状况低下等因素相关。其中,高危型人乳头瘤病毒的持续感染是最重要的病因。

HPV是一类广泛分布于人类和动物的球形DNA病毒,具有高度的宿主特异性,只有人类会被HPV感染(图5-14)。HPV侵入人体后,停留并生长在人类表皮及黏膜鳞状上皮中,不产生病毒血症,但可引起人类皮肤黏膜异常增殖,例如,生长在生殖

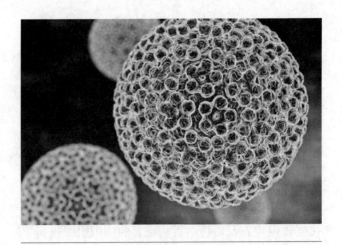

图5-14 人乳头瘤病毒电镜图

器官周围皮肤和黏膜上可形成寻常疣或尖锐湿疣,生在黏膜鳞状上皮可引起肿瘤病变如宫颈癌。对于高危型人乳头瘤病毒感染患者,若不进行相应的医学干预,发展为宫颈癌的自然历程为15~20年,免疫功能低下的女性进展更快,5~10年可发展为宫颈恶性肿瘤。

发现HPV与宫颈癌的关系如何,要归功于德国病毒学家豪森(Harald zur Hausen)等的研究。豪森1936年出生于德国,他从小立志成为一名医学科学工作者,1960年从杜塞尔多夫大学博士毕业后,先后在杜塞尔多夫大学、费城儿童医院病毒实验室、海德堡大学等机构任职。豪森一直专注于挖掘人乳头瘤病毒与宫颈癌之间的关系,1976年提出了HPV是宫颈癌病因的研究假说。1983—1984年,豪森采用DNA印迹法(Southern blotting)在宫颈癌标本中鉴定了HPV16和18型,进而确定约有70%的宫颈癌病变切片中可发现HPV 16型及18型。经过10余年的深入研究,豪森最终成功证实人乳头瘤病毒与宫颈癌的直接关系,提出特定类型的人乳头瘤病毒是引发宫颈癌病变的其中一个病因,为后续的宫颈癌的防治奠定了基础。豪森的贡献使宫颈癌成为少数病因明确的肿瘤之一,并为宫颈癌的防治提供强有力的医学依据,豪森也因此获得2008年诺贝尔生理学或医学奖(图5-15)。

在临床实践中,证实HPV作为宫颈癌的原因对宫颈病变筛查起到很大的作用,大部分性活跃的男性与女性一生中均可能有过HPV感染。然而,HPV

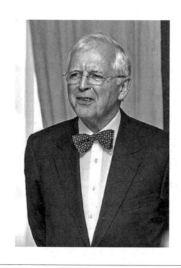

图 5-15　豪森（Harald zur Hausen）

有 200 多种分型，其中只有高危型 HPV（如 16、18、31、33、35、39、45、51、52、56、58、59、66、68 型 等）的持续感染与癌症的发生、发展密切相关。其中，豪森最早发现的 HPV 16 型和 18 型是两种最常见的高危类型。目前，对宫颈癌的早期筛查采用"三阶梯"方案，即子宫颈细胞学检查（包括巴氏涂片法或液基细胞涂片法）、高危型 HPV 检测及阴道镜检查、宫颈活检方案。随着筛查的普遍实施及癌前病变的规范管理，宫颈癌的发生率在显著下降。

三阶梯方案规范化筛查是宫颈病变二级预防的重要手段，然而，在某些医疗条件较差地区，由于疏于筛查保健，仍然存在大量初诊即诊断为中晚期宫颈癌的患者。作为一级预防，人乳头瘤病毒疫苗的出现为宫颈癌的预防带来了曙光。

接种人乳头瘤病毒疫苗可以预防 HPV 感染和 HPV 相关性疾病。该疫苗最早由中国科学家周健与澳大利亚科学家弗雷泽共同研制成功。科学家利用基因重组的方法，通过组装具有天然空间结构的 L1 晚期蛋白病毒样颗粒（VLPs），形成一种类似病毒的空心颗粒作为靶抗原。这种人工合成的基因工程疫苗不携带病毒基因，无传染性。经注射后可诱发机体产生对抗靶抗原的高滴度的中和性抗体，中和病毒。2006 年，经美国 FDA 批准，第一个 HPV 四价疫苗上市后，陆续有针对高危型 HPV 的二价疫苗、九价疫苗研发、注册及上市。目前二价 HPV 疫苗和四价 HPV 疫苗已在全球 130 多个国家和地区注册上市。3 种 HPV 疫苗分别针对不同型别的病原体感染，二价 HPV 疫苗可预防 HPV 16、18 型感染，四价 HPV 疫苗可预防 HPV6、11、16、18 型感染，九价 HPV 疫苗可预防 HPV6、11、16、18、31、33、45、52、58 型感染。

由于人乳头瘤病毒与宫颈癌有密切关联，HPV 疫苗已纳入全球多个国家和地区的免疫规划蓝图中。据报道，2008 年始，苏格兰地区针对 12～18 岁的女性进行二价 HPV 疫苗接种，7 年的横断面研究结果显示，接种 HPV 疫苗后，该地区 12～13 岁的女性与接种前队列相比，HPV16/18 的流行率下降了 89%（95%CI 85.1%～92.3%），宫颈上皮内瘤变（CIN）3 级以上的保护率达到 86%（95%CI 75%～92%），同时还产生疫苗之间的交叉保护效应，HPV31/33/45 型的感染风险也有明显下降。此外，2007 年澳大利亚将 HPV 疫苗推广到 12～13 岁女性人群，2005—2015 年，18～24 岁女性的 HPV 流行率从 22.7% 下降至 1.1%。美国对青少年接种 HPV 疫苗的推荐年龄为 11～12 岁，研究表明，因为 HPV 疫苗的普及，美国宫颈癌的发病率正在逐渐下降。目前，3 种型别的 HPV 疫苗均已在中国上市，中国青少年女性 HPV 疫苗的接种率由于各级政府的重视，正在逐年上升。

对宫颈癌的机制研究不仅明确了人乳头瘤病毒这一病因，更将基础医学领域的发现转化为临床实践的利器，通过"三阶梯"筛查和 HPV 疫苗进行有效预防，使宫颈癌成为目前少数病因明确、可早期预防及治疗、有望彻底根除的癌症之一。

二、病毒性肝炎

病毒性肝炎的历史可以追溯到几千年前，2 000 年前中国就有发生"肝瘟"的记录。《黄帝内经》及《医部全录》中记载，"肝瘟"以疲乏、食欲减退、厌油、肝大、黄疸等为主要表现并具有传染性，这与目前病毒性肝炎的临床表现相似。据记载，在 19 世纪初美国的南北战争中，军队中也出现了与现在病毒性肝炎类似的流行性黄疸病，被称为"军营黄疸"。

为了寻找病毒性肝炎的传播途径和病原体，人们进行了几个世纪的探索。1895 年和 1940 年，在德国和巴西都暴发了由接种了人血清制备的疫苗后的黄疸病例,并造成数人死亡,于是科学家们推测此病可通过血液、体液途径传播。1942年,维也纳大学的1名医师和3名医学生自愿吞食了1名传染性肝炎患者的胃液,3周后所有吞食了患者胃液的志愿者都出现了急性肝炎的体征和症状,提示肝炎不仅可以通过血液、体液传播,也可通过消化道传播。在1947年,英国医师麦凯阿伦提出把因经消化道传播引起的肝炎称为"甲型肝炎",因经血液途径传播引起的肝炎称为"乙型肝炎"。26年后,人类终于成功分离出甲型肝炎和乙型肝炎病毒。在接下来的10多年当中,科学家们又陆续发现了丙型、丁型、戊型肝炎等其他类型病毒性肝炎,其中发现丙型肝炎病毒的科学家阿尔特(Harvey James Alter)、霍顿(Michael Houghton)和赖斯(Charles Moen Rice)还共同获得了2020年的诺贝尔生理学或医学奖(图5–16)。

现在已知的许多病毒都会引起肝炎,但目前世界上主要的5种病毒性肝炎分别是由嗜肝性病毒甲型肝炎病毒(HAV)、乙型肝炎病毒(HBV)、丙型肝炎病毒(HCV)、丁型肝炎病毒(HDV)、戊型肝炎病毒(HEV)所引起。甲型肝炎和戊型肝炎主要通过粪—口途径传播,而乙型、丙型和丁型肝炎主要通过血液、体液传播。无论这些嗜肝性病毒是通过血液还是肠道系统进入,最终大部分肝炎病毒都会进入肝细胞,复制并排出产生新病毒。病毒在肝细胞内的活动、复制、排出会影响肝细胞的功能并引起肝细胞变性、坏死,同时会使肝产生不同程度的炎症细胞浸润、间质增生和细胞再生。

大多数的病毒性肝炎是急性的,并且具有自限性,但乙型、丙型和戊型有可能变成慢性。急性感染时,根据严重程度各异,肝细胞受到不同程度的损伤,严重时肝细胞大片坏死,并无明显的肝细胞再生,整个肝萎缩,肝功能受到严重影响甚至是肝衰竭。慢性感染时,虽然损伤的肝细胞会再生,但是再生的肝细胞体积比原来的肝细胞大,而且由于支持肝细胞的网状结构支架塌陷,肝细胞往往排列成结节状,导致肝原有结构紊乱,形成肝硬化等改变,长期感染也会增加患肝癌的风险。

全球每年感染肝炎病毒的人数是感染HIV人数的10倍,因病毒性肝炎死亡的人数超过了100万。病毒性肝炎给社会带来巨大经济负担和严重的公共卫生问题,使人们对疾病的防治面临严峻挑战。2006年,中国疾病预防控制中心开展的乙型肝炎(简称乙肝)血清流行病学调查结果显示,中国约有9 300万乙肝病毒携带者,每年因该病的国家支出至少达5 000亿人民币,因此国家卫生部(现为卫生健康委员会)将乙肝列为重点控制的传染病。病毒性肝炎给全球带来了极大的疾病负担,因此防治病毒性肝炎十分重要。

病毒性肝炎的治疗因不同病原体、不同临床类型及组织学改变而不同。各型病毒性肝炎的治疗原则主要是足够的休息、合理饮食,辅以药物治疗,避免饮酒、过劳和损害肝的药物。急性肝炎一般为自限性,多以对症支持治疗为主,除了急性丙型肝炎外,一般不采用抗病毒治疗。慢性病毒性肝炎根据患者情况采取综合治疗方案,除了一般的支持治疗、心理治疗外,还需进行抗病毒、抗纤维化等治疗。重症肝炎肝衰竭由于病情发展迅速,病死率高,需要积极抢救,预防并发症,调节免疫,并辅以人工肝支持,争取适当时期进行肝移植治疗。

人们几个世纪以来对病毒性肝炎的探索不仅明确了其病原体和传播途径,更将基础医学领域与临床相结合,通过控制病原体、传播途径和注射病毒疫苗预防病毒性肝炎的流行与传播。中国将乙型肝炎作为4个重大传染病之一,并增强了各项病毒性肝炎防治力度,积极开展各项科学研究,制订防治策略,采取综合措施,现已经取得明显效果。针对甲型肝炎病毒和戊型肝炎病毒的传播途径,加强粪便、水源管理,做好卫生消毒可以有效地控制其传播。对于乙型、丙型、丁型肝炎,养成良好的个人卫生习惯,

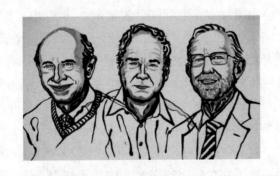

图5–16 阿尔特(左)、霍顿(中)和赖斯(右)

对于注射用具实行一用一消的措施,严格处理带血及体液污染物,加强血制品的管理等方法,也很好地控制了其传播。人群对病毒性肝炎普遍易感,通过注射疫苗的方法可以有效地保护易感人群,特别是注射乙肝疫苗是中国预防和控制乙肝流行的最关键措施,但目前对丙型、丁型肝炎尚缺乏特异性免疫预防措施,防治病毒性肝炎还有很长的路要走。

第九节 免疫反应与免疫治疗

一、免疫反应

免疫反应是机体受到病原体感染后,产生以保护性抗体和效应性 T 细胞为主的记忆性保护反应,以抵抗和清除病原体,维持机体健康。

(一)免疫反应的过程

当细菌或病毒这些抗原进入机体后,被单核巨噬细胞或其他抗原提呈细胞(APC)摄取、加工处理。APC 表面的主要组织相容性复合体(MHC)-抗原肽复合物与 T 细胞受体(TCR,包括 CD4 和 CD8)相互作用结合为 T 细胞活化第一信号,APC 表面的共刺激分子与 T 细胞表面相应配体相互作用是 T 细胞活化的第二信号,第二信号包括增强性信号(B7-1、B7-2/CD28、ICAM/LFA-1、LFA-3/CD2、B7-H2/ICOS 和 CD40/CD40L)和抑制性信号(B7/CTLA-4、PD-1/PD-1L),增强性信号促进 T 细胞的活化,而抑制性信号可终结 T 细胞应答。除了上述双信号,T 细胞活化还需要多种细胞因子,活化的 APC 和 T 细胞可分泌白细胞介素(IL-1、IL-2、IL-4、IL-6、IL-10、IL-12、IL-15)和 γ 干扰素(IFN-γ)等多种细胞因子,这些细胞因子在 T 细胞激活中发挥重要作用。初始 $CD4^+T$ 细胞激活后分化为辅助性 T 细胞(Th 细胞),进一步分化为 Th1、Th2、Tfh、Th17、Th22 等细胞。初始 $CD8^+T$ 细胞活化、分化为细胞毒性 T 细胞,T 细胞分化后具有分泌细胞因子或细胞杀伤的功能。随着抗原的清除,大部分活化 T 细胞死于细胞凋亡,少数抗原特异性 T 细胞分化为长寿命的记忆 T 细胞,在再次抗原刺激时发挥快速的免疫应答作用。B 细胞通过 B 细胞受体(BCR)识别抗原,BCR 辅助受体复合物加强第一活化信号的转导,活化的 Th 细胞表

达 CD40L 向 B 细胞提供第二活化信号,同时,活化的 Th 细胞通过分泌 IL-21、IL-2、IL-4、IL-6 等细胞因子作用于活化 B 细胞分化的不同阶段,促进 B 细胞的分化增殖。B 细胞分化增殖变为可产生抗体的浆细胞,浆细胞分泌大量的抗体分子进入血液循环。免疫效应细胞和抗体发挥作用将抗原灭活并从体内清除。部分 B 细胞分化为记忆 B 细胞,一旦再次遭遇同一种特异性抗原即迅速活化、增殖、分化,产生大量高亲和力特异性抗体。

(二)免疫反应的类型

特异性免疫获得的方式有自然免疫和人工免疫两种。

自然免疫是指机体感染病原体后建立的特异性免疫,包括主动自然免疫和被动自然免疫。主动自然免疫是指机体接触病原体后,产生免疫应答,合成抗体,产生免疫记忆。之后再次接触这种致病微生物时,宿主已有部分防御能力并产生更快而有效的再次免疫应答,这种应答能在显著发病前限制或消灭这种感染。被动自然免疫是指胎儿和新生儿经胎盘或乳汁从母体获得抗体,是机体的第一道防线。

人工免疫则是人为地使机体获得特异性免疫,包括人工主动免疫和人工被动免疫。人工主动免疫是指用抗原物质(如疫苗、菌苗等)接种机体,使之产生特异性免疫,从而预防感染,疫苗是最常使用的人工主动免疫制剂。人工被动免疫是给人体注射含特异性抗体的免疫血清或细胞因子等制剂,以治疗或紧急预防感染的措施。这些物质虽然能使接种者立即获得保护性的免疫力,但因异种血清具有免疫原性,因此可诱发血清病和超敏反应。此外,由于保护性物质并非由被接种者自己产生,缺乏主动补充的来源,维持时间短,易被清除也严重限制了预防的期限。尽管如此,用动物的抗血清做被动免疫接种仍然是破伤风和狂犬病预防的重要手段。

二、疫苗

疫苗就是模拟抗原,注射到机体后,可以被机体免疫识别,激活 T 细胞、B 细胞,B 细胞分化为浆细胞,分泌针对该病菌的抗体,再次遇到病菌后结合并杀灭降解病菌,同时机体产生记忆 T 细胞和记忆 B 细胞,记忆细胞再次接触该病菌时,快速激活的记忆

B细胞分泌抗体,可快速清除病菌而达到保护目的。疫苗接种是给健康人接种疫苗,使人在不发病的情况下,产生针对病原体的抗体,获得特异性免疫。

(一)疫苗发展简史

数个世纪以前,人类就已经知道患某些疾病后痊愈的人不再患该疾病。因此,曾经将少量天花脓疱中的液体接种到未感染个体从模拟自然感染而获得免疫力,取得了一定效果,但也有很大的感染风险。直到1796年,詹纳用风险较小的牛痘病毒作为天花疫苗获得成功,这是第一个有文献记载的使用活的、可稀释的病毒疫苗的例子,并揭开了现代免疫学的序幕。

19世纪末至20世纪初,巴斯德认为,微生物减毒或灭活后若能保持原有的某些特性,动物接种后可能轻微感染而不致死,由此可获得抵御这一微生物的能力,从而得到制备减毒活疫苗的方法,由于巴斯德等伟大科学家的巨大贡献,使这一时期成为免疫接种的标志性年代。1881年,巴斯德利用高温培养获得了减毒株,并制成了炭疽疫苗。1885年,巴斯德发明了减毒狂犬病疫苗,从而建立了用物理、化学或生物学的方法来减弱微生物的毒力,获得减毒疫苗,开始使用狂犬病疫苗进行预防接种。

1909年,预防结核病的减毒活细菌疫苗——卡介苗问世;1924年,破伤风类毒素问世;1926年,百日咳疫苗问世。由于尿囊绒毛膜病毒培养技术的发明,1932年,黄热病疫苗问世。第二次世界大战以后,由于生物技术的进展,多种疫苗相继出现,并且应用至今。1955年,注射用脊髓灰质炎灭活疫苗开始使用;1962年,口服脊髓灰质炎减毒活疫苗开始使用;1963年,麻疹疫苗开始使用;1986年,首次使用基因重组疫苗——乙肝疫苗;1990年,首次使用多糖结合疫苗——B型流感嗜血杆菌疫苗;2010年,首个治疗性疫苗前列腺癌治疗性疫苗Provenge问世,开创了癌症免疫治疗的新时代。

(二)疫苗的类型

疫苗可大致分为六大类,包括灭活疫苗、减毒活疫苗、亚单位疫苗、病毒载体疫苗、核酸疫苗(DNA疫苗和mRNA疫苗)和病毒样颗粒。由新冠病毒(SARS-CoV-2)引起的新冠肺炎已造成全球大流行。这一疫情的蔓延严重威胁着全人类的生命健康,影响了世界各个国家及地区的经济和社会稳定,也使公共卫生系统面临严峻挑战。疫苗是新冠肺炎疫情防控的关键,目前全球新冠病毒疫苗的主要类型包括灭活疫苗、腺病毒载体疫苗、RNA疫苗和重组亚单位疫苗。中国目前用得最多的是灭活疫苗,其次是腺病毒载体疫苗和重组亚单位疫苗。

1. 灭活疫苗 是选用免疫原性强的病原体,经人工大量培养后,用理化方法灭活,使之不能感染机体也不能增殖,但仍保存相应免疫原性的疫苗。灭活疫苗具有安全、易于保存和运输等优点,适合免疫力较低下的人群,但是保护期较短,引起T细胞免疫和免疫记忆方面的效果不够理想,需多次注射并配合佐剂接种。此外,操作活病毒需要特殊的生物安全设施,研发和生产人员也面临着一系列生物安全问题。目前可供应用的灭活疫苗包括霍乱、伤寒、钩端螺旋体、百日咳、狂犬病、甲型肝炎和乙型脑炎等。

2. 减毒活疫苗 是将病原微生物(细菌或病毒)反复传代,使其产生定向变异,虽保留一定的剩余毒力、免疫原性和繁衍能力,但丧失致病性的疫苗。活疫苗接种类似隐性感染或轻症感染,减毒病原体在体内有一定的生长繁殖能力,一般只需接种一次。多数活疫苗的免疫效果持久而良好,但减毒活疫苗存在恢复突变的可能性,虽然概率极低,有免疫缺陷者和孕妇一般不宜接种。目前应用的减毒活疫苗有卡介苗,以及麻疹、腮腺炎、脊髓灰质炎、风疹和水痘疫苗等。

3. 亚单位疫苗 是从细菌或病毒培养物中,以生物化学和物理方法去除有害成分和对激发机体保护性免疫无关的成分,保留其有效的免疫原性成分制成的疫苗。进入临床试验的有用百日咳杆菌丝状血凝素制备的无细胞百日咳疫苗,用流感病毒血凝素和神经氨酸酶制备的流感疫苗,用乙型肝炎表面抗原制备的乙肝疫苗。

4. 病毒载体疫苗 是以弱致病性或非致病性病毒为载体,整合某种强致病性病毒的抗原基因到载体的基因组中,使重组的病毒能在体内表达强致病性病毒的抗原蛋白,诱导机体产生免疫应答的疫苗。常用的病毒载体有腺病毒、腺相关病毒、慢病毒、疱疹病毒、流感病毒和麻疹病毒等。

5. 核酸疫苗 包括DNA和mRNA疫苗。DNA

疫苗是携带病毒抗原基因的质粒,质粒包含真核细胞强启动子和抗原基因。DNA疫苗用量只有几微克,但是能在体内引起包括CTL应答在内的持久免疫应答,DNA性质稳定,在储存运输方面也有较大优势。但是质粒需要进入细胞核进行复制和转录,一旦整合到人体基因组则有诱发肿瘤的风险。mRNA疫苗是由体外合成产生的mRNA经脂质体等纳米颗粒包裹后制成的,mRNA疫苗不进入细胞核,不会使接种者基因发生插入性突变,免疫后会被细胞降解,比DNA疫苗潜在风险小。

6. 病毒样颗粒 极大程度地保留了病毒的免疫原性,不会在体内复制并引起感染,优于减毒活疫苗。另外,病毒样颗粒不需要佐剂,比单独的亚单位疫苗能更有效地激发免疫应答。HPV病毒样颗粒疫苗已经被证实具有长期的免疫原性和安全性,在预防HPV感染和发病方面均效果良好。

三、免疫治疗

免疫治疗是指利用免疫学原理,针对疾病的发生机制,人为地调节机体免疫功能(包括免疫增强和免疫抑制)来治疗疾病所采取的治疗措施。

免疫治疗发展过程也是医学逐渐走向精准治疗的过程(图5-17)。早在1914年,墨菲(Murphy)报道了有机化合物苯可导致免疫抑制。1960年,科学家发现环磷酰胺是一种烷化剂,能破坏细胞DNA结构,从而阻断其复制,导致细胞死亡。肿瘤细胞繁殖

速度相对于正常细胞增殖快得多,因而环磷酰胺可用于肿瘤化学治疗。随后,免疫学研究发现,淋巴细胞的增殖和活化是免疫反应最关键的步骤,而增殖中的淋巴细胞对烷化剂敏感,从而发现环磷酰胺具有免疫抑制作用,可用于治疗自身免疫病(免疫系统紊乱导致免疫系统攻击自身组织所引起的疾病)。然而,也正因为环磷酰胺对所有增殖细胞都有非特异性的抑制作用,骨髓、睾丸和卵巢(精子和卵子)及毛囊等处的细胞增殖较快,容易受到较大影响,从而出现骨髓抑制(主要表现为血白细胞降低)、闭经、不育和脱发等不良反应。如果药物能选择性地抑制淋巴细胞增殖而不影响其他细胞,则既有免疫抑制作用,又能大大减少毒副作用。这正是科学家不断努力的方向。随后的研究发现,淋巴细胞有一种细胞增殖的关键酶,称为次黄嘌呤核苷酸脱氢酶,可被麦考酚酸抑制,故麦考酚酸可作为免疫抑制剂治疗自身免疫病。其他细胞还有后备的代谢旁路绕过这种抑制作用,不像淋巴细胞只有这一条通路,非细胞增殖故不受麦考酚酸影响,不会出现骨髓抑制、不育、脱发等不良反应。随着对细胞生物学研究的深入,科学家又不断开发出特异性高的治疗药物,提高疗效和减少不良反应。类似的例子还有环孢素和他克莫司,同样只抑制淋巴细胞而不影响体细胞的增殖。

免疫学研究近年来突飞猛进,极大地推动了药物治疗领域的快速发展。免疫反应的基本步骤是:抗原提呈细胞(如树突状细胞)通过摄取、加工外来

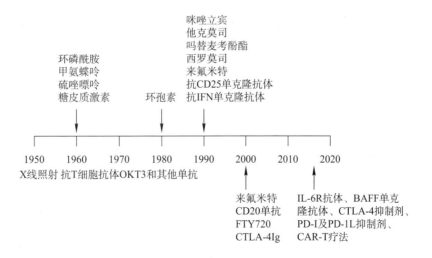

图5-17 免疫治疗学发展简史

抗原（如病毒），将加工好的抗原成分提呈给 T 细胞，诱导 T 细胞识别抗原，T 细胞被激活并增殖。活化的 T 细胞能直接攻击病原体，或通过激活其他免疫细胞（如巨噬细胞）来发挥杀灭致病菌的作用（细胞免疫）。另一方面，T 细胞还具有辅助功能，通过辅助 B 细胞活化和分化，使 B 细胞分化成为浆细胞，产生抗体中和病原体（体液免疫）。在这些免疫反应的过程中，不同免疫细胞之间需要进行信号传递，主要通过分泌细胞因子和通过细胞上的一些信号分子来完成。例如，T 细胞活化后可以产生肿瘤坏死因子 $-\alpha$（TNF$-\alpha$），后者能激活巨噬细胞，发挥致病作用。免疫学家研发出抗 TNF 单克隆抗体，可以中和体内的 TNF$-\alpha$，从而发挥抗炎和免疫抑制作用。实际上，目前抗 TNF 抗体（如阿达木单抗、戈利木单抗等）已经用于治疗对传统药物疗效不佳的类风湿关节炎、强直性脊柱炎和炎性肠病等自身免疫病。另一个典型的例子是 PD-1。PD-1 是淋巴细胞上的一个受体，它的配体称为 PD-1L，PD-1 信号为 T 细胞活化后的抑制性信号，可终结 T 细胞应答启动 T 细胞的程序性死亡。肿瘤细胞能表达 PD-1L 蛋白，通过 PD-1 诱导局部 T 细胞死亡，削弱免疫细胞对肿瘤的抑制，导致肿瘤细胞疯狂生长。科学家已经研发出 PD-1/PD-1L 单克隆抗体来阻断 PD-1 和 PD-1L 结合，阻止 T 细胞功能下调，维持 T 细胞抗肿瘤能力，从而抑制肿瘤生长，成为肿瘤治疗史上的里程碑。而艾利森（James Patrick Allison）和本庶佑（Tasuku Honjo）也因 PD-1 等方面的研究获得 2018 年诺贝尔生理学或医学奖。此外，不同的免疫细胞表达不同的特异性标记分子，利用单克隆抗体可以特异性地清除某一群细胞，达到治疗目的。例如，B 细胞表面表达 CD20 分子，而其他细胞没有 CD20 分子，因此利用抗 CD20 抗体（利妥昔单抗）可以选择性地清除 B 细胞而不影响其他细胞，从而治疗 B 细胞相关疾病（如 B 细胞淋巴瘤或多发性骨髓瘤），也可以用于治疗由于自身抗体攻击自身所导致的自身免疫病（如系统性红斑狼疮）。此外，还可对 T 细胞进行基因改造，大大增强其对肿瘤细胞的识别和杀伤能力。在抗击新冠病毒的斗争中，人们不仅可以通过疫苗来预防感染，还可以用基因工程技术生产出针对性的单克隆抗体，输入患者体内后能迅速中

和病毒，从而防止病毒进一步扩散，加速治愈。值得一提的是，免疫治疗的应用并不局限在免疫性疾病或肿瘤，还可以用于其他疾病的治疗。RANKL 分子是破骨细胞分化和活化所必需的，地舒单抗能中和 RANKL 对破骨细胞的作用，从而治疗骨质疏松。依洛尤单抗能中和 PCSK9，从而抑制 PCSK9 对低密度脂蛋白胆固醇受体（LDLR）的清除，增加清除血液中低密度脂蛋白胆固醇（LDL）的 LDLR 数目，显著降低低密度脂蛋白胆固醇水平，可解决传统降胆固醇药的瓶颈问题。

上述治疗靶点主要是针对细胞分泌的细胞因子或在细胞表面表达的受体分子进行靶向治疗。近 10 多年的研究发现，细胞表面受体接受细胞因子或与其他配体结合后，需要将信号通过一系列细胞内的信号通路分子进行传递。因此，免疫治疗的一个新动向是开发针对这些信号分子的靶向药物。单克隆抗体相对分子质量较大，一般情况下不能进入细胞，因为无法完成进入细胞进行阻断信号的任务。科学家开发出能进入细胞的各种小分子化合物，特异性地阻断细胞内某个信号通路，发挥与阻断细胞因子相似的作用。例如 JAK 激酶抑制剂托法替布，能抑制 IL-6 的细胞内信号通路，发挥与 IL-6 抗体相似的治疗作用，已经广泛应用于治疗常规药物无效的类风湿关节炎。此外，小分子化合物合成过程相比抗体简单，可常温保存，并且是口服，无需注射，非常方便。

由此可见，免疫学是充满奇迹的研究领域，值得更深入的探索。这些研究的成果，也极大提高了治疗的精准性、有效性、便利性和普惠性。

（张　辉　杨念生）

第十节　传染病的防治

传染病防治的发展史依赖于医学整体的发展，细菌与病毒等病原体的培养分离、诊断技术的发展、对发病机制的研究、各种药物的研制，尤其是针对病原体的治疗，包括抗菌药物、抗病毒药物等的发现和研制，使多数传染病有了明确的诊断方法及特效的治疗方法。疫苗的研发和推广应用，从易感染人群

环节打断传染病的传播链条。其他社会经济因素，如国家卫生健康政策、经济快速发展、生活环境改善、人民卫生习惯的改变等共同作用，大大改变了传染病的流行状况。大多数传统传染病的感染率及病死率已下降，有些传染病长期得到有效控制甚至被消灭。2021 年 6 月，中国获得 WHO"无疟疾国家"认证，这在中国公共卫生史和全球消除疟疾史上具有重要的里程碑式意义，彰显了中国共产党的坚强领导和坚持人民至上、生命至上理念的巨大力量，体现了中国特色社会主义制度的政治优势，展现了中国履行国际义务、践行国际承诺的负责任国家形象。

当然，一些传统传染病，如结核病仍难以控制，或者又死灰复燃，而新发传染病不断出现，以及耐药现象的出现，给医学带来新的挑战，因此仍不能放松对传染病防控的警惕。肆虐全球的新冠肺炎（COVID-19）暴发流行，也警醒人们，在防治传染病上仍任重道远。

一、疟疾

疟疾是一种以按蚊为传播媒介的重要虫媒传染病，是现今全球最重要的寄生虫病之一。疟疾的流行极为广泛，分布遍及世界 90 多个国家和地区。其主要流行于亚洲、非洲及拉丁美洲国家和地区，每年感染人数可高达 3 亿~5 亿，年死亡人数可高达 100 万~300 万。随着近年 WHO 的倡导，各国加强了疟疾的严密防控，感染人数及病死率大大下降，发达国家基本消除了疟疾。其中，奎宁和青蒿素的开发及应用，为疟疾的控制起了重要的作用。

（一）奎宁的发现及意义

1. 奎宁的发现　在发现疟原虫之前，世界上有些地区已经有了抗疟药物。在西方，最早的抗疟药要算是印第安人发现的一种树皮。

1638 年，时任秘鲁总督的西班牙人辛可（Chinchon）伯爵的夫人安娜·辛可（Ana Chinchon）跟丈夫来秘鲁定居。心地善良的安娜曾经帮助一名叫珠玛的印第安姑娘摆脱了困境并收其为侍女。有一天，安娜不幸染上了疟疾，珠玛想救治安娜，以表感激之情。于是，珠玛悄悄地将一包树皮粉倒入安娜的汤药中。岂料，被辛可伯爵发现，伯爵以为珠玛要加害自己的夫人，于是命人将珠玛拉到广场上，对她

严加拷问，但珠玛宁死不说。原来，在南美洲印第安人中，素有采用树皮晾干后研制成粉末治疗寒热病，并作为"祖传秘方"在族人中秘密传用，并立有族规：此药治病，不得外传，凡违规者，全族共诛之。伯爵无奈只好下令将珠玛烧死。在千钧一发之际，安娜赶到制止了伯爵的行动，并信任地接受了治疗，结果病情很快好转。

从此，西班牙人得知树皮的秘密，并将其带回欧洲。奎宁（树皮）虽然治好了许多疟疾患者，但人们一直不清楚其有效成分是什么。

1817 年，法国药剂师卡旺图（Joseph Bienaimé Caventou）和佩尔蒂埃（Pierre-Joseph Pelletier）合作，从金鸡纳树的树皮及根、枝、干中发现了 25 种以上的生物碱，提取了奎宁和辛可宁生物碱，后来奎宁被证实就是存在于金鸡纳树皮中的抗疟疾有效成分，并从金鸡纳树皮中分离得到了奎宁单体。

天然奎宁仅存在于南美洲和东南亚等地区的茜草科金鸡纳属 *Cinchona L.* 和铜色树属 *Remijia DC.* 植物中，来源有限，远远不能满足民间治病所需。因此，科学家们开始尝试人工合成。

在 1817 年得到奎宁单体后，1852 年，法国化学家巴斯德证明奎宁为左旋体，1854 年，法国化学家斯特雷克（Adolph Strecker）确定了奎宁的分子式，1907 年，德国化学家拉贝（Paul Rabe）用化学降解法得到了奎宁的平面结构。但是，奎宁的立体化学结构直到 20 世纪 40 年代才被真正确定。1944 年，美国化学家伍德沃德（Robert Burns Woodward）和多林（William von Eggers Doering）通过全合成奎宁开创了立体选择性反应的先河。尽管奎宁分子并不大，结构也不是特别复杂，但是因为其中有 4 个手性中心而且具有比较特殊复杂的立体结构，给化学合成带来相当大的难度。时至今日，奎宁的主要来源还是靠从植物中提取或是半合成，并没有按照化学家们研究出来的全合成路线进行工业化生产。

2. 奎宁发现的意义　奎宁对各种疟原虫的红细胞内期裂殖体均有较强的杀灭作用，可有效控制症状，它的发现及应用曾经挽救了无数疟疾患者的生命。虽然目前有众多新的抗疟药物被发现和应用，但奎宁依然占有一定的地位，主要用于耐氯喹恶性疟、脑型疟、间日疟等多种疟疾的防治。

除了抗疟作用之外,奎宁还可用于治疗免疫失调类疾病,如红斑狼疮、类风湿关节炎等。奎宁可能对卡波西肉瘤(Kaposi sarcoma)等也有一定疗效,2004年,美国FDA批准奎宁用于治疗口腔和咽喉疾病及癌症。

奎宁的发现、应用及全合成,无论在人类发展史还是科学研究史上,都是一笔无法抹去的辉煌纪录。

对于有机合成化学家在奎宁全合成方面所付出的努力,有学者给出最好的诠释:"这些奎宁的全合成的价值……就像数学家们努力解决数学里的猜想一样,它推进了一个学科(指有机合成化学)的发展。"

(二)青蒿素的发现及意义

1. 青蒿素的发现　20世纪50年代,国际上试图根除疟疾失败,且出现了对抗疟药物氯喹等产生抗性的现象,人们迫切需要新的抗疟疾药物。1967年5月23日,周恩来总理就研发抗疟新药问题做出批示,要求调动全国的力量,大打一场研发抗疟新药的战役。于是,中国启动了对抗疟疾的"523"研究项目,全国7个省市、几十个合作单位组成了研究团队。研究团队在2年间筛查了化合物、中草药4万多种,未取得满意的结果。

1969年,屠呦呦教授临危受命,担任科研课题攻关组组长。在工作的第一阶段,屠呦呦教授及其团队从2 000多种方药中整理出640个,编成《疟疾单秘验方集》。从小鼠疟疾模型中评估了约200种中草药,并从中获得了多达380多种提取物。然而,研究进展并不顺利,没有出现重大成果。

在第一轮筛查中,青蒿素提取物对疟疾的抑制作用只有68%,还不及胡椒的效果,屠呦呦教授将注意力放在了提取胡椒上面,分离了胡椒酮。团队中还有人关注黄丹等矿物药。上海药物研究所则关注常山,从中分离出常山乙碱,虽然具有抗疟效果,但毒性太大,最后改造为常咯啉。常咯啉虽然抗疟有效且毒性不大,但复发率高,最终也没成为抗疟药,反而成了抗心律失常药物。

其后,研究团队对青蒿素的再次关注,多少带点偶然因素——屠呦呦教授及其团队在对文献进行深入的回顾时,东晋葛洪的《肘后备急方》有关"青蒿一握,以水二升渍,绞取汁,尽服之"的截疟记载给了她启发,使她意识到提取过程可能需要避免高温,由此改用乙醚低沸点溶剂的提取方法,经过384次的反复试验,发现了对疟原虫100%抑制率的青蒿素。

为加快从分子到药物的研发,屠呦呦教授及其团队亲自试药验毒,成为最先服用这种提取物的人。在确定提取物对人类使用安全后,研究团队前往海南省测试其临床疗效,结果令人鼓舞:用提取物治疗的间日疟原虫和恶性疟原虫患者,症状(如发热和血液中的寄生虫数量)迅速消失。屠呦呦教授也因分离出青蒿素用于疟疾治疗,获得2015年的诺贝尔生理学或医学奖。

2. 青蒿素发现的意义　21世纪以来,青蒿素及其衍生物成为全球抗疟的一线药物,尤其重要的是,其对氯喹耐药的疟疾有效。2005年,WHO宣布了使用青蒿素联合疗法(ACT)的战略。目前ACT作为治疗疟疾的首选方案,在全球疟疾流行地区被广泛使用,挽救了许多人的生命。

青蒿素的发现充分体现出中国科学家不畏艰难困苦、勇于探索的精神,是现代医学科学技术与传统中医相结合开展科学研究的一个典范。青蒿素的发现不仅是增加了一个抗疟新药,更重要的意义还在于发现这一新化合物的独特化学结构,为合成设计新药指出了方向。

二、结核病

结核病(tuberculosis,TB)是自古就有的疾病。直至20世纪40年代,人类对结核病的恐惧还不亚于现在人们对癌症的恐慌。结核病到处肆虐,人们把它与中世纪的"黑死病"(鼠疫)相提并论,并称之为"白死病"。世界各国医师都曾经尝试过多种治疗肺结核的方法,但是没有一种药物真正有效,医师只能寄希望于卧床休息和萎陷疗法,所以,在那个年代,患上结核病就意味着被判了"死刑"。即使在科赫于1882年发现结核分枝杆菌之后,这种情形也长期没有改观。

(一)链霉素的发现

20世纪40年代青霉素的发现,及其对多种疾病的神奇疗效给人们带来了新的希望:能不能发现一种类似的抗生素能有效地治疗肺结核？

和青霉素不同的是，链霉素的发现绝非偶然，而是通过精心设计和有系统的长期研究得到的结果。和青霉素相同的是，这个同样获得诺贝尔奖的发现，其发现权也充满了争议。

1. 链霉素的发现过程　瓦克斯曼是美国土壤微生物学家，自大学时代起就对土壤中的放线菌感兴趣，1915 年他还在罗格斯大学读本科时发现了链霉菌（链霉素后来就是从这种放线菌中分离出来的）。但由于他的科研方向最初并不在这方面，所以，他曾多次失掉了早日发现链霉素的机会。

1932 年，瓦克斯曼受美国对抗结核病协会的委托，研究结核分枝杆菌落入土壤后为什么会迅速被杀死，当时已有科学家意识到有可能土壤中的其他微生物分泌了某些抗菌物质从而消灭了结核分枝杆菌。

1939 年，在药业公司的资助下，瓦克斯曼领导其学生开始系统地研究是否能从土壤微生物中分离出抗细菌的物质。瓦克斯曼领导的学生最多时达到了 50 人，他们分工对 1 万多个菌株进行筛选。

1940 年，瓦克斯曼和同事伍德鲁夫（Harold Boyd Woodruff）分离出了他的第一种抗生素——放线菌素，可惜其毒性太强，价值不大。

1942 年，瓦克斯曼发现了棒曲霉素、烟曲霉素和链丝菌素。链丝菌素对包括结核分枝杆菌在内的许多种细菌都有很强的抵抗力，但是对人体的毒性也太强。在研究链丝菌素的过程中，瓦克斯曼及其同事开发出了一系列测试方法，对之后发现链霉素至关重要。

1943 年，萨兹（Albert Schatz，1920—2005）成为瓦克斯曼的博士研究生，他参与了放线菌素、棒曲霉素、链丝菌素的研究。由于担心结核分枝杆菌的传染性，萨兹的实验室被安排在远离人群的地下室，萨兹在地下室改造成的实验室进行了三个多月日夜奋战，成功从灰链霉菌中提取出一种新的抗生素，瓦克斯曼将这种抗生素命名为链霉素。

1944 年，一批链霉素被送到梅奥诊所，费尔德曼（William Hugh Feldman）和欣肖（Horton Corwin Hinshaw）医师进行了动物和人体试验。当时的实验结果非常惊人，不仅抗结核效果显著，对多种动物无毒性，还对多个部位的结核病（如皮肤、骨、肺、脑膜、关节等）有效。与此同时，瓦克斯曼及其学生继续研究不同菌株的链霉菌，发现不同菌株生产链霉素的能力也不同，有 4 个菌株能够用以大规模生产链霉素。

1948 年，福克斯（Karl August Folkers）博士研究确定了链霉素的平面结构。此后，9 家药物公司投入批量生产，使得链霉素得以大量进入市场。

2. 师徒之争——谁发现了链霉素？　1946 年，萨兹毕业并离开了罗格斯大学。在离开罗格斯大学之前，萨兹在导师瓦克斯曼的要求下，将链霉素的专利权无偿交给罗格斯大学。

1949 年，萨兹获悉瓦克斯曼从链霉素专利获得个人收入，并且合计已高达 35 万美元，他大为不满，向法庭起诉罗格斯大学和瓦克斯曼，要求分享专利收入——此案件成为科学史上的著名公案。

1950 年 12 月，案件获得庭外和解。罗格斯大学发布声明，承认萨兹是链霉素的共同发现者。

1952 年 10 月，瑞典卡罗琳医学院宣布将诺贝尔生理学或医学奖授予瓦克斯曼一个人。萨兹通过其所在农学院向诺贝尔奖委员会要求让萨兹分享殊荣，但没有成功。

此后多名科学家为萨兹抱不平。英国《自然》杂志在 2002 年 2 月发表的一篇评论，就举了链霉素的发现为例，说明科研成果发现归属权的不公正。一时间，瓦克斯曼被描绘成了侵吞萨兹的科研成果，夺去链霉素发现权的全部荣耀的人。

瓦克斯曼是否侵吞了萨兹的科研成果？1944 年，瓦克斯曼实验室发表有关发现链霉素的论文，论文第一作者是萨兹，瓦克斯曼则是最后作者。从这篇论文的作者排名顺序看，完全符合生物学界的惯例，可见瓦克斯曼并未在论文中埋没萨兹的贡献。

诺贝尔奖只授予瓦克斯曼一人，是否恰当呢？链霉素是瓦克斯曼实验室多年来系统研究的结果。根据瓦克斯曼研究计划和实验步骤，链霉素的发现是迟早的事。实际上后来别的学生也从其他菌株发现了链霉素。所以，链霉素的发现权应该主要属于实验项目的制定和领导者，而具体执行者是次要的。不过，每一位做出贡献的科学家都值得人们敬重。

（二）链霉素发现的意义

链霉素的发现在人类战胜结核病的历史上，具有里程碑式的意义。为结核病治疗开创了前所未有的药物治疗方式，改变了人们固有的结核病无法用药物治疗的观念。

青霉素及链霉素的发现，在短时间内治愈了困扰人类数千年的各种外伤和结核病等顽疾，大幅度地降低了死亡率，提高了人类的平均寿命，改变了人类的发展进程。更重要的是，链霉素的发现极大地鼓舞了科学家研究抗生素的信心，使抗生素研究进入有目的、有计划、系统化的阶段，从此迎来了抗生素研究与发展的黄金时代。

（赵志新　李为民）

第十一节　器官移植技术

一、器官移植技术概述

器官移植（organ transplantation）是指将健康的器官用手术或其他方法移植到自体或另一个体的体内，以替换原有因疾病而丧失功能的器官。器官移植技术是 20 世纪人类医学史上最伟大的进展之一，为医学领域带来革命性变化。随着器官移植中血管吻合、移植物保存和器官排斥三大难题的解决，器官移植技术越来越被广泛运用于临床。从 20 世纪 80 年代以来，世界范围内掀起了器官移植热潮，目前常见的实体器官移植有肾、心、肝、胰、肺和肠，并由单器官向多器官联合方向发展，如心肺、肝肾、胰肾等联合移植。全球接受各种移植的人数已超过 300 多万，以平均每年 15 万例的速度增长，长期存活率逐年提高。

二、器官移植技术的发展与应用

人类历史上，器官移植的想法由来已久，中国古代扁鹊换心的传说，以及古埃及建造的狮身人面像都是最好的例证。19 世纪的欧洲，人们为了实现用新的健康器官替换功能低下的器官的愿望，进行了大量器官移植的实验研究。其中，角膜移植是最早进行的组织移植。1906 年，德国眼科学家席姆（Eduard Konrad Zirm）实现了人类首例同种异体角膜移植手术，他将一个因眼外伤而摘除的眼球上的角膜，为一名因碱性烧伤而失明的患者进行了全层角膜移植，术后患者的视力得以恢复，并获得了植片永久性透明。1905 年，法国医师卡雷尔把一只小型犬的心脏移植到大型犬颈部的血管上，并首次在器官移植中缝合血管成功，结果小型犬的心脏搏动了 2 h，最终因血栓栓塞而停止搏动。1912 年的诺贝尔生理学或医学奖颁给了卡雷尔，以表彰其发明了血管缝合术，该技术使一切临床器官移植在此基础上成为可能。此后，各国科学家和医师进行了各种器官移植，包括胰、肺、肝、皮肤等，然而均以失败告终。

直到 1954 年，默里（Joseph Edward Murray）做了世界第一例同卵双胞胎之间的肾移植手术，在不使用免疫抑制剂的情况下供肾存活了 8 年。1956 年，美国的托马斯（Edward Donnall Thomas）做了第一例骨髓移植，获得成功。默里和托马斯共享了 1990 年的诺贝尔生理学或医学奖。由于以上两例均未出现免疫排斥，人们认识了供者与受者间遗传基因的组织相容性。在随后的数十年，免疫排斥的面纱逐渐被揭开，多名科学家如梅达瓦（Peter Brain Medawar）、多塞（Jean Dausset）、希青斯（George Herbert Hitchings）、埃利恩（Gertrude Belle Elion）被授予了诺贝尔奖，由此开辟了器官移植的新纪元。此后，多种器官的移植手术都在临床上陆续取得成功。1963 年，美国医师哈迪（James D. Hardy）成功完成了第一例人体肺移植。同年，美国医师斯塔泽（Thomas Earl Starzl）施行了第一例成功的人体肝移植。1967 年，南非医师巴纳德首次成功地完成了人体心脏移植手术，使全世界都为之震惊。1968 年，美国医师库利成功施行了第一例心肺移植手术。

如今，肾移植的手术方式大部分是将移植肾放在髂窝，肾动脉与髂外动脉或髂内动脉吻合，肾静脉与髂外静脉吻合，输尿管与膀胱行隧道吻合。肝移植的术式主要有原位肝移植、背驮式肝移植和劈离式肝移植等。胰腺移植在临床上主要为同期胰肾联合移植，这是对合并尿毒症的糖尿病患者的最有效治疗方法。肺移植的术式包括单肺移植、序贯式双肺移植、肺叶移植等。原位心脏移植的主流术式为双腔静脉法。移植中的微创手术方法越来越受到关注，如腹腔镜手术、机器人手术等，提高了手术的精准性，减小了创伤。

器官移植的成功除了归功于外科技术的成熟外，免疫学的进展和先进的免疫抑制治疗方案的应用也是重要的影响因素。早期进行的器官移植均以失败而告终，这主要是由于受者的免疫系统对进入其体内的外来"非己"组织器官加以识别和攻击，导致移植器官破坏和移植失败。人类白细胞抗原（human leucocyte antigen，HLA）是人体内的主要组织相容性复合体抗原（major histocompatibility complex antigen，MHC antigen），是引起移植排斥反应的重要抗原。1960 年，古德温（Willard E. Goodwin）尝试给活体肾移植的患者使用泼尼松（类固醇激素）作为免疫抑制剂。1976 年，环孢素（ciclosporin A，CsA）被证明具有选择性抑制 T 细胞的作用，具有免疫抑制功能，使移植物的存活率大大提升。1984 年，继环孢素之后另一种免疫抑制剂他克莫司（tacrolimus，FK506）也被研发出来，它的免疫抑制作用为环孢素的 10～100 倍，可预防多种移植排斥反应。1995 年，吗替麦考酚酯（mycophenolate mofetil，MMF）被美国 FDA 批准应用于器官移植。此后一系列新型免疫抑制剂层出不穷，包括目前常用的免疫诱导生物制剂，如抗淋巴细胞的免疫球蛋白、抗人淋巴细胞 CD3 单克隆抗体，抗白细胞介素 -2 受体单克隆抗体，抗 CD20 单克隆抗体。可阻断 CD80/86、CD28 共同刺激信号位点的贝拉西普（belatacept）；依库珠单抗（eculizumab）能作用于补体 C5，抑制补体活化，已被用于研究预防抗体介导的排斥反应；白细胞介素 -6 抑制剂托珠单抗（tocilizumab）作为高风险移植患者用药的临床试验正在进行中；阿仑单抗（alemtuzumab）是 CD52 抗体，能清除 B 细胞和 T 细胞，导致低淋巴细胞血症，目前也有研究将其用于肺移植中。科学家们还在思考如何在器官移植医学中使用靶向纳米材料（nanometer material）作为药物的输送系统，以减少传统药物治疗带来的全身不良反应，同时允许形成移植物局部的免疫耐受微环境。此外，纳米粒自身也能保护或治疗缺血再灌注损伤及免疫抑制以防止移植物排斥反应。

除了免疫抑制药物的不断出现，诱导免疫耐受（immunologic tolerance）方面也获得了较为不错的进展。诱导免疫耐受能解决临床上的移植排斥反应，并避免长期使用免疫抑制药物导致的不良反应。目前主要的诱导临床免疫耐受方案为肾移植 + 供者造血干细胞输注。在此方案的基础上，美国西北大学使 37 例 HLA 不匹配活体肾移植受者中 26 例出现了持续的混合嵌入，并成功地完全撤除了免疫抑制剂。目前该中心计划开始第 Ⅲ 期临床试验。

虽然实体器官移植技术蓬勃发展，但是器官来源不足的问题仍较为突出。供体除了在年龄和器官功能上的严格要求外，有全身性感染或尚未痊愈、感染人类免疫缺陷病毒、有恶性肿瘤病史是器官移植供体的禁忌证。此外，还需完善 ABO 血型测定、淋巴细胞毒交叉配型试验、HLA 配型等检查，以确保术后不会出现致命的排斥反应。目前器官的主要来源依赖于尸体和活体器官捐献，尸体器官为脑死亡或心脏死亡供者捐献，每百万人口器官捐献率（rate for organ donations per million population，PMP）在欧美地区普遍比亚洲和非洲地区高，其中最高的国家是西班牙，能稳定在 30.0 以上。但器官需求缺口依然庞大，每年的移植手术仅能满足约 10% 的器官衰竭患者，大量患者死在了等待移植的过程中。因此，人们希望使用人造器官来拓宽供体来源的途径，以解决器官移植在供需之间的矛盾。

美国再生医学研究团队开发出"组织和器官集成打印系统"这一 3D 生物打印（3D bio- print）设备。该系统除了形成稳定的器官结构之外，还能在器官内部生成许多微小通道。这些通道类似于血管，可给器官组织提供营养。但对于解剖和功能复杂的器官，如何使其移植入体内后能充分融入并发挥功能，尚需要进一步的探索。

类器官是由干细胞或肿瘤组织在特定的 3D 体外微环境下自组织发育而来的、高度模拟体内真实器官特征的小型化的体外器官模型。目前已有多种类器官被诱导，并在移植到动物模型后发挥小部分功能，但该技术仍难以复刻具有复杂生理结构的器官。

猪的器官在大小、解剖、生理等方面与人类具有很高的相似性，因此普遍被认为是最合适的异种器官移植的来源。但其也存在着异种器官排斥、猪器官携带的病毒等问题,而基因敲除技术有望解决上述问题。科学家们将敲除异种反应性抗原的猪的器官移植到非人类灵长动物体内,避免了超急性排斥反应。另外,CRISPR/Cas9 敲除猪内源性反转录病毒也已经在细胞水平获得了成功。人们也能将人源供体多能干细胞注入器官发育障碍猪克隆囊胚中,并发育成携带人源化靶器官的嵌合动物,待到成熟时取出器官用于异种移植。

中国器官移植技术开始于 20 世纪 60 年代,虽起步较晚但发展迅速,器官移植事业在多位前辈的艰苦奋斗下,进入高速发展的快车道,心、肝、肾、小肠等各大器官移植及多器官联合移植的技术已非常成熟,达到世界先进水平。中山大学附属第一医院梅骅教授于 1972 年主持实施了中国首例成功的肾移植。黄洁夫教授于 1993 年成功实施中国首例体外静脉转流下的肝移植,成为中国肝移植第二次浪潮的发起者和推动者。2017 年,中山大学附属第一医院何晓顺教授团队完成了世界首例“无缺血”肝移植,为器官移植发展史上的里程碑(图 5-18)。

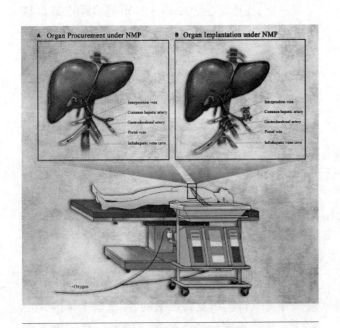

图 5-18　世界首例“无缺血”肝移植(示意图)

(黄　刚　郭志勇)

第十二节　克隆技术与辅助生殖技术

克隆,是 Clone 的音译,该词源自希腊文,原意是“枝条”,指植物用扦插的方式做无性繁殖。现在利用生物技术通过无性生殖产生与原个体有完全相同基因后代的过程称克隆,这门生物技术称克隆技术。1997 年报道的英国罗斯林研究所试验成功的克隆羊多莉,是首次利用体细胞克隆成功的生殖性克隆案例,它的诞生在生物工程史上揭开了新的一页(图 5-19)。

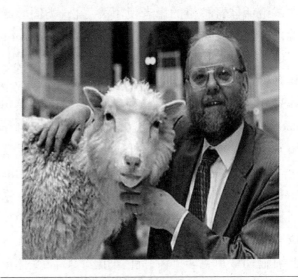

图 5-19　英国科学家维尔穆特博士与克隆羊多莉

一、克隆技术的出现

在自然界,有不少植物具有先天的克隆本能,如番薯、马铃薯、玫瑰等插枝繁殖的植物。而动物的克隆技术,则经历了由胚胎细胞克隆到体细胞克隆的发展过程。从理论上讲,任何一个含有生物体基因组全部基因的细胞都有发育成为完整个体的潜能。然而,已经分化的动物细胞的核基因组是否能够恢复其分化前的功能状态,一直是克隆动物需要解决的重要问题。

20 世纪 30 年代,胚胎学家斯佩曼(Hans Spemann)就提出了动物细胞核移植的设想。直到 1952 年,科学家布里格斯(Robert Briggs)和金

(Thomas Joseph King)首创了细胞核移植技术,将分化的蛙囊胚细胞的核移植到去核的蛙卵细胞中,初步建立了核移植技术;并通过进一步技术改进,成功获得了幼蛙。1963年,中国童第周教授的团队成功建立了鱼类胚胎细胞核移植技术。1986年,英国科学家魏拉德森首次把胚胎细胞利用细胞核移植法克隆出一只羊,此后科学家们又相继克隆出牛、羊、鼠、兔、猴等动物。在这期间,中国的克隆技术也颇有成就。20世纪80年代末,中国克隆出一只兔;1991年,西北农业大学发育研究所与江苏农学院克隆羊成功;1993年,中国科学院发育生物研究所与扬州大学农学院共同克隆出一批山羊;1995年,华南师范大学和广西农业大学合作克隆出牛;1996年,中国农业科学院畜牧研究所克隆牛获得成功。之后美国克隆猴取得成功,日本科学家也声称繁殖出200多头"克隆牛"。以上所述的克隆动物,都是用胚胎细胞作为供体细胞进行细胞核移植而获得成功的。

1997年2月,英国罗斯林研究所宣布克隆成功的小羊多莉,是用乳腺上皮细胞作为供体细胞进行细胞核移植的,它翻开了生物克隆史上崭新的一页,突破了利用胚胎细胞进行核移植的传统方式,自此细胞核移植技术开始进入体细胞核移植的飞速发展阶段。小羊多莉的整个克隆过程如下:研究人员通过显微操作的方法,将一只母羊的卵细胞中所有遗传物质吸出,得到"去核卵细胞",注入另一只6岁母羊的一个乳腺细胞,然后通过电刺激使乳腺细胞与"去核卵细胞"融合,形成一个含有新遗传物质的重组胚,并促使它分裂发育。当这一胚胎生长到一定程度时,再将它植入第三只母羊的子宫中,由它孕育并产下克隆羊多莉。多莉的各方面均酷似提供乳腺细胞的6岁母羊。此后,体细胞克隆技术迅猛发展,克隆的效率大大提高,动物种类增加。2017年底,中国科学家成功培育了体细胞克隆猴"中中"和"华华",它们的诞生也轰动了全世界。

用体细胞成功克隆哺乳动物,从理论上说明,高度分化的细胞经过一定手段处理之后,可以恢复到受精卵时期的全能性状态。这一伟大的发现,对生物遗传疾病的治疗、优良品种的培育和扩群等提供了重要途径,对物种的优化、濒危动物的种质保存,对转基因动物的扩群也起到了积极的作用。

生物克隆取得突破,最大的好处是培养大量品质优良的家畜,丰富人们的物质生活,使畜牧业的成本降低,效率提高,还可提供某些药物原料以提高人类免疫功能等。但辩证地看待克隆技术,就会发现它存在一些不可忽视的负面影响,由于克隆动物在遗传上是全等的复制,因此有利于某种特定病毒的扩增或其他感染性疾病的广泛传播,这将会给人类带来灾难;如果利用克隆技术无计划地复制动物,会扰乱物种的进化规律,干扰性别比例,最终对生物界带来许多意想不到的危害。

二、辅助生殖技术的出现

辅助生殖技术是人类辅助生殖技术(assisted reproductive technology, ART)的简称,是指运用医学技术和方法对配子、合子、胚胎进行人工操作,以达到受孕目的的技术。随着ART日益成熟,该技术已经在不育不孕夫妇中广泛应用,让越来越多的不育不孕夫妇获得生育,实现了生儿育女的愿望。

1978年,世界上第一个试管婴儿布朗(Louise Brown)在英国诞生,是斯特普托(Patrick Steptoe)医师和爱德伍兹(Robert Edwards)教授共同研究的成果,被称为人类医学史上的奇迹,爱德伍兹教授也因此在2010年获得诺贝尔生理学或医学奖。中国的第一例试管婴儿在1988年出生,此后中国ART事业蓬勃发展,逐步赶上国际水平。据估计,全世界已经有超过500万例试管婴儿出生。随着ART技术的发展和成熟,试管婴儿的妊娠率也由2.94%提升到了27.3%以上。中国试管婴儿的成功率也达到了妊娠率的30.0%,活产率28.8%。试管婴儿技术不仅使众多不育不孕家庭实现怀上孩子的愿望,更是激发了全球许多学者研究这一高新技术的热潮,生殖医学的一个崭新时代由此拉开了序幕。

ART主要分为以下两种类型:①人工授精(artificial insemination, AI):是指用人工方法将精液注入女性体内,使其妊娠的一种方法。根据放置精液的部位分为后穹隆人工授精、宫颈管内人工授精和宫腔人工授精。根据精液来源分为夫精人工授精和供精人工授精。②体外受精–胚胎移植(in vitro fertilization and embryo transfer, IVF-ET,俗称试管婴儿)及其衍生技术:体外受精–胚胎移植是指从女性体内取出卵子,在体外与精子受精,培养至早期胚胎,然后将早期胚胎移植回女性子宫内,使其着床、发育成胎儿的过程。包括 IVF-ET、卵细胞质内单精子注射、植入前胚胎遗传学检查、配子移植技术、配子和胚胎冷冻保存技术等。

虽然 ART 越来越成熟,能帮助大多数不育不孕夫妇实现生育的愿望,但是临床上仍有许多亟待解决的问题,如线粒体疾病患者等。基于此,胞质置换技术应运而生。该技术将线粒体疾病患者的卵细胞核取出,置于去核的捐赠卵细胞胞质中,然后与精子受精,形成正常的胚胎。目前,胞质置换在美国和日本已经应用,但中国尚未开展这项研究。对于线粒体疾病患者而言,胞质置换技术是获得健康子代有效的方式。

人类 ART 是人类科技文明的一大进步,是造福成千上万个家庭的幸福工程。但是,ART 及其衍生技术的产生、发展和临床应用中带来了一系列的问题,影响着许多家庭生活。除了 ART 带来医源性并发症如卵巢过度刺激综合征、多胎妊娠等外,伦理、法律和管理等方面问题尤为明显,也冲击着传统家庭关系,造成亲属关系不清,可能伴随着商业买卖等不法问题。因此,卫生行政部门需制定严格的人类 ART 的相关技术规范、基本标准和伦理原则,加强监管;ART 从业者须遵循各项技术规范、原则,严格掌握适应证、执行操作规范,降低和避免并发症的发生。通过这两方面的努力,使 ART 为更多的不育不孕家庭带来福音的同时,实现安全、合理、健康的发展。

三、克隆技术与辅助生殖技术的发展

在 ART 的基础之上,发展起来的人胚胎干细胞(human embryonic stem cell,hESC)技术,被认为是继"人类基因组计划"之后,在医学和生命科学史上的又一革命性进展。人胚胎干细胞是来源于体外受精卵发育成的囊胚内细胞团,具有向多个方向分化的潜能和无限增殖的能力。hESC 可在体外定向诱导分化为多种细胞类型,因而在研究人胚胎发育和疾病发生、器官和细胞移植治疗、基因治疗、药物筛选与新药开发等方面具有广阔的应用前景。

目前获得人胚胎干细胞进行研究和临床治疗的方法主要有 3 种:①使用受精卵产生的胚胎干细胞,主要来源于人工 ART 过程中剩余的胚胎。由于人胚胎来源非常有限,利用这样的胚胎干细胞进行广泛而大量的研究及个性化临床应用仍存在着诸多困难。另外,从人胚胎中获取干细胞有违伦理。②使用化学和生物分子(如特定的细胞转录因子)诱导的方法使人类体细胞(如皮肤细胞)重编程而得到的类似胚胎干细胞的一种细胞类型,称为诱导多能干细胞。诱导多能干细胞是目前干细胞研究领域的热点,然而,通过这种方法获得的干细胞在用于人类临床治疗之前,还面临着转化效率不高、安全性欠缺等问题。③使用体细胞核移植技术或细胞融合技术克隆人类早期胚胎并提取干细胞,即"治疗性克隆"技术。体细胞核移植技术提取的胚胎干细胞具有发育成各种细胞类型的可能性,然后将它们植入患者的受损组织(如胰、心、脊髓、角膜、脑等)中,可能起到修复的作用。若使用患者的体细胞,还可以消除免疫排斥问题。2008 年,美国纽约 Sloan-Kettering 研究中心的研究人员在帕金森病模型鼠上利用治疗性克隆技术获得了成功,为该技术用于临床治疗揭开了新的篇章。

克隆技术在人类生命科学领域取得一系列重大技术突破的同时,也对社会、伦理道德观念产生了巨大冲击。自 1997 年克隆羊多莉出现后,在各国都引起强烈的反响,无论学术界、国际社会,还是国际组织均开始呼吁并制定相关的法律法规禁止克隆人实验。克隆人,就是通过无性繁殖的方式,利用细胞的全能性来创造出生命个体的人。克隆人的细胞核来自供体,因此克隆人与供体的细胞核 DNA 基本相同,特征也与供体几乎相同。制造出克隆人已并非难事,但是要考虑到克隆人可能带来复杂的严重后果。迄今为止,大多数人认为,克隆人的出现有悖人类现行伦理法则,它的身份难以认定,它与克隆者之间既非兄弟、姊妹,又非子女。届时,人类繁衍不再需要两性参与,夫妻关系和家庭关系将解体,社会结构会受到强烈的冲击。更重要的是,克隆人的出现将影响人类基因组的多样性,诸多基因结构单一的人群极有可能诱发新型疾病的蔓延。此外,克隆技术在科学上还存在诸多的不确定因素,对未来物种和人类的潜在影响无法预知。克隆羊多莉的诞生,是 277 个胚胎中唯一成功的。在动物实验中尚且屡屡失败，复制人的过程需要更加严格复杂的理化环境，稍有不慎就可能导致胚胎畸变，将对人类贻害无穷。尽管存在许多争议，但是克隆技术仍有其独特的优势，将其应用于医学领域可以促进医疗事业的进步和发展。

（鹿　群　王建六）

第十三节　体外循环和体外膜肺氧合

从 1939 年第一台人工心肺机开发，到 1953 年在人工心肺机支持下完成第一台心脏手术，体外循环的历史从某种意义上可以说是心脏外科手术的历史，正是有了体外循环技术的诞生，使得在直视下心脏上实现"刀尖上的舞蹈"成为可能。

伴随着医疗技术的飞速发展和几代医学人的努力，从体外循环技术衍生出体外生命支持技术——体外膜肺氧合，完成了从实验室到临床试验，再到常规治疗的转变，成为挽救重症患者的终极武器，创造出一个个生命的奇迹。

一、体外循环机的诞生

"在那个漫漫长夜里，我眼睁睁地看着病人为生命而挣扎，她的血液变得越来越黑，但是我无能为力……那一刻一个念头涌上心头，如果能将黑色的血液移到体外……向血液中注入氧气……然后将氧化后的红色血液流回病人的动脉，是不是我们就可能会挽救她的生命？"这是被后世称为"体外循环之父"的吉本（John Heysham Gibbon）教授的回忆，大概是对体外循环机的最初构想。当把时间拉回到 1930 年 10 月 4 日凌晨，在美国马萨诸塞州波士顿麻省总医院的外科病房内，时年 27 岁的实习医师吉本一整晚都守护在一位女患者床边。这位胆囊切除术后的女患者发生了肺血栓栓塞并发症，尽管主治医师通过手术从患者的肺动脉内取出许多血块，但患者始终未能苏醒。带着一些遗憾和不甘，吉本教授与他的妻子玛丽（Mary）踏上了研制人工心肺机

的艰苦征程。当时，几乎所有人对这一研究的前景并不看好。尽管中间遇到了来自实验动物、医用材料、资金支持等巨大的困难，然而夫妻二人凭着坚定的信心和非凡的毅力，在 1934 年底用橡胶、玻璃、废金属、自制瓣膜、橡皮手指套等实验杂物成功制成了第一台"人工心肺机"。到 1935 年，他们终于能用机器代替心肺，使心脏停止搏动的猫在 39 min 后恢复循环功能（图 5-20）。1949—1952 年，实验动物的死亡率又从 80% 下降到了 10%。基于这些成功的实验结果，1953 年 5 月 6 日，在吉本教授最初构想的 22 年后，他首次成功地用人工心肺机流转 26 min，修复了一位 18 岁巨大房间隔缺损的患者，实现了人工心肺机从实验到临床治疗的伟大一步。然而令人遗憾的是，吉本教授之后再也没能重复这一令人鼓舞的结果，此后利用人工心肺机的两例手术均告失败，这让他失去了信心，告别了倾注 20 余年心血的研究领域，再也没有进行相关手术。

虽然吉本教授难过自己的心理关，但他却为医学界打开了一扇大门。1952 年 9 月 2 日，后来提名诺贝尔生理学或医学奖、被誉为"心脏外科之父"的美国明尼苏达大学外科教授李拉海（Clarence Walton Lillehei，1918—1999）完成了世界上第一例利用低温手段的心脏直视手术，成为世界首例成功的心脏外科修复术（图 5-21）。低温手段要求手术时间不能超过 10 min，具有很大的局限性，不适用于

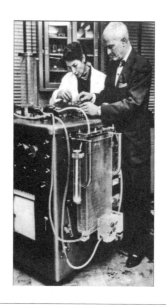

图 5-20　吉本夫妇研制体外循环仪器

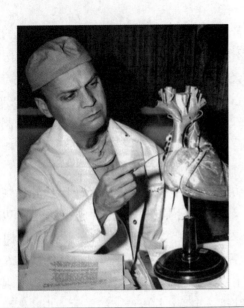

图 5-21 李拉海教授

复杂的先天性心脏缺损。李拉海教授开发了利用交叉循环手段完成的手术方式，手术期间将患者心脏的血液循环切断，另由一位健康人作为供体，为患者提供正常血液循环和组织供氧。1954 年 3 月 26 日，李拉海教授利用患儿父亲作为生物氧合器，成功为一名 13 个月大的婴儿实施了室间隔缺损修补术，开创了应用患者父母作为生物心肺机的交叉体外循环的先河，在体外循环的发展史上留下了浓重的一笔。

体外循环是极具挑战的技术，它的探索注定充满曲折与艰辛，大多不可能由一两位天才就可以一蹴而就。后人站在前人的肩膀上远眺，人类才得以进步。1958 年，在吉本教授将他研制的体外循环机及 20 年来积累的实验室工作资料无偿送给 Mayo 诊所的 5 年后，柯克林教授（John Webster Kirklin）改进了人工心肺机并成功地进行了 245 例手术。为纪念吉本教授，他给这种设备命名为 Mayo-Gibbon 人工心肺机。

目前，体外循环（extracorporeal circulation，ECC）是指在心脏手术过程中，将患者全身的静脉血引入人工心肺机的氧合器（人工肺），经过氧合的血液成为动脉血，通过过滤、变温后再经过血泵（人工心）泵回患者体内，从而绕过心脏，暂时完全或部分替代了人体自身进行的心肺活动，使心脏能在停止搏动的状态下被外科医师开展手术的一种专业技术，也称心肺转流术（cardiopulmonary bypass，CPB）（图 5-22）。体外循环时，静脉血经上、下腔静脉引入体外氧合器进行氧合并排出二氧化碳，氧合后的血经体外血泵保持一定压力泵入动脉系统，从而既保证了心脏手术时安静、清晰的术野，又保证了心脏以外其他重要器官的供血。随着体外循环技术的进步与发展，常规条件下难以进行的心内畸形、大动脉疾病纠治手术得以开展，开创了心血管外科学的新纪元，其也成为心血管外科治疗的必备技术。

毅力、智慧和技巧的结合，才使早期的先驱们创造了今天的体外循环技术。正是由于有了体外循环技术这一有力的保障，心外科医师才可以从容地在无血的术野下对心脏进行精细的矫正与修补，使治愈复杂的先天和后天性的心脏疾病成为可能。随着科技的进步，体外循环不断得到发展。例如肝素涂层管道、最小的系统性炎症反应，经皮使用的氧合器和心室辅助设备，这些超出想象的东西，都在一一实现，并且终将载入史册。

二、体外膜氧合的出现与发展

尽管体外循环技术在不断发展进步，但是它的

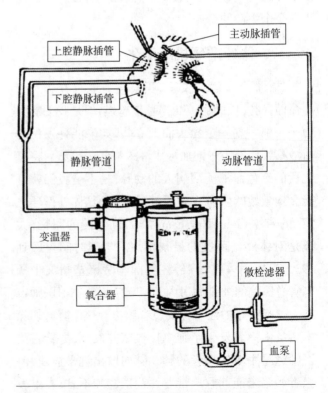

图 5-22 体外循环装置（示意图）

应用仍然局限在手术室。

　　初期的心肺转流用鼓泡式氧合器,它存在血与气的直接接触,缺点是血－气界面会对红细胞、血小板、血浆蛋白等血液成分产生破坏,一旦使用时间过长,将产生大量溶血和血浆渗漏。因此,制约体外循环走出手术室的最主要因素是长时程气－血交换装置或"氧合器"。如何让这项技术走出手术室,为更多的重症患者服务,医学工作者从未停止过对于体外循环的进一步探索,让它更轻便、更安全,支持更长的时间。在生物医学工程师、生理学家、内外科医师和重症科医师的共同合作努力下,两项最主要的发明推动了体外膜氧合从梦境走向现实:硅胶的出现及应用抗凝剂延长血液暴露于体外的时间。这已经不仅是医学范畴,而是物理、医学、化学和工业发展的共同成果,是人类智慧的结晶。作为心肺转流技术的扩展和延长应用,体外膜氧合(extracorporeal membrane oxygenation,ECMO)由此开创了另一段精彩的历史。

　　1957 年,卡莫迈尔(Kammermeyer)教授开发了硅橡胶合成技术,有机硅一方面可以承受静水压力,同时兼具能渗透气体传输的特点,这为人工肺的革新奠定了基础。借助于有机硅的这种特点,美国密歇根大学医学院的巴特利特(Robert Bartlett)教授率先进行了实验,开发了一种可以延长循环时间的硅胶膜肺。1960—1970 年,来自克利夫兰诊所的科尔夫和科罗博教授进一步推进了使用硅胶膜进行气体交换,通过一层硅胶薄膜把氧气和血液隔离开,这样减少了由血液破坏导致的溶血,而且这些一次性的膜氧合器避免了重复使用前繁琐的清洗工作。膜氧合器的出现使得其替代心肺治疗的时间大大延长,这也是体外膜肺氧合(ECMO)术语的由来。之后,随着高通透性硅胶材料膜、空纤维材料相继出现,现代膜氧合器雏形初现。从此,ECMO 不仅停留在手术中短时间的心肺支持,也逐渐走进重症监护室,成为挽救急危重症患者的终极武器。

　　1971 年,希尔(J. Donald Hill)教授首次成功使用心肺机开展长时间的生命支持治疗(图 5-23)。这是一位 24 岁的年轻男性,在摩托车事故中导致主动脉破裂,在主动脉修补后出现急性呼吸窘迫综合征(acute respiratory distress syndrome,ARDS)合并严重低氧血症,在常规治疗无效的情况下,希尔教授使用了膜氧合器进行肺功能替代治疗,在经过 75 h 的ECMO 救治后,患者最终从 ECMO 撤机并存活。这一成功案例对于 ECMO 随后的发展至关重要,极大地鼓舞了医学界对 ECMO 的探索。1972 年,巴特利特教授为一名 2 岁幼儿进行大动脉转位矫正术,术后出现心力衰竭,利用 ECMO 对患儿进行心脏支持,36 h 后成功脱机。

　　1975 年,巴特利特教授第一次将 ECMO 技术应用于患有原发性呼吸系统疾病的新生儿。面对一名

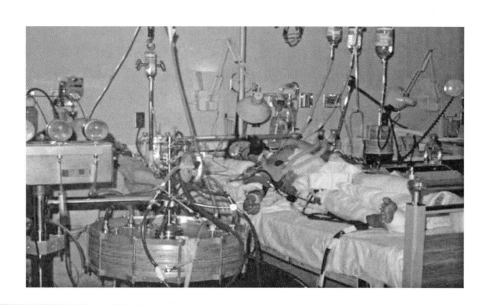

图 5-23　1971 年全球第一例使用 ECMO 治疗成功的病例

由于胎粪吸入性肺炎合并肺动脉高压而濒临死亡的新生儿,在征得新生儿母亲的同意后,巴特利特教授将 ECMO 带到新生儿重症监护室(NICU)床边。或许是感受不到任何存活的可能,又或者是不忍看到孩子的死去,婴儿母亲在签署同意书后消失了。护理人员将孩子命名为 Esperanza,西班牙语意为"希望"。在希望接受了 72 h 的 ECMO 支持后,她顺利地脱离 ECMO 支持并坚强地存活了下来,之后还结婚并有了自己的女儿。此案例的成功具有非凡的意义,在世界医学史上产生了巨大影响,推动了世界各地应用 ECMO 救治新生儿。随后,在巴特利特教授治疗的 16 名患儿中,有 3 名患儿的临床结果持续改善,这些患儿有胎粪吸入综合征、持续新生儿肺动脉高压等严重呼吸衰竭,在以往通过传统治疗手段基本存活无望,因为有了 ECMO 支持,生命有了重新绽放的机会。1982 年,巴特利特教授又报道了 45 例濒临死亡的新生儿,这些预期病死率超过 90% 的患儿,在 ECMO 的支持下取得了超过 50% 的生存率。由此,一个属于 ECMO 的新时代正式开启。

ECMO 在幼儿应用的成功,促使医学界将 ECMO 治疗的热潮投向了成年人,加快了 ECMO 在外科和重症医学界应用和探索的步伐。但是,早期对 ECMO 的探索交织着成功的喜悦与失败的泪水。1980 年,由美国国立卫生研究院(NIH)资助的一项 ECMO 研究,首次报告了由 9 个中心完成的 ECMO 用于成年呼吸衰竭患者的前瞻性随机研究结果,该研究原计划入组 300 例患者,但在实施过程中,完成病例数不到计划的 1/3(92 例)就被提前中止。因为结果显示,ECMO 试验组和对照组(常规通气治疗组)的存活率并没有明显的统计学差异,病死率均低于 10%。这项研究导致人们对 ECMO 的关注减少,ECMO 在成年人呼吸衰竭治疗中的应用停滞达数十年。尽管如此,仍有一些先驱者不愿放弃对于 ECMO 应用的探索,意大利的重症医学专家加蒂诺尼(Gattinoni)教授坚持进行 ECMO 对成年人呼吸衰竭治疗的研究,他提出一些设想,引进了一种改良的体外气体交换技术,称为体外 CO_2 清除。该技术的基本原理是通过清除 CO_2,让维持肺复张所需的通气量降到最低值,从而达到避免肺进一步损伤的目

的。新型 ECMO 装置在低体外血流量条件下即可开展(心输出量的 20%~30%),因此,静脉-静脉旁路技术取代了静脉-动脉技术,从而减少了对红细胞、凝血功能和器官的损害。加蒂诺尼和同事根据上述设想进行了静脉-静脉的 ECMO 研究,1986 年,他们报告 43 例呼吸衰竭成年患者用 ECMO 辅助,成活率为 49%。在接下来的几年中,一些中心证实,患者生存率可达到 50% 左右甚至更高。

随着重症医学理念的发展进步,ECMO 的技术水平也在不断提高。2009 年发表在《柳叶刀》杂志上的 CESAR 研究重新点燃了学者们的热情,CESAR 研究是一项来自英国的多中心随机对照研究,对严重 ARDS 患者使用 ECMO 治疗和常规治疗进行了对照,结果 ECMO 治疗组 6 个月生存率为 63%,常规治疗组为 47%,结果令人鼓舞。随后 2009 年 H1N1 在澳大利亚、新西兰大流行期间,ECMO 用于救治严重急性 ARDS 患者,明显改善了生存率。ECMO 的呼吸支持被广泛认识,全球 ECMO 数量呈现快速增长趋势,ECMO 技术水平也迅速提高,心肺辅助装置不断改进。2018 年的一项国际多中心研究——EOLIA 研究再次证实了早期应用 ECMO 救治重症 ARDS,可改善患者 60 天生存率。

由于 ECMO 可进行长时间心肺支持,因此临床主要应用于重症呼吸功能不全和心脏功能不全的支持。ECMO 能够进行有效的血液气体交换和(或)组织灌注,通过保护性肺通气,减少呼吸机对肺的损伤;通过降低心脏负荷和减少正性肌力药物及血管活性药物,使心和肺得到充分休息,为心肺功能的恢复或器官移植赢得时间。目前 ECMO 支持的方式有两种:静脉-静脉[VV-ECMO(venous-venous ECMO)],静脉-动脉[VA-ECMO(venous-arterial ECMO)]。

VV-ECMO 是指经静脉引血端将未氧合的静脉血引出后经氧合器氧合并排除二氧化碳后泵入静脉回血端(图 5-24)。VA-ECMO 是指经静脉引血端将未氧合的静脉血经氧合器氧合并排除二氧化碳后泵入动脉回血端(图 5-25)。ECMO 方式要参照病因、病情,灵活选择。总体来说,VV 转流方法为肺替代的方式,VA 转流方法为心肺联合替代的方式。心力衰竭及心肺衰竭病例选用 VA 流转方法,肺功能

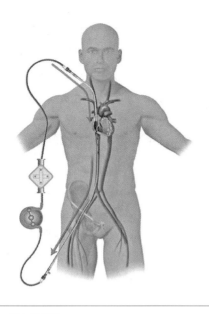

图 5-24　VV-ECMO

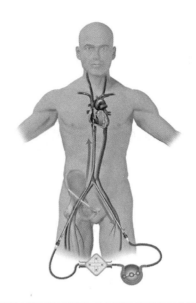

图 5-25　VA-ECMO

衰竭选用 VV 转流方法。

随着时间的推移，VV-ECMO 和 VA-ECMO 走上了不同的发展道路。VV-ECMO 进一步巩固了其在呼吸支持上的重要地位，而 VA-ECMO 在循环衰竭的后期管理中发挥着越来越大的作用。时至今日，ECMO 已经是针对严重心肺功能衰竭最核心的支持手段，成为重症患者的"最后救命稻草"，代表了一个医院、一个地区，乃至一个国家的重症救治能力。2020 年在全球暴发的新冠肺炎疫情，ECMO 因一次次成功救治重症新冠肺炎患者而走入大众视野，获得公众前所未有的关注和期待（图 5-26）。

（吴健锋　熊　艳）

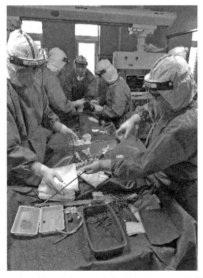

医师在给重症新冠肺炎患者放置 ECMO 导管

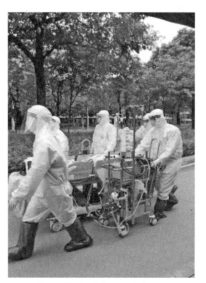

ECMO 转运重症新冠肺炎患者

图 5-26　ECMO 应用于重症新冠肺炎患者

第十四节 手术机器人

医疗机器人是集医学、生物力学、机械学、机械力学、材料学、计算机图形学、计算机视觉、数学分析、机器人等诸多学科为一体的新型交叉研究领域，在近几十年中不断发展、壮大。手术机器人是医疗机器人的一种，主要用于辅助或直接进行手术操作。手术机器人由于其在操作速度、精准性及可重复性等方面相较于人工操作有绝对优势，在临床上逐渐成为关注的焦点。

一、内镜手术机器人

20世纪80年代，腹腔镜开启了外科手术的"微创化"时代，是外科史上的一次重大变革。与传统的开放手术相比，腹腔镜手术具有创伤小、生理干扰小、术后疼痛轻、恢复快、住院时间短等优点，已成为部分疾病治疗的"金标准"。但腔镜手术亦有其不足之处，例如：①传统腔镜仅能提供二维平面术野，降低了医师操作的手眼协调性，医师需要较长的时间去训练、适应这种改变；②操作者的不自主震颤会被放大，使动作准确性下降，难以完成一些精细的吻合操作；③手术器械活动自由度少，限制了需要到达的手术区域。

为了解决上述问题，富德凯力克和美国国家航空航天局及斯坦福研究院合作于1995年研发出Da Vinci机器人手术系统（DVSS）。2007年7月11日，该系统通过了美国FDA认证，成为世界上首套可以正式在医院手术室使用的机器人手术系统。

DVSS由术者控制台、床旁机械臂车和视频成像系统组成，3个部分通过数据传输光缆连为一体，实现交互信息传递。手术需要两名经过专门训练的外科医师操作机器人手术系统完成，主刀医师于术者控制台操控机器手臂的运动，助手在患者床旁协助完成其他手术操作。

术者控制台装有三维视觉系统、动作定标系统和振动消除系统，保证了机械臂能在狭小的术野内进行精细的操作。术者于控制台利用控制手柄控制机械臂的运动，术者手腕、手指的运动通过传感器记录在电脑中，并同步翻译、传递给机械手臂。同时，

术者可利用脚踏实现内镜聚焦、电凝、更换机械臂等组合功能。三维观测窗口可按比例完全再现人体组织结构，从而实现与开放式手术相同的术野效果。

床旁机械臂车底部为电动驱动系统，上部为供术者控制的3条器械臂和镜头臂。术者在术中可任意控制两条器械臂和镜头臂，并利用第三臂提供灵活、良好的暴露及组织固定作用。镜头臂承载的是三维内镜，术者可通过控制手柄对其进行方向、远近调整。器械臂连接的器械可根据不同需要进行更换，大部分为具备腕状结构的特制器械，器械有7个自由度，大于人手的活动度，可以完成人手不能完成的高难度动作，为困难角度的缝合、精细吻合提供了极大的便利。

视频成像系统装备有广和高分辨镜头、镜头控制单元、光源聚焦控制器、对讲系统。内镜采集的视频信号传输到视频成像系统，通过系统处理后输出到术者控制台和各种外接显示器上。

DVSS所具备的三维视觉和深觉知觉大大提高了图像质量和分辨率，能提供极其真实的三维视野，降低了操作中手眼协调的难度。通过振动消除系统来消除术者手部的震颤，加上腕状结构的特制器械，使外科医师能完成更为精细的操作。术者可采用坐姿进行手术操作，减少疲劳，利于施行长时复杂手术，成为完成复杂大手术的最佳选择。

（一）泌尿外科手术

目前大部分泌尿外科手术均可以使用机器人手术系统完成，如根治性前列腺切除术、根治性肾切除术、肾部分切除术、肾盂成形术、根治性膀胱切除术、肾和输尿管全长切除术、输尿管膀胱再植术等。其中，DVSS以其独特的深部操作和精细操作的技术优势，广泛用于前列腺癌根治手术，在保证肿瘤切除效果的前提下，最大限度地减少手术对患者性生活的影响，降低术后尿失禁的发生率。在北欧，已有超过50%的前列腺癌根治手术由DVSS完成，在美国，这一比例更高达90%，是DVSS的"金标准"手术。

（二）心胸外科手术

DVSS可以不破坏胸廓完整性，更精准地完成心胸外科微创手术，如前后纵隔肿瘤切除、全胸腺切除、膈肌裂孔修补术、食管癌根治术、肺癌肺叶切除、淋巴结清除术，以及全腔内心脏旁路移植、瓣膜成形

与置换、房间隔缺损修补、心脏肿瘤切除等。其中，全腔内心脏旁路移植和二尖瓣瓣膜成形是代表性手术，临床应用表明，DVSS 手术效果明显好于开放式手术和胸腔镜手术。

（三）胃肠、肝、胆、胰外科手术

DVSS 用于腹部外科大手术中，如重大的肝切除和复杂的胆道重建手术、胃旁路减重手术、胃癌根治术、结直肠癌根治术、胰腺体尾部切除术、胰十二指肠切除术、内脏动脉瘤切除吻合术等。研究结果表明，DVSS 适合在腹部大手术中的应用，对复杂疑难的肝、胆、胰手术更有实际意义。

（四）妇科手术

DVSS 用于宫颈癌、子宫内膜癌根治术的结果表明，手术机器人手术具有更高的精确性、更好的操控性，能在狭小的骨盆中完成精细的操作，有利于功能的重建和盆腔淋巴结清扫。DVSS 用于妇科手术还包括复杂的子宫肌瘤切除术、全子宫切除术、输卵管再通吻合、盆底重建等。

（五）甲状腺外科手术

目前，DVSS 被越来越广泛地应用于甲状腺手术，结果表明，机器人甲状腺手术的并发症发生率低，术后患者颈部不适减轻，美容效果较好。

二、骨科手术机器人

骨科手术机器人是手术机器人领域的一个分支，起源于 20 世纪 90 年代初。1991 年，全球第一个骨科手术机器人 RoboDoc 诞生，并于当年 7 月份完成临床试验，1992 年辅助完成了第一例全髋关节置换术。目前，骨科手术机器人在临床上主要用于脊柱微创、关节置换及创伤骨折等。

骨科手术机器人系统通常由影像系统、手术规划导航系统、机械臂操作系统三大部分组成，其中影像系统由 X 线机或 CT 等医学影像设备构成，可实现对手术部位空间位置信息的透视，并通过定位标靶实现坐标信息由图像坐标系到机器人坐标系的转换，为机器人系统操作提供基础位置信息。

手术规划导航系统依据医学影像所提供的信息进行手术操作规划，这个过程可根据术式的不同由医师主导完成或机器人自主完成，目前在临床领域通常利用光学定位技术实现，导航系统精度可达

0.05～0.5 mm。

机械臂操作系统为机器人的控制与执行部分，可依据手术规划信息对机器人进行运动规划，实现运动控制，完成手术操作。

（一）脊柱外科手术机器人

目前，脊柱外科手术机器人主要针对的临床术式为椎弓根钉固定术，机器人借助医学影像规划实现空间精准定位，自主完成或导引医师完成植入通道钻制操作。通过脊柱外科手术机器人精准定位，可以减小手术切口，降低神经损伤风险，最大限度地实现手术操作的精准度和安全性。国外现今比较成熟的脊柱外科手术机器人有以色列研制的 Spine Assist/R-enaissance 和法国研制的 ROSA Spine，两者均已通过欧洲 CE 和美国 FDA 双重认证。

（二）关节置换骨科手术机器人

关节置换骨科手术机器人主要用于初次人工关节置换术、初次膝关节单髁置换术和初次人工全髋关节置换术。该机器人系统分为 3 类：主动式、半主动式和被动式。被动式的代表是计算机导航系统，并不具备术中操作功能。半主动式是在计算机模拟和规划后，由术者通过触觉反馈系统操控机械臂，在机器人规划的范围内实现假体的精确安置，是目前关节外科所采用机器人的主流形式，比较成熟的有 Acrobot、Navio PFS、MAKO-plasty 系统。主动式是根据术前规划，由机器人指挥截骨、扩髓等操作，自主完成手术过程，是目前最先进的骨科手术机器人，以美国开发的 RoboDoc 机器人及新研制的 T-Solution One、MBARS 为代表。

（三）创伤骨科手术机器人

创伤骨科手术机器人是一种较早开展研究的手术机器人系统，然而由于骨折手术分型的多样性，手术需求复杂，使现有机器人系统难以满足实际手术需求，因此创伤骨科手术机器人目前还没有实现临床应用与产品化推广。

创伤骨科手术机器人按照其功能可分为定位机器人和复位机器人。定位机器人以精确定位、微创为特点，主要应用于髓内钉内固定术、股骨颈骨折空心螺钉内固定术、骨盆髋臼损伤的微创螺钉内固定术等。复位机器人发展相对缓慢且大多尚未应用于临床，主要原因是复位前后骨块位置变化、复位阻力大

及术中可能造成额外损伤等,导致其研发难度较高。

三、血管介入手术机器人

血管介入手术需要手术者穿戴铅衣等防护设备在 X 线下进行操作,长时间暴露于 X 线下,必然会给术者带来损伤。因此,能够替代人操作的血管介入手术机器人成为近年来的研究热点。但是,与其他外科手术机器人相比,血管介入手术机器人十分特殊,其研发难度大,临床应用落后于其他外科手术机器人。

血管介入手术机器人最初的设计理念是机器人控制自带的特殊血管腔内介入器具实施手术。例如 1951 年开始设想通过磁导航控制带有磁性的特殊导丝和导管进行运动,直到 1991 年才应用。此系统必须依赖可产生可控制电磁场的大型设备,通过磁场的变换来控制磁性导丝和导管的前进、后退及方向变换。系统缺点非常明显:①必须使用特殊导丝、导管;②只能进行磁性特殊导丝和导管的操作步骤,无法进行普通球囊、支架等各类腔内操作,血管腔内介入术的大部分操作仍然需要人手完成;③对于环境设施的要求较高,设备庞大。因此,虽然德国与美国的一些公司都进行了产品开发,实际临床应用很少。

第二代血管介入手术机器人的设计理念为研发适用于机器人操控的商品化血管腔内器具。基于这一理念设计的系统目前有两种已获得美国 FDA 批准,分别是 Amigo 系统及 Cor Path 机器人系统,均采用了开放式设计,能够使用部分粗细范围的商品化导管。但是,以上两种产品能使用的商品化血管腔内器械规格有限,且不能使用鞘管、导引导管、自膨式支架输送系统等;功能亦局限于导丝、导管的前进后退及小角度旋转,不能完成复杂的血管腔内介入动作,不能同时完成一个以上的导丝、球囊导管或支架的操作,也无相应的力触觉反馈机制。因此,实际临床应用中对术者的帮助有限。

四、其他领域的手术机器人

其他领域的手术机器人包括神经外科手术机器人、口腔种植机器人、眼科显微手术机器人、消化内镜机器人、穿刺诊疗机器人、人工耳蜗置入机器人

等,部分处于临床初步使用或临床试验阶段,大部分仍处于实验室研发阶段。

五、机器人手术系统的发展方向

(一)微型化

相对于手术室的有限空间,手术机器人系统体积过于庞大。如 DVCC,其操作臂体积较大,为保证各个机械臂有足够的活动范围,各机械臂戳孔之间的距离至少为 8 cm,否则手术操作中机械臂容易相互干扰,这就导致体型较小的患者不适合采用这一技术。未来的机器人手术系统必须要进一步实现床旁机械臂的微型化,机器人内镜镜头及操作器械直径能够进一步缩小,才能拓宽其使用范围,并避免目前手术台边安装机器人手术系统费时又费力的过程。

(二)触觉反馈

目前手术机器人系统均缺乏触觉反馈体系,医师只能通过视觉信息的反馈进行弥补,缺乏"手感",初学者不易掌握操作的力度,有时会造成组织的损伤。如何解决通过触觉反馈、力反馈来获得"手感",以提高操作的敏感性和手术的安全性,目前仍然是手术机器人研发的难点、热点。

(三)远程化控制

机器人手术系统研发之初,远程化控制就是设计重点之一。随着网络和通信技术的进步,运用手术机器人进行的远程手术已有成功报道,但是目前远程手术大多依靠临时租用特定的专用通信网络,其费用昂贵,不易推广。如何利用通用的网络实现远程手术是目前智能手术机器人的研究热点,而解决网络信号传输过程中存在的延时、乱序及数据丢失等问题,为远程专家提供手术场景临场感、提高机器人操作效能及应时感觉反馈,才能真正实现手术机器人的远程手术。近几年来飞速发展的 5G 网络通信技术凭借着高带宽、低时延等特点,有望给机器人远程手术带来革新。

(四)智能化

随着人工智能技术的进步,通过加强手术机器人与影像学资料的兼容性,在现有的"数字人体"的基础上,通过设计的专门程序,由手术机器人主动识别疾病、自行制订手术方案,经手术医师审定、监督,

自动完成手术操作,实现疾病诊断、手术的"全机器人化",将有可能彻底改变人类疾病诊断和治疗的模式。

尽管手术机器人仍存在各种不同问题,但毕竟其发展时间较短,随着医学和科技的不断进步,尤其是智能设备、医疗机器人和人工智能技术逐渐成熟,将为手术机器人的进一步发展提供更多的技术支持,使其更契合临床的需求。作为临床医师,虽然已经有较多的研究证实了机器人手术的安全性和有效性,但仍应进一步完善大样本、随机对照研究,在更大的范围和更高的层面上证实机器人手术的安全性和有效性,为制定手术机器人的使用规范、临床指南提供高级别的临床证据。

(胡文杰　匡　铭)

第十五节　医疗大数据

一、医疗大数据概述

(一)医疗大数据的概念与特点

医疗大数据是指在疾病预防、诊断、治疗、健康管理等过程中产生的与健康医疗相关的数据,主要在医疗机构内产生。此外,还包括健康管理数据,如健康档案数据、健康查体数据、外部健康物联网;各级医疗监管部门的监测数据,如死因监测、流行病监测等。每个医疗机构都是一个强大数据生产机器,在其临床诊疗生态系统运转下实时持续产生种类繁多的医疗数据,从病历文本、影像检查图像、实验室检验到基因组学数据,每种数据都有不同的数据存储和应用方式。换而言之,约80%的医疗数据是自由文本构成的非结构化数据,其中不仅包括大段的文字描述,也包括非统一文字的表格字段。此外,还有影像图片、病理切片、生命组学等特殊格式的数据。医疗大数据具备了大容量、多样性、快速度和真实性等大数据特征。

随着信息化技术的发展,传统的就医模式已彻底改变,纸质病历也早已转变为电子化的病历,由各医疗机构对这些病历进行统一保存。由于医疗数据涉及患者隐私,加上各医疗机构信息化程度不一,医疗数据长期以"数据孤岛"形式隔离存储。

医疗大数据是直接反映疾病诊疗的第一手真实资料,是开展临床医学循证研究与疾病诊疗管理的主要依据。医疗数据具有临床指导与分析研究的价值,通过深入发掘和分析医疗数据,可为健康管理、疾病防治、临床诊疗、医学研究提供重要的参考依据,提高临床治疗的效率和质量。

但"数据孤岛"的存在不仅在横向上限制了医疗大数据的交互,在纵向上也限制了数据维度的拓展。如何突破"数据孤岛"问题,利用医疗大数据提高未来临床治疗的效率和质量,支撑专业的医疗研究,是大数据未来的重要发展方向。

(二)医疗大数据的收集与管理

过去几十年来,医疗卫生信息化建设方面进行了很多的努力,虽然各医疗机构信息化程度不一,但一般都建有医院信息系统(hospital information system, HIS)、实验室信息管理系统(laboratory information management system, LIMS)、影像存储与传输系统(picture archiving and communication system, PACS)、放射信息系统(radiology information system, RIS),实现了医疗数据的电子化管理。医疗机构依托 HIS、LIMS、PACS、RIS 等信息系统,建立本机构的临床诊疗生态系统,开展临床诊疗工作。诊疗生态系统的运转过程中产生大量电子化的医疗数据。除医疗机构外,移动医疗健康监测系统、互联网数据资源、生物组学测序数据平台也在持续产生医疗大数据。

各医疗机构业务生态不一,通常从自身的业务需求出发定制 HIS、LIMS、PACS、RIS 等信息系统,导致各医疗机构之间数据无法直接互联互通。同样,根据自身的业务需要设计和运转的各个平台也存在无法互联互通的问题。

业内就医疗大数据的开放共享、利用做了很多尝试,常见的有卫生监管部门因监管职能需要建立的各类网络直报系统,临床研究人员为科研需要组建的专病数据共享联盟等。这些共享形式主要通过医疗机构根据预先定制数据接口,各自转换处理的报送机制,通常不具备实时时效性,转换过程还可能伴随信号损失,导致真实性降低,同时对医疗结构也造成了极大的负担。随着大数据科学技术的发展,特别是自然语言处理等人工智能技术的发展，近年来也有尝试通过医学自然语言理解技术，将非结构化医疗数据转化为适合计算机分析的结构化数据。但如何在保障患者隐私、保证数据安全的前提下突破"数据孤岛"问题，仍然任重而道远。

医疗大数据在采集环节应尽量提高数据的标准化程度，采用国际与国内通用标准对数据进行规范化，以提供医疗数据互通共享的基础。质量控制是数据采集过程中的主要环节，应确保采集的数据能及时、正确、完整、规范地加载到目的地，同时还需建立相应的异常处理机制，对传输异常、数据加载异常、数据结构与质量异常进行自动化处理。

（三）医疗大数据使用的伦理问题

医疗大数据具有实用性，因此便涉及谁可以享有这些好处的问题；因数据大多数掌握在大机构手中，便存在资源分配是否公平的问题；因具有非预期性及潜在风险不确定性的特点，大数据的使用存在泄漏隐私和伤害患者或受试者的风险，这些伤害是否必要，是否可以预防或把风险控制到最小；都是医学伦理中非常重要的问题。

进行大数据相关的研究，是否数据越多，研究结果就会越好？这需要区分研究的问题和到底哪类研究适用大数据研究的方法。传统的质性研究方法和此类研究所能发现的问题，可能是再大的数据堆集也做不到的。因此，对于使用大数据进行研究，需要客观冷静地判断，避免对大数据不必要的使用，减少可能造成的潜在风险。

针对大数据使用中可能存在的风险，医疗机构、卫生行政部门及其他相关部门都需要在各自的职责范围内，思考和制定相关的管理规范。根据国际共识，目前已有的一些管理理念主要体现在如下方面：首先，明确使用依据，阻止"公地悲剧"。在信息化环境，尤其是大数据条件下，医疗数据的风险明显扩大。防范这些风险，首先要防止滥用医疗数据，使之得到妥善的管理。其次，明确监管责任，有效控制风险。由于医疗数据存在上述风险，势必要求采取监管手段，最大限度地控制风险。

（四）医疗大数据的安全问题

随着医疗行业信息化工作的推进及分级诊疗制度体系的建立完善，包括电子病历、影像资料、检验结果、诊疗信息等在内的医疗健康数据体量急剧增加，同时涉及大量个人敏感信息，医疗卫生行业传统的信息处理能力及信息安全保障工作面临严峻的挑战。大数据技术的发展极大地提升了医疗行业的数据分级管理能力和分析能力，为医疗领域带来了新的业务模式和服务模式，使异地就诊、检查结果互认、医疗保费实时结算成为现实。在医院管理决策辅助、健康管理、医药研发、慢性病防治、临床科研等诸多行业领域，大数据技术得到了广泛的应用，为行业技术效率推进发挥了极大作用。与此同时，近年来，网络安全形势日益严峻，国家之间的对抗已呈现常态化趋势，新的威胁不断增加，新的攻击手段层出不穷，医疗大数据资源成为新时期网络对抗针对的重点领域。但医疗行业信息安全的技术积累比较薄弱，专业的安全技术人员比较匮乏，导致数据外泄、网络攻击等安全事件频发，扩大了医疗大数据的安全风险。由于医疗行业涉及人的健康和生命安全，医疗大数据已成为国家重要的基础性战略资源，一旦泄露，将对国计民生造成难以估量的损失，其安全性直接关系着国家稳定和社会的长治久安。因此，在看到医疗大数据广泛应用需求和巨大经济效应的同时，要重视医疗健康行业的数据安全。随着网络安全法和数据安全法等国家法规的发布实施，医疗大数据安全将从经费投入、监管治理、组织保障、体系支撑、技术防护、人员培养等多个维度统筹推进，保障医疗大数据安全建设成为现代医疗建设不可或缺的组成部分。

二、医疗大数据的应用

（一）在临床医学实践中的应用

医疗大数据是持续、高增长的复杂数据，蕴含的信息价值也是丰富多样的。其数据类型有结构化的、半结构化的和自由文本型的，对于后两者的数据处理，传统的方法是解决不了的，得益于医疗大数据应用技术基础的发展，如人工智能算法、医学自然语言处理与分析技术、医学影像大数据分析技术等，大数据技术在临床实践应用方面大有可为。

1. **医疗大数据的临床辅助诊疗** 临床实践在20世纪最大的一次思想革命归属于循证医学，这次革命推动了临床医学从传统的经验科学过渡到以科学证据为主要参考的实证科学。然而从这个概念提出到现在的近半个世纪以来，人们不得不面对的现实是临床实践和医学循证知识之间的鸿沟在不断变大。导致这一问题的原因包括：生物医学知识增长速度非常快，多数知识会被新的更大规模研究的结论替代，同时临床实践的一个重要出发点是安全，这也导致新的知识进入临床需要一个长时间的周期。

为了弥补这样的知识与实践的差距，医疗行业需要终身学习，但是传统的培训对于人手短缺、工作繁忙的医疗行业并不是最行之有效的手段，故使用循证医学知识影响诊疗决策，能够改变临床工作者的认知和行为。大量针对临床决策支持系统的研究也证明，临床决策支持系统可以提高临床证据在实践中的应用，是缩小知识和实践鸿沟的重要手段。而在大数据和人工智能的背景下，把知识发现和知识实施有机地结合形成学习型医疗系统，为知识转化构建一个完善的生态，将是今后发展的主要方向。

2. 疾病预测预警 致力于研究致病危险因素与特定疾病发病率、死亡率之间的数量依存关系及规律的技术，是疾病诊疗与管理的基础，也是疾病防治的重要环节。

随着信息技术在医疗领域内的广泛应用，大量的患者临床诊疗数据会被电子病历等各种医疗信息系统记录并保存，不仅为医疗服务的审核和分析提供了必要的数据依据，同时也能有效地反映患者临床诊疗过程的真实情况，是评估患者疾病风险、优化医疗干预实施策略的宝贵数据来源。因此，可以利用数据挖掘技术分析电子病历数据，发现潜在的风险因素及其影响临床主要不良事件发生的权重，挖掘医疗干预与临床主要不良事件的关联模式，为临床医师评估疾病风险，分析医疗干预的应用效果提供有价值的参考依据。

以心血管疾病为例，开展面向心血管疾病的预测预警研究，通过提取风险因素，提供对患者预后情况的全面评估，进而筛查出高危患者，预测心血管疾病临床主要不良事件的发生风险，为疾病的预防和干预治疗提供参考，具有重要的临床应用价值。

3. 智能健康管理 慢性病管理的需求日益迫切，没有技术支撑，传统的医疗服务模式无法外延到社区和家庭，因此需要针对性地探索技术与服务模式的结合，并在现有医疗框架下更好地服务慢性病管理。未来，健康管理将成为医疗卫生服务的重点。能延伸医疗卫生服务到健康领域的关键在于数字化医疗、移动医疗和智慧医疗所赋予的无处不在的健康感知能力和基于此的主动性干预能力。

（二）大数据在精准医疗中的应用

人体疾病成因非常复杂，既往的传统循证医学依照疾病严重程度、患者一般状况等简单指标进行分级治疗，然而同一分级下的患者接受同种治疗的预后可能天差地别，造成了部分患者病情延误及医疗资源浪费。

如何精准地针对个体疾病成因深入探究、精准诊治，是目前医学领域面临的最重要的问题之一，而大数据研究领域的飞速发展更推动了精准医疗的突破性进展。众所周知，疾病的发生受到患者基因信息、生活习惯、外界环境等多个层面的影响，每一个环节的个体化差异都可能导致疾病预后或治疗结局的不同，大数据领域的发展为更加精细化的精准治疗提供了契机。

通过整合患者的基因信息、医学影像信息、血液学检查信息及家族史、既往史等临床信息，在不同维度共同反映疾病的真实状态，通过多层面多维度的大数据立体地分析个体间差异，对患者实施个体化的精准治疗，使每个个体的诊疗效益最大化，是精准医学大数据研究的最主要目的之一。

精准医疗的大数据分析的主要特点是涉及多个维度的交互分析，因此在数据管理分析上也具有一定的特点。

1. 涉及多层面的原始数据处理 精准医疗需收集与疾病相关的各个层面信息，包括结构化的血液学检查数据，非结构化文本类的临床病史及报告，图像、视频类的医学影像图片，以及需进行生物信息处理的基因信息等，因此管理上需集合多层面数据处理的工具平台。

2. 对数据的多维度配准要求更高 精准医疗利用多层面的信息进行疾病预后分析，随之而来的问题是在分析时需要同一名患者同时有匹配的基因、影像和临床数据，仅有少量数据时可人工进行匹配，但面临海量大数据分析，尤其是对回顾性的数据进行整理分析时，需保证高精度的匹配准确度来进一步确保分析的准确性。

3. 结论需要严格的验证 精准医疗的结论显著影响多个方面的临床决策:定位疾病高危人群,精细化疾病诊断分型,个体化治疗方案选择,个体化疾病预后判断。而结果常由回顾性的大数据分析得到,因此在应用前需进行广泛的前瞻性临床试验验证。

精准医疗大数据分析应用过程涉及计算机视觉、自然语言处理、机器学习及深度学习等多种工科前沿分析方法,是医工深度交叉学科领域,具体的方法在此不做赘述。作为医学的新兴领域,精准医疗大数据分析为解决一些传统的医疗难题提供了新手段,这一领域还在不断更新发展之中。

(三) 在公共卫生领域中的应用

近年来信息科学迅猛发展,大数据、精准医学已经成为健康领域科技创新和模式变化。在这种大背景下,以人群作为关注重点的公共卫生领域也迎来巨大的发展机遇。

1. 传染病监测 目前对传染病的管理主要围绕"病发"后治疗"传染源",切断"传播途径"的事后管理,如艾滋病、非典型肺炎、禽流感、登革热、莱姆病和埃博拉病毒等,全球针对这些不断暴发和新发传染病的应对措施,都属于典型的事后管理模式。截至目前,能成功针对易感人群的传染病预防较少。

2008年的谷歌流感预测开启了大数据在公共卫生领域的实际应用。新冠肺炎的流行进一步要求加强公共卫生体系建设,推进医疗机构、公共卫生机构和口岸检验检疫机构的信息共享和业务协同,全面提高公共卫生监测评估和决策管理能力。同时,组织重点传染病、职业病、口岸输入性传染病和医学媒介生物监测,整合传染病、职业病多源监测数据,建立健全实验室病原检测结果快速识别网络体系,有效预防控制重大疾病。

目前,传染病研究的方法包括传统方法和预测模型。其中,传统方法包括描述性研究、分析性研究、实验性研究和理论性研究,常规使用的传染病发病预测模型包括时间序列模型、灰色模型、动力学模型和神经网络模型等。时间序列模型是基于监测时间序列的数据,由于监测数据相对完善和易获取,这

方面的研究也是最多的。模型的基本思想是将时间序列视为一组按照时间排序的随机变量,这组随机变量所具有的自相关性表征了预测对象发展的延续性,用数学模型将这种自相关性描述出来,就可以根据已有历史数据对未来进行预测。

但这些方法如何落到实处,仍面临众多的挑战,除了大数据本身的技术问题,还必须清醒地认识到,单纯依靠技术的进步是无法实现公共卫生终极目标的。公共卫生的本质是公共政策,必须要有政府的领导和法律法规的保障,有社会的广泛参与,并有受过良好教育和多学科背景的公共卫生人才队伍作为技术支撑和保障。

2. 慢性病管理 慢性病,WHO 称为 noncommunicable disease(NCD),在中国称为慢性非传染性疾病。它是以生活方式和环境危险因素为主引起的,包括精神疾病、糖尿病、恶性肿瘤、心脑血管疾病、慢性肺疾患、职业性疾病、营养代谢性疾病和遗传性疾病等一组疾病。《中国疾病预防控制工作进展(2015年)》数据显示,随着工业化、城镇化、人口老龄化进程加快及受不健康生活方式等因素影响,近年来中国慢性病发病呈快速上升趋势,心脑血管疾病、恶性肿瘤等慢性病已成为主要死因,慢性病导致的死亡人数已占到全国总死亡人数的 86.6%,导致的疾病负担占总疾病负担的近 70%。虽然慢性病已成为最常见和花费最高的一类疾病,却是通过有效措施可预防的一类疾病。通过识别高危人群并尽早进行干预,可有效预防慢性病的发生。

随着智能手机的普及、可穿戴设备的兴起及物联网技术的快速发展,移动健康管理应用越发普遍,不仅促进了慢性病患者的自我管理和个性化预防,还降低了医疗成本,减轻了患者负担。

可穿戴设备如智能手环等通过内置传感器实时地采集人体的各种慢性病的疾病生理指标,也可记录慢性病患者生活行为方式相关的数据。这些含有健康状况和疾病风险等重要信息的个体健康数据被上传至云平台,利用大数据分析技术得到患者身体健康现状,供患者和医疗机构进行随时随地的健康监测。同时,系统也能自动进行实时健康风险评估和智能预警,为患者和医疗机构提供慢性病管理决策支持服务。

此外,还可通过构建区域卫生信息平台,获取慢性病患者的健康数据,包括生活方式行为数据、就诊记录及传感数据等,利用"云共建"方式建立以电子健康档案为平台的慢性病管理系统,搭建电子健康档案云服务平台。实现社区、医院和疾病预防控制中心联合的慢性病管理网络,建立慢性病预防、早期发现及后期有效管理的链条。

三、医疗大数据的发展方向

(一)医疗大数据的融合共享

中国"十二五"期间,初步建立了全员人口信息、电子健康档案、电子病历等数据库,全国有 27 个省区市建立了省级人口健康信息平台,及其 44 家委属管医院分别与国家平台实现联通。逐步建立了涵盖结核病、艾滋病等 22 个疾病监测的传染病疫情网络直报系统和覆盖 13.7 亿人口的全员人口个案数据库。发布人口健康行业信息标准 100 余项。2017年,国家卫生和计划生育委员会印发《"十三五"全国人口健康信息化发展规划》(国卫规划发〔2017〕6 号),要求在依法加强安全保障和隐私保护的前提下,逐步推动人口健康医疗大数据资源共享开放。依据国家卫生和计划生育委员会的统一部署,按照"以人为本、创新驱动、规范有序、安全可控、开放融合、共建共享"的原则,"十四五"期间,中国健康医疗大数据资源管理工作将取得突破性进展,逐步实现健康医疗大数据的融合共享、开放应用。

对于医疗数据,目前注意力大都放在如何保障信息系统和系统内信息的安全,旨在使信息或信息系统免受未经授权的访问、使用、披露、破坏、修改、销毁等,也就是保障信息安全中经典的 CIA 三原则:保密性(confidentiality),即信息不被泄露给未经授权者的特性;完整性(integrity),即信息在存储或传输过程中保持未经授权不可改变的特性;可用性(availability),即信息可被授权者访问并使用的特性。

数据共享和开放之所以难做,在于医疗数据大多数是能够识别公民个人身份和涉及公民个人隐私的电子信息,这样的数据一旦开放共享,必定伴随着个人身份和隐私信息泄露的风险。如何在共享和开放中做到趋利避害,是发展医疗大数据应用必须克服的关隘。

(二)人工智能技术在医疗大数据中的应用

在数据爆炸和人工智能分析方法日益进步的当下,医疗从业人员被赋予了新的手段进行医学研究。与传统方式不同,医疗机构可以使用人工智能方法发现治疗过程中潜在的关系、模式、知识,可以有效地发现潜在药物的新疗法或药物不良反应,协助医师提高诊断精度、预测方案疗效、降低医疗成本、提高医疗水平。

由于临床数据忠实并且详细记录了患者诊疗过程中发生的各种事件,因此是人工智能分析的绝佳训练集。在药品的研发中,医疗机构、卫生行政部门通过对患者的用药情况、身体指标转变、症状特点等大数据进行挖掘分析,根据不同药品的需求情况和治疗效果拟订新的研发方案,可更好地确保有效的投入产出比,降低生产成本,提高研发成功率。通过对大数据研究分析所制定的临床决策系统,能够根据医疗知识及临床数据对病例进行分析,根据不同病症提出个性化的治疗方案,医师在此基础上再进一步根据实践经验、病症特点、检验检查对患者进行治疗,筛选最优的治疗方案,大幅度降低了误诊率,有助于精准治疗。疾病风险评估是致力于研究致病危险因素和特定疾病发病率、死亡率之间数量依存关系及规律的技术,被普遍认为是进行疾病防治的中心环节。全面、准确的风险评估是心血管疾病诊疗及管理的基础。医疗过程化是个性化医疗及精准医疗的一个重要阶段,要实现医疗的过程化,必须要有丰富的临床知识及获取患者信息的能力。

在依托人工智能对医学影像数据进行自动识别的研究中,科学家希望基于各种方法赋予计算机自动识别病变部位的能力或者是能够自动判别医学影像的病理性质,从而提升各类疾病,特别是癌症的诊疗效果。目前这项领域有越来越多的研究人员使用深度学习的方法进行相关研究。

(王海波　匡　铭)

第十六节 重要影像诊断学技术的发展

一、X线成像

X线,是一种可以穿透身体而不可见的光。现在,人们患病去医院拍摄X线片是很简单的事。但在100多年前,X线照片却不简单。1896年,外科医师卡特尔(Henry Cattell)说,外科手术如果没有X线诊断的建议将失去它完美的色彩,如果X线能够尽可能地显示体内结构,外科医师的手术将更加顺利,X线的应用领域将广泛无边。目前,利用X线检查已成为医学常用的辅助检查方法。

(一)X线的发现

德国伍兹伯格大学的物理学教授伦琴,一直从事真空放电现象和阴极射线方面的研究。1895年11月8日,伦琴在实验室进行阴极射线的实验时,第一次注意到放在射线管附近1 m远的氰亚铂酸钡小屏上发出微光。他发现,在出现阴极射线时,电子碰在玻璃管壁上发生蓝白色的荧光,还发现玻璃管外约1 m远的涂有氰亚铂酸钡的荧光屏上,似乎也发出点蓝白色的光。阴极射线是不能通过玻璃管壁的,也不可能漏出来。而且阴极射线绝不能穿过数厘米以上的空气,怎么能使这面在将近1 m外的荧光屏闪光?伦琴认为可能是一种未发现的新射线,看来这种新射线的穿透能力极强,与距离没有多大关系。接着,伦琴发现,X线不仅可穿透纸张、书、木头等,还可以穿透橡胶皮和各种金属薄片,但能被铅截断。他把手插进去一看,在荧光屏上模模糊糊有手骨的形象,手的轮廓也隐约可见。

经过几天废寝忘食的研究,伦琴确定荧光屏的发光是由射线管中发出的某种射线所致。因为当时对这种射线的本质和属性还了解得很少,所以他称之为X射线,表示未知的意思。后人为纪念发现者,也称之为伦琴射线,简称X线(X-ray)。伦琴把他夫人的手放到照相底板上用"X线"拍摄了一张照片,这是人类的第一张X线照片(图5-27),透过皮肤,底片上清晰地呈现出他夫人的手骨像。伦琴

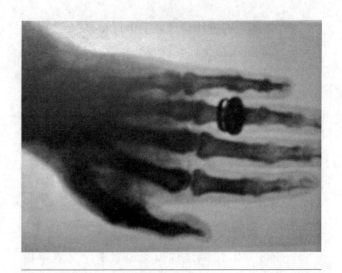

图5-27 伦琴拍摄的第一张X线片

于1895年12月28日,在《维尔茨堡物理学医学学会会刊》发表了他关于这一发现的第一篇报告——《关于一种新的射线》。他将7周的研究结果,写成16个专题,宣布他发现了X线,阐述这种射线具有直线传播、穿透力强、不随磁场偏转等性质。这一伟大的发现立即传遍了世界,引起了轰动,人们立即意识到它对医学的影响。第一个以医学治疗为目的的X线照相术在伦琴公布1个月内被采纳。1896年,X线开始应用于临床医学,第一次在伦敦一女性手中的软组织中取出了一根缝针。医用放射学从此诞生并得到了发展,给人类带来了益处。伦琴就由于这一发现获得第一个诺贝尔物理学奖。伦琴发现X线之后,物理学家和医学界人士马上致力于这种新的射线的研究,为人类利用X线诊断与治疗疾病开拓了新途径,开创了医疗影像技术的先河。

(二)X线与放射医学

X线产生的危害早在X线在临床上应用的早期就已经显现。伦琴发现,在经过长时间的X线照射后,会在照射部位产生皮肤溃烂和脱发现象,在使用X线仪器后得了放射性皮炎的人数增长很快,并且普遍存在。那是否能利用X线的这一特性来治疗肿瘤呢?一名芝加哥的医学生格拉比(Emil Grubbe)发现X线具有潜在的治疗效果,并在1896年早期治疗了一名患乳腺癌的女性。很快,法国人用X线来治疗胃癌,奥地利人用它治疗皮肤癌,瑞典人用它治疗头部和颈部的表面癌症。放射疗法成为有希望

治愈各种癌症的新手段。

1896 年,法国物理学家贝克勒尔(Antoine Henri Becquerel)发现了天然物质的放射性。2 年后,贝克勒尔无意中把镭放在胸前口袋里好几个小时,导致那部分皮肤溃烂好几周。放射性元素产生和 X 线相似的生理效果,因此产生了短程疗法技术(即把放射物质放在癌变肿瘤上,直接接触治疗)。

随着对 X 线、天然物质的放射性理解的深入,并运用生物模型来解释它们产生的影响,在 20 世纪产生了更加安全、有效的放射疗法。分解放射疗法中有些更小的放射物,它们有间隔地被分开管理,与对目标肿瘤起同等作用的大的放射物相比,这种疗法减少了对健康组织的不良反应。X 线电子管力量的增加,使不同类型的放射物对应治疗不同的肿瘤。

(三)X 线成像的发展

20 世纪 60 年代以来,影像增强和电视系统技术的应用,使它们逐渐成为新型 X 线机的主要部件之一。为了保证 X 线摄影质量,新型 X 线机在摄影技术参数的选择、摄影位置的校正方面,都更加计算机化、数字化、自动化。为适应影像诊断学专业的发展,近 30 多年来,除通用型 X 线机以外,又开发了适用于心血管、胃肠道、泌尿系统、乳腺及介入放射、儿科、手术室等专用的 X 线机。

此外,影像对比剂的使用为疾病诊断提供了更有效的手段。钡剂不能让 X 线穿透,通过吞咽或者灌肠摄入,使得胃肠道可以很好地展现出来,为胃肠道疾病的诊断提供很好的依据。静脉或动脉注射高密度的碘对比剂,通过 X 线的照射,可以得到血管和泌尿系统的影像学资料,有助于疾病诊断,如静脉肾盂造影和各种血管造影。

二、计算机体层成像

计算机体层成像(computed tomography,CT)是用 X 线束从多个方向对人体检查部位具有一定厚度的层面进行扫描,由探测器而不用胶片接收透过该层面的 X 线,转变为可见光后,由光电转换器转变为电信号,再经模拟 / 数字转换器转为数字,输入计算机处理。图像处理时将选定层面分成若干个体

积相同的立方体,称为体素。扫描所得数据经计算而获得每个体素的 X 线衰减系数或称吸收系数,再排列成矩阵,即构成数字矩阵。数字矩阵中的每个数字经数字 / 模拟转换器转为由黑到白不等灰度的小方块,称为像素,并按原有矩阵顺序排列,即构成 CT 图像。

CT 的出现凝聚了多位科学家的探索和努力。1969 年,豪斯菲尔德成功设计了一种可用于临床的断层摄影装置,并于 1971 年 9 月正式安装在伦敦的一家医院,成功获得了脑肿瘤的照片;1973 年,英国《放射学杂志》对此做出正式报道,称其为"放射诊断史上又一个里程碑"。随着更强大的电子管的出现,减少了放射线照相术的辐射时间,产生了高质量的胸腔和腹腔的图片。肿瘤、感染和心脏病的表现在胸腔放射线图片中变得清晰可见,这很快成为世界医学研究的最普遍的方法之一。

CT 增强扫描是 CT 检查的常用手段,为疾病诊断提供极其丰富的信息。经静脉注入含碘有机化合物即对比剂,使血液中含碘量维持一定水平,器官和病灶影像增强而显示更清楚,有助于提高小病灶的检出率,通过病灶的增强方式可以了解病变的血供,不但有助于疾病的鉴别诊断,同时可以了解病灶与周围结构尤其是大血管的关系,判断手术切除的可能性等。

最初的 CT 检查都是连续的单层扫描,当扫描一个层面之后,患者平移一个固定的距离或扫描层距,通常它等于层厚;然后扫描下一个层面并重复上述步骤,扫描时间长。螺旋 CT 的出现实现了对整个容积的快速连续扫描。进行容积扫描时,球管探测器系统连续多圈旋转,同时患者在机架内连续移动,极大地提高了 CT 扫描速度,减少了运动伪影的产生。此外,各种 CT 成像技术和后处理技术也相继出现,如能谱 CT 成像,可以通过物质在不同 X 线能量下产生的不同的吸收来获得人体组织内有关物质组成成分的信息(图 5-28);最大密度投影和最小密度投影则是分别将一定厚度中最大和最小 CT 值的体素投影到背景平面上,以显示高密度的组织和低密度的组织;动态成像和灌注成像可以显示组织器官的血供和血流灌注情况等。

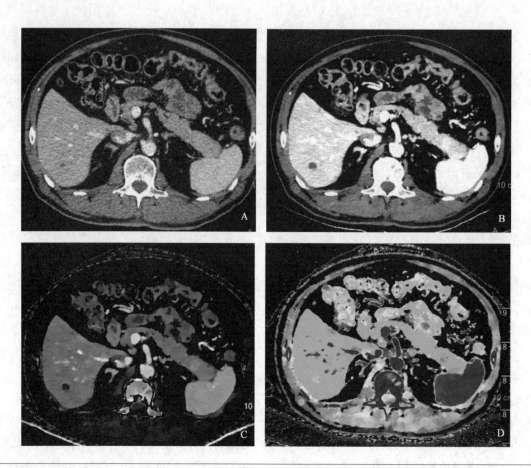

图 5-28 能谱 CT 图像
A. 常规 CT　B. 单能量图　C. 碘图　D. 有效原子序数图

三、超声成像

超声波（ultrasound）是指频率超过人类耳朵可听到的最高阈值 20 kHz 的声波。医学超声成像是一种基于超声波的影像诊断技术，利用超声波的物理特性和人体组织的声学特性相互作用后产生信息，将其接受、处理后形成可视化图像。

（一）超声发展史

最早发现超声波的人是意大利科学家斯帕拉捷（Lazzaro Spallanzani），早在 1793 年，他就从蝙蝠的身上发现了超声波的存在。此后又有许多科学家进一步研究了这个课题，人们终于弄清楚：蝙蝠是利用"超声波"在夜间导航的。蝙蝠的喉头能发出一种超过人的耳朵所能听到的高频声波，这种声波沿着直线传播，一碰到物体就迅速返回来，它们用耳朵接收了这种返回来的超声波，使它们能做出准确的判断，引导它们飞行（图 5-29）。现代仿生学根据蝙蝠

超声定位器的原理，制成了盲人用的"探路仪"。如今，有类似作用的"超声眼镜"也已制成。超声波已经被越来越多地应用到各行各业，包括超声波检测、超声波探伤、功率超声、超声波处理、超声波塑料焊接机、超声波诊断、超声波治疗等。

医学上最早利用超声波是在 1942 年，奥地利医师杜西克（Karl Theodore Dussik）首次用超声技术扫描脑部结构；60 年代，医师们开始将超声波应用于

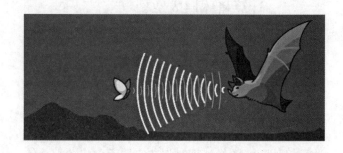

图 5-29 蝙蝠的回声定位

腹部器官的探测。如今,超声成像与X线成像、电子体层成像、磁共振成像并称为四大医学影像技术。

(二)超声成像原理及物理特性

超声图像的产生经三个步骤:探头产生声波,声波与组织相互作用,探头接收声波可视化为图像。超声探头采用机械或电子方式的声学换能器发射超声波,在介质中直线传播具有良好的指向性;当超声波进入人体时,会发生衰减、折射和反射;部分超声波返回到探头,被机器记录并形成图像。

人体每种组织都有一种称为"声阻抗"的特性,取决于组织密度和超声波速度。超声波在不同声阻抗组织内传递过程中,当界面声阻抗差异大于0.1%时,部分超声波将偏离原来的方向,形成折射;如果界面比波长小,则发生散射;部分声波反射回探头,为机器提供显示图像的信息。上述人体组织对超声波形成的折射、散射等,使得部分声波无法返回探头,损失后无法用于成像,即衰减;而返回探头的声波经过放大后被测量记录,用于计算产生此回声的组织界面信息。组织之间的声阻抗差异越大,则产生的回声越强,如液体和气体之间的声阻抗差异极大,导致遇到其界面的绝大多数声能被反射,致使其区域外的物体不能显像。

(三)医学超声设备

A型超声即幅度调制型(amplitude)超声,是以波幅的高低表示反射信号的强弱。M型(光点扫描型)超声是以垂直方向代表从浅至深的空间位置,水平方向代表时间,显示为光点在不同时间的运动曲线图。以上两型均为一维显示,应用范围有限。

B型超声即辉度(brightness)调制型超声成像仪,常称为"B超"。B超是以亮度不同的光点表示接收信号的强弱,将光点轨迹连成超声束扫描的二维切面图,也是目前常规应用的技术。

D型超声即多普勒(Doppler)超声检查,利用多普勒效应检测血流或组织频移信号,其信息叠加在常规的二维图上进行成像,包括脉冲多普勒、连续多普勒和彩色多普勒血流图像,提供了丰富的血流动力学信息。

谐波成像(harmonic imaging)是利用人体回声信号的二次谐波成分构成人体器官的图像。超声探头发射出基波,基波通过组织后频率会发生变化,形成不同频率的谐波。探头可以同时接收基波和谐波,通过滤波功能选择性接收谐波。谐波成像主要应用于超声造影。超声造影剂是含气微泡,其气体内核在机械声波作用下会产生丰富的谐波信号,通过滤波器抑制不含微泡的组织基波回声,从而有效显示组织微灌注信息。

弹性超声是利用组织的弹性模量与病灶生物学特性的相关性进行成像,类似通过叩触诊组织软硬程度来诊断疾病。超声弹性成像对组织施加一个外部或内部(包括动脉搏动、心搏等)的压力,结合数字图像信号处理技术,分析组织内部位移、应变、速度等参数,得到弹性模量等力学属性的图谱分布。

三维(three-dimensional,3D)超声是由一系列的二维图像通过图像后处理生成三维立体图像,通常使用特殊探头进行信号采集。四维(four-dimensional,4D)超声是在三维的基础上形成的"动态的三维",即加上了"时间"第4个维度。

(四)超声检查方法及图像特点

超声检查前需要进行空腹、充盈膀胱等必要的准备。检查时,探头与人体之间涂抹耦合剂,以减少气体组织带来的不同界面声阻抗。根据检查部位需要不同,可采用各种体位,如仰卧位、侧卧位、俯卧位、坐位等,无一定限制。超声声像图是以明(白)暗(黑)之间不同的灰度来反映回声之有无和强弱,无回声为暗区(黑影),强回声则为亮区(白影)。改变探头位置可得任意方位的声像图,并可观察活动器官的运动情况。

分析声像图时,首先了解切面方位,认清解剖定位,注意分析以下内容:外形和轮廓,边界和边缘回声,内部回声特征,后壁及后方回声,周围回声,毗邻关系,量化分析和功能性检测。通过以上内容分析,以达到对病变定位、定量和定性诊断的目的。

(五)临床应用及重要前沿技术

超声技术由于简便、无辐射而普遍使用于内科、外科、妇产、儿科和眼科等临床各科。超声可获得人体各软组织器官和病变的高清晰度断层图像,提供解剖形态学和血流动力学信息,并能反映心血管、肌肉、骨骼等运动器官的生理功能。尤其对肝肾等实质性器官,心血管、甲状腺和乳腺等小器官具有极高的诊断价值。在妇产科领域,于妊娠诊断和围生医学中的应用均具有不可替代的重要价值。

但是超声遇到声阻抗高的界面,如含气的肺、胃肠道和骨骼等会发生全反射,对于体型肥胖的患者也较难获得清晰的图像。此外,超声仪器设备性能、检查人员的临床知识水平和操作经验都会影响诊断结果,因此规范化超声检查的各个环节才能取得可靠的诊断。

努力提高声像图质量和不断扩展超声的应用价值是超声新技术的发展目标。以下几项新技术在不断地研究和发展。

1. 超声造影成像 是利用造影剂微泡的谐波信号增强超声诊断的分辨力、敏感性和特异性的技术。微循环中的造影剂微泡界面具有很强的声阻抗,在机械声波作用下含气微泡的体积发生剧烈变化,产生丰富的谐波信号,而这种谐波信号强度远强于周围不可压缩的组织。因此,选择性接收微泡的谐波信号,可以获得反映微灌注的高质量声像图。超声造影能显示心肌、肝、肾、脑等实质性器官的正常组织和病变的血流灌注情况,已成为超声诊断的重要发展方向。

2. 介入超声 是在超声显像基础上为进一步满足临床诊断和治疗的需要而发展起来的一门新技术。1983 年在哥本哈根召开的世界介入性超声学术会议上,正式确定为超声医学中一门新的学科。其主要特点是在实时超声的监视或引导下,完成各种穿刺活检、造影及抽吸、插管、注药治疗等操作,可以避免某些外科手术,达到与外科手术相当的效果。超声介入治疗成为某些疾病,如小肝癌消融及子宫肌瘤、巧克力囊肿、多囊肾等最主要的治疗方法之一,逐渐取代或淘汰了原来的外科手术。

3. 超声医学人工智能 是指超声医学进入大数据和智能化时代。大数据孕育着人工智能技术的成熟,人工智能作为临床的辅助手段,为超声技术提供自动化图像质量评估、图像标准化处理、图像勾画、自动测量等功能。超声设备不仅是一台成像仪器,而是成为集数据采集、管理、分析于一体,融入深度学习的智能化终端。超声人工智能将取代人工大量重复性、机械性的工作,使医师有精力和时间进行更有价值的诊疗探索;简化工作流程和管理,提高工

作效率,特别是能够减少超声医师主观经验造成的诊断误差,为建立优质高效的医疗卫生服务体系发挥着重要作用。

四、磁共振成像

磁共振的基本原理是利用一定频率的电磁波照射处于磁场中的原子核,原子核在电磁波作用下发生磁共振,吸收电磁波的能量,随后又发射电磁波,即发出磁共振信号(图 5-30)。由于不同原子核吸收和发散电磁波的频率不同,且此频率还与核环境有关,故可以根据磁共振信号来分析物质的结构成分及其密度分布。美籍物理学家布洛赫与珀塞耳在 1946 年首次观测到宏观物质磁共振信号,并因此获得 1952 年的诺贝尔物理学奖。从磁共振现象发现到磁共振技术成熟这几十年期间,有关磁共振的研究领域曾在多个领域(物理学、化学、生理学或医学)多次获得诺贝尔奖,足以说明此领域及其衍生技术的重要性。

基于磁共振技术可用于分析物质结构成分的特性,其被广泛应用在物理、化学及医疗等领域。在医疗领域中,磁共振成像技术为其中之一,国际上从 1982 年才正式将此技术应用于临床,它可以在没有电离辐射,不需要对比剂的情况下,实现对人体组织器官的成像,并且相对于 X 线、CT 来说,磁共振成像对软组织的显示更清楚,故在肌骨关节、直肠、子宫等部位的应用具有更大的优势。但磁共振成像在

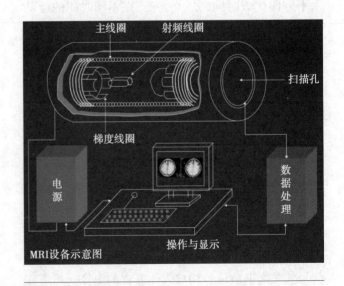

图 5-30 磁共振设备示意图

肺部的检查效果不如 X 线或 CT。另外,在检查过程中,由于磁共振机器的检查空间较小,无法对幽闭恐惧症的患者进行检查,而且磁共振成像过程中存在主磁场、梯度磁场及射频磁场,铁磁性的物质靠近时会发生位置移动。

目前,磁共振成像(magnetic resonance imaging, MRI)不仅可以用于显示组织器官的结构信息,还可以利用磁共振成像的多参数特征进行功能成像(图 5-31)。例如利用含氧血红蛋白和脱氧血红蛋白两种血红蛋白对磁场的不同影响,基于神经元功能活动对局部氧耗量和脑血流影响程度不匹配所导致的局部磁场性质变化的原理进行脑功能活动成像,为揭开脑功能活动及神经元连接的神秘面纱提供了重要手段;另外,磁共振波谱成像可以利用在同一磁场下,处于不同化学环境中的同一种原子核受到周围环境的影响对其进行化学结构的分析;磁共振灌注成像则是通过注入顺磁性对比剂改变血管腔内的磁敏感性反映组织器官的血流情况。

MRI 技术的发展非常迅猛,除成像更清晰,成像速度更快之外,不断出现的磁共振扫描序列提供了更为丰富的人体信息。例如,弥散加权成像(diffusion weighted imaging, DWI)是检测活体组织内水分子扩散运动的无创性方法,临床上主要用于超早期脑梗死的诊断。弥散张量成像(diffusion tensor imaging, DTI)是当前唯一能有效观察和追踪脑白质纤维束的非侵入性检查方法(图 5-32)。氨基质子转移(amide

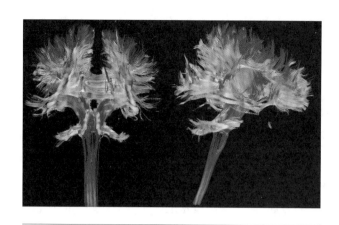

图 5-32 DTI:脑白质纤维束成像

proton transfer, APT)是目前热门的一种新的磁共振技术,该技术被认为是开启了磁共振分子影像学的新篇章,2003 年,周进元教授和 van Zijl 在《自然医学》(*Nature Medicine*)杂志发表论文,首次利用 APT 技术实现了活体内自由蛋白质和氨基酸的探测,临床上可以用于帮助脑胶质瘤的分期及疗效评估及判断脑卒中和儿童脑发育。针对 MRI 在肺部成像的短板,超级化成像技术的出现利用化学位移交换翻转转移(CEIT)等序列,能够高效并定量获得肺部 O_2-CO_2 交换、O_2- 血液交换的动力学和影像学信息,在肺部疾病早期检测方面具有极大的潜力。

五、现代影像技术的发展

1895 年伦琴发现 X 线至今已经过去了 100 多年,期间 CT、MRI 的快速发展,大大推动医学影像技术的进步。影像检查的速度越来越快,分辨率越来越高。现在影像技术的发展已经不仅停留于精细的解剖学还原,组织器官的功能成像及分子水平的影像成像已经成为影像技术发展进阶的主要趋势。

此外,随着介入放射学的发展,利用 X 线透视、CT 定位、B 超等医疗影像设备做导向,将特制的导管或器械经人体静脉、动脉、消化系统的自然管道、胆道或手术后的引流管道等抵达体内病变区域,取得组织细胞、细菌或体液等资料,或进行造影摄片获得影像学资料,从而达到诊断疾病的目的,同时也可进行特殊的治疗——介入治疗。介入治疗,是介于外科、内科治疗之间的新兴治疗方法,是在不开刀暴露病灶的情况下,在血管、皮肤上做直径几毫米的微

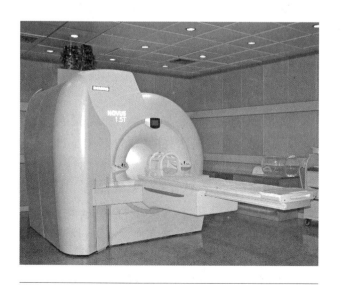

图 5-31 磁共振扫描仪

小通道,或经人体原有的管道,在影像设备的引导下对病灶局部进行治疗的创伤最小的治疗方法。介入治疗包括冠状动脉球囊扩张术和支架植入术、动脉栓塞术、血管成形术、经皮穿刺肿瘤活检术、瘤内注药术、椎间盘穿刺减压术、椎间盘穿刺消融术等。目前,介入治疗方法已经成为一些疾病(如冠心病、肝癌、动脉瘤、血管畸形等)最主要的治疗方法之一。

总之,科学技术的进步大大推动了医学影像技术的发展,使医学影像技术迈入精准诊断的时代,更好地服务于临床。

(冯仕庭　王　伟　张晓敏)

第十七节　微观检查技术的发展

人类最初进行医学诊断是基于视觉、听觉来观察患者而进行,也对患者的标本进行检查,即原始医学检验(实验诊断)。公元前400年前,就有记载人体标本试验,即尿液检验。古印度的医师将尿液倒在地上,如果这种尿液能招来蚂蚁和昆虫,提示患者排出"蜜尿"(即糖尿),这可能是最早的"尿糖"测定方法。古希腊人也意识到了体液检查对于预测疾病的价值。约在公元前400年前,希波克拉底提出并推广使用头脑和感官作为诊断工具对尿液进行观察,以辅助诊断有关的疾病。他将尿液标本表面的气泡与肾疾病和慢性疾病联系起来,将尿液中的沉淀物、血液及脓液与疾病联系起来,开拓了最早、最原始的医学检验诊断。11世纪,波斯医师依斯梅尔(Ismail)描述了7种针对尿液的观察和实验,即颜色、黏稠度、尿量、透明度、沉淀物、气味和泡沫。14世纪,欧洲普及了尿液检验。16世纪,内科医师开始使用尿液颜色比对图进行直观尿液分析,直观显示了尿液与疾病的关系,成为欧洲中世纪诊断疾病的重要依据。至17世纪,人们一直利用感官观察排泄物和分泌物的外观、量和气味作为问诊和体格检查的补充。

由于显微镜的发明和使用,使原始医学检验由经验、感官检验进入使用辅助设备(显微镜)对患者标本进行微观检查的证据医学检验阶段。当今实验室诊断学已成为一门综合性、交叉性的学科,它能将物理、化学、生物的技术和方法应用到临床医学领域,已经发展具有完整的、科学的、快速的及自动的全程质量保证现代医学检验体系,同时也融入智能信息化、生物安全制度化的管理体系。对疾病的预防、诊断和治疗起到非常重要的作用。

一、临床血液学检测技术

血液是在心血管系统内循环流动的一种组织。在心泵活动的推动下沿血管内循环流动,起运输物质和交换各部分组织液的作用,并通过呼吸、消化、排泄等器官保持整个机体与外界环境的联系。血液含有多种缓冲物质,可缓冲进入血液的酸性或碱性物质所引起的pH变化,具有缓冲功能;血液中含大量水分,参与维持体温和酸碱平衡。内环境(internal environment)理化性质的微小变化可以通过血液作用于相应的感受器,为维持内环境稳态的调节传递反馈信息。此外,血液中的白细胞、抗体、补体是机体抵御病原微生物和异物入侵的重要机制。血液中的血小板和凝血因子在机体生理性止血反应中起重要作用。因此,血液通过运输、缓冲、传递信息和防御、保护等功能在维持机体内环境稳态中起着非常重要的作用。

系统和科学地研究血液开始于显微镜的问世以后,用显微镜观察血液中的红细胞(1673)、白细胞(1749)和血小板(1842),即血液的有形部分,是血液学家研究的重点。血液中的液体部分,亦称为血液无形成分(或血浆),许多年来由生物化学家和免疫学家所研究,目前血液学家对血浆特别关心的问题是止血和血栓的基础和临床。自20世纪初开始,对维持体内血细胞数量恒定的血细胞生成及造血调控也是血液学研究的热点领域。

血液检查依赖于显微镜、血红蛋白吸管(1852—1867)、血细胞计数板(1852—1855)、细胞染色技术(1880—1902)和血红蛋白计(1878—1895)的发明和应用,以监测血液的基本指标。1877年,爱尔兰都柏林病理学教授赖特(Almroth Edward Wright)首次观察到了钙盐在血液凝固过程中的作用,他发明一种血凝计用来估量凝血时间。1879年,捷克细胞病理学家和化学家埃尔利希利用加热来干燥和固定血液涂片,使用苯胺蓝染色看到了细胞内的颗粒,将白细胞根据不同形态进行分类,他还发现了肥大细胞。19世纪末,埃尔利希和罗曼诺夫斯基(Romanowsky)发明了染色技术,能观察区分血液中的各种血细胞,即罗曼诺夫斯基染色法。1902年,哈佛大学病理医师瑞特(James Homer Wright)改进了罗曼诺夫斯基染色法中伊红和亚甲蓝混合染色剂配制方法,从而建立了经典瑞氏染色法并一直使用至今,是目前血涂片染色最常用而又最简单的染色方法。1900年,兰德斯坦纳发现ABO血型系统,为同型输血奠定了基础,同时诞生了免疫学检验项目——血型鉴定。1920年,为了准确检测结果,静脉穿刺取血作为检验样本得到推广和认同。1926年,斯韦德贝里(Theodor Svedberg)用超速离心法确定了血红蛋白的相对分子质量。1926年,加布鲁斯(Gabreus R.)将红细胞沉降率作为判断疾病严重程度的指数。1929年,骨髓穿刺针被发明,骨髓可像血液一样被吸取和推成薄膜片,染色后在显微镜下观察。1945年,完成了凝血时间测试。1953年,血细胞计数仪问世。1961年,发现了造血干细胞。1984年,生产出了基因工程凝血因子Ⅷ。20世纪80年代,流式细胞术开始广泛用于临床医学的科学研究及疾病诊断和治疗监测。近年由于电子技术发展和人工智能技术的应用,有形细胞自动识别系统得到质的飞跃。随着观察血细胞的技术不断改进,光镜的精密度不断提高,染色技术使细胞形态更清晰易于鉴别,得以区分出各类白细胞,且观察到各种血细胞的异常形态;特殊显微镜的发明使血细胞形态学概念更加充实,目前应用的特殊显微镜有暗视野显微镜、位相显微镜、偏光显微镜、干涉显微镜及电子显微镜等。

随着基础医学的发展、高科学技术的应用,特别是计算机技术的应用,血液分析仪的水平不断提高,检测原理不断完善,测量参数逐渐增多。检测速度快、精确度高、操作简便是血液分析仪的优势,多种型号血液分析仪的问世,不断为临床提供更有用的实验指标,对疾病的诊断与治疗有重要意义。

二、临床微生物学检测技术

人类通过与疾病斗争和科学实践,不断推动临床微生物学的发展,有关临床微生物学或与其密切相关学科理论和技术的突破,又促进疾病防治水平不断提高。微生物学作为一门科学,到19世纪晚期才发展起来。

早在17世纪末,荷兰人列文虎克发明了一架能放大200~300倍的显微镜,他用这种原始显微镜观察细菌和原生动物即所谓的"非常微小的动物",并正确地描述了微生物的形态,第一次为微生物的存在提供了证据。法国人巴斯德在1857年证实了酿酒中的发酵和腐败都是微生物引起的,创立了能消灭酒中微生物的巴氏消毒法,即把酒加热到约60℃,持续20~30 min。巴氏消毒法既能杀死酒中的微生物,又不使酒因高温而蒸发(也可用于牛奶的消毒)。巴斯德曾首先在感染的羊血液中看到了炭疽杆菌,并证明了实验室培养的炭疽杆菌能使动物感染致病,还发明了用于细菌培养的液体培养基,巴斯德建立了细菌学理论,被称为"微生物之父"。德国人科赫论证了炭疽杆菌是炭疽病的病原菌,接着又发现了结核病和霍乱的病原菌,并提倡用消毒和灭菌法预防这些疾病的发生。他建立了一系列研究微生物的重要方法,如细菌的染色方法、固体培养基的制备方法、琼脂平板的纯种分离技术等,这些方法一直沿用至今。科赫发明了将液态明胶和肉浸液倾倒在玻璃平板上形成固态凝固物从而得到微生物(细菌)纯种的方法。他还通过特殊的培养和染色方法发现了结核分枝杆菌,并制定了鉴定致病性微生物的一条规则,称为"科赫法则"或"科赫定律",即致病性微生物只能在以下情况下成立:①存在于所有患该种疾病的病例中。②动物接种其纯培养物可发病。③从发病的动物中能再次分离培养出这种微生物。④被分离出的这种微生物能再次在培养基中繁殖得到纯培养。这一法则阐述了疾病、病原体和医学检验的辩证逻辑关系。两位科学家对微生物学检验的形成与发展起到了至关重要的作用。

1877年,科赫发表论文介绍了一些细菌学检验方法,包括在盖玻片上固定和干燥细菌薄膜,将德国病理学家瑞特建立的苯胺染色法染色细菌的方法进行改良,用于涂片中细菌的染色,科赫用瑞特苯胺染料将细菌鞭毛染色的方法使细菌着色,在显微镜下能更清晰地观察细菌形态及将细菌拍摄下来进行鉴别。

1882年，由埃尔利希首创并经齐尔（Zieh）改进而创造出抗酸染色细菌染色法。其中最具代表性的为对结核菌的齐－内（Ziehl-Neelsen）染色法和齐－加（Ziehl-Rabbet）染色法。

1884年，丹麦病理学家革兰（Hans Christian Gram）创立了革兰氏染色法，是细菌学中很重要的鉴别染色法，可将细菌分为革兰氏阳性菌（G^+）和革兰氏阴性菌（G^-）两大类。

1892年，前俄国学者伊凡诺夫发现了第一种病毒，即烟草花叶病毒，由此启发人们相继发现了对人类致病的病毒。1892年，纽约市的卫生部门建立了第一个公共的可以做出诊断结果的细菌学实验室；1899年，美国微生物学会成立。

19世纪，由于细胞分离培养技术、染色技术、动物接种等技术的发明和应用，新发现了许多细菌，到19世纪末，医学微生物学逐渐建立并形成，为临床微生物检验的初步形成创造了条件，奠定了基础。

近几十年来，由于生物化学、遗传学、细胞生物学、分子生物学等学科的发展，以及电镜、气相和液相色谱技术、免疫学技术、单克隆抗体技术、分子生物学技术的进步促进了医学微生物学的发展，人们得以从分子水平上探讨病原微生物的基因结构与功能、致病的物质基础及诊断方法，使人们对病原微生物的活动规律有了更深刻的认识。相继发现了一些新的病原微生物，如军团菌、弯曲菌、拉沙热病毒、马堡病毒及人类免疫缺陷病毒等。病原微生物快速检验诊断方法飞速发展。酶联免疫吸附测定（ELISA）快速检测抗原及抗体技术已被普遍应用，简化了过去繁琐的微生物学检验手续，特别是通过采用单克隆抗体，进一步提高了检测的特异性和敏感性。目前商品化的基于基因探针和聚合酶链反应（PCR）诊断试剂盒，尤其是病毒快速诊断试剂盒的广泛应用，使过去长期难以实现的病毒病的快速实验室诊断成为现实。基质辅助激光解吸电离飞行时间质谱仪（matrix-assisted laser desorption ionization time of flight mass spectrometer，MALDI-TOF MS）具有简便、快速及特异地分析微生物蛋白质表达谱中的特征谱峰，从而实现临床微生物检验中细菌、真菌及病毒在属、种、株水平上的鉴定能力（图5-33）。MALDI-TOF MS在菌血症、尿路感染、

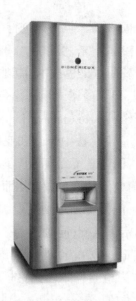

图5-33　基质辅助激光解吸电离飞行时间质谱仪

毒素检测及耐药监测方面显示出巨大的优势，已成为当今临床微生物实验室感染性疾病常用诊断方法。随着基因测序技术的迅猛发展，基于二代测序的宏基因组学（宏基因组测序）同样成为当代临床的焦点。宏基因组测序（mNGS）是综合分析来自患者样本的微生物和宿主的基因物质（DNA和RNA）的方法，应用于多种感染性疾病的诊断、疾病和健康状态下微生物学分析、人类宿主反应对感染传播的特征化、识别肿瘤相关病毒。2014年，《新英格兰医学》杂志报道了一个通过宏基因组辅助检测治愈一位原因不明、反复发热、具有癫痫及脑积水症状的14岁男孩的病例，为历史上首个宏基因组临床应用成功的个案。

三、临床免疫及生物化学检测技术

临床免疫学检验学科发现及组建时间已经有100多年，形成于一系列抗细菌感染实验研究中，最初在19世纪80年代有一些学者针对传染病患者及免疫动物进行研究，发现两者血清里都存在具有特异性质的结合病原体，另外还存在促进这些结合病原体形成的物质，学者将这些结合病原体统一定义为抗体，具备推动形成抗体的物质则定义为抗原。1896年，维达尔（Georges-Fernand Widal）等收集获取伤寒患者血清，并通过实验使其与伤寒杆菌相互反应，最终经由两者产生特异性凝集现象来诊断患

者伤寒情况,自此开辟了免疫学和医学检验相互结合应用的先例。19世纪末期,德国化学家埃尔利希发表体液免疫理论学说,俄国动物学家梅契尼科夫发表细胞免疫理论学说,两方各有拥护者导致免疫机制长期处于争论中。直到20世纪初期,调理素被瑞特发现后,证实如果有体液因素,血清里吞噬细胞所发挥的作用将会获得明显提升,进而表现出这两种免疫因素潜在的密切联系,即相辅相成机制。自此,体液免疫理论学说与细胞免疫理论学说之间的矛盾迅速化解,人们从一个全新的角度认识免疫机制。

1900—1930年,内毒素施瓦茨曼(Shwartzman)反应、血清疾病、过敏反应、调理作用、补体结合反应、皮肤反应、阿蒂斯(Arthus)反应等逐渐广为人知,免疫疫苗走上了迅速发展的道路,白喉类毒素预防、卡介苗等陆续出现。以上反应及疫苗的出现不仅展示了免疫疾病的发病机制,而且也证实人们已经逐渐掌握了基本的免疫学理论知识及技术,为研究免疫疾病奠定了坚实基础。1945年,库姆斯(Robin Coombs)等在收集大量资料基础上进行抗球蛋白试验,该试验可以用来测定溶血性贫血条件下的红细胞不完全抗体。1935—1957年是免疫学检验技术的蓬勃发展阶段,鉴定测定、抗体纯化、抗原抗体免疫电泳技术、凝胶内沉淀技术陆续出现,提升了免疫学检验的稳定性、特异性及敏感性。1959—1974年诞生的酶标记免疫技术、放射标记免疫技术、生物素-抗生物素蛋白标记免疫技术、化学发光免疫技术、荧光标记技术等,证实免疫学检验技术的快速进展,而后来的免疫网络学说及克隆选择学说显示现代免疫学趋向完善。在未来发展过程中,临床免疫学检验学科将会寻找到更多突破点,以高水平技术为医学领域提供更为优质的服务。

临床生物化学成为一门独立的学科还只是近几十年的事,因此它是相当年轻的学科。追溯其发展过程,它是与许多相关学科(包括化学、生理学、药物学、病理学、临床医学等)相互联系、相互渗透的结果。

19世纪以来就有一系列关于健康与疾病时体液生物化学组成的研究,它包括Berzelius、Liebig、Simon、Bence Jones、Folin及中国早期生物化学家吴宪等人的杰出工作。1926年,坎农使用了

"homeostasis"(内环境相对稳定)一词,取代和发展了伯纳德的细胞内环境恒定的概念,这对推动临床生物化学的发展起着深远的影响,在之后50年中成为实验性研究的指导思想。至今临床生物化学中相当部分的工作就是细胞外液(即伯纳德提出的内环境)的临床生化。由范斯莱克(Van Slyke)等人开创的体液水、电解质与酸碱平衡这一领域中的理论与实践在临床诊断和治疗中所起作用就是一个具有代表性范例。

1908年沃格默斯(Wohlgemuth)首先提出,以检测尿中淀粉活力作为急性胰腺炎的诊断指标。之后又有血清碱性磷酸酶和脂酶的测定,但由于当时方法学存在的困难,应用进展缓慢。20世纪50年代后,应用血清酶活力测定作为监测细胞、器官损害及肿瘤生长的指标,使临床生物化学的工作又增加了新的内容,近30年来,已发展成诊断酶学这一分支。1954年,科学家们先后发现血清乳酸脱氢酶及氨基转移酶在不少疾病时增高,此后血清酶在诊断上的应用和研究非常活跃。目前方法学上又有了很大发展,同工酶的概念和检测及酶谱分析,都大大地增加了诊断的特异性和灵敏度。

超微量的仪器分析、免疫学、分子生物学、放射性同位素等技术的应用使临床生物化学工作内容日益扩大深入。近10多年来,对于体内一些微量蛋白质、多肽等生物活性物质的测定,基因(核酸片段)的分析,微量元素的分析,以及它们在多种疾病中的变化,为临床医学提供了极有价值的数据。

四、基因检测技术

基因检测是通过组织、血液、其他体液或细胞对DNA进行检测的技术,是取被检测者外周静脉血或其他组织细胞,扩增其基因信息后,通过特定设备对被检测者细胞中的DNA分子信息做检测,分析它所含有的基因类型和基因缺陷及其表达是否正常的一种方法。在临床检验学中,基因检测技术弥补了细胞形态学、生物化学、微生物学与免疫学的短板,能够直接对人体或病原微生物进行检测、定量及突变位点分析。基因检测技术经过发展与变革,已经成为实现精准医疗不可或缺的关键环节。

常用的基因检测技术主要包括基因测序技术、

核酸扩增技术和核酸分子杂交技术等。

（一）基因测序技术

1953 年，沃森和克里克关于 DNA 双螺旋结构的发现表明，A、T、C、G（RNA 中为 A、U、C、G）4 种碱基数量和排列顺序的变化造就了生命的多样性。因此，DNA 和 RNA 序列被称为遗传密码，是分析基因结构、功能及其相互关系的基础，而基因测序技术正是解读这些生命密码的基本手段。

1977 年，桑格和吉尔伯特分别提出了双脱氧链终止法和化学降解法，标志着第一代测序技术的诞生。1977 年，桑格测定了第一个基因组序列，是噬菌体 X174 的，全长 5 375 bp。自此，人类获得了窥探生命遗传差异本质的能力，并以此为开端步入基因组学时代。2000 年完成的首个人类基因组图谱，就是以改进了桑格法为其测序基础的。

第一代测序技术的主要特点是测序读长可达 1 000 bp，准确率几乎 100%。可用于未知或已知的基因变异的检测，基本适用于所有的基因变异类型，如点突变、插入或缺失变异等，是测序技术的"金标准"。但其依赖于聚合酶链反应（PCR），只能逐段分析单个 DNA 片段，通量低、自动化程度低、测序成本高等缺点，影响了其真正大规模的应用。

随着技术的不断开发和日益深入，自动化测序、焦磷酸测序、高通量测序、甲基化修饰测序等技术应运而生。2005—2007 年，以基于边合成边测序原理的 454 技术和 Solexa 技术，以及基于边连接边测序原理的 SOLiD 技术为标志的第二代测序技术（next generation sequencing，NGS），又被称为高通量测序技术诞生。NGS 可同时对几百万条 DNA 分子进行序列测定。与第一代测序技术相比，NGS 以高通量、高灵敏性、高准确性、自动化程度高、成本低为显著特征，合成与测序同时进行，可一次性检测未知物种、未知基因全基因组区域的所有位点。但该技术需要将基因组片段化，读长（测序反应所能测得序列的长度，须将基因组分割为读长以内的短序列才能测序）较短，不利于后续分析数据时信息的拼接整合，也不能捕获所有的基因变异类型。

2008 年至今，随着物理、化学、材料和生命科学的不断发展和融合，以单分子测序和长读长为标志的第三代测序技术应运而生。与前两代相比，该技术在保证测序通量的基础上，对单条长序列进行从头测序，能够直接得到长度在数万个碱基的核酸序列信息，测序过程无需进行 PCR 扩增。

（二）核酸扩增技术

20 世纪 80 年代，穆利斯发明了聚合酶链反应（PCR），即在两个短核苷酸（引物）和耐热的 DNA 聚合酶的作用下，先将待扩增 DNA 模板加热变性解链，之后冷却至某一温度时，引物与待扩增 DNA 单链接合，再将温度升高使退火引物在 DNA 聚合酶作用下得以延伸（图 5-34）。这种变性—退火—延伸的过程就是一个 PCR 循环，不断重复，短短数十分钟就可对 DNA 模板进行 2^n 倍扩增。如今，DNA 扩增技术已经成为生物学研究的基础，广泛应用于生命科学、医疗诊断、法医检测、食品卫生和环境检测等方面。

传统 PCR 技术是将目的基因经过 PCR 扩增循环，一个 DNA 分子模板复制成成千上万的子代双螺旋，然后用凝胶电泳进行检测。但是，凝胶电泳检测只能对扩增产物的分子大小进行判断，而无法推断出起始样品中 DNA 的含量，因此无法进行定量分析。随着生物实验需求的不断发展，从传统 PCR 技术中逐渐演化出一系列侧重于不同实验目的及应用的 PCR——qPCR 和 dPCR。qPCR 技术由于操作过程在封闭体系中进行，降低了污染概率，并且可以通过对荧光信号监测进行定量检测，因此临床应用最为广泛。dPCR 即数字 PCR，也称为单分子 PCR，该技术实现了核酸拷贝数绝对定量的突破。其主要特点之一在于将目标分子分散入单个反应室中，使每个反应室中包含或不包含一个或多个拷贝的目标分子，是实现数字 PCR 高灵敏度和高准确度的关键。虽然 qPCR 和 dPCR 都能够对样品中的核酸进行定量，但 qPCR 只能实现相对定量，而数字 PCR 不需要标准品，也不需要制作标准曲线，即能实现更灵敏、更准确的绝对定量。

（三）核酸分子杂交技术

核酸分子杂交技术是 20 世纪 70 年代发展起来的分子生物学技术，也是遗传学研究和基因诊断的常用方法。它是基于 DNA 分子碱基互补配对原理，用特异性的核酸探针与待测样品的 DNA/RNA 形成分子杂交的过程。核酸杂交的形式有多种，基因检

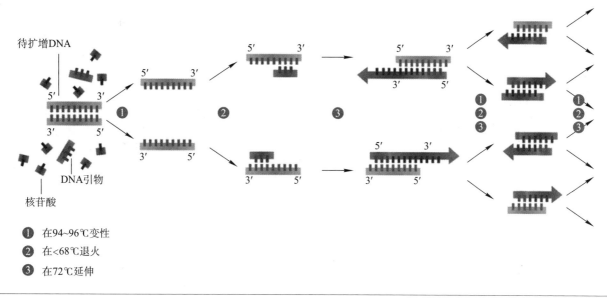

待扩增DNA

DNA引物

核苷酸

❶ 在94~96℃变性

❷ 在<68℃退火

❸ 在72℃延伸

图 5-34　PCR 原理图

测中最常用的是荧光原位杂交技术(fluorescence in situ hybridization, FISH)。1981 年, 鲍曼(Bouman)和朗格(Langer)等首次采用荧光素标记的探针在细胞制片上进行基因原位杂交, 建立了非放射性原位杂交技术。是根据碱基互补配对原则, 通过特殊手段使带有荧光物质的探针与目标 DNA 接合, 最后用荧光显微镜即可直接观察目标 DNA 所在的位置。与传统的放射性标记原位杂交相比, 荧光原位杂交具有安全、快速、灵敏度高、检测信号强、杂交特异性高, 能同时显示多种颜色等优点。在医学领域被广泛应用于肿瘤诊断、产前诊断、遗传病检测、病原微生物检测等方面。

起初, 克里默(Cremer)等用生物素和汞或氨基乙酰荧光素(AFA)标记探针建立了双色 FISH 技术。1990 年, 又有学者提出用 3 种荧光素探测 3 种以上的靶位 DNA 序列创建了多色荧光原位杂交方法(M-FISH)。之后, 科学家们又利用化学方法染色体进行线性化, 再以此线性化的染色体 DNA 作为载体进行 FISH, 使 FISH 的分辨率显著提高, 就是最初的

fiber-FISH。fiber-FISH 具有高分辨率, 能进行定量分析, DNA 模板量要求不高, 灵敏度高等优点。由于 fiber-FISH 的这些优点, 使得它在染色体图谱绘制、基因重组研究及临床染色体基因序列检测工作中起着十分重要的作用。

20 世纪 90 年代, FISH 在方法上逐步形成了从单色向多色、从中期染色体 FISH 向粗线期染色体 FISH 再向 fiber-FISH、ring-FISH 的发展趋势, 灵敏度和分辨率也有了大幅度的提高。随着对生物基因文库的不断添加, 新型探针和标记物的产生, 荧光原位杂交技术将会不断地创新进步, 在未来的生物研究中将得到更为广泛的应用。

(张式鸿　陈怡丽　刘　敏　柯尊富)

数字课程学习……

 教学 PPT　　拓展阅读　　自测题

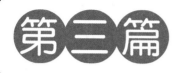

第三篇

医学课程导读

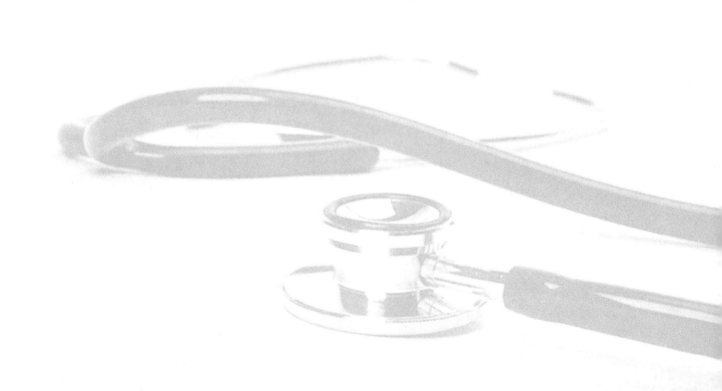

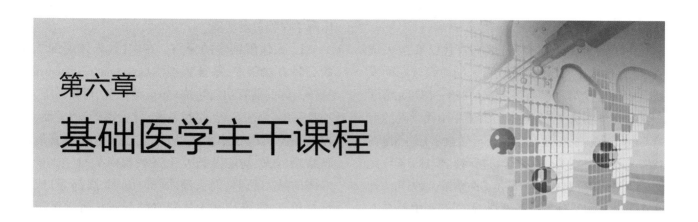

第六章
基础医学主干课程

第一节　人体解剖学

人体解剖学（human anatomy）是一门研究正常人体形态和构造的科学，是一门重要的基础医学课程，其任务是揭示人体各系统器官的肉眼形态和结构特征，各器官、结构间的毗邻和连属，为进一步学习后续的医学基础课程和临床医学课程奠定重要基础。

一、人体解剖学的发展简史

（一）西方医学人体解剖学发展史

西医对解剖学的记载，是从古希腊名医希波克拉底开始的，在他的医学著作中对头骨做了正确的描述。希腊的另一位学者亚里士多德（公元前384—前322）写的《论解剖操作》，贡献巨大、影响深远，但他误将动物解剖所得的结论移植到人体，错误也较多。西方有较大解剖学影响的当数古希腊医学家赫罗菲拉斯（Herophilus，公元前335—前280），他命名了十二指肠、前列腺、睫状体和视网膜等器官。而有较完整的解剖学记述的论著，当推盖伦的《医经》，是16世纪以前西方医学的权威巨著，因其资料主要来自动物解剖，错误难免较多。欧洲文艺复兴时期解剖学有了长足进步，达·芬奇制作的人体骨骼解剖学图谱，描绘精细正确，是一部时代巨著。

维萨里是现代解剖学的奠基人，他亲自从事人

的尸体解剖，进行细致的观察，最终在1543年出版了《人体的构造》这一划时代的解剖学巨著，全书共7册，系统地记述了人体器官和系统的形态与构造，对其他作者的一些错误论点予以纠正，为医学的发展开拓了新的道路，从而奠定了人体解剖学的基础。

与维萨里同时代，一批解剖学者和医师们，发现了人体的一些结构，以他们名字命名的结构至今仍保留在解剖学的教科书中。英国学者哈维提出了心血管系统是封闭的管道系统的概念，创建了血液循环学说，从而使生理学从解剖学中分立出去。继显微镜发明之后，意大利人马尔比基用其观察了动、植物的微细构造，开拓了组织学领域。18世纪末，研究个体发生的胚胎学开始起步。19世纪，意大利学者高尔基（Camillo Golgi，1843—1926）首创镀银浸染神经元技术，西班牙人卡哈尔（Ramón y Cajal，1852—1934）建立了镀银浸染神经原纤维法，为神经解剖学公认的两位创始人。

（二）中国人体解剖学发展史

中医学中的解剖学起源很早。《黄帝内经》就有记载："若夫八尺之士，皮肉在此，外可度量切循而得之，其尸可解剖而视之。"两宋时代，曾有尸体解剖的记载和《五脏六腑》《存真图》的绘制。宋慈所著的《洗冤集录》（1247）广泛地描述了解剖学知识，对全身骨骼和胚胎的记载更为详细，并附有检骨图。清代道光年间，王清任（1768—1831）编著《医林改错》一书，描述了人体各器官系统的解剖学知识，对

古医书中的错误进行订正。

中国的解剖学研究,虽然在古代已有很大成就,但近代由于科学技术落后,未能得到较好的发展。中国近代第一代西医黄宽(1828—1878),留学归国后在华南医学院(现中山大学中山医学院的前身)承担了解剖学、生理学和外科学教学任务,他在1867年亲自解剖了一具尸体,进行教学。1881年(光绪七年)清朝政府在天津开办了医学馆,1893年(光绪十九年)更名为北洋医学堂,教授课程中设有人体解剖学。至此,在中国人体解剖学才作为一门独立的学科,成为医学教育的核心课程之一。

(三)现代人体解剖学的发展

20世纪发明的电镜,使形态科学研究跨入细胞和亚细胞水平并,进而达到分子水平。形态科学研究的发展是随着科学技术的不断进步和方法的不断创新而逐渐发展的,形成了大体解剖学、显微解剖学和超微结构解剖学这3个不同的阶段。随着科学技术的发展、研究方法的改进,现代科学技术促进了人体解剖学的不断发展。

计算机体层成像(CT)和正电子断层扫描(PET)技术的产生和推广应用,使研究人体断面或器官的内部结构成为可能,还产生了断面解剖学这一新的学科。应用力学原理分析骨骼的形态结构,应用流体力学原理研究心血管的形态结构等,都是随着医学的发展对人体解剖学提出的新的要求并从而推动了人体解剖学的发展。例如,随着外科学的发展,促进了对心、肺、肝、脾、肾等器官内结构特征的研究;随着免疫学的发展与显微外科的进步,促进了显微外科解剖学、人体器官移植学和组织工程科学的发展。总之,临床学科的新需求与其他基础医学学科的发展和研究手段方法的进步共同推动人体解剖学的不断发展。

二、人体解剖学的研究内容、研究方法及其在医学中的地位

(一)人体解剖学的研究内容

人体解剖学是一门研究正常人体形态和构造的科学,隶属于生物科学的形态学范畴。其任务是揭示人体各系统器官的形态和结构特征,各器官、结构间的毗邻和连属,为学习后续的医学基础课程和临床医学课程奠定基础。

1. 人体解剖学的分科　在中国,人体解剖学的分科方法很多,系统解剖学(systematic anatomy)是按人体的器官功能系统(如运动系统、消化系统、呼吸系统、泌尿系统、生殖系统、脉管系统、感觉器、神经系统和内分泌系统等)阐述正常人体器官形态结构、相关功能及其发生发展规律的科学。按人体的某一局部(如头部、颈部、胸部、腹部等)或每一器官,重点描述人体器官的配布位置关系及结构层次等,称局部解剖学(topographic anatomy)。系统解剖学或大体解剖学和局部解剖学主要通过肉眼观察来描述人体的形态结构,故又称为巨视解剖学(macroanatomy);而以显微镜观察为学习手段的组织学、细胞学、胚胎学,又称微视解剖学(microanatomy)。

密切联系外科手术的解剖学称外科解剖学(surgical anatomy)。联系临床应用,研究人体表面形态特征的解剖学称表面解剖学(surface anatomy)。运用X线摄影技术研究人体形态结构的解剖学称X线解剖学(X-ray anatomy)。研究人体各局部或器官的断面形态结构的解剖学称断面解剖学(sectional anatomy)。用信息技术和数字化技术研究人体结构,称数字解剖学(digital anatomy)。

当人类社会进入"智能化""信息化"和"数字化"的知识经济时代,人体解剖学的研究也随之进入分子和基因水平。随着人体奥秘被不断破译与揭示,又会有一些新学科不断从人体解剖学中脱颖而出,形成新兴的边缘学科,但在广义上它们仍属于人体解剖学范畴。

2. 人体的分部　人体从外形上可分成8个局部,为头部、颈部、背部、胸部、腹部、盆会阴部、上肢和下肢。上肢包括上肢带和自由上肢两部,自由上肢再分为上臂、前臂和手3个部分;下肢分为下肢带和自由下肢两部,自由下肢再分为大腿、小腿和足3个部分,上肢和下肢合称为四肢。每个大的局部又可细分为若干区或小区。

3. 人体的器官系统　构成人体的基本单位是细胞,细胞与细胞间质共同构成组织。人体的基本组织分为上皮组织、肌肉组织、结缔组织和神经组织。几种组织相互结合,组成器官。人体的诸多器

官按功能的差异,分类组成九大系统。①运动系统:执行躯体的运动功能,包括人体的骨骼、关节(骨连接)和骨骼肌;②消化系统:主要进行消化食物、吸收营养物质和排除代谢产物的功能;③呼吸系统:执行气体交换功能,吸进氧气排出二氧化碳,并具有内分泌功能;④泌尿系统:排出机体内溶于水的代谢产物如尿素、尿酸等;⑤生殖系统:主要执行生殖繁衍后代的功能;⑥脉管系统:输送血液和淋巴在体内周而复始流动,包括心血管系统和淋巴系统;⑦感觉器:感受机体内、外环境刺激并产生兴奋的装置;⑧神经系统:调控人体全身各系统和器官活动的协调和统一;⑨内分泌系统:协调全身各系统的器官活动。近年发现,免疫器官在维持人体内环境和体内微环境稳态中有举足轻重的作用,神经-免疫-内分泌网络(neuro-immuno-endocrine network)将人体各器官系统有机联合起来,在全面调节人体各种功能活动中起既互相制约又相互协调的关键性调控作用。

(二)人体解剖学的研究方法

人体解剖学过去通常采用古老方法,如持刀、剖割、肉眼观察等方法研究人体结构。随着生物力学、免疫学、组织化学、分子生物学和神经科学等学科发展和交叉融合,推动了神经示踪、电生理、行为学测试、免疫组织化学、免疫荧光、细胞培养和原位分子杂交等技术在人体解剖学研究中的广泛应用,促进了人体解剖学学科的发展,尤其是神经解剖学有了突飞猛进的发展。近年来,随着病毒示踪、光遗传学、化学遗传学、双光子成像、在体光纤记录、小动物活体成像和即时行为活动追踪等先进技术的发展,建立了脑区间的复杂连接图谱和神经网络,极大地推进神经解剖学研究的深度和广度。这些新技术的应用使得在时空上精准调控神经元活动及神经环路,从而对动物行为进行精细调控成为可能。对于理解大脑认知功能、信息编码功能和行为学调节功能等人类奥秘提供了可靠的科学依据。这些技术和研究也极大拓展了人体解剖学研究手段,丰富了人体解剖学研究内容,提高了人体解剖学研究的可见度和趣味性。使人体解剖学研究发展得以从宏观水平推进到微观水平,从单纯的人体解剖学观察到精细的功能研究,从知其然到知其所以然,焕发新的活

力与光彩。

(三)人体解剖学在医学中的地位

只有在掌握人体正常形态结构的基础上,才能正确理解人体的正常生长发育和疾病的发生与发展过程,正确判断人体的正常与异常,鉴别生理与病理状态,从而对疾病进行正确诊断和治疗。医学中大量的名词、术语均来源于人体解剖学,人体解剖学是学习基础医学和临床医学各学科不可动摇的基石。人体解剖学与医学其他学科一样,也是与时俱进、不断发展的。由于科学研究和技术方法的不断创新,相关学科飞速发展的互相促进与彼此推动,使古老的人体解剖学的教学内容和研究水平也在不断拓宽与更新,有了令人难以想象的发展。

三、如何学好人体解剖学

学习解剖学的任务是让医学生理解和掌握人体各器官系统的正常形态结构特征、位置与毗邻、生长发育规律及其功能意义,为学习其他基础医学和临床医学课程奠定坚实牢固的形态学基础。学习人体解剖学必须遵循下列观点,并运用科学的逻辑思维,在分析的基础上进行归纳综合,以期达到全面正确地认识人体的形态结构特征的目标。

1. 形态与功能统一的原则　人体每个器官都有其特定的功能,器官的形态结构是功能的物质基础,功能的变化影响器官形态结构的改变,形态结构的变化也将导致功能的改变,这就是形态和功能相互制约的观点。例如,人类的手在劳动过程中从支持体重中解放出来,逐渐成为灵活地把握工具等适于劳动的器官,而人的下肢在维持直立行走中逐渐发育得比较粗壮;加强锻炼可使肌肉发达,长期卧床可使肌肉萎缩、骨质疏松。

2. 局部与整体统一的原则　人体是由许多器官系统或众多局部组成的有机的统一整体。任何一个器官或局部都是整体不可分割的一部分。器官或局部与整体之间、局部之间或器官之间,在结构和功能上是互相联系又互相影响的。例如,肌肉的附着可使骨面形成突起,肌肉经常活动可促进心、肺等器官的发育;局部的损伤不仅可影响邻近的局部,还可影响到整体。

3. 进化发展的原则　人类经过长期进化发展

而来的,是种系发生的结果,而人体的个体发生反映了种系发生的过程。现代人类仍在不断发展变化中。人体器官的位置、形态和结构常出现变异或畸形。变异是指出现率较低,但对外观或功能影响不大的个体差异;畸形则指出现率极低,对外观或功能影响严重的形态结构异常。变异和畸形有些是胚胎发育过程中的返祖(如多乳、有尾、毛人等)或进化(如手部出现额外肌)的表现,有些则是胚胎发育不全(如缺肾、无肢等)、发育停滞(如兔唇、隐睾、先天性心脏畸形等)、发育过度(如多指、多趾等)、异常分裂或融合(如双输尿管、马蹄肾等)或异位发育(如内脏反位)的结果。人出生以后仍在不断发展,不同年龄,不同社会生活、劳动条件等,均可影响人体形态结构的发展;不同性别、不同地区、不同种族的人,以至于每一个体均可有差异,这些是正常的普遍的现象。只有以进化发展的观点研究人体的形态结构,才能更好地认识人体。

4. 理论密切联系实际的原则 人体解剖学是一门形态科学,学习这门课程的主要目的是认识、掌握人体各器官、结构的形态。

学习中要重视实践,做到观察标本、亲自解剖、活体摸认相结合。同时要认识到,"大体老师"的珍贵价值,要珍惜这难得的机会,利用一切时间去解剖、观察"大体老师",不能因药物的刺激性有点难闻等就畏缩不前,不能忽视实验室标本的辨认和大体解剖的实际操作。更要重视实验,学会运用图谱,联系活体实际;还必须结合临床工作需要和实际应用,把课堂讲授知识与实验室标本、活体触摸及必要的临床应用联系起来。如怎样计数肋骨和椎骨数?昏迷患者怎样穿插胃管?有的小儿为何熟睡时张口呼吸?法医学上怎样断定婴儿是出生前抑或是出生后死亡?足球运动员容易损伤哪侧半月板等。

5. 静止与动态统一的观点 随着生长和发育,人体各器官结构都在发生一系列的变化,由于学习中所用的都是经固定处理过的标本,器官结构只是某一阶段或瞬间的静态图像,因此必须把静态结构与活体动态结合起来才能准确掌握其结构和功能。例如,四肢血管和神经的体表投影,在关节处于不同位置时,其投影线有很大变化;如胸、腹腔器官的生理位置随呼吸运动的不同时相,也存在较大差异。

(郭开华 黄俊庭)

第二节 组织学与胚胎学

组织学与胚胎学是由人体组织学(human histology)和人体胚胎学(human embryology)两门独立的学科组成。由于两者研究内容相互交叉、相互推进,中国学者将它们列为一门医学基础课程,并习惯于将两者的内容分别先后讲授,组成了教学三部曲,即四大基本组织(组织学总论)、器官与系统(组织学各论)及人体胚胎学。它们都是以人体细胞学(cytology)为基础,以使用显微镜观察人体细胞、组织和器官为主要研究方法。其任务是通过教学使学生掌握人体细胞、组织和器官的正常结构及相关功能;掌握人体正常的发育发生规律及先天性畸形的成因;掌握组织学与胚胎学的基本技术和方法,为学习其他基础医学课程和临床医学课程奠定基础。随着生物医学及现代医学的发展,组织学与胚胎学已被赋予 21 世纪领头学科之一的新使命。

一、组织学与胚胎学的发展简史

(一)光镜的发明与组织学的创立和发展

从细胞的发现和细胞学说的建立起始,组织学发展迄今已有 300 余年历史。可以说,细胞学、组织学和胚胎学的研究发展过程就是显微镜的发明、改进及其相关的组织标本制备方法和技术发展的历程。17 世纪,荷兰人列文虎克发明了第一台显微镜(又称放大镜)。随后,许多学者利用放大镜观察生物体的组织结构,获得了重大发现。例如,英国人胡克在观察软木塞时发现了细胞壁围成的小室"cell",第一次引入"细胞"概念。意大利人马尔比基观察了脾、肺、肾等的组织结构;列文虎克利用自己发明的放大镜发现了精子、红细胞、肌细胞、神经细胞等;格拉夫(Regnier de Graaf,1641—1673)观察报道了卵泡。法国人比夏(Marie François Xavier Bichat,1771—1822)用放大镜观察肉眼解剖的组织,并于 1801 年首次提出"组织"(tissue)一词。德国人迈耶(Georg Hermann von Meyer)于 1819 年将组织分类为 8 种,并创用"组织学"(histology)一词;布朗于 1831 年发现了细胞核;施莱登和施旺共同创立了细胞学说,于 1838—1839 年分别指出细胞是一切植物和动物的结构、功能和发生的重要单位。细胞学说的创立成为组织学、胚胎学、生理学、病理学等生命科学发展的重要里程碑。德国人魏尔啸观察了疾病过程,于 1858 年指出疾病源于细胞,细胞损害是一切疾病的基础,从而建立了细胞病理学说,使细胞学说更趋完善。随着光镜技术、切片技术及染色方法的不断改进与充实,组织学得以快速发展,产生了组织学和细胞学发展的第一个黄金时代。因此,到 19 世纪中期,人们已能较为正确地描述细胞的各种细胞器结构,使得组织学发展为一门独立而系统的学科。20 世纪初至今,陆续研制出偏光显微镜、相差显微镜、荧光显微镜、暗视野显微镜、紫外光显微镜及激光共聚焦扫描显微镜等特殊显微镜,近年的双光子显微镜亦应用于组织学研究;与此同时,组织化学、组织培养、放射自显影等技术也逐渐建立和完善并广泛应用,令组织学的研究更趋深入,获得了丰富的组织学资料。

(二)电镜的发明与组织学超微结构的发现

由于光镜放大倍数(分辨率)受到光束波长的影响,细胞内各种细胞器的结构仍然观察不清。德国人克诺尔(Max Knoll)和卢斯卡(Ernst Ruska)于 1932 年发明了电镜。电镜使得观察工具的分辨率从光镜的 0.2 μm 提高到 0.2 nm。约 20 年后,人们又开发出与之相适应的超薄切片技术,此外,能够用于观察物体表面结构的扫描电镜也相继问世。新的观察工具和技术方法的结合,为组织学研究开辟出了一个崭新、奇妙的视觉空间,使得组织学研究进入了第二个黄金时代。例如,人们利用电镜对组织和细胞的微细结构及其不同状态下的变化进行了大量的观察,得到了细胞膜、细胞器、染色体、细胞间微细成分的超微结构等信息,发现了大量的组织和器官中新的细胞种类、连接和空间位置关系,为深入阐明细胞、组织和器官的功能提供了新的依据,使人类对生命现象结构基础的认识深入更加微观的境界,使组织学研究从细胞水平进入亚细胞水平,使结构和功能之间的相互关系的理解更加深入。最新的冷冻电镜技术的发明并应用于组织学研究,使对组织细胞的观察进入更加精细的蛋白质与蛋白质相互作用水平。

(三)当代组织学的发展趋势

近 30 年来,科学技术发展更为迅猛,许多新技术、新设备不断涌现并应用于细胞学和组织学的研究,如免疫细胞化学术、细胞分离术、单克隆技术、细胞融合术、同位素示踪术、流式细胞术、图像分析仪与立体计量术、蛋白质和核酸的分离提取及原位检测技术、原位杂交等核酸分子杂交术,X 射线显微分析术、X 射线衍射技术等。这些新技术再与计算机技术相结合,对细胞进行微观和微量的定性和定量分析,使组织学的研究更深入。在当今基因工程、细胞工程、组织工程等成为生命科学中最引人关注的动向背景下,人们还可以在体外对特定的细胞进行基因修饰,对胚胎干细胞、成体组织干细胞可以定向诱导分化、增殖,并模拟培养出了皮肤、软骨、骨、血管等器官和组织,通过组织工程或移植方法,实现对损伤组织的再生和修复,使组织学与临床治疗密切连接,展示了广阔的应用前景。因而,科学家们预言组织学发展的第三个黄金时代已经来临。

(四)人体胚胎学的过去、现在和将来

尽管人们对胚胎学的研究经历了漫长的时期,但至今对精子和卵子受精后如何从单一细胞(受精卵)经分化、增殖发育为结构复杂、功能完善的人体的分子调控机制仍然有许多未解之谜,有待继续去探索和发现。

古希腊学者亚里士多德最早对胚胎发育进行过观察,继而推测人胚胎来源于月经血与精液的混合。英国学者哈维对多种鸟类与哺乳动物胚胎的生长发育进行了研究,于 1651 年发表《论动物的生殖》,提出"一切生命皆来自卵"的假设。显微镜问世后,荷兰学者列文虎克发现精子,格拉夫发现卵泡,意大利学者马尔比基观察到鸡胚的体节、神经管与卵黄血管等。基于这些观察结果,他们提出"预成论"学说,认为在精子或卵内存在初具成体形状的幼小胚胎,它逐渐发育长大为成体。这是最早的关于胚胎学的认识。

18 世纪中叶,德国学者沃尔夫(Caspar Friedrich Wolff,1733—1794)指出,早期胚胎中没有预先存在的结构,胚胎的四肢和器官是经历了由简单到复杂的渐变过程而形成的,因而提出了"渐成论"。爱沙

尼亚学者贝尔观察到人和各种脊椎动物的早期胚胎极为相似,随着发育的进行才逐渐出现纲、目、科、属、种的特征(此规律被称为贝尔法则),于1828年出版《论动物的进化》一书,报告了多种哺乳动物及人卵的发现。他认为,比较不同动物的胚胎比成体的比较能更清晰地证明动物间的亲缘关系。贝尔的研究成果彻底否定了"预成论",并创立了比较胚胎学(comparative embryology)。德国学者雷马克(Robert Remak,1815—1865)根据沃尔夫与贝尔的一些报告及自己的观察,在1855年提出胚胎发育的三胚层学说,这是描述胚胎学起始的重要标志。1859年,英国学者达尔文(Charles Robert Darwin,1809—1882)在《物种起源》中对贝尔法则给予强有力的支持,指出不同动物胚胎早期的相似表明物种起源的共同性,后期的相异则由各种动物所处外界环境的不同所引起。

自19世纪末,人们开始探讨胚胎发育的机制。德国学者斯佩曼应用显微操作技术对两栖动物胚胎进行了分离、切割、移植、重组等实验。如移植的视杯可导致体表外胚层形成晶状体;移植原口背唇至另一胚胎,使之产生了第二胚胎等。根据这些结果,斯佩曼提出了诱导学说,认为胚胎的某些组织(诱导者)能对邻近的组织(反应者)的分化起诱导作用。这些实验与理论奠立了实验胚胎学。其他重要学说还有细胞分化决定、胚区定位、胚胎场与梯度等。为了探索诱导物的性质,一些学者应用化学与生物化学技术研究胚胎发育过程中细胞与组织内的化学物质变化、新陈代谢特点、能量消长变化等,以及它们与胚胎形态演变的关系。英国学者李约瑟(Joseph Needham,1900—1995)总结了这方面的研究成果,于1931年著成《化学胚胎学》一书。

20世纪50年代,随着DNA结构的阐明和中心法则的确立,诞生了分子生物学。人们开始用分子生物学的观点和方法研究胚胎发生过程中遗传基因表达的时空顺序和调控机制,遂形成分子胚胎学。分子胚胎学与实验胚胎学、细胞生物学、分子遗传学等学科互相渗透,主要研究胚胎发育的遗传物质基础、胚胎细胞和组织的分子构成和生理生化及形态表型如何以遗传为基础进行演变、来源于亲代的基因库如何在发育过程中按一定时空顺序表达、基因型和表型间的因果关系等,发展建立了发育生物学(developmental biology)。1990年10月正式启动的人类基因组计划,于2001年2月宣布人类基因组草图已经全部完成。这一计划可以阐明人类基因组30亿个碱基序列及其在染色体上的位置,成为破译人类全部遗传密码,揭示全部基因功能的基础。人们利用这些研究成果,不断地改造细胞基因获得转基因或基因剔除动物模型,观察和研究相关基因对胚胎发育的影响,为人类胚胎发育和疾病防治的研究提供资料。此外,随着社会进步和科技发展,人们越来越多地利用胚胎学的理论和技术去改善人类的生殖过程,研发了各种形式的辅助生殖技术,即生殖工程学。例如,人工授精、精子和胚胎的低温冷冻保存、体外受精、胚胎移植等技术用于治疗女性不孕症,第一例试管婴儿的诞生;克隆羊"多莉"的成功培植证明,高等哺乳动物个体也可通过体细胞核移植术复制克隆而成。可见,胚胎学的发展不仅使人类逐渐破译了生殖过程的奥秘,还逐渐实现了人类对生殖过程的改善和调控。

(五)中国组织胚胎学的研究和发展

中国的人体组织学研究起始于20世纪初,人体胚胎学研究是于20世纪20年代开始的。中国老一辈组织学家如马文昭(1886—1965)、鲍鉴清(1893—1982)、王有琪(1899—1995)、张作干(1907—1969)、李肇特(1913—2006)、薛社普(1917—2017)等,在学科建设、科学研究和人才培养等方面做出了历史性贡献。朱洗(1900—1962)、童第周(1902—1979)、张汇泉(1899—1986)等学者在胚胎学的研究与教学中均卓有贡献。朱洗对受精的研究,童第周对卵质与核的关系、胚胎轴性、胚层间相互作用的研究,张汇泉对畸形学的研究,都开创和推动了中国胚胎学的发展。

二、组织胚胎学的研究内容及其在医学中的地位

(一)人体组织学的研究内容

人体组织学是在人体解剖学、细胞生物学的知识基础上研究正常机体的微细结构及其相关功能的科学,需要借助显微镜观察正常人体器官和组织的细胞、亚细胞和分子结构,故又称为显微解剖学。

细胞(cell)是构成机体的最主要的结构和功能单位,其数量众多,形态多样,具有各自的微细结构、代谢和功能特点。由细胞产生的细胞外基质(extracellular matrix)又称细胞间质(intercellular substance),构成了细胞生存的微环境,对细胞起支持、营养、保护和联系作用,对细胞增殖、分化、迁移和信号转导有重要影响。因此,细胞的结构与功能是研究的重点。

组织由细胞和细胞间质构成,由形态和功能相同或相似的细胞及其细胞外基质组成同一类型的组织。人体组织根据结构和功能不同分为4种类型,即上皮组织(epithelial tissue)、结缔组织(connective tissue)、肌组织(muscle tissue)和神经组织(nerve tissue)。这些组织按一定的方式有机地组合成器官,各种器官都具有一定的大小和形态结构,并执行特定的功能。根据器官中心有无空腔而分为中空性器官和实质性器官,前者如心、胃、膀胱和子宫等,后者包括肝、脾、肺、肾和卵巢等。由一些结构上连续或功能上相关的器官组成系统,共同完成连续的生理活动,如神经系统、循环系统、消化系统、呼吸系统、泌尿系统、免疫系统、内分泌系统和生殖系统等。

(二)人体胚胎学的研究内容

人体胚胎学是研究人体出生前发生、发育过程及其规律的一门学科,由胚胎发育异常引起的先天性畸形也是人体胚胎学的重要研究内容。

人体是自然界中进化程度最高、结构和功能最复杂的有机体,由400万亿个以上细胞构成。根据形态结构和功能不同,这些细胞可分为230多种。这些细胞有机结合构成了完整的人体。因而,人体既是一个细胞王国,又是一个细胞社会。有趣的是,这样复杂的人体竟然起源于一个细胞,即受精卵(zygote)。受精卵是由带有父体遗传信息的精子和母体遗传信息的卵子相互融合而成的产物,经过细胞的分裂、增殖、分化和若干复杂的生物学过程,历时266 d,发育为一个成熟的胎儿(fetus)。人体正常发生过程中如果受到某种遗传或环境因素的干扰,就可出现发育异常,导致各种先天性畸形。学习过程中,首先要求记住正常发育的过程和形态变化规律,如果发育不正常,就是异常畸形。机体在出生时的发育远未完善,出生后还要历经相当长的生长发育过程,至成熟后经历一个相对长的时期,然后转入衰老退化时期。研究出生前和出生后生命全过程的生长发育、衰老演变过程、规律及机制的科学,称为发育生物学。因此,人体胚胎学属于人体发育生物学的范畴。

1. 受精 精子和卵子均为单倍体细胞,仅有23条染色体,其中1条是性染色体。精子在附睾内获得运动能力,达到功能成熟。成熟卵子处于第二次减数分裂中期,受精促使其完成第二次减数分裂。在输卵管壶腹部,获能的精子头部与卵子结合,进入卵子内,精子核和卵子的核分别形成雄原核和雌原核,两核融合后完成了受精过程。受精的意义在于:一旦受精即可激活卵子内的信号,启动细胞不断地分裂,并且恢复46条染色体,使之具有双亲的遗传物质,同时随机决定性别(男性,46XY;女性,46XX)。

2. 胚泡植入 受精启动的受精卵细胞分裂称卵裂(cleavage),卵裂产生的细胞称卵裂球(blastomere)。由12~16个卵裂球组成的实心胚,称桑葚胚(morula)。桑葚胚的细胞继续分裂增殖,直至中心出现中空的腔后改称为胚泡(blastocyst)。胚泡中心为胚泡腔,内含胚泡液;胚泡壁由单层细胞组成,与吸收营养有关,称滋养层;位于胚泡腔内一侧的一群细胞称内细胞群。这群细胞是多能干细胞,未来分化为胚胎的各种组织结构和器官的系统,故又称成胚细胞或胚胎干细胞。受精卵在卵裂、形成胚泡的同时,从输卵管壶腹部逐渐迁移并植入子宫内膜。植入于受精后第5~6天开始,第11~12天完成。

3. 胚盘形成 第2周胚泡植入过程中,胚泡壁滋养层进一步分化为内侧的细胞滋养层和外层的合体滋养层,与母体子宫的蜕膜共同组成胎盘,是胎儿从母体获取营养和交换代谢物的场所。而胚泡的内细胞群增殖分化,逐渐形成两层不同的细胞层,即上胚层(epiblast)和下胚层(hypoblast)。上胚层细胞呈高柱状,背侧有羊膜腔;下胚层细胞呈立方形,底侧有卵黄囊。上下胚层黏合在一起形成圆盘状的二胚层胚盘(embryonic disk)。胚盘是人体发生的原基。上胚层的尾侧细胞增殖形成原条,原条细胞在上下胚层之间向头端和左右两侧扩展,迁移形成中胚层(mesoderm)。原条头端出现原结,原结细胞凹向深面,在内外胚层的正中轴线向头侧生长,形成脊索。中胚层细胞继续向下胚层迁移逐渐替代下胚层细胞。此时,下胚层改称内胚层(endoderm),上胚层改称外胚层(ectoderm),内外胚层之间为中胚层。同时具有内、中、外 3 个胚层的胚盘称为三胚层胚盘,3 个胚层均起源于上胚层。

4. 三胚层分化 脊索出现后,其背侧外胚层形成神经管,之后继续分化为中枢神经系统,表面外胚层分化为表皮及其附属器等。脊索两侧的中胚层由内向外分为轴旁中胚层、间介中胚层和侧中胚层。轴旁中胚层分裂成块状细胞团,称体节,分化为真皮、中轴骨骼及骨骼肌。间介中胚层分化为泌尿系统、生殖系统的主要器官。侧中胚层分化为体壁的骨骼、肌肉和结缔组织及消化、呼吸道管壁的肌肉和结缔组织;分散的间充质分化为身体各处的骨骼、肌肉、结缔组织和血管等。内胚层分化为消化管、消化腺、呼吸道和肺的上皮,以及胸腺、甲状腺和甲状旁腺的上皮等。实际上,3 个胚层的细胞分化过程是非常复杂的,它们能够有机结合共同组成结构复杂、功能完善的组织、器官和系统。

5. 胚胎干细胞 指受精卵分裂发育成胚泡时的内细胞群的细胞。体外分离培养具有无限增殖、自我更新和多向分化的特性。无论在体外还是体内环境,胚胎干细胞都能被诱导分化为机体几乎所有的细胞类型。胚胎干细胞是一种高度未分化细胞,它具有发育的全能性,能分化出成体动物的所有组织和器官,包括生殖细胞。自 1981 年埃文斯和考夫曼首次成功分离小鼠胚胎干细胞,目前研究人员已在人类、美洲长尾猴、恒河猴、水貂、山羊、绵羊、牛、猪、兔、大鼠及仓鼠中都分离获得了胚胎干细胞,并已证明小鼠胚胎干细胞可分化为骨髓细胞、心肌细胞、卵黄囊细胞、造血细胞、平滑肌细胞、脂肪细胞、黑色素细胞、软骨细胞、成骨细胞、内皮细胞、神经细胞、神经胶质细胞、少突胶质细胞、淋巴细胞、胰岛细胞和滋养层细胞等。人类胚胎干细胞也可以分化为滋养层细胞、造血细胞、心肌细胞、神经细胞和神经胶质细胞等。胚胎干细胞不仅可以作为体外研究细胞分化和发育调控机制的模型,而且还可以作为一种载体,将通过同源重组产生的基因组的定点突变导入个体。更重要的是,胚胎干细胞将会给人类移

植医学带来一场革命。研究和利用胚胎干细胞是当前生物工程领域的核心问题之一。

(三)组织学与胚胎学在医学中的地位

组织学与胚胎学是生物学的一个重要分支,是基础医学中的必修骨干学科。现代生物科学技术的快速发展,使得组织学与胚胎学的内容不断充实、更新和发展。目前,组织学与胚胎学的研究已经深入细胞和分子水平,与细胞生物学、生物化学、分子生物学、生理学、病理学、免疫学等相关学科相互交叉、渗透,相互促进。生物医学中一些重大课题,如细胞识别与细胞通信,细胞增殖、分化、凋亡与衰老的调控,细胞突变、癌变及其逆转,组织和器官的再生、组织工程与器官重建,神经-体液-免疫调节等,都与组织学关系密切。因此,只有学好组织学,认识人体的组织结构及其相关功能,才能在解剖学的基础上,从宏观到微观,全面掌握人体的形态结构,探索生命现象的物质基础。也只有认识了人体的正常结构,才能更好地分析和理解人体生理过程和病理过程,才能学好生理学、病理学及其他医学基础课程和临床课程。胚胎学也是非常重要的一门学科,只有对人体发生的过程和生殖过程有所认识,才能理解和掌握产科学、生殖医学和优生优育学的基本理论;只有认识了人体各组织器官的胚胎发生和演变过程,才能深刻理解人体解剖学中的器官形态、位置、毗邻关系,形态和位置的变异、各器官的相关关系;只有认识了胚胎发育异常而形成的各种先天性畸形及其发生的原因和机制后,才能正确诊断和治疗儿科中常见的先天性疾病。

三、如何学好组织学与胚胎学

1. 建立细胞、组织和器官的平面与立体的关系 切片和照片所显示的是细胞、组织和器官的平面结构,同一结构由于切面不同而呈现一定形态差异;通过细胞、组织、器官的平面结构的观察,还应建立对它们立体的整体结构的认识。因此,应注意从平面结构的观察,树立整体结构的概念。例如把一个煮熟的鸡蛋去壳后连续横切或纵切,观察记录每张切片中的结构,然后累积起来进行分析,以表达其整体结构。目前,还可应用计算机图像处理技术对细胞和组织进行三维图像重建。

2. **结合细胞、组织和器官的结构与功能**　每一种细胞、组织和器官都有一定的形态结构特点,功能是以结构为基础的。因此,结构与功能两者密切相关。例如,某些腺细胞光镜下 HE 染色呈嗜碱性,在电镜下可见富有粗面内质网和发达的高尔基体,这个细胞一定是分泌蛋白质的;巨噬细胞有吞噬能力,胞质含有较多的溶酶体;肌组织的细胞有收缩功能,因而,其形态细长,含有大量纵行肌丝;上皮组织则细胞排列紧密,具有吸收和保护等功能相关结构。又如,消化管是连续的管道,而食管、胃、小肠和大肠的黏膜又各有特点,它们与各段的相应功能相关。因此,结构与功能相结合既能达到深入理解,融会贯通,又可抓住要点,掌握规律。另外,组织学从基本组织至各器官系统是阐述有机体统一整体的不可分割的部分,许多内容前后关联,相互印证。如细胞的结构与功能是组织学的基础,贯穿于学习始末;由细胞和细胞间质构成的各种组织组成不同的器官,器官的功能不仅建立在相关细胞特性的基础上,也与细胞间质及血管和神经的分布密切相关。细胞间连接结构不仅存在于上皮组织内,而且也分布在其他组织的细胞之间,并参与组织和器官的重要功能活动、淋巴细胞、内分泌细胞、神经细胞等更是在机体生命活动的整体网络中起广泛而重要的作用。

3. **从静态结构了解动态变化**　生活的细胞和组织始终处于动态变化之中,在细胞分化、代谢和功能活动过程,其微细结构也有相应变化,细胞还不断增殖、运动、死亡和更新。学习胚胎学课程时,讲述的常常是胚胎生长发育的某一时间点,实际上胚胎发育随时都在变,在切片中所见的结构都是某一时刻的静态形象,所以要善于从组织的静态时相理解其动态变化。因此,既要有三维的概念,也要有时间的概念(时空观)。

(李朝红　刘树迎)

第三节　生理学

生理学(physiology)是生物科学的一个分支,是以生物机体的基本生命活动现象、机体各个组成部分的功能及功能表现的物理和化学本质为研究对象的一门学科。由于生物体种类繁多,从结构简单的病毒到复杂的人体均具有各自的功能特性,因此从广义的角度上,生理学可分为动物生理学、植物生理学、人体生理学等。人体生理学是研究人体各系统的正常生理功能及机体如何调节这些功能以适应内外环境变化的科学。如果研究对象是某一系统、某一器官的功能活动及其规律,又可分为循环生理学、呼吸生理学等。对于医学生来说,生理学是一门十分重要的基础学科课程。医学生必须在学习和掌握生理学知识的基础上,进一步学习病理生理学、药理学和临床医学等各门学科。

一、生理学的发展简史

(一) 生理学发展的萌芽期

人体生理学的研究可以追溯到至少公元前 420 年,希波克拉底提出人体由热性的血液、冷性的黏液、黑胆汁和黄胆汁决定生命活动。与此同时,中国第一部医学典籍——《黄帝内经》对脏腑的功能有了详细记录,对人体生命的发生、孕育、成长及衰老,已总结出自然规律。亚里士多德关于机体结构与功能之间关系的理论的提出标志着古希腊生理学的开端。公元 2 世纪,盖伦首次用实验的方法探究人体功能,从而成为实验生理学的奠基者。但直到 17 世纪,生理学才真正成为一门实验性科学。

(二) 现代生理学的建立

17 世纪初,由于度量衡的引入应用,使生命科学的研究步入科学轨道。其标志之一是英国医学家哈维发现血液循环。哈维首先应用活体解剖的实验方法,并应用度量的概念,精确地计算出心脏每分钟搏出血量和每小时搏出血量:即如果心脏每分钟收缩 65 次,则心脏每分钟搏出血液量为 3.73 kg(10 磅),每小时搏出量 223.8 kg(600 磅),这个质量是一个非常魁梧的人体体重的 3 倍。如此大量的血液来自何处? 怎样循环? 经过反复实验和计算分析,哈维明确指出:"生物体内的血液是循环地推动而且不息地运动的。心脏以其搏动造成动作和功用,推动血液循环是心脏的运动及收缩的唯一目的。"并于 1628 年出版了著作《心与血的运动》(*The Movement of the Heart and the Blood*)。他在书中论述到:"无论从理论及实验方面都已证明血液因心室的动力流经肺,心脏将血液输送到身体各部,继之从肌肉中的小孔渗入静脉,先自小静脉汇到大静脉,最后流到心房。"此书的面世,标志着血液循环理论的建立。生理学家巴甫洛夫评价说:"哈维的研究为动物生理学奠定了基础"。

(三)现代生理学的发展

17世纪,法国哲学家笛卡儿首先将反射概念应用于生理学,认为动物的每一活动都是对外界刺激的必要反应,刺激与反应之间有固定的神经联系,他称这一连串的活动为反射。这一概念为后来神经系统活动规律的研究开辟了道路。在18世纪,法国化学家拉瓦锡(Antoine Lavoisier)首先发现氧气和燃烧原理,指出呼吸过程同燃烧一样,都要消耗氧和产生二氧化碳,从而为机体新陈代谢的研究奠定了基础。意大利物理学家伽伐尼(Luigi Galvani)发现动物肌肉收缩时能够产生电流,使生物电学成为生理学新研究领域。

从19世纪开始,生理学进入发展的全盛时期。法国生理学家伯纳德在生理学的多个方面进行了广泛的实验研究并做出了卓越贡献。他提出的内环境概念已成为生理学中的一个指导性理论。他指出,血浆和其他细胞外液是动物机体的内环境,是全身细胞直接生活的环境,内环境理化因素如温度、酸碱度和渗透压等的恒定是保持生命活动的必要条件。德国的路德维希(Carl Friedrich Wilhelm Ludwig)发明了记纹器,成为后来生理学实验中的必备仪器。海登海因(Rudolf Peter Heidenhain)不仅对肾的泌尿生理提出不同的设想,还首次运用了小胃制备法以研究胃液分泌的机制,被称为海氏小胃。后来俄国生理学家巴甫洛夫(Ivan Petrovich Pavlov,1849—1936)将海氏小胃改良成为巴氏小胃,证明了胃液分泌的神经调节机制。德国的物理学家和生理学家亥姆霍兹运用丰富的物理学知识对视觉和听觉生理学发展做出杰出的贡献,他还创造了测量神经传导速度的简单而相当准确的方法。

进入20世纪,借助现代工业技术和科技的迅猛发展,生理学在各个研究领域都取得了丰硕的成果。1906年,英国的谢灵顿(Charles Scott Sherrington)出版了《神经系统的整合作用》(*The Integrative Action of the Nervous System*),为神经系统的生理学奠定了坚实的基础。巴甫洛夫则以唾液分泌为客观指标对大脑皮质的生理活动规律进行了详尽的研究,提出条件反射概念。美国生理心理学家坎农在长期研究自主神经系统生理的基础上,发展了伯纳德的内环境恒定的理论,于1929年提出稳态概念,认为内环境理化因素在狭小范围内波动而始终保持相对稳定状态,主要有赖于自主神经系统和内分泌激素的经常性调节。

随着科学技术的发展、学科之间的相互渗透并密切结合及新的边缘学科的出现,生理学工作者利用物理学、生物化学、免疫学、组织化学、分子医学及电子计算机科学中许多先进技术,使生理学的研究内容更加丰富,从系统、器官、组织深入细胞和分子水平。但也应该看到,这些细胞内化学和分子生物学的微观变化,必须与功能变化联系起来阐明生理功能的调节机制。在新型医学模式下,微观的细胞和分子生物学研究与宏观上的器官、系统功能研究的有机结合来探讨机体整体生理功能机制的"整合生理学"研究,将是今后生理学研究的目标。

(四)中国生理学历史及其发展

在中国传统医学的经典著作中,不乏对人体生理现象的描写和理论体系的阐述。如早在2 000多年前的《黄帝内经》就已经对脏腑的功能有了较详细的记录。然而现代生理学迟至19世纪末叶至20世纪初才通过西方教会兴办医学校而传入中国,成为中国现代生理学的萌芽阶段。1926年,在生理学家林可胜的倡议下,中国生理学会成立。翌年创刊的《中国生理学杂志》,被认为是中国近代生理学的开端。当时中国生理学家的一些较有影响的研究工作,如林可胜和林树模等关于胃液分泌和延脑交感中枢的研究,蔡翘关于肝糖代谢的研究,张锡钧等关于神经递质乙酰胆碱和迷走–垂体加压反射的研究,以及冯德培关于神经肌肉接头的研究等,都陆续发表在《中国生理学杂志》上,引起国际同行的瞩目。

中华人民共和国成立后,中国生理学工作者传承创新,陆续在神经生理、心血管生理、消化生理等方面取得了重大成果。目前,中国生理学研究在各个领域都有长足的发展,整体上与国际研究基本保持同步,尤其在循环、生殖和神经等中国传统优势领域中,部分研究成果进入国际领先行列。

二、生理学的研究内容、研究方法及其在医学中的地位

(一)生理学的研究内容

生理学是关于正常人体功能活动及其规律的科学,研究内容主要包括:人体各组成部分(细胞、器官、系统)的功能及其产生机制;人体各种功能活动的调节机制;机体与环境的关系,即各种环境(内环境和外环境)变化对机体功能活动的影响及其机制。生理学最核心的内容就是维持内环境稳态,而每个系统如何发挥功能,以及通过调节维持内环境稳态,这是在每个章节会学习的内容。

1. 生理学基本概念 稳态(homeostasis)是生理学中一个十分重要的概念,是指内环境中的多种化学成分和理化性质(温度、pH、渗透压、各种离子浓度等)保持相对稳定的状态。内环境稳态是机体维持正常生理功能的必要条件,如果稳态不能维持,新陈代谢不能正常进行,会导致疾病,甚至威胁生命。目前,稳态的概念不只限于内环境,已扩展到某一细胞的功能、某一生化反应、某一器官系统的功能活动以至整个机体的相对稳定状态的维持和调节,即凡能保持稳定的多种生理过程均属稳态。需要指出的是,内环境稳态不是一成不变的,而是处于动态的平衡状态。事实上,机体所有器官和组织的功能活动都与维持内环境稳态有关。在生理学上,能够引起机体反应的内外环境变化称为刺激(stimulus)。刺激在一定作用时间,达到或超过阈强度,则引起机体或细胞的功能活动改变,这种功能活动的变化称为反应(response)。而组织细胞对刺激反应的能力称为兴奋性(excitability)。如果由相对静止变为显著的运动状态,或原有的活动由弱变强,称为兴奋(excitation);如果由运动转为相对静止,或活动由强变弱,称为抑制(inhibition)。各种刺激作用于机体或细胞,使之产生兴奋或抑制的反应。而正常生理状态下,各个系统的反应均会使机体维持内环境稳态。

2. 机体各系统的功能活动及产生机制 人体包括循环、呼吸、消化、泌尿、神经、内分泌等多个系统,生理学在将机体视为各个系统的统一体的前提下,研究各个系统的功能活动及其产生机制。每个系统虽然功能活动各异,但彼此不能分离,它们在参与维持机体内环境稳态方面发挥了极其重要的作用。

(1)循环系统(circulation system) 由心脏和血管等组成,是一个连续的闭锁的管状回路系统。血液在其中按一定方向周而复始地流动,称为血液循环(blood circulation)。血液循环的最基本功能是运输,其运输体内各器官、组织和细胞的代谢活动所必需的氧气和营养物质,并运送代谢产物到排泄器官,以保证机体的代谢活动不断地进行。通过血液循环能维持内环境理化特性的相对稳定。

(2)呼吸系统(respiratory system) 包括鼻、咽、喉、气管和肺,负责机体与外界环境之间的气体交换。一方面将吸入到肺泡中的 O_2 扩散入肺毛细血管内的血液;另一方面血液在体内循环时,把组织细胞在新陈代谢时产生的 CO_2 从肺毛细血管中的血液扩散到肺泡(pulmonary alveoli)。通过肺换气以维持血液中的 O_2 和 CO_2 浓度于稳定的状态,以保证机体新陈代谢的需要。

(3)消化系统(alimentary system) 由口、咽、食管、胃、肠及肝、胰等器官组成,主要功能为将食物中的如蛋白质、脂质和糖类等结构复杂的大分子有机物分解为结构简单的小分子物质,然后这些小分子的营养物质通过消化道黏膜进入血液循环,确保组织细胞的正常功能活动。

(4)泌尿系统(urinary system) 由肾、输尿管、膀胱和尿道组成。肾是体内一个重要的排泄器官,其基本结构和功能单位称肾单位(nephron),由肾小体(renal corpuscle)及与之相连的肾小管(renal tubule)构成。将血液中的水在此过滤生成尿液。肾在维持体内稳态方面主要具有如下功能:排泄代谢的终产物,包括尿素、肌酐、尿酸及其他含氮物质等;调节体内水和电解质的平衡及渗透压;通过重吸收滤过的 HCO_3^-,分泌 H^+ 及排泄非挥发性酸等途径参与体液的酸碱平衡调节。

(5)神经系统(nervous system) 包括中枢神经系统(脑和脊髓)及外周神经系统。大脑除负责诸如思维、情感、记忆等高级活动外,还连同外周感觉系统负责感觉信息的处理,发出运动指令。

（6）内分泌系统（endocrine system） 包括主要的内分泌腺体，如下丘脑－垂体、甲状腺、肾上腺、性腺等。另外，散在分布于多种器官组织内的某些细胞也具有内分泌功能，它们通过分泌激素将信号从某一组织系统传递到另一系统，从而改变系统的功能活动，如调节新陈代谢，促进生长发育，影响学习记忆等生命活动。

总之，人体各个系统的活动互相协调一致，使机体成为一个统一的整体，同时又能根据体内外环境的复杂变化做出适应性的反应，使机体与环境保持协调统一。

3. 机体功能活动的调节方式及机制 生理学中所涉及的各系统、器官和组织等功能活动变化的调节方式，是生理学探讨的另一个重要内容，也是医学生必须掌握的基本知识。这些调节方式主要包括神经调节、体液调节及器官、组织的自身调节。

（1）神经调节（neuroregulation） 是 3 种调节方式中最重要的一种，是指中枢神经系统通过传入和传出神经对体内的功能活动进行调节。其基本的调节方式是反射（reflex）。完成反射的结构基础称为反射弧，由感受器、传入神经、反射中枢、传出神经和效应器 5 个部分组成。不同种类的感受器能分别感受体内外的不同刺激（如机械、物理和化学刺激等），并把刺激能量转换为神经冲动（电信号）；神经冲动沿着传入神经从外周传送到反射中枢（即中枢神经系统内与某一功能有关的神经元相对集中的部位），再对传入信息进行分析综合后，发出“指令”（传出冲动）；传出神经把传出冲动传送到效应器；效应器接收到反射中枢的“指令”后做出适应性反应。一般来说，神经反射的特点是反应迅速，作用范围比较局限，但调节精确。

根据反射建立的条件不同，高等动物和人类的反射活动分为非条件反射（unconditioned reflex）和条件反射（conditioned reflex）两种类型。非条件反射是指与生俱来就有的、由遗传因素决定的、无需后天训练即可发生的反射，如口腔咀嚼食物时可引起胃液分泌反射性增多。非条件反射的生理意义在于维持机体生存和生殖功能等。条件反射是个体出生后，根据自身所处的生活环境而建立起来的，如“望梅止渴”“画饼充饥”等就属于此类反射。条件反射建立在非条件反射的基础上，且具有预见性，一般都有大脑皮质的参与，属于脑的高级神经活动。

（2）体液调节（humoral regulation） 是指体内某些组织细胞所产生的化学物质通过血液循环或组织液影响靶器官、靶组织或靶细胞的功能活动的一种调节方式。这些化学物质包括由经典的内分泌腺（如甲状腺、肾上腺等）分泌的激素（hormone），或某些组织细胞分泌的细胞因子（如白细胞介素）及某些新陈代谢的产物（如乳酸等）。体液调节的特点是作用缓慢而持久，作用范围较广泛，调节方式相对恒定。

（3）自身调节（autoregulation） 体内的某些组织、细胞在内外环境变化时，凭借本身的内在特性，而不依赖于神经调节和体液调节，就能产生适应性的反应，这种调节方式称为自身调节。例如血管平滑肌受到牵拉刺激时，自身就会发生收缩反应。自身调节的特点是常局限于一个器官或一小部分组织或细胞，调节准确而稳定，但调节幅度小，不够灵敏。

上述的多种机制对机体功能活动进行的调节过程主要通过极其复杂的控制系统完成。其中，负反馈控制系统是指受控部分发出的反馈信息能减弱控制部分活动的反馈。例如，在正常生理状态下，动脉血压保持在稳定的水平，当某些原因引起小动脉血管平滑肌（受控部分）收缩，导致血压升高（超过正常水平）时，就会刺激位于颈动脉窦和主动脉弓的压力感受器（监测装置），它们就会把监测到血压升高的信息反馈给心血管中枢（控制部分），经过比较后，使与控制心脏和血管活动有关的神经元的活动减弱，导致心脏（受控部分）搏动减慢，收缩减弱，小动脉平滑肌（受控部分）舒张，于是血压恢复到原先的水平。负反馈普遍存在于体内的各种调节机制中，它的生理意义在于维持机体功能活动和内环境稳态。

相对于负反馈系统，正反馈控制系统是指反馈信息能加强控制部分活动的反馈。在正反馈的过程中，来自受控部分的反馈信息能使控制部分的活动加强，又通过控制部分输出增强的信号，使受控部分的活动再增强，如此循环往复，使正反馈控制系统处于一个再生状态。如排尿、分娩、血液凝固过程等均存在正反馈。与负反馈的作用相反，正反馈的结果不是维持机体功能活动或内环境稳态,而是破坏原先的平衡状态。它的生理意义在于使某些生理活动过程能够迅速发动,不断加强并及时完成。

(二)生理学的研究方法

生理学是一门理论性与实践性均很强的学科。目前所知的生理学理论知识主要是通过反复实验验证总结出来的。

动物实验是生理学研究常用的手段。一般根据目的、研究内容与方法,开展不同种属(如猴、猪、犬、兔、大鼠、小鼠)的动物实验。因为高级动物(如猴、猪)器官的结构和功能与人类十分相似,所以可以把在这些动物实验所获得的结果用来阐述人体内的相应变化。根据进程,动物实验可以分为急性实验和慢性实验。

上述生理实验往往是指在清醒状态或麻醉条件下的完整动物上进行的实验,所观察的器官其功能活动比较接近生理状态,而且可以观察不同器官之间的相互作用,称为在体实验。例如,在麻醉状态下的家兔进行气管插管以记录呼吸运动曲线。然而,根据实验目的,有时需将动物的某一器官、组织或细胞游离出来,在维持其活性的前提下,同时记录和分析不同的观察指标,属于离体实验。例如可把大鼠的心脏分离出来,并进行人工灌注以保持心脏处于接近正常的生理状态,然后在灌注液中加入某些药物,以观察它们对心脏收缩力及心率的影响。

由于生理学知识是病理生理学的基础,而后者则是临床医师诊断疾病及判断疾病预后的重要依据。因此以人体为研究对象开展实验研究,探讨其功能活动的规律及影响因素等,其结果最为理想、真实。过去也有人用微弱的电刺激刺激颅脑手术患者脑内某一区域,观察患者肢体的感觉和运动改变,从中获得有关大脑皮质中感觉和运动定位的知识。随着科学技术的进步,新型检测技术的发明,人体试验得以广泛开展。例如研究者可应用多导的生理记录仪,观察不同条件下(如运动、安静、睡眠、进食、每日的不同时段等),人体的血压、呼吸、心率、心电等生理指标的变化;应用功能性磁共振技术(fMRI)记录不同情况下,脑内不同核团、部位的功能活动改变。近年,遥感测量技术发展迅速,中国科学家应用这种技术开发了航天服生命保障系统,通过这个系统,地面的航天工作者可以监测飞船上的宇航员的血压、体温、心电等生理状态,并且可不经由抽血就能检测到航天员血液中的红细胞、白细胞和血小板的数量及乳酸浓度。

在生理学研究中,要阐明生理功能机制,通常需从细胞和分子、器官和系统及整体3个水平进行研究,从而对生命现象或功能活动得到较全面而又完整的认识。

1. 细胞和分子水平的研究 细胞是构成机体的最基本的结构和功能单位。体内每个器官的功能及其特性均与构成该器官的多种细胞的功能密切相关。因此,研究器官的功能活动及其影响机制往往从细胞水平的研究开始。

细胞水平研究的结果是在离体的条件下获得的,但不能简单地把此类结果直接用来推论或解释该实验细胞在复杂的完整机体中的功能。因为在完整的机体内,细胞所处的环境比在离体实验条件下复杂得多。例如,一方面细胞所处的体液环境中含有多种激素、代谢产物或细胞因子,它们能影响细胞的功能活动;另一方面,细胞功能活动的改变也会影响这些体液因素的水平,即彼此之间存在相互作用。

值得注意的是,细胞的生理特性又是由构成细胞的多个分子,特别是生物大分子的物理学和化学特性所决定的。例如,红细胞运输 O_2 的功能是靠细胞内的血红蛋白(hemoglobin,Hb)来实现的;而红细胞运输 CO_2 的功能主要是与其胞内含有丰富的碳酸酐酶有关,后者能使 CO_2 和 H_2O 之间的可逆反应速度加快数千倍。

2. 器官和系统水平的研究 在进行器官水平研究时,主要是观察改变某一因素时对该器官功能活动的影响。例如,要观察血糖浓度对肾排尿量的影响,可给麻醉状态下的犬或兔静脉注射 20 mL 50% 葡萄糖注射液,然后测定动物血糖水平和单位时间内的尿量。

生理学教材的内容基本上是按系统有序地进行介绍,如循环系统、呼吸系统、消化系统等。系统是由具有相同功能或类似功能的不同器官、组织构成,如循环系统由心脏、动脉、静脉、毛细血管与淋巴管等组成。因此,开展系统水平的研究同样重要。

3. 整体水平的研究 机体的生理功能是体内多个器官和系统功能活动的综合。在综合过程中既有协同作用，又有拮抗作用，以使机体能以一个完整的整体应对体内外环境的变化，并维持正常的生命活动。尽管上述的细胞与分子水平、器官及系统水平的研究能够从一定深度上阐明细胞、分子、器官和系统的功能，但是不能反映体内多个器官、系统之间的相互联系和相互影响。因此，进行以完整的机体为研究对象，观察和分析在多种生理条件下，体内多个器官、系统的功能活动及它们之间的相互联系、相互制约、相互协调的规律是十分重要的。

上述在各个水平上的生理学研究，彼此之间并非孤立，而是相互联系，相互补充。

近年来，随着科学技术的快速发展，越来越多的技术手段被应用于医学研究。如功能磁共振成像（fMRI）、正电子发射体层成像（PET）为无创性活体观测机体内部某器官或中枢神经系统某区域的功能活动提供了便利。而近几年正在迅速发展的光控遗传修饰技术（optogenetics），整合了光学、软件控制、基因操作技术、电生理等多学科交叉的生物工程技术，能对神经元进行非侵入式的精准定位刺激操作，从而为神经科学的发展提供了革命性的研究手段。

（三）生理学在医学中的地位

举世瞩目的诺贝尔奖项中专门设立了"诺贝尔生理学或医学奖（Nobel Prize in Physiology or Medicine）"，足以表明生理学与医学的密切关系。在临床实践中，医师可应用人体生理学的理论知识来阐明患者的症状与体征，例如糖尿病患者会出现尿糖，是由于患者的胰岛素分泌缺乏或减少，葡萄糖不能被组织细胞利用，导致血糖浓度过高，超过了肾的近球小管对葡萄糖的重吸收能力［即肾糖阈（renal threshold for glucose）］，所以未被重吸收的葡萄糖就出现在尿液中。又如，心脏电生理学的研究有助于提高防治心律失常的水平。如今，医务人员可应用导管射频消融技术治疗心动过速等心律失常。此外，随着人们对某些疾病的病理生理变化的认识，也为生理学研究提供了新的研究课题，促进生理学学者对某些器官、细胞的功能活动及其机制的研究，推进生理学的发展。生理学除了与临床医学密切相关外，还与药理学、病理生理学等医学基础学科紧

密联系。有学者将生理学与医学各科描绘成一幅医学树的图像（图6-1），反映了生理学与医学各科的关系。

三、如何学好生理学

生理学课程安排在人体解剖学和组织学与胚胎学等课程后开设，而生理学属于医学机能学的范畴，需要医学生们运用逻辑推理能力来掌握相关内容。在学习过程中，需要注意以下几个方面。

1. 认识到生理科学的重要性 生理学作为医学主干课程，是联系基础医学和临床医学的桥梁，是今后学习临床知识的基础。因此要意识到这门学科的重要性，端正学习态度，刻苦钻研。

2. 课前预习，课后总结 通过预习，发现自己不懂或难以理解的知识点，带着问题来听课，效果会更好。课后还要进一步对知识做好总结，例如在学

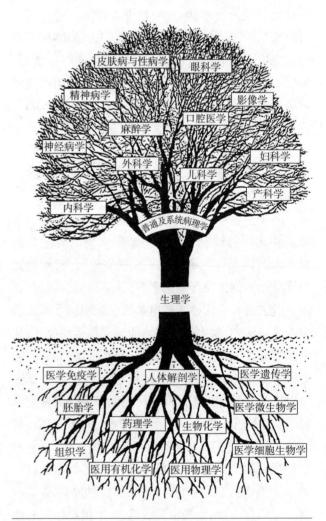

图6-1 医学树

习心血管活动的调节时,总结机体的调节方式有哪几种,各有什么特点,这些方式之间有什么联系等,以便于对这些知识有掌握得更系统。

3. 理论联系实际 生理学是对人体正常功能的阐述,这些正常的功能,与人们的日常生活息息相关。因此,可结合生活实际来理解生理学的内容。例如,人们在跑步的时候,会感觉到心搏加快、呼吸急促。这时,可以提出问题:为什么机体会产生这些变化? 这些变化是怎么发生的? 进而用生理学的知识来解释这些现象,加深对知识的理解。在早期接触临床的过程中(预见习),医学生们可以观察到一些直观的临床现象,这些现象将会促发医学生思索其背后的机制,并感觉到自己学习到的知识可应用于临床,以更好地激发学习兴趣。

4. 合理使用参考资料 可根据自身的学习情况,挑选合适的参考书籍。同时,还可以利用丰富的多媒体资源和各种在线教学活动,进行自主学习和研究性学习。

(崔 宇 向秋玲)

第四节 生物化学与分子生物学 ℮

第五节 病理生理学

病理生理学(pathophysiology)属于基础医学学科,是研究疾病发生、发展过程中功能和代谢改变规律及其机制的科学,包括研究疾病发生的原因、条件及患病机体出现的各种功能、代谢改变及其机制。

"pathophysiology"的含义由"pathology(病理学)"和"physiology(生理学)"组成,前者着重研究疾病时机体细胞、组织和器官结构和功能的变化;而后者主要研究正常人体细胞、组织和器官功能及机制。因此,病理生理学既关注疾病发生时细胞和器官的变化,也关注患病对机体整体功能和代谢的影响及疾病发生的机制,其主要任务是揭示疾病的本质,为建立有效的疾病诊疗和预防策略提供理论和实验依据。

病理生理学科是联系基础医学与临床医学的"桥梁学科"。医学生在学习了正常人体的结构、功能及代谢等知识后,通过学习病理生理学,掌握疾病发生发展的机制和规律,为学习临床医学奠定基础。

一、病理生理学的发展简史

病理生理学是一门年轻的学科,其发展是同人类对疾病本质的认识过程密切联系的,并随着整个医学实践的需要逐渐发展起来。19 世纪中叶,法国生理学家伯纳德首先主张以动物活体解剖等实验手段了解生命现象,由此人们开始认识到仅用临床观察和尸体解剖的方法无法对疾病有更全面、深刻的认识,于是开始在动物身上复制人类疾病的模型,用实验方法来研究疾病发生的原因、条件及疾病发展过程中功能和代谢的动态变化,这就是病理生理学前身——实验病理学。伯纳德不仅作为实验生理学的奠基人被载入生理学发展史册,也由此开启了实验病理学的研究之门,在病理生理学的发展史中占有重要地位。他的《实验医学研究导论》,被后人视为生理学历史上的里程碑。

病理生理学作为一门新兴的学科,从一诞生就显示其旺盛的生命力。1879 年,俄国喀山大学最早成立病理生理学教研室,后来在东欧及西方一些国家都先后设立病理生理学教研室或讲授病理生理学课程。如德国洪堡大学医学院,第 3 学期每周有 3 学时的病理生理学课程,进入第 4 学期进一步提供小班病理生理学课程。哈佛大学医学院也有超过 200 学时的病理生理学课程。不过,在大多数西方国家医学院没有独立的病理生理学这一课程,很多相关的内容是由生理学专家讲授,更多的是把病理生理学内容融入临床学科的学习中,如某种疾病的病理生理学,由临床专家讲解,这主要是基于病理生理学与临床的密切联系的考虑。

中国的病理生理学科创建于 20 世纪 50 年代初期,通过几代病理生理学工作者的努力工作,病理生理学科在教学、科研、人才培养、学科及学会、杂志建设等方面均取得了丰硕的成果。 1961 年,召开了第一次中国病理生理学术讨论会,并成立了中国生理科学会病理生理专业委员会筹委会;1963 年,举办第二届全国学术会议,大大推动了学科的发展;1980 年,成立了中国生理科学会病理生理学会;1985 年,由中国科学技术协会批准成立国家一级学会中国病理生理学会(Chinese Association of Pathophysiology,CAP),并于 1991 年成为国际病理生理学会(International Society for Pathophysiology,ISP)成员国及组建国。中国 1985 年创办了《病理生理学报》,1986 年改为《中国病理生理杂志》,2010 年建立病理生理学网站,这些学术杂志和平台在推动病理生理学术交流方面做出了重要贡献。中国病理生理学会已先后成立了心血管疾病、受体、炎症发热感染低温、微循环、休克、实验血液学、动脉粥样硬化、缺氧和呼吸、免疫、肿瘤、消化、危重病医学、肾脏等专业委员会,为病理生理学工作者的教学和科研提供了合作与交流的平台。为了及时介绍国内外重大进展,中国病理生理的专家们分别编写了各种专著,如《临床病理生理学》《病理生理学进展》《人体病理生理学》《医学百科全书·病理生理学分册》《细胞分子病理生理学》及《高级病理生理学》等,这些著作对促进病理生理学的教学和学术交流起了重要的作用。时至今日,中国病理生理学工作者在肿瘤病因和发病、缺氧、发热、休克、微循环障碍、心血管疾病等多方面取得了可喜的成果。中国病理生理学的教学与研究也在与国际接轨,不断吸取国外病理生理学中适合使用的内容与方法。相信在中国病理生理学学者们的不懈努力下,中国病理生理学一定会有广阔和美好的发展前景。

二、病理生理学的研究内容、研究方法及其在医学中的地位

(一)病理生理学的研究内容

疾病时机体细胞、组织和器官的结构和功能变化、患病对机体整体功能和代谢的影响及疾病发生的机制均属于病理生理学的研究范畴,因此病理生理学的研究范围非常广泛,包括临床各科的任何疾病及在实验动物上复制的任何疾病。尽管疾病的种类繁多,但所有疾病在其发生、发展和转归过程中都存在一些共同规律;而针对某一器官的病变或具体疾病,又各有其特殊的变化和规律。在基础医学学习阶段,病理生理学主要讨论在多种疾病进程中可能出现的功能、代谢改变的规律和机制,而针对各

种疾病独特的病理生理学问题将在临床相关学科讲授。

总之,病理生理学的内容主要包括基本病理生理过程和系统功能异常研究。

1. 基本病理生理过程 是指不同器官、系统在多种不同疾病中可能出现的共同的功能和代谢的变化及其与形态变化的联系。例如从细胞水平探讨疾病时细胞功能和代谢的变化(细胞信号转导异常与疾病,细胞增殖和凋亡异常与疾病),从整体水平探讨疾病时机体的功能和代谢的变化(水、电解质和酸碱平衡紊乱,应激,缺氧,发热,缺血再灌注损伤,脂代谢紊乱,糖代谢紊乱等)。

2. 系统功能异常 这部分内容根据各个主要系统划分,如心血管系统的休克和心力衰竭,血液系统的弥散性血管内凝血,呼吸系统的呼吸衰竭,消化系统的肝衰竭与肝性脑病,泌尿系统的肾衰竭,脑功能衰竭等。各个系统异常的研究既包括对疾病发生和发生机制研究,也包括对疾病的前瞻性分析。前者具体包括病因、发生机制、功能和代谢的异常、症状和体征及基本诊疗原则研究;后者可涉及疾病的流行病学分析,在群体水平探讨疾病的发病率和死亡率,疾病的危险因素分析、疾病的病程及转归分析、流行规律并制定相应的预防措施。

(二)病理生理学的研究方法

近年来,临床医学模式从经验医学转变为循证医学,在医学研究领域已受到高度的重视。循证医学以证据为基础,实践为核心,强调对证据的重视和遵循。病理生理学研究正是践行此原则,借助于各种研究手段,获取和分析不同水平(社会群体水平、个体水平、器官系统水平、细胞水平和分子水平)上的研究结果,探讨疾病的发生发展规律、发病机制,为临床治疗提供充分的理论与实验依据。病理生理学既是一门理论性学科,同时也是一门实验性学科。

其主要的研究方法如下。

1. 动物实验 通过在动物体内复制类似人类疾病的模型,可以对疾病的功能、代谢变化进行深入的动态观察,并在必要时对其进行实验治疗,以探索疾病发生的机制和治疗疾病的方法。动物实验可以复制临床不易见到的疾病某些表现和过程;可以克服人类疾病因潜伏期长、病程长不易观察的特点;可

以严格控制实验条件增强研究对象的可比性;可以获取从人体无法取得的研究材料,并展开实验性治疗等。因此,动物实验已成为病理生理学的主要研究方法。人与动物既有共同点,又有区别。动物与人不仅在形态结构、功能、代谢上存在差异,而且人类还具有高度发达的神经系统及第二信号系统。因此,不能将动物实验结果盲目应用于人类。只有把动物实验结果与临床资料相互比较与综合分析,才能被临床医学借鉴和参考。

随着生命科学和生物技术的发展,研究疾病的模型也在发展,如借助分子生物学技术建立的基因工程动物模型。基因工程动物模型是指应用基因工程技术复制人类疾病的动物模型。通过基因工程技术将外源基因导入动物胚胎细胞,并整合到其基因组中,使该胚胎细胞获得某个基因,体内出现相应的变化,该动物称为转基因动物(transgenic animal);如剔除某个基因,则该动物为基因敲除动物(gene knockout animal)。例如载脂蛋白 E(ApoE)基因敲除大鼠可诱发动脉粥样硬化,从而为动脉粥样硬化疾病机制和治疗的研究提供更有效的动物模型。但由于所研究的蛋白质可能在机体多种细胞、组织和器官表达,全身性敲除某种蛋白质可能会影响该蛋白的特异性作用,不能准确地了解该蛋白质在某种细胞、组织或器官的作用。近年来,随着对基因和蛋白质的深入了解和以分子生物学、基因编辑技术为代表的技术进步,可以对动物的某种特异蛋白进行条件性基因敲除(conditional gene knockout)。例如为了研究肾近端小管上皮细胞某种钠转运蛋白的病理生理学作用,可以通过基因编辑手段特异性地在近端小管敲除这一蛋白,而这一敲除并不影响该蛋白在其他组织或器官如消化道、呼吸道的作用,这样能够更精确地了解该蛋白在肾近端小管上皮细胞的作用及调节机制。

2. 临床观察　临床观察是病理生理学研究不可或缺的研究方法,有时为了探索疾病动态发展的规律甚至要对患者的病情进行长期的跟踪随访。在不违反医学伦理和不损害患者健康的前提下,对患者进行周密细致的临床观察及必要的临床试验,以研究患病机体功能、代谢的动态变化及探讨其变化的机制,为揭示疾病本质提供最直观的结果。

3. 疾病的流行病学研究　为了从宏观和微观世界中探讨疾病发生的原因、条件,疾病发生、发展的规律和趋势,为疾病的预防和治疗提供依据,传染病和非传染病的群体流行病学研究和分子流行病学研究都已成为疾病研究中重要的方法与手段。如2003 年发生的 SARS 和 2019 年以来发生的新冠病毒感染,从流行病学的角度追踪溯源有助于发现新的感染,了解病毒流行趋势,更好地预防和控制疾病蔓延。随着社会制度、经济状况、医疗卫生条件、生活习惯、生产方式和环境污染等的变化和影响,不同国家和地区的疾病谱(spectrum of disease)也不断变化。在中国,中华人民共和国成立前传染病引起的死亡率占总死亡率 50% 以上;中华人民共和国成立后,由于医疗卫生条件的改善,传染病的发病率及死亡率大大降低。随着人民物质生活的改善,生活质量的提高,一些代谢性疾病(如糖尿病、肥胖等)发病率逐年增加;由于人均寿命显著延长,全球人口老龄化问题日趋严重,一些老年疾病(如阿尔茨海默病)的患病率急剧上升。在病理生理学的研究中,也应该重视和追踪疾病谱改变的问题。

4. 分子生物学实验　近年来,病理生理学研究方法正在发生重大变革,人们已经采用分子生物学技术来研究细胞受体、离子通道、细胞信号转导变化及细胞增殖、分化和凋亡调控等在疾病发生发展中的作用。现代医学研究证明,很多人类疾病都与基因改变有关,采用分子生物学技术检测基因表达、调控异常等将成为 21 世纪医学研究的主题。特别是 2000 年人类基因组计划(HGP)和功能基因组学(functional genomics)的完成使人们对疾病的认识已经深入基因水平,但是由于人体内正常或疾病时真正发挥功能的是蛋白质,因此在后基因组时代,蛋白质组学(proteomics)、代谢组学(metabolomics)的研究也已深入疾病研究的各个领域,并使人们对疾病本质的看法提高到更深的理性认识阶段。

5. 生物信息学　是研究生物信息的采集、处理、存储、分析和解释等各方面的学科,是在人类基因组测序工作的完成及各种模式生物基因组测序完成后的后基因组时代的产物,又是生命科学和计算机科学相结合形成的一门新学科。生物信息学从基因组核酸序列信息分析开始,进行蛋白质空间结构模拟和预测,再依据特定蛋白质的功能进行必要的药物设计。生物信息学另外一个重要内容是了解基因表达的调控机制,如基因或分子之间的相互关系,根据生物分子在基因调控中的作用,揭示人类疾病的发生、发展、诊疗的内在规律。

(三)病理生理学在医学中的地位

随着转化医学(translation medicine)的兴起及各种交叉学科的建立,病理生理学在医学科学中的重要地位日益凸显。病理生理学的性质决定了它是一门紧密联系基础医学和临床医学的重要桥梁学科,在整个医学学科中占据十分重要的地位。这种重要性主要体现在掌握病理生理学知识是正确诊治疾病的基本前提。毫不夸张地说,一名临床医师业务水平的高低,与其对疾病发生机制、疾病发展的规律的理解密切相关。此外,病理生理学的研究进展也不断为临床治疗措施提供新的依据。

病理生理学与其他医学基础学科亦存在密切联系。病理生理学的学习即是以各个系统的正常解剖、组织学和生理功能开始,进而介绍疾病状态时的病理生理变化,进一步展开对各个主要系统衰竭的病因、发病机制、功能代谢变化及相应症状体征和诊疗原则的学习。因此,病理生理学与人体解剖学、组织与胚胎学、医学细胞生物学、生理学、病理学、医学微生物学、医学遗传学、医学免疫学、药理学及从分子水平探讨发病机制的生物化学与分子生物学等医学基础学科均有密切联系,这些学科的每一个重大进展,都在不断提升病理生理学的研究水平,促进病理生理学的发展。掌握上述相关学科的基本理论和方法是学好病理生理学的必要条件和基础,同时病理生理学又是学习临床课程的基础,所以病理生理学是基础医学与临床医学之间的桥梁课程,起着承前启后的作用。

三、如何学好病理生理学

临床医务工作者在医疗实践中经常需要用病理生理学的知识来分析疾病的症状、体征及实验室检测指标的变化,指导和改进对疾病的诊疗。作为一门独立课程,病理生理学主要讨论患病机体功能和代谢变化的特点和规律,与生理学(注重正常机体功能)、生物化学(注重正常机体代谢)、病理学(注重患病机体形态改变)和内科学(注重具体疾病的症状、体征和诊治)等课程密切联系。

病理生理学以各系统的解剖学、组织学、生理学和病理学内容为基础,通过介绍疾病发生时的形态结构变化(病理学内容)甚至流行病学资料,展开病理生理学内容的学习,由此理解疾病发生时的症状、体征及相应的诊疗原则。建议在学习中重视本课程不同章节内容之间的内在联系及其与相关课程的密切联系,对所涉及的相关课程内容(如生理学、解剖学、组织学和病理学)进行必要的梳理和复习,以利于对课堂教学内容的理解和掌握。

以下以呼吸衰竭为例进行介绍。

呼吸系统的主要功能是执行机体与外界环境之间的气体交换。其组成有上下呼吸道和肺叶,其中肺叶是进行气体交换的主要场所,肺泡及其周围丰富的毛细血管网,一方面有利于细胞代谢产生的 CO_2 从肺毛细血管床扩散到肺泡;另一方面,吸入到肺泡中的 O_2 则扩散入肺毛细血管内的血液。这种肺泡气体与肺毛细血管血液之间进行气体交换所通过的组织结构,被称为呼吸膜(这一部分是复习肺的解剖学、组织学和生理学内容)。通过呼吸膜结构示意图,可以进一步理解一些病理变化,如肺水肿、肺不张、肺纤维化等对肺部气体交换的影响(这一部分是复习肺的病理学内容)。通过以上对呼吸系统生理学功能、组织结构及病理变化的分析,可以初步总结出影响呼吸功能的几个主要环节,而这也是引起呼吸衰竭的主要机制。

病理生理学部分主要集中在以下两方面讨论。①呼吸衰竭的主要机制:呼吸道通气功能障碍,气体通过呼吸膜的弥散障碍,通气与肺泡周围的血流比例失衡;②呼吸衰竭对机体功能和代谢的影响。随之围绕引起呼吸衰竭的常见疾病类型或临床综合征进一步阐述呼吸衰竭的原因、发生机制、症状和体征及相应的诊疗原则。例如急性呼吸窘迫综合征(ARDS)就是一种可以导致急性呼吸衰竭的危重疾病类型,如果没有及时诊断和治疗,会在发生后 48 h 内死亡。休克、严重感染和创伤均可引起 ARDS,这种损伤主要表现在对呼吸膜的损伤,继而出现肺水肿、肺不张、肺透明膜形成、肺纤维化等,从而引起严重的气体交换障碍,乃至呼吸衰竭,因而其突出的临床表现是进行性的呼吸困难和低氧血症。而相应的诊断依据主要是：血气分析显示严重的低氧血症；胸部 X 线片显示弥漫性的双侧肺浸润，注意与心源性肺水肿的区别，以明确诊断。治疗原则主要是给氧、维持酸碱平衡、控制血压、抗感染和抗炎等。通过以上分析可以看出，基于对疾病发生、发展和机制的深入理解，临床才可以明确诊断并制定恰当的治疗原则。

医学生应积极参与结合课程内容开展各种形式的实践活动，学会应用理论知识解决实际问题，形成初步的科研思维和临床思维。目前，一些医学院校结合课程开展的实践活动包括探索性实验、本科生暑期科研和临床基础结合问题导向学习（PBL）教学实践等。同时，在课余时间还应注意进行自主式扩展性学习，可利用课程教学网站和数字化教学平台提供的教学资源结合自身的兴趣进行扩展性学习，亦可借助数字化教学平台与教师进行交流和互动，以强化对课程的理解及检验课程学习效果。

（王蔚东　唐志晗）

第六节　病理学

病理学（pathology）是指用自然科学的方法研究疾病发生的原因[病因学（etiology）]，在病因作用下疾病发生发展的过程[发病机制（pathogenesis）]和机体在疾病过程中形态结构、功能、代谢的变化[病变（pathological change）]，主要从形态学角度阐明疾病的本质，从而为掌握疾病发生发展的规律，为防治疾病提供必要的理论基础。从这个角度讲，病理学是一门医学基础学科，它的目的是认识和掌握疾病的本质和发生发展的规律，为疾病的诊治和预防提供理论基础。而在临床医学实践中，病理学又是诊断疾病的最重要的方法之一，因此病理学也属于临床医学。

根据内涵的不同，病理学可分为广义病理学和狭义病理学。广义病理学包括病理解剖学和病理生理学，前者重点研究疾病对机体组织器官结构形态的改变，后者重点研究疾病时机体器官功能和代谢的改变。两者研究重点既有区别，但又互相关联。组织器官的结构和功能是统一的，疾病发生时，组织器官的结构和功能都发生相应的变化。因此，将病理解剖学和病理生理学融合成病理学，体现了机体结构和功能的统一性和完整性。在中国，医学教学课程的设置及教学实践中则将两者分开，成为病理学和病理生理学。此时，病理学课程的内容主要为病理解剖学，即狭义的病理学。病理学和病理生理学两门课程的设置显示出各自的特点，在教学方面有一定的优点，不过学习时应该互相连贯，才能达到理解疾病本质的目的。

一、病理学的发展简史

病理学的建立和发展与社会发展、科技进步及医学发展息息相关。自从人类诞生以来，对于疾病的原因和性质的探索就从来没有停止过。

（一）国外病理学的主要发展阶段

1. 早期病理学　①液体病理学说：由古希腊名医希波克拉底首创，该学说认为，人体内存在 4 种基本液体（血、黏液、黄胆汁、黑胆汁），疾病的发生是由外界因素促使上述 4 种液体发生质和量的改变而导致。②固体病理学说：由阿斯克莱皮亚德斯（Asclepiades，公元前 128—前 56）提出，他认为，人体是由原子构成，当原子之间的孔隙大小不利于原子畅通时，则原子潴留导致疾病发生。③到了公元 1—2 世纪，埃及名医 HcrJOphilos 等主张疾病是由于病因作用于人体的局部，造成局部功能障碍。这些朴素的唯物主义萌芽学说在国外影响甚大。

2. 器官病理学　1761 年，意大利医学家莫干尼根据 700 多例尸体解剖所见，认为不同的疾病是由相应的器官的形态改变引起的，进而出版了五卷本的《论疾病的位置和原因》一书，创立了器官病理学（organ pathology）。

3. 细胞病理学　1854 年，在改良的光镜帮助下，德国病理学家魏尔啸创立了细胞病理学（cellular pathology），指出"疾病是异常的细胞事件"。这一学说不仅为现代病理学，而且为所有的医学基础学科奠定了基础。因此，魏尔啸对整个医学科学的发展做出了具有历史意义的划时代的贡献。

4. 实验病理学　为了弥补不能在人体复制和模拟疾病的发生发展过程这一缺陷，19 世纪，法国生理学家伯纳德首创了实验病理学，即在动物身上研究疾病的动态变化及病因和发病机制,揭示了多种疾病发生发展的规律,使人们对疾病本质的看法提高到一个较高的理性认识阶段,从而纠正了细胞病理学所认为的疾病本质"就是局部的细胞变化"这种片面观点。此外,通过临床和实验生理学对器官和细胞的功能研究,也发现了疾病时的物质交换、运输、发育和生长等代谢和功能的异常。由此,对于疾病的形态和功能的改变逐步统一起来。因此,实验病理学的兴起,大大促进了病理学的发展,也逐渐成为病理学的一个重要组成部分。

5. 亚细胞病理学及其他病理学新分支 20世纪60年代,电镜技术的建立,使病理形态学研究进入亚细胞水平——超微结构病理学(ultrastructural pathology)。近40余年来,随着现代遗传学、现代免疫学、分子生物学等新学科的建立及免疫组织化学、流式细胞术、图像分析技术和分子生物学等新技术的应用,对传统的病理学发展产生了深刻的影响,使病理学不再仅是一门纯形态学的学科。学科互相渗透也为病理学带来了新的发展动力和机遇,病理学向纵横发展,出现了许多新的分支和交叉,如免疫病理学(immunopathology)、分子病理学(molecular pathology)、遗传病理学(genetic pathology)和定量病理学(quantitative pathology)等。这些发展大大加深了对疾病本质的认识,使人类对疾病的研究不再仅停留在器官、组织、细胞和亚细胞水平,而是深入分子水平,并使形态学观察结果从简单的定位、定性走向了定量,从而更具客观性、重复性和可比性,也使人们对疾病发生发展的机制和病理过程的认识更加深入,为制定疾病的防治措施提供更精确更有力的理论依据,同时也为许多疾病的防治开辟了光明的前景。此外,对疾病的观察和研究也从个体向人群和社会发展,并且和环境结合,出现了地理病理学、社会病理学等新的分支。

(二)中国病理学的发展史

中国病理学的历史悠久,中医学对疾病的病因、发病机制的认识和发展在古代已初见雏形,如《黄帝内经》提出六淫、七情、房劳、饮食、劳倦等致病原因及阴阳平衡失调的发病学说。隋唐时代的巢元方在《诸病源候论》中对疾病的病源和征候已有详细记载和深入的论述,尤其对内分泌和营养学方面的论述较为突出。中国也是世界上最早开始做尸体解剖的国家,早在春秋战国时代就有人做过尸体解剖,并记载于秦汉时期的《黄帝内经》。南宋时期,法医学家宋慈所著《洗冤集录》对尸体解剖、伤痕病变及中毒等均有详述,是世界上最早的法医学著作,也为病理学的发展做出了很大的贡献。

中国的现代病理学始建于20世纪初。一个多世纪以来,中国涌现出了大批著名的病理学家,包括徐诵明、胡正详、梁伯强、谷镜汧、侯宝璋、林振纲、秦光煜、江晴芬、李佩林、吴在东、杨述祖、杨简和刘永等。中华人民共和国成立以来,以胡正详、梁伯强等为代表的现代病理学开拓者和其他病理学家一道,先后带领广大的病理学工作者为中国病理学的发展、病理学教学和科研及人才培养等方面做出了卓越的贡献。

1. 在教学方面 编著了具有中国特色的病理学教科书和参考书,1951年出版了第一部全部用中国资料编著的病理学教科书,并不断修订和完善,从而使病理学教学有所依据和更加规范化。

2. 在病理诊断方面 大力推进中国尸体剖验、活组织检查和细胞学检查的发展,加强了病理学和临床医学的密切联系,使病理学更好地为临床服务,为中国病理学发展积累了丰富的资料和经验。

3. 在科研方面 结合中国的实际,对长期危害中国人民健康和生命的传染病(如病毒性肝炎)、地方病(如克山病、大骨节病)、寄生虫病(如血吸虫病、黑热病)、心血管疾病(如动脉粥样硬化、冠心病)、肿瘤(如肝癌、食管癌、鼻咽癌)及肿瘤病因学和发病学,冻伤、烧伤、休克、微循环障碍、高山病、缺氧、发热、炎症及放射病等进行了广泛深入的研究,并取得了显著的成效,填补了研究空白。同时积极开创病理学研究新技术,在超微结构病理学、分子病理学、免疫病理学和遗传病理学等方面的研究工作,均取得了可喜的成果。

4. 在人才培养方面 20世纪50年代,中国在各院校相继创建了病理学教研室和病理生理学教研室,建立了病理学科研队伍;1955年创办了《中华病理学杂志》,之后又创办了《中国病理生理杂志》;编辑和出版了许多病理学专著;通过多种办班、进修形式,培养造就了一大批病理学工作者,使病理学后继有人,其中不少人现已成为中国的病理学骨干和学术带头人。

二、病理学的研究内容、研究方法及其在医学中的地位

(一)病理学的研究内容

根据研究对象材料来源的不同,病理学分为人体病理学和实验病理学。

1. 人体病理学(human pathology) 是将从人体获得的病变材料(器官、组织、细胞、体液等)作为研究对象。人体病理学包括尸检、活体标本检查和细胞学检查。

(1)尸检(autopsy) 即对死者的遗体进行病理解剖和后续的显微镜观察,是病理学的基本研究方法之一。最早期的病理学就是根据尸检材料建立起来的,因此,对患者遗体的解剖曾对病理学发展起着极其重要的作用。随着科技发展,医学检测手段日渐增多,诊断水平也日益提高,大多数患者的疾病在其生前已能做出可靠的诊断,但就疾病诊断而言,尸检仍不能被其他方法取代,而且尸检对发现新病种和在医学教育中仍具有极其的重要作用。

对于某些复杂病例,通过尸检可以发现其主要病症(致死性的病变)和死亡原因(患者死亡的直接原因);阐明复杂病变的因果关系;解释症状和体征的病变基础;明确疾病的诊断,有利于协助临床总结在诊断和治疗过程中的经验和教训,提高临床诊治水平。亦可为医疗事故和医疗纠纷的正确解决提供证据。

及时发现和确诊某些传染病、流行病、地方病和新发生的疾病,为卫生防疫部门采取防治措施提供依据,因为通过尸检,从组织器官病变的形态结构特征,可帮助判断其病原,如结核病具有典型的干酪样坏死,SARS尸检确定其病原是病毒。

通过尸检可以积累各种疾病的人体病理材料,为深入研究和防治这些疾病奠定基础。

通过尸检,收集各种病理标本,供医学生病理学教学使用。

(2)活体标本检查(biopsy) 简称活检,即用局部切取、钳取、细针穿刺、搔刮和摘取等手术方法从患者活体获取病变组织进行疾病的诊断和研究。

活检的意义如下:① 对于性质未明的肿块,可先行穿刺,以准确地对患者做出疾病的病理诊断,指导日后临床治疗方案的制订并估计预后。② 对于某些特殊患者,急需手术切除治疗,但未能明确其病变性质,可在手术过程中,切取部分病变组织做冰冻切片快速诊断(一般约需 30 min),以确定病变性质和病变范围,协助临床医师选择治疗方案和确定手术切除范围。③ 在疾病治疗过程中,通过定期活检随访(如原位癌和其他癌前病变),了解病变发展情况,以判断疗效和考虑进一步治疗方案。因此,活检是目前诊断疾病广为采用的方法,特别是对肿瘤良、恶性的诊断具有十分重要的意义。外科病理学或称诊断病理学,就是在活检的基础上建立起来的病理学分支。

肉眼和光镜水平的形态学观察是病理学的传统方法。虽然近年来病理学的新技术已远远超越了传统的形态观察,但形态学观察方法仍为基本观察方法,并且是新技术开展的基础。①大体标本观察:主要运用肉眼或辅以放大镜、量尺和磅秤等工具,对大体标本及其病变性状(形状、大小、质量、色泽、质地、表面及切面形态、与周围组织和器官的关系等)进行细致的解剖、观察、测量、取材和记录,必要时可摄影留作资料。大体观察可帮助初步判断组织器官是否正常及病变的性质(炎症或肿瘤)。如肿大的淋巴结,若切面是干酪样坏死,则考虑是结核的可能;若切面为鱼肉状,则提示淋巴瘤的可能。大体观察不仅是病理医师的基本功和正确的病理诊断的第一步,也是医学生学习病理学的主要方法之一。② 组织学观察:需借助显微镜。将肉眼确定的病变组织取材后,以 10% 中性甲醛(formalin,福尔马林)溶液固定 24～48 h,经系列乙醇脱水后,用石蜡进行包埋,再切成 3～5 μm 薄片,制成苏木精－伊红(HE)染色切片,通过观察分析和综合病变特点,对疾病做出病理诊断。迄今为止,HE 染色仍然是诊断和研究疾病的最基本和最常用的组织切片方法。而细胞涂片染色则有常规的 HE 染色和巴氏染色。组织切片如仍不能诊断或需进一步的研究,则可辅以一些特殊染色和新技术。

(3)细胞学检查 是指将采集到的病变脱落细胞或通过细针吸取病变处的细胞制成涂片,经不同

的方法染色后用光镜观察,通过细胞形态改变,可初步确定病变的性质。细胞学检查多用于阴道宫颈分泌物、痰液、胃液、尿液、胸腔积液和腹腔积液沉渣、肿物切除后印片和体表肿物细针穿刺吸取物涂片。细胞学检查所需设备简单,操作简便,具有经济快速、可重复进行、对患者无损伤或损伤小等优点,患者易于接受。细胞学检查除用于患者外,还适用于对大面积人群进行肿瘤普查,不过其对疾病诊断准确性较低,对细胞学检查发现可疑肿瘤性病变还需做组织活检,以进一步明确诊断。此外,细胞学检查还可用于对激素水平的测定(如阴道脱落细胞涂片)及为细胞培养和 DNA 提取等提供标本。

2. 实验病理学(experimental pathology) 不是直接采用人体病变材料进行研究和诊断疾病,而是根据研究目的,以疾病的动物模型或在体外培养的细胞为对象,通过实验手段进行研究。

(1)动物实验(animal experiment) 是指根据实验目的,选用适合的动物(大多数为兔或鼠)进行实验。运用动物实验的方法,可在适宜动物身上复制出某些人类疾病的动物模型,通过疾病复制过程可以研究疾病的病因学、发病学、病理改变及转归。如肿瘤实验中,将取自人体的肿瘤组织接种于免疫缺陷鼠类的皮下或腹腔,在接种部位长出与人体肿瘤相似的肿物,制成动物模型。此种模型在肿瘤实验研究中非常实用,可以作为药物治疗效果的初评,也可以用于新的治癌药物的筛选。动物模型建立后,可以观察肿瘤生物学特性——如生长情况、转移途径等。动物模型也可以用于某些病原体或致癌物的实验,先将目的物质涂抹或照射皮肤、黏膜或灌注入腹腔、消化道、呼吸道、血管,动态观察肿瘤发生和病灶形成,通过跟踪观察,探索肿瘤发生过程中形态结构的变化。

动物实验的优点在于可根据需要,对之进行任何方式的观察研究,任意性很强,可以重复实验。既可研究任何阶段的疾病和病理过程,又能通过模型阐明各种附加因素对疾病过程的影响。这种方法可弥补人体病理学研究的限制和不足,但应该注意动物和人体之间的差异,如家兔和犬不患脊髓灰质炎,有角类家畜不感染梅毒等。因此,不能把动物实验结果不加分析地直接套用于人体,仅可作为研究人

体疾病的参考。

(2)组织和细胞培养(tissue and cell culture) 是指将人体或动物的某种组织或单细胞用适宜的培养基在体外进行传代培养以研究。主要研究内容如下。

1)各种病因作用下,组织病变的发生、发展。

2)细胞恶性转化的条件或恶性细胞逆转的条件,其间所发生的分子生物学和细胞遗传学的改变。

3)观察肿瘤细胞在正常培养条件下的生长参数,以及在附加条件下,如基因产物、免疫因子、射线和抗癌药物等影响下,对癌细胞生长的影响。例如,在病毒感染和其他致癌因素的作用下,细胞如何发生恶性转化;在恶性转化的基础上,发生哪些分子生物学和细胞遗传学改变;在不同因素作用下,能否阻断恶性转化的发生或引起恶性转化的逆转;免疫因子、射线和抗癌药物等对癌细胞生长的影响等。这些都是肿瘤研究中十分重要的课题。近年来,通过体外培养建立了不少人体和动物的肿瘤细胞系或细胞株,对于从分子水平研究肿瘤细胞的生物学特性起到了重要作用。

组织和细胞培养在病理研究中主要的优点是周期短、见效快、节省开支;体外培养环境条件可控,可以避免体内复杂因素的干扰。由于人体内环境相当复杂,且互相制约,孤立的体外环境与复杂的体内整体环境有很大的不同,故不能将体外研究与体内过程等同看待,体外的实验结果亦不能等同于体内。例如,肿瘤细胞在培养基上可以生长,而一旦接种于普通动物的皮下或内脏后则不一定能存活。

(二)病理学的研究方法

病理学是一门古老的以形态学研究为主的学科,但随着现代科学技术的发展,病理学的研究方法也日新月异。

1. 病理学常用的研究方法 包括大体检查、组织学检查、细胞学检查、组织化学和细胞化学、免疫组织化学、超微结构观察等,其中大体检查、组织学检查和细胞学检查如前所述,其他常用方法如下。

(1)组织化学(histochemistry)和细胞化学(cytochemistry) 一般称为特殊染色,是指利用某些试剂(或染料)能与组织或细胞内化学成分进行特异性结合,呈特异颜色的特点,以定位显示病变组织和细胞内在光镜下无法辨认的某些化学成分

（如蛋白质、酶类、核酸、糖类、脂质等）或病原体的方法。如 PAS 染色显示黏多糖和糖原，黏液洋红（mucicarmine）和阿尔辛蓝（alcian blue，AB）染色显示细胞内外黏液，刚果红（Congo red）染色显示细胞外淀粉样物质，苏丹Ⅲ（Sudan Ⅲ）染色显示细胞内脂类物质，抗酸染色显示抗酸菌（如结核分枝杆菌、麻风分枝杆菌），六氨银染色显示真菌和基膜结构等。该方法既能显示组织细胞内的特殊化学成分，同时又能保存原有的组织结构形态改变，做到形态与代谢的结合，对一些代谢性疾病的诊断有一定的参考价值。

（2）免疫组织化学（immunohistochemistry，IHC）　是利用抗原抗体的特异性反应来定位组织和细胞中某种化学成分的一种组织化学方法。它的最大优点是能将形态学改变与功能和代谢变化结合，一方面保持了传统形态学（包括光镜和电镜水平）对组织和细胞的观察客观、全面的优点；另一方面克服了传统免疫学反应只能定性和定量，而不能定位的缺点。免疫组织化学技术除了可用于病因学（如病毒）和免疫性疾病（如免疫荧光技术用于肾炎的分型）的诊断外，更多的是用于肿瘤病理诊断和鉴别诊断。当前，免疫组织化学技术已经在肿瘤病理学中得到广泛的应用，但必须密切结合光镜的组织形态特点和临床表现进行分析。

（3）超微结构观察　超微结构（ultrastructure）是指通过电镜来观察细胞的亚结构改变。电镜较光镜的分辨力高千倍以上，可清楚地观察到细胞的亚细胞结构（如细胞器、细胞骨架等）或大分子水平的变化。在疾病的病理诊断中，电镜观察主要用于肾的细针穿刺活检标本，进行肾小球肾炎的分型。在肿瘤诊断中，电镜在确定肿瘤细胞的组织发生、类型和分化程度上起着重要作用，如可根据各种肿瘤细胞的超微结构特点来协助区别分化差的癌和肉瘤、各种梭形细胞恶性肿瘤、各种恶性小圆细胞肿瘤、各种神经内分泌肿瘤及恶性黑色素瘤等。

2. 新技术在病理研究中的应用

（1）流式细胞术（flow cytometry，FCM）　可以快速测定细胞内 DNA 含量和倍体数，用于测定肿瘤细胞的 DNA 倍体类型和肿瘤组织中处于 $S+G_2/M$ 期的细胞占所有细胞的比例（生长分数）。利用流式细胞术测定肿瘤细胞的 DNA 倍体和生长分数不仅可以作为诊断恶性肿瘤的参考标志之一，还可反映肿瘤的恶性进程和生物学行为。流式细胞术还可应用于细胞的免疫分型，如应用单克隆抗体对不同功能的淋巴细胞进行精确的亚群分析，在临床免疫学和白血病等的检测中起到重要作用。

（2）图像分析（image analysis，IA）技术　病理形态学观察基本上是定性的，缺乏精确而更为客观的定量标准和方法。图像分析技术的出现弥补了这个缺点。随着电子计算机技术的发展，形态定量技术已从二维空间向三维空间发展。在肿瘤病理方面，图像分析主要应用于核形态参数的测定，如核直径、周长、面积、体积、形态因子等的测定，用以进行肿瘤的组织病理分级和预后判断等。此外，也可用于 DNA 倍体和显色反应（如免疫组织化学）的定量检测等方面。

（3）激光扫描共聚焦显微术　激光扫描共聚焦显微镜（laser scanning confocal microscope，LSCM）是当今最为先进的光镜，主要优点为：①用激光为光源，在相应的荧光探针标记后，对样本进行远点扫描，逐层获得二维光学横断面图像，具有"细胞 CT"的功能，并可通过计算机三维重建软件的支持，获得真三维图像，可以任意角度旋转，观察细胞、组织的立体形态和空间关系；②可对活细胞和组织进行无损伤的观察，动态测量细胞内的 Ca^{2+} 浓度和 pH 等活细胞生理信息；③可进行细胞膜的流动性、细胞通信、细胞融合、细胞骨架弹性测量等，可作为"光刀子"完成细胞内的"外科手术"。这一技术使得对活细胞和组织进行原位、动态、定量的观察和测量的梦想成为现实，是近年来在形态观测技术上的重大突破。

（4）生物芯片技术（biochip technique）　是近年来兴起的一项综合性的高新技术，它以微机电系统技术和生物技术为依托，将生命科学研究中的许多不连续过程（如样品制备、生物化学反应、检测等步骤）集成并移植到一块普通邮票大小的芯片上去，并使这些分散的过程连续化、微型化，以实现对大量生物信息进行快速、并行处理的要求。①基因芯片（gene chip）：已被应用到生物科学众多的研究领域之中，它可同时、快速、准确地分析数以千计基因组信息。这些应用主要包括基因表达检测、突变检测、基因组多态性分析和基因文库作图及杂交测序等方面。②蛋白质芯片(protein chip):是将大量蛋白质分子按预先设置的排列固定于一种载体表面形成微阵列,根据蛋白质分子间特异性结合的原理,构建微流体生物化学分析系统,以实现对生物分子的准确、快速、大信息量的检测。③组织芯片(tissue chip):可以将数十个甚至上千个不同个体的临床组织标本按预先设计的顺序排列在一张玻片进行分析研究,是一种高通量、多样本的分析工具。它使科研人员第一次有可能同时对几百甚至上千种正常或疾病及疾病发展不同阶段的自然病理生理状态下的组织样本,对某一个或多个特定的基因,或与其相关的表达产物进行研究。

(5)激光捕获显微切割(laser capture microdissection,LCM)技术　就是在显微镜下用手工或者仪器采样的方法从组织切片或细胞涂片上将所要研究的形态或表型相同的细胞从组织三维结构中分离出来,获得纯的细胞群用于进一步的研究。

(6)原位杂交技术(in situ hybridization,ISH)　是应用已知碱基顺序并带有标记物的核酸探针与组织、细胞中待检测的核酸按碱基配对的原则进行特异性结合而形成杂交体,在显微镜或电镜下观察杂交后的信号。主要应用于基础研究(如基因组图),转基因检测,基因表达定位,核 DNA、RNA 和 mRNA 的排列、运输和复制,以及细胞的分类研究。临床研究方面主要应用在细胞遗传学、产前诊断、肿瘤和传染性疾病的诊断、生物学剂量测定和病毒学的病原学诊断等。

(7)荧光原位分子杂交染色体分析技术(FISH)　是一种灵敏度高、特异性好及分辨率强的染色体和基因分析技术。它通过荧光标记的各类 DNA 和 RNA 探针与细胞或组织在玻片上进行杂交,在不改变其结构和分布格局的情况下进行细胞内 DNA、RNA 某特定序列的相互位置关系的拷贝数的测定,用于染色体识别、基因定位和基因诊断、染色体结构和数目畸变分析。FISH 主要用于以下几个方面:①通过全染色体图谱测定中期相染色体畸变;②用亚染色体区带探针进行间期染色体断裂和非整倍体分析;③用着丝点探针或抗着丝点抗体进行微

核试验;④非整倍体和异常数量的特定染色体分析。

(8)比较基因组杂交(comparative genomic hybridization,CGH)技术　通过直接进行基因组 DNA 的比较来检测遗传物质的缺失与重复,为进行基因组内不平衡遗传物质的研究提供了一个新的手段。它是先以不同的荧光染料分别标记患者基因组 DNA 和正常人基因组 DNA,两者以适当比例混合后制备成探针,然后与正常人染色体分裂相进行原位杂交,通过检测染色体上两种荧光(红、绿)的相对强度比率,计算出 DNA 的缺失与放大,从而了解肿瘤组织 DNA 拷贝数的改变,并进行染色体上定位。CGH 主要应用于肿瘤遗传学中,以研究染色体或染色体片段的缺失与重复,特别是肿瘤细胞的基因组改变,对了解肿瘤的发生、发展,发现肿瘤遗传学标记,初步查询肿瘤相关基因的位置均有重要意义。

(9)分子生物学技术　近 10 余年来,重组 DNA、核酸分子杂交、PCR、DNA 测序等分子生物学技术在遗传性疾病的研究、病原体的检测(病毒、细菌、原虫等)和肿瘤的病因学、发病学、早期诊断等方面得到日益广泛的应用。尤其是原位杂交和原位 PCR 技术,可以在细胞和组织原位显示 DNA、RNA 的改变。此外,原位杂交和免疫组织化学技术的结合,可以在原位显示出 DNA 或 RNA 及蛋白质 3 个水平的改变,是非常有用的研究方法。

(三)病理学在医学中的地位

1. 医学教学　医学课程分为基础医学和临床医学两大块。基础医学包括人体解剖学、组织学与胚胎学、生理学、生物化学、医学细胞生物学、医学微生物学和寄生虫学、免疫学等,分别研究机体在生理状态下形态结构、功能代谢的特点,病原体结构、功能代谢及生活习性等。临床医学包括内科学、外科学、儿科学和妇产科学等,主要是对疾病的诊断和治疗。病理学是医学的主干课程之一,学习病理学之前必须先学习基础医学课程。疾病过程中出现的症状和体征是以病理变化为基础的。病理学与临床医学密切相关,是临床医学的基础,一名好的临床医师必须具有丰富的病理学知识。此外,临床医学还要运用病理学的活体组织检查、尸体剖检及动物实验等研究方法对疾病做出病理诊断或对疾病进行观察和研究,以提高疾病防治水平。因

此,病理学处于基础医学和临床医学的结合点,在整个医学课程中起着承前启后的作用,属于桥梁学科。

2. 疾病诊断　病理学对疾病的诊断是通过对病变组织器官的大体观察和利用显微镜等工具观察组织结构和细胞改变的特征而做出的,因此,比现有的其他诊断手段和方法更为客观和准确。在临床医疗中,外科病理诊断是迄今为止诊断疾病的最可靠的方法。一般来说,肿瘤治疗前必须先做病理学诊断,以明确肿瘤的性质(良恶性)和类型,细胞学检查在发现早期肿瘤等方面有重要的作用。而尸体剖验则可对不幸去世的患者的诊断和死因做出明确的回答,因而对于提高临床诊断和医疗水平具有重要作用。今天,随着医学科学的发展,诊断疾病的手段和工具日渐增多,如实验室各种生化指标检测、内镜检查、影像学诊断技术等,它们在疾病的发现和定位上起重要的作用,但很多疾病的最后确诊还是有赖于病理诊断,而且在今后相当长的时期内,现有的临床诊断方法都不能有效代替病理学诊断。

病理学诊断不仅能确定疾病的性质,还能回答临床医师提出的诊断问题,解释患者出现的症状和体征,确定死亡的原因。病理学不仅是理论性强的基础医学,也是实践性很强的临床医学。所以,在病理学体系中,把主要解决疾病诊断的病理学称为临床病理学(clinical pathology)或外科病理学(surgical pathology),也称为诊断病理学(diagnostic pathology),这充分说明病理学是临床医学密不可分的一部分。以往人们把病理学诊断誉为肿瘤诊断的"金标准",虽强调了病理学诊断的重要性,却忽略了病理学诊断由于受到多方面因素的影响,也存在着一定的局限性,包括:① 形态学的局限性,病理只能对有形态学改变的疾病,尤其是对有特征改变的疾病做出诊断;对无明显形态学改变的功能性或代谢性疾病,病理学检查不能确诊。② 小块活检组织的"代表性"有限。③ 取材、标本固定及制作均对病变的最后诊断产生影响。④ 病理医师的主观性,病理诊断往往还受到病理医师的经验和思维方式的影响,带有一定主观性和经验性。⑤ 部分特殊病例有可能由于现阶段对疾病的认识

而成为疑难病例。医学生对此要有充分的认知。

3. 医学研究　在医学科学研究中,病理学是重要的支撑点。各种临床科研均需要以正确的病理学诊断为依据。病理检验积累的数据和资料,包括大标本、石蜡包埋组织和切片等,不仅是临床科研的材料,也是病理学教学和病理医师训练的重要材料。在临床医学研究中,病理学还需要解释疾病发展过程中所出现的症状和体征,担负着新病种的发现及新药筛选的病理鉴定等任务。

在医学研究中,病理学广泛应用于各领域,并占有极重要的地位。现代病理学吸纳了细胞生物学和分子生物学的方法和成果,使病理学的研究从纯形态结构的研究进入检测蛋白质的表达和基因的改变,深化了对疾病的认识,使其更接近疾病的本质。同时病理学的研究方法渗透到医学各领域,并与它们相结合,产生出诸如遗传病理学、分子病理学等边缘学科和前沿学科,使功能与形态的结合更紧密,成为医学发展的新亮点。

三、如何学好病理学

病理学是研究疾病病因、发病机制、形态结构改变及由此而引起的功能变化的一门基础医学与临床医学之间的桥梁学科。病理学分为总论和分论两部分。病理学总论又称为普通病理学,是研究疾病发生发展过程中病理改变的共同规律——疾病的共性,从形态角度阐述各种疾病发生过程中病理变化的共同基础。总论包括细胞和组织的适应与损伤、损伤的修复、局部血液循环障碍、炎症、肿瘤及环境和营养病理学等基本病理变化,是各种不同疾病发生发展的共同规律。例如炎症,不论发生于何种原因,何种组织器官,并伴有各自特殊的病变,只要是炎症性疾病,都具有细胞、组织损伤,局部循环障碍,炎症渗出和细胞、组织增生等炎症的共同基本改变。病理学各论也称为系统病理学,以器官系统为主体,研究不同疾病的特殊规律。例如肝炎、肾炎、肺炎、肠炎等,虽然同为炎症性疾病,但各种炎症又有其特殊病因,有的是感染病原微生物引起的(病毒性肝炎、细菌性肠炎、肺炎),而有的是感染病原微生物后自身免疫系统发生障碍造成的(肾小球肾炎)。因此,各器官本身在功能、代谢和形态结构上的不同,其病

因、发病机制、病变特点、转归及相关临床表现和采取的防治措施各有不同,构成了每一个疾病的特殊规律。学习病理学各论,就是要具体掌握每种疾病特殊的病理变化,为后续临床各科打下坚实的基础。

认识疾病的共同规律有利于认识疾病的特殊规律,反之亦然。病理学总论和各论既有区别又互相联系,学习时,既要有侧重又要融会贯通,以总论的知识指导各论的学习,而学习各论时要深化对总论知识的认识和掌握。学习总论的理论时,要注意掌握每种病理变化的特点;而学习各论时,要掌握每种疾病的病理形态变化的特点。理论知识是否能学好,关键在于是否抓住了每种病变或每种疾病的主要病理改变。病理学属于形态学学科范畴,学习病理学必须要注意病理标本的观察,只有看懂病理标本(包括大体和切片),才能真正掌握病理学。观察病理标本时,要以动态和全面的观点,才能真正弄懂病理变化的实质。每个标本的病变只代表整个病变发展过程的片段或瞬间,如观察组织坏死标本时,要联系到其前驱病变,要想到虽组织坏死但病变并没有停止,还会发生一系列后续病变。观察病理标本务必全面,要认识到局部病变往往是全身病变的局部表现,如心瓣膜病是心脏局部病变,但可以影响全身血液循环,导致机体各器官的病变。不同器官或同一器官的不同病变也是互相联系、互相作用的,如慢性肾炎引起肾萎缩和高血压性心脏肥大,而高血压又可加重肾萎缩。

病理学是一门形态学课程,光靠在课堂上学习理论是远远不够的。学习病理学必须理论联系实际,重视在病理实习课上对病理标本的观察。病理实习课着重培养医学生掌握各种常见疾病的基本病理特点、诊断、鉴别诊断及临床病理联系的能力,应注意在学习方法上,对病理学总论与各论、理论和实习、形态与功能互相联系,融会贯通。

(王蔚东 薛 玲)

第七节 药理学

药理学(pharmacology)是由希腊字 pharmakon(药物或毒物)和 logia(研究)两字合并而成。药物(drug)是指能影响机体器官功能及代谢活动,并用于治疗、诊断和预防疾病的物质,是人类与疾病作斗争的重要武器,对用药者产生有益的效果。

一、药理学的发展简史

药理学是在药学的基础上发展起来的,其发展可分为药物学(本草学)阶段和现代药理学阶段。

在远古时代,人们从生活经验中摸索出某些天然动植物及矿物等可以治疗疾病与伤痛,这就是药物的始源。还将民间医药实践经验的累积和流传集成本草,在中国及埃及、希腊、印度等均有记载,如埃及的《纸莎草书》《埃伯斯伯比书》,印度的《吠陀经》。《神农本草经》(公元 1 世纪前后)是中国最早的一部药物学著作,该书收载药物 365 种,其中大部分药物至今仍广为应用,如大黄导泻、柳皮退热、海藻治瘿和麻黄止喘等。《新修本草》(659)是中国第一部由政府颁发的药典,也是世界上最早的药典,比欧洲的《佛罗伦萨药典》和《纽约堡药典》分别早 839 年和 883 年。《本草纲目》(1596)是明代名医李时珍通过长期行医、采药、考证、调查和总结用药经验写成的巨著,分 52 卷,收载药物 1 892 种,约 190 万字。提出了科学的药物分类法,叙述了药物的生态、形态、性味和功能,用朴素的唯物论解释药物的作用,对药物学发展做出了杰出的贡献,并被译成英、日、朝、德、法、俄、拉丁等文字广为流传。阿拉伯人继承了古希腊、罗马的医学遗产,博采兼收了中国、印度和波斯等国的经验,塔吉克医师阿底森纳(Aricennna,980—1030)编著的《医典》分为 5 册,总结了当时亚洲、非洲和欧洲的大部分药物知识,对后世影响颇深,被奉为药物学的经典著作。伊尔·阿尔拜塔尔(1197—1248)是一位杰出的药用植物学家,他的《药用植物大全》记载了 1 400 余种药物。

现代药理学阶段是从 19 世纪开始的。1804 年,德国药剂师赛特纳(Friedrich Sertürner)从阿片中提取吗啡,用犬实验证明有镇痛作用。法国人马让迪(François Magendie)和伯纳德在 1819 年和 1856 年,用青蛙做了经典实验,分别确定了士的宁作用于脊髓,筒箭毒碱作用于神经肌肉接头,阐明了它们的药理特点,为药理学的发展提供了可靠的实验方法。在此基础上,德国人布克海姆(Rudolf Buchheim,

1820—1879）建立了世界上第一个药理实验室，创立了实验药理学。布克海姆及史密德伯格（Oswald Schmiedeberg,1832—1921 年）用动物做实验，研究药物对机体的作用，分析药物的作用部位，进一步发展了实验药理学，被称为器官药理学，对现代药理学的建立和发展做出了伟大贡献。20 世纪初，德国的埃尔利希发现肿凡纳明能治疗梅毒，从而开始了合成药物治疗传染病的时代。1928 年，英国细菌学家弗莱明发现了青霉素。1935 年，英国的弗洛里和旅英的德国学者钱恩合作，研究青霉素的性质、分离和化学结构，解决了青霉素大量提取的方法，并开始将抗生素应用于临床，开辟了抗寄生虫病和细菌感染的药物治疗，促进了化学药物治疗（chemotherapy）的发展。他们三人也因此共同获得了 1945 年诺贝尔生理学或医学奖。第一个与药物有关的诺贝尔奖是 1935 年由德国人多马克获得，他发现磺胺类药物百浪多息（偶氮磺胺，prontosil）可治疗细菌感染（表 6-1）。

近年来，由于分子生物学等学科的迅猛发展，以及新技术在药理学中的应用，药理学有了很大发展。如对药物作用机制的研究，已由原来的系统、器官水平，深入细胞、亚细胞、受体、分子和量子水平；已分离纯化得到多种受体（如 N 胆碱受体等）；阐明了多种药物对钙、钠和钾离子通道的作用机制。中药研究也有长足的进展，提取出的镇痛药罗通定，解痉药山莨菪碱，强心苷类药羊角拗苷、黄夹苷和铃兰毒苷，抗疟药青蒿素，抗癌药高三尖杉、喜树碱和紫杉醇等，均在临床有广泛的应用。

在药理学的深度和广度方面，出现了许多药理学的分支学科，如生化药理学、分子药理学、量子药理学、神经药理学、免疫药理学、遗传药理学、时辰药理学等边缘学科，分别从不同方面研究药物作用的

表 6-1　因发现药物而获得诺贝尔生理或医学奖的事件

时间	获奖人及国籍	获奖原因
1939 年	多马克（德国人）	研究和发现磺胺药百浪多息
1945 年	弗莱明、钱恩、弗洛里（英国人）	发现青霉素及青霉素对传染病的治疗效果
1952 年	瓦克斯曼（美国人）	发现链霉素

基本理论,有力地充实与丰富了药理学的研究内容。

临床药理学(clinical pharmacology)主要研究药物对于人体的临床作用,它将药理学的基本理论和知识应用于临床,并与临床应用技术结合起来,将药理效应转化为临床疗效,丰富了药理学的研究内容。因此,可把临床药理学看成为基础药理学的后继部分。毒理学(toxicology)主要研究药物对机体的毒性反应、中毒机制及其防治方法,是药理学不可缺少的部分。

二、药理学的研究内容及其在医学中的地位

药理学是研究药物与机体(含病原体)相互作用及作用规律的学科,主要内容包括药效动力学(药效学)和药物代谢动力学(药动学)。药理学作为联系基础医学与临床医学与药学的桥梁学科,为防治疾病、合理用药提供基本理论、基础知识和科学思维方法。

(一)药理学的研究内容

药效学和药动学这两个过程在体内是同时进行的,药理学研究药效学和药动学的目的在于充分发挥药物的治疗效果,防治不良反应,合理用药,为寻找新药提供线索,有助于阐明药物的作用机制,进一步了解机体功能的生理生化过程的本质。药理学研究内容主要包括三方面。

1. 药效动力学(pharmacodynamics) 是研究药物的效应及其作用机制,以及药物剂量与效应之间关系的规律的科学,简称药效学。药物对机体(包括病原体)的作用和作用机制,在临床上的主要临床应用或适应证、不良反应和禁忌证等,都是药效学的研究内容。

不良反应是指为了预防、诊断、治疗疾病或改变人体的生理功能,人在正常用法用量情况下服用药品所出现不期望的有害反应。不良反应包括副作用(side reaction)、毒性反应(toxic reaction)、后遗效应(residual effect)、停药反应(withdrawal reaction)、变态反应(allergic reaction)、特异质反应(idiosyncratic reaction)等。不良反应多数为药物效应的延伸,一般是可以预知的,但不一定可避免。少数较严重的不良反应较难恢复,如药源性疾病(drug-induced

disease)。

剂量-效应关系(简称量效关系)是药物效应随药物剂量(血药浓度)而变化的规律。在一定范围内药物的药理作用随着药物剂量或浓度的增加而增加,但这种药物的剂量与效应关系是有限制的,当药物的血药浓度已到达最大效应,就没必要再无限制地增加药量;否则,疗效不会增加,反而导致不良反应产生。药物治疗的关键在于使药物浓度维持在最低有效浓度和最低中毒浓度之间。为避免药物剂量过大而引起不良反应增多,剂量不足导致药效不能充分发挥;用药时,必须遵守医嘱,按一定的剂量和次数给药,不要擅自减药、停药。

2. 药物代谢动力学(pharmacokinetics) 是用动力学原理和方法研究药物吸收、分布、代谢和排泄,以及血药浓度随时间变化的规律(即时量关系)的科学,简称药动学。药动学参数用以说明血药浓度随时间改变规律。

大多数药物吸收后在体内分布到达动态平衡时,血药浓度和靶器官附近的药物浓度有平行关系。因此,可以利用血药浓度及其变化规律制订合理的给药方案,根据血药浓度及机体对药物的吸收、分布和消除的参数调整剂量,使用药个体化,既能获得满意疗效,又能避免不良反应,有重要的临床价值。

药动学对指导新药设计,优化给药方案,改进剂型,提供高效、速效(或缓释)、低毒(或低不良反应)的药物制剂,尤其是指导临床合理用药,设计最优给药方案等具有重大的实用意义。

3. 新药的开发和研究 新药是指化学结构、药品组分或药理作用不同于现有药品的药物,包括未在中国境内上市销售的药品。药物研发是一个高投入、高风险、长周期的过程,一个新药从发明到上市,一般需历时十几年,投资数亿美元。新药研究过程大致可分为临床前研究(preclinical study)、临床试验(clinical trial)和上市后监测(post-marketing surveillance)3个阶段。临床前研究主要由药物化学和药理学两部分内容组成,前者包括药物制备工艺路线、理化性质及质量控制标准等,后者包括以符合《实验动物管理条例》(2017年修订版,中国)的实验动物为研究对象的药效学、药动学及毒理学研

究,目的在于保证用药的安全、有效、可控。临床前药理研究是整个新药评价系统工程中不可逾越的桥梁阶段,其所获结论对新药从实验研究过渡到临床应用具有重要价值。

(二)药理学在医学中的地位

药理学是一门连接医学基础和临床医学的桥梁学科。以基础医学中的生理学、生物化学、病理学、微生物学和免疫学等学科为基础,为临床各科的医疗实践提供合理用药、防治疾病基本理论、基本知识和科学的思维方式。药理学既是理论学科又是实验学科,除研究药效学和药动学外,还承担研究开发新药、发现药物新用途和为其他生命科学的研究提供科学依据和研究方法的任务。药理学在整个医学理论和实验研究体系中的地位举足轻重,它的发展为其他学科尤其是临床疾病的治疗提供强大的理论和实验手段,同时其他基础和临床学科的发展也为药理学的发展提供理论指导和更科学准确的研究方法。

三、如何学好药理学

根据临床医学生培养目标的要求,医学生应掌握药理学的基本理论、基本知识和基本实验技能,学习了解药理学相关的新理论、新知识、新技术与方法,注意加强基础与临床联系,以提高医学生自身的素质(包括学习能力、科学分析综合能力及科学思维方法和初步科研能力的培养)。

在药理学的总论与各论中,要求掌握的内容各有侧重,总论的重点在于基本概念,这些基本概念对各论的学习有概括和指导意义,容不得含糊混淆,总论内容渗透到各论中,有机地结合;各论则侧重于各类药的药理作用、作用机制、临床应用及不良反应等。

在各论的学习中应掌握学习方法。分类药名最重要,每章抓住重点药;作用应用是关键,其他药物做比较。因为代表药与同类其他药之间有"点"与"面"的关系,可以先将代表药的药理作用、作用机制、临床应用与不良反应等理解透,然后将同类其他药物与之相比,找出并记住与代表药的不同点即特点,其他性质则可由代表药的性质推论,如此可举一反三,事半功倍。

在纵向学习的同时,要注意横向联系。例如,在看到某类药物有某种作用时,可以联想还有哪些药物具有这种作用,它们各自产生这种作用的机制是什么,这一作用在临床上有什么意义等,使学习有一举多得之效。

(汪雪兰　王立祥)

第八节　医学免疫学 🅮

第九节　医学微生物学

微生物(microorganism)是存在于自然界的一群体积微小,结构简单,需借助光镜或电镜放大才能观察到的生物。微生物分布广泛,至少有 10 万种,按其结构、化学组成及生活习性等差异可分成原核细胞型、真核细胞型和非细胞型微生物三大类。其中一小部分微生物能引起人类或动、植物的病害,称为病原微生物。有些微生物在正常情况下不致病,而在特定条件下可引起疾病,称为机会致病性微生物。

微生物学(microbiology)是研究微生物的进化、分类,在一定条件下的形态、结构、遗传变异、生命活动规律及其与人类、动物、植物、自然界相互关系等问题的学科。微生物学又分为许多分支学科,其中着重研究微生物学基本问题的有普通微生物学、微生物生物学、微生物分类学、微生物生理学、微生物生态学、微生物遗传学、分子微生物学等,按研究对象可分为细菌学、真菌学、病毒学等,按研究和应用领域可分为医学微生物学、农业微生物学、工业微生物学、兽医微生物学、食品微生物学、海洋微生物学、土壤微生物学等。其中医学微生物学是研究与人类感染有关的病原微生物及机会致病性微生物的形态、结构、遗传、生命活动规律,以及与人体相互关系的学科,涉及各种病原微生物的生物学特性、致病性、免疫性、微生物学检查法、特异性预防和治疗等方面,与上述微生物学各分支学科在一定程度上互有交叉和应用。

一、医学微生物学的发展简史

医学微生物学是人类在探讨感染及传染性疾病

的病因、流行规律及防治措施的过程中伴随微生物学的发展而发展的,并且为促进微生物学的发展做出过巨大贡献。医学微生物学发展过程大致可分三个时期。

(一)经验时期

古代人类虽未能观察到微生物,却早已将微生物学知识用于工农业生产和疾病防治中。早在公元前 2000 多年的中国夏朝时代,就有仪狄酿酒的记载。北魏贾思勰所著《齐民要术》一书中详细记载了制醋的方法。而长期以来民间常用的盐腌、糖渍、烟熏、风干等保存食物的方法,实际上正是通过抑制微生物的生长而防止食物的腐烂变质。

11 世纪初时,中国北宋末年刘真人就提出肺结核(肺痨)由虫引起。意大利人法兰卡斯特罗(Girolamo Fracastoro,1478—1553)认为,传染病的传播有直接、间接和通过空气等几种途径。奥地利人普莱斯兹(Marcus Antonius von Plenciz,1705—1786)认为,传染病的病因是活的物体,每种传染病由独特的活物体所引起。18 世纪清乾隆年间,中国人师道南在《天愚集》中描述了当时鼠疫流行的凄惨景况,并正确地指出了鼠、鼠疫与人之间的关系。

中国自古以来就有将水煮沸后饮用的习惯。明代李时珍在《本草纲目》中指出,将患者的衣服蒸过后再穿就不会传染上疾病,说明已有消毒的记载。以酒、盐水清洗伤口是消毒方法的经验积累。中国在明代隆庆年间(1567—1572)就已广泛应用人痘来预防天花,并先后传至俄国、朝鲜、日本、土耳其、英国等国家,这是中国对预防医学的一大贡献。

对于应用真菌抑制细菌活动,中国的汉代就已有记载。在汉代时,中国劳动人民就懂得应用在豆腐上培育绿色霉来治疗皮肤上的痈疖,这个简单而又有效的治疗方法一直沿用至今。类似以上的实例还有很多记载:《齐民要术》一书中详细记述了能治疗腹泻、下痢的"神曲"的制作方法;明崇祯十年(1637)出版的《天工开物》有记载,抗菌物质丹曲(红曲霉黄素)作为防腐剂(保存肉类颜色 10 d 不腐)。

(二)实验微生物学时期

1. 微生物的发现 1664 年,英国人胡克用自制的显微镜观察了植物组织,于 1665 年撰文描述了植物细胞(又认为是真菌细胞)。而真正首先看到细菌的应当是荷兰人列文虎克,他于 1676 年用自制的镜片制作了第一架能把原物放大 266 倍的原始、简单的显微镜。通过观察一位老人牙缝里取下的一点残屑,发现里面有无数各种形状的"小动物"蹦来跳去,他精心地把这些"小动物"的形状描绘下来:"这个老人嘴里的'小动物',要比整个荷兰的居民多得多……"这以后,他继续观察了各种容器的积水,以及河水、井水、污水等,都发现有类似的"小动物"世界。列文虎克第一次观察和描述了各种形态(球状、杆状和螺旋状)的微生物,为其存在提供了有力证据,亦为微生物形态学的建立奠定了基础。

2. 发酵与微生物作用及消毒法的创立 19 世纪 60 年代,欧洲一些国家占重要经济地位的酿酒工业和蚕丝业发生酒类变质和蚕病危害等,促进了人们对微生物的研究。法国科学家巴斯德首先实验证明,有机物质的发酵与腐败是由微生物所引起,酒的发酵由酵母菌导致,而酒类变质(啤酒变苦)是因污染了酵母菌以外的另一些杂菌繁殖的结果,用加热的方法可以杀灭这些杂菌。加热方法很快便应用在各种食物和饮料的消毒上。巴斯德的研究开创了微生物的生理学时代。人们认识到,不同微生物间不仅有形态学上的差异,在生理学特性上亦有所不同,进一步肯定了微生物在自然界中所起的重要作用。自此,微生物学开始成为一门独立的学科。

巴斯德还认为,每一种传染病都是一种微生物在生物体内发展而导致的。导致传染病的微生物,在特殊的培养之下可以减轻毒力,使它们从病菌变成防病的疫苗。最早的炭疽、鸡霍乱、狂犬病疫苗就是巴斯德研究的直接结果。

巴斯德创用的加温(加热 60℃作用 30 min)处理以防酒类变质的消毒法,是至今仍沿用于酒类和乳类的巴氏消毒法。在巴斯德的影响下,英国外科医师李斯特创用石炭酸(苯酚)喷洒手术室和煮沸手术用具,创立了外科无菌手术,为防腐、消毒及无菌操作打下了基础。

3. 微生物是传染病病原的确立 微生物学的另一奠基人是德国学者科赫。他创用固体培养基,可将细菌从环境或患者排泄物等标本中分离成单一菌落,便于对各种细菌分别研究。同时又创用了染色方法和实验性动物感染,为发现各种传染病的病原体提供了有利条件。科赫相继发现了炭疽杆菌（1876）、结核分枝杆菌（1882）和霍乱弧菌（1883）。在研究炭疽病时，科赫提出了科赫法则。科赫法则证实了微生物的致病系统。在 19 世纪末到 20 世纪初的最后 20 年，大多数细菌性传染病的病原体由科赫和在他带动下的一大批学者发现并分离培养成功，是发现病原菌的黄金时代。

4. 病毒的发现　1884 年，法国微生物学家尚柏朗（Charles Chamberland）发明了一种细菌无法滤过的过滤器，他利用这一过滤器就可以将液体中存在的细菌除去。1892 年，俄国学者伊凡诺夫斯基（Dmitri Ivanovsky）证明了烟草花叶病的烟草叶通过滤器后的滤液仍有传染性，提出这种感染性物质可能是细菌所分泌的一种毒素。1899 年，荷兰微生物学家贝杰林克（Martinus Beijerinck）重复了伊凡诺夫斯基的实验，并相信这是一种新的感染性物质，还观察到这种病原只在分裂细胞中复制。由于贝杰林克的实验没有显示这种病原的颗粒形态，因此他称之为可溶的活菌并进一步命名为"virus"（病毒）。由此第一种病毒即烟草花叶病病毒被发现。1898 年，洛弗勒（Friedrich Loeffler）和弗罗施（Paul Frosch）发现了动物口蹄疫病毒。1901 年，美国学者里德（Walter Reed）首先分离出对人类致病的黄热病毒。1915 年，英国学者特沃特（Frederick William Twort）发现了细菌病毒（噬菌体）。之后，又相继分离出人类和动、植物的许多病毒。

1931 年，德国物理学家卢斯卡和克诺尔发明了电镜，使得研究者首次得到了病毒形态的照片。鲁斯卡与扫描显微镜的发明者宾宁（Gerd Binnig）和罗雷尔（Heinrich Rohrer）一同获得了 1986 年的诺贝尔物理学奖。1935 年，美国生物化学家和病毒学家斯坦利（Wendell Meredith Stanley）发现烟草花叶病毒大部分是由蛋白质所组成的，并得到病毒晶体。随后，他将病毒成功地分离为蛋白质部分和 RNA 部分。斯坦利也因此与另外两位蛋白酶结晶研究者萨姆纳（James Batcheller Sumner）和诺思罗普（John Howard Northrop）一同获得 1946 年的诺贝尔化学奖。

5. 免疫学的兴起　1796 年，英国医师詹纳创用了牛痘预防天花，为近代免疫学的开端。随后巴

斯德研制鸡霍乱、炭疽和狂犬病疫苗成功，为免疫学和预防医学开辟了途径。法国细菌学家卡尔梅特（Albert Calmette）和介朗（Camille Guérin）两人经过 13 年、230 次的细菌传代培养，终于在 1920 年研制成功了能预防结核病的卡介苗。

人们对抗感染免疫的本质认识是从 19 世纪末开始的。德国学者贝林格在 1891 年用含白喉抗毒素的动物免疫血清成功地治愈了一白喉患儿，由此于 1901 年获得了历史上第一个诺贝尔生理学或医学奖。动物免疫血清的成功应用，引起科学家们注意，从血清中寻找杀菌物质，促进了血清学的发展。由于各人研究的领域和重点有别，当时关于机体抗感染免疫的解释存在两种不同的学术观点：以德国的埃尔利希为代表的体液免疫学派认为，机体的免疫力与血液及其他体液中的杀菌物质有关，主要是特异性抗体的作用；而以俄国的梅契尼科夫为代表的细胞免疫学派则认为，吞噬细胞的作用才是机体免疫力的主要因素。埃尔利希和梅契尼科夫共同获得了 1908 年的诺贝尔生理学或医学奖。不久，瑞特在血清中发现了调理素，并证明吞噬细胞的作用在体液因素参与下可大为增强，两种免疫因素是相辅相成的，从而使人们对免疫机制有了较全面的认识，促进了免疫学的进一步发展。

6. 化学治疗剂和抗生素的发明　1910 年，德国的埃尔利希合成了治疗梅毒的胂凡纳明，后又合成新胂凡纳明，开创了微生物感染性疾病的化学治疗途径。1935 年，德国人多马克发现了磺胺药物百浪多息可治疗致病性球菌感染，之后又有一系列其他磺胺药相继合成，在治疗传染性疾病中广泛应用，并获得了 1939 年的诺贝尔生理学或医学奖。1929 年，弗莱明首先发现青霉菌产生的青霉素能抑制金黄色葡萄球菌的生长，但直到 1940 年弗洛里和钱恩将青霉菌培养液加以提纯，才获得青霉素纯品，并用于治疗感染性疾病，取得了惊人的效果。三人一起分享了 1945 年的诺贝尔医学或生理学奖。青霉素的发现和应用极大地鼓舞了微生物学家，随后链霉素、氯霉素、金霉素、土霉素、四环素、红霉素等抗生素相继被发现并广泛应用于临床。链霉素的发现者瓦克斯曼获得了 1952 年的诺贝尔生理学或医学奖。上述抗生素均为陆地微生物（放线菌或真菌）的代

谢产物,而 20 世纪 50 年代发现的头孢菌素类抗生素则来源于海洋微生物(真菌)。抗菌药物包括化学治疗剂和抗生素的发现和临床应用,使许多由细菌引起的感染性疾病得到了控制和治愈。

(三)现代医学微生物学时期

近几十年来,生物化学、遗传学、细胞生物学、分子生物学等学科的发展,以及电镜、气相与液相色谱技术、免疫学技术、单克隆抗体技术、分子生物学技术的进步,促进了医学微生物学的发展,并产生了新的学科分支,如医学分子细菌学、医学分子病毒学等。人们得以从分子水平上探讨病原微生物的基因结构与功能、致病与免疫的物质基础及诊断与防治方法,使人们对病原微生物的活动规律有了更深刻的认识。

1. 新的病原微生物的发现 20 世纪下半叶是发现病毒的黄金时代,大多数能够感染动物、植物或细菌的病毒被发现。1957 年,马动脉炎病毒和导致牛病毒性腹泻的病毒被发现。1963 年,美国科学家布隆伯格(Baruch Samuel Blumberg)发现了乙型肝炎病毒的澳大利亚抗原,继而发现乙型肝炎病毒,他与研究库鲁病(Kuru disease)的美国科学家盖杜谢克(Daniel Carleton Gajdusek)一起获得了 1976 年的诺贝尔生理学或医学奖。1965 年,美国科学家特明(Howard Martin Temin)发现并描述了第一种反转录病毒,反转录酶在 1970 年由特明和美国科学家巴尔的摩(David Baltimore)分别独立鉴定出来,他俩与同样研究肿瘤病毒与细胞遗传物质之间相互作用的美国科学家杜尔贝科(Renato Dulbecco)一起分享了 1975 年的诺贝尔生理学或医学奖。1983 年,法国巴斯德研究院的蒙塔尼(Luc Montagnier)和巴尔 - 西诺西(Françoise Barré-Sinoussi)分离得到了一种反转录病毒,即人类免疫缺陷病毒(HIV),他们也因此与研究发现人乳头瘤病毒能导致宫颈癌的德国科学家豪森一起分享了 2008 年的诺贝尔生理学或医学奖。20 世纪 70 年代中叶,阿尔特在对输血相关肝炎的研究中发现了一种导致慢性肝炎的未知病毒;1989 年,霍顿首次提取并克隆到了这种病毒的基因序列,命名为丙型肝炎病毒;此后,赖斯破解了丙型肝炎病毒的复制之谜,并最终证明了该病毒就是不明原因肝炎病例的罪魁祸首;三人因发现丙型肝炎病毒一起分享了 2020 年的诺贝尔生理学或医学奖。

1979 年,沃伦在胃黏膜活检组织中发现了大量黏附在胃黏膜上皮细胞上的细菌;1982 年,马歇尔分离出了幽门螺杆菌,证实该菌是胃炎的病原菌,两人一起获得了 2005 年的诺贝尔生理学或医学奖。近几十年来,人们从一些新发和原因不明的突发传染病中相继发现了更多新的病原微生物,如军团菌、弯曲菌、拉沙热病毒、马尔堡病毒、埃博拉病毒、SARS 冠状病毒、MERS 冠状病毒、甲型 H1N1 流感病毒、H5N1 及 H7N9 禽流感病毒等。而 2019 年新冠病毒的出现和全球性大流行,已成为全世界重大公共卫生事件,给人类传染病防治带来了严峻的挑战。

1967—1971 年,美国植物病毒学家迪纳(Theodor Otto Diener)等发现马铃薯纺锤形块茎病的病原是一种不具有蛋白质的 RNA,相对分子质量约为 100×10^3,这类致病因子被称为类病毒(viroid)。随后又发现一种引起苜蓿等植物病害的拟病毒(virusoid)。1982 年,发现引起羊瘙痒病的病原为一相对分子质量 27×10^3 的蛋白,称朊病毒(prion)。1983 年,将这些病原因子统称为亚病毒(subvirus)。人类中亦可能存在亚病毒,如人类的克 - 雅病(Creutzfeldt–Jakob disease)、库鲁病等可能由朊病毒或蛋白质侵染因子 / 朊粒引起。美国科学家普鲁西纳(Stanley Benjamin Prusiner)由于发现研究朊粒而获得了 1997 年的诺贝尔生理学或医学奖。

2. 微生物基因组和蛋白质组的研究 微生物全基因组测序研究,不仅是人类最早开始和首先完成的生物的全基因组分析,也是迄今为止完成测序基因组种类最多的领域。自从 1995 年第一个微生物流感嗜血杆菌被测序以来,截至目前,已发现的病毒基本上都完成了基因测序,已经完成了 900 多株细菌的基因组测序。这些研究极大地拓宽了研究人员采用遗传学、生物化学和生物信息学工具进行研究的思路,并且诞生了许多全新的微生物后基因组学研究领域,包括微生物功能基因组学、比较基因组学、模式微生物研究、最小基因组研究、生物信息学研究等。病原微生物基因组序列的测定为更好地了解基因的结构与功能、了解微生物的致病机制及其与宿主的相互关系打下了坚实的基础,也为寻找更好的分子靶标作为诊断、分型等的依据,为临床筛选有效药物和开发疫苗等提供了重要的参考。

在病原微生物基因组研究方面,主要集中在以下几个方面:利用宏基因组技术探知样本中的微生物群体基因组,寻找新基因及其产物;在深化认识微生物之间关系的基础上寻找对付感染的新措施;利用微生物基因组寻找新的药物作用靶位,利用比较基因组技术对抗微生物药物进行靶向设计;寻找新的诊断试剂和诊断标记;研制新的疫苗。以微生物基因组为平台,应用生物信息学技术预测毒力因子、分泌及表面相关抗原,应用蛋白质组学技术寻找外膜抗原,应用体内表达技术、信号标签诱变技术、DNA 芯片等寻找侵袭及毒力相关抗原。对上述抗原基因进行高通量克隆、表达,纯化重组蛋白。然后再对纯化后的抗原进行体内、体外评价,筛选出保护性抗原,进行疫苗研究。

微生物蛋白质组学研究的基本目标是鉴定微生物活动相关的蛋白质在不同环境条件下,微生物相关功能基因组的表达。对微生物蛋白质组学尤其是病原微生物蛋白质组学的研究将对生命科学及人类疾病的防治起到关键性的作用。

对于病原微生物尤其是基因组已经得到测序的病原微生物的蛋白质组学研究有助于深入了解病原微生物的致病机制,将对新药的开发和新疫苗的研制带来革命性的变化。比较蛋白质组学、功能蛋白质组学在蛋白质组学研究中占据重要地位,研究的主要目标是发现与病原微生物致病性、免疫性、抗菌药物靶点、耐药性有关的功能蛋白和基因,为开发病原微生物诊断与治疗新靶标和新方法,研制和筛选新的抗菌药物与新疫苗,阐明病原微生物致病与免疫机制,监测疾病进展等方面提供新的思路和基础。

3. **病原微生物快速检验诊断方法的发展**　近 20 多年来,病原微生物快速检验诊断方法发展很快。ELISA、免疫凝集、免疫荧光、化学发光、免疫层析和免疫印迹等快速检测抗原及抗体技术已被广泛应用,简化了过去繁琐的微生物学检验手续,特别是通过采用单克隆抗体,进一步提高了检测的特异性和敏感性。目前已制备出许多诊断试剂盒,其中病毒快速诊断试剂盒的广泛应用,使过去长期难以实现的病毒病的快速实验室诊断成为现实。新的免疫学检测方法如 ELISPOT、流式细胞分析法正在不断完善和应用,基因探针和聚合酶链反应(PCR)、分子杂交、芯片技术、液相色谱 – 质谱技术、电化学法和激光扫描技术等新技术已用于微生物的快速检验诊断中,为人类检测病原微生物提供了更为敏感、特异和高通量的方法和手段,也使医学微生物学研究从细胞水平深入分子甚至亚分子水平。

4. **病原微生物疫苗的发展**　在微生物感染性疾病预防方面,目前大多数严重危害人类健康的病原微生物均已研制出相应的疫苗,出现了各种类型的疫苗,包括灭活疫苗、减毒活疫苗、亚单位疫苗、基因工程疫苗和核酸疫苗等,新型疫苗如多联疫苗、黏膜疫苗、缓释疫苗等及新的疫苗佐剂正在不断地研发中。1980 年,WHO 宣布在全球消灭了天花,这是人类完全依靠自身力量彻底消灭的第一种烈性传染病,其最根本的原因是牛痘苗的普遍接种。由于疫苗的接种,脊髓灰质炎将可能在不久的将来成为第二种被消灭的传染病。而其他如麻疹、白喉、流行性脑脊髓膜炎、流行性乙型脑炎、伤寒、霍乱等许多传染病,已通过有计划的疫苗接种,阻止了流行和蔓延。各种疫苗的研制和广泛接种,已成为当今人类对付许多传染病最有效和最经济的手段。

(四) 微生物学的发展在人类发展史上的影响

在医学微生物学及其相关学科的发展中,全球有近 60 位科学家因有突出贡献而获得诺贝尔奖,尤其是占了诺贝尔生理学或医学奖相当的比例,可见医学微生物学在生命科学中的重要地位。中国科学家也为此做出了重大的贡献。如在 20 世纪 30 年代,黄祯祥(1910—1987)在研究马脑炎病毒时,发现并首创了病毒体外培养技术,为现代病毒学奠定了基础。在这一发现的基础上,1948 年,恩德斯(John Franklin Enders)与其同事韦勒(Thomas Huckle Weller)和罗宾斯(Frederick Chapman Robbins)成功地在非神经组织中培养出脊髓灰质炎病毒;进一步,索尔克(Jonas Edward Salk)和沙宾(Albert Bruce Sabin)分别在 1955 年、1961 年研制出了影响巨大的脊髓灰质炎灭活疫苗、减毒活疫苗。恩德斯、韦勒和罗宾斯获得了 1954 年的诺贝尔生理学或医学奖（恩德斯在获奖者报告会上还特别提及了黄祯祥的有关工作）。中国第一代病毒学家汤飞凡（1897—1958），于1955年成功分离出世界上第一株沙眼病毒（以后被定名为沙眼衣原体）。1958年，为证实所分离的病毒就是沙眼病原体，汤飞凡命助手将沙眼病毒种入自己眼中，引起典型的沙眼症状与病变，继而从自己眼中分离出这种病毒，在其后的40 d内，坚持不治疗，直至证实所分离培养沙眼病毒的致病性确定无疑。因此，沙眼病毒被称为"汤氏病毒"。汤飞凡为世界上发现重要病原体的第一个中国人，其工作也是迄今为止中国医学生物学家被世界承认的最高成就。中国的另一位微生物学家和病毒学家朱既明（1917—1998），在1945年采用中国自己分离的菌种研制青霉素成功。发现甲型流感病毒丝状体，并首次在国际上将流感病毒裂解为有生物活性的亚单位，提出了病毒结构图像，为之后研究亚单位疫苗提供了原理和方法；他发现的流感病毒抑制素，被命名为"朱氏抑制素"；他又先后于1957年、1968年及1977年发现引起世界性流行的甲型流感病毒的3个亚型；还在副流感病毒、腺病毒和麻疹病毒的研究中做出了重大贡献。

二、医学微生物学的研究内容、研究方法及其在医学中的地位

（一）医学微生物学的研究内容与方法

医学微生物学（medical microbiology）是研究与医学有关的病原微生物的一门科学。主要研究内容是病原微生物的生物学特性、致病性及免疫性、微生物学检查法及特异性预防和治疗原则等。

医学微生物学不仅是基础医学的重要组成部分，对临床医学、预防医学的发展也起着重要作用。按其研究对象不同，可分为医学细菌学、医学真菌学、医学病毒学等，其中又分别包括总论和各论。

医学微生物学除采用传统的研究方法（如培养法等）外，还不断加强与免疫学、生物化学、遗传学、细胞生物学、组织学、病理学等学科的联系和协作，采用各种现代先进生物技术，尤其是分子生物学技术进行研究。

（二）医学微生物学在医学中的地位

目前，由病原微生物引起的多种感染性疾病仍严重威胁着人类的健康，传染病的发病率和死亡率在所有疾病中居第一位。新现和再现的微生物感染不断发生；迄今仍有一些感染性疾病的病原体尚未完全认识或尚未发现，某些疾病还缺乏有效的防治方法；某些病原体的致病和免疫机制还未阐明；大量广谱抗生素的滥用使许多菌株发生变异，导致耐药性产生，人类健康受到新的威胁；某些微生物变异快速给疫苗设计和治疗造成了很大的障碍。因此，医学微生物学需继续研究发展，其中不断得到加强研究的方向至少包括以下5个方面：①加强迅速发现新的病原微生物、应对突发公共卫生事件包括应对生物恐怖的能力，加强对新发和再发传染性疾病和感染性疾病的病原学和标准化检测技术的研究，不断创建更为快速、简便、敏感、特异和高通量的病原微生物实验诊断新技术和新方法。②深入开展重要病原微生物的基因组学、蛋白质组学和重要基因与蛋白质功能的研究，为病原微生物的致病和免疫机制、诊断和防治方法的研究提供基础。③加强抗感染免疫分子机制的研究，寻找或人工合成能调动和提高机体防御功能的非特异性和特异性物质，研制开发免疫原性好、不良反应小的新型疫苗和改进原有疫苗，以提高防治效果；加强病原微生物治疗剂的发现和结构改造，不断寻找抗病原微生物作用靶点及耐药位点，开发和利用新的抗病原微生物活性（包括陆地和海洋微生物）代谢产物和合成化合物。④加强微生物基因工程学的研究，除制备供诊断、预防、治疗及研究用的制剂外，还能对一些与微生物感染有关的遗传性疾病采用基因疗法，以彻底治愈这类病症。⑤加强其他微生物的研究，如极端环境微生物、难培养微生物和海洋微生物的调查和研究，提升微生物产业，为深入研究病原微生物提供参考。

三、如何学好医学微生物学

医学微生物学课程按系统可分为细菌学、病毒学和其他微生物学三部分。每部分又分为总论和各论。总论部分介绍微生物的共性，属于基本知识。各论部分介绍各种微生物的个性。由于微生物的种类繁多，知识比较庞杂和零散，难以记忆。在学习时要注意按教学大纲的要求，按系统掌握重点内容，以

总论内容为纲,将各论知识有机地串在总论知识的纲上,进行理解和记忆,并从横向和纵向的角度提出问题,进行比较,综合分析、理解和记忆。教师在辅导时应注意联系临床病例和临床实践去帮助学生理解和记忆。

（徐　霖　赖小敏）

第十节　人体寄生虫学

第十一节　医学遗传学

数字课程学习……

🖨 教学 PPT　　📂 拓展阅读　　📝 自测题

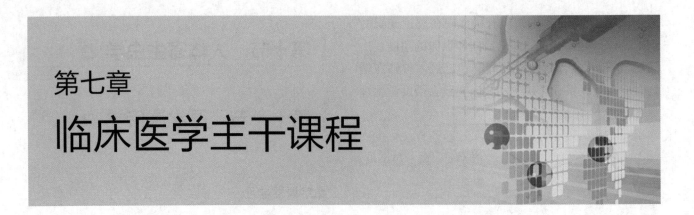

第七章
临床医学主干课程

第一节　内科学

一、内科学的定义及范畴

临床医学被传统地分为内科学、外科学、妇产科学、儿科学、眼科学、耳鼻咽喉头颈科学、皮肤病与性病学和口腔医学等。内科学因为采用"非手术方法治疗疾病"而与外科学区分开来，是一门涉及面广和整体性强的学科，重点论述人体各个系统各种疾病的病因、发病机制、临床表现、诊断、治疗与预防。

随着专业发展的需要，内科学按不同系统进一步分出各专科，如呼吸病学、心血管病学、消化病学、肾病学、血液病学、内分泌和代谢病学及风湿病学等；而原属于内科学范畴的传染病学、精神病学和神经病学等则已由内科学分出成为独立的学科。内科学阐述的内容在临床医学的理论和实践中有普遍意义，与各临床学科之间有着密切联系，是学习和掌握其他临床学科的重要基础。无论今后成为哪一科的医师，打好内科学基础，训练与领会诊断、防治疾病的临床思路，对医学生都是十分重要的。

二、内科学发展简史

内科学的发展，是人类社会由古至今认识和应对疾病发展的缩影。古巴比伦、古中国、古埃及、古印度均有医学的记录。公元2世纪罗马帝国的盖伦是古代医学的重要人物之一，他提出的"体液学说"在随后的1 500年间被西方医学奉为圭臬，而他强调解剖的实验方法也为现代医学奠定了基础。中世纪时的医学传承，基本上是以师徒制的形式。9世纪时，意大利出现第一所医学院，由此系统的医学训练进入大学教育的课程。文艺复兴时期，显微镜的发明为人类进一步探索自然、认识疾病打开了关键门户。19世纪开始，得益于同期自然科学的飞速发展，现代医学不断破旧立新，开拓知识的疆域，如"细菌学说"正式取代了以往的"体液学说"，为日后诊断和治疗感染性疾病铺平了道路。20世纪早期，大型综合医院开始建设实验研究中心，同时随着医学与物理学、化学、基因学、工程学、影像学等相关基础与应用学科的交叉融合，涌现了一系列革命性的医学发明，使现代医学在20世纪的发展一日千里，最终完成专业化。

三、如何学好内科学

（一）重视与基础医学学科的联系

基础医学学科为临床工作打基础，在内科学学习过程中，应及时复习该系统器官的解剖、生理特点。在学习发病机制时，联系病理生理学、病理解剖学、医学微生物学、医学寄生虫学、医学免疫学、医学分子生物学、医学遗传学等学科的相关知识；在理解临床表现时，从临床－病理的联系着手更便于理解和记忆；在学习药物治疗时，应联系药理学、生物学知识,了解治疗的药理基础、药物作用、不良反应、药动学和药效学、常用剂量等。这样才能从根本上提高内科学的学习质量,做到融会贯通、举一反三。

(二)理论联系实践

内科学教材是以医学生为特定的对象而编纂的,为使医学生在较短时间内掌握系统内科学的基本要领,教材内容是医学生必须掌握的最基本的疾病知识,强调某一疾病带有普遍的共性,而每一个患者有其各自的个性。这种个性不仅是疾病表现上的差异,还包括患者的心理活动和社会联系对疾病的影响。如果没有对疾病共性的书本知识就根本不可能进行临床诊治工作。但是,要从每一个具体患者的主诉、症状、体征等临床表现中得出正确的诊断和采取有效的治疗措施,也不可能简单地从书本上直接获得。只有在医疗实践过程中与患者不断接触、反复交流,才可能熟练地进行病史采集和体格检查,结合患者的临床表现,做出正确的诊断。而且经历了对具体患者的诊治过程可增加感性认识,对患者所患疾病的理论阐述的理解和记忆则更为深刻。随着接触患者的数量增多,通过反复理论—实践—再理论—再实践的累积,才能逐步提高临床工作能力。

(三)培养内科临床思维及决策能力

内科学教学的核心是教会医学生以患者的主诉为中心,通过问诊和体格检查获取与其主诉相关的基本资料,并有的放矢地进行实验室、影像学等辅助检查,然后综合各项结果,经过认真的鉴别诊断,提出诊断和治疗决策。

在临床诊断中,常要回答以下的问题:① 就诊者是否为患者;② 疾病是器质性还是功能性的;③ 疾病原因是否明确,是单个还是多个;④ 疾病是否有并发症;⑤ 疾病是慢性还是急性的;⑥ 是否有危及生命的症状与体征;⑦ 患者的功能状况如何;⑧ 疾病是良性的还是恶性的;⑨ 辅助检查是否必要可行;⑩ 检查结果与临床印象是否矛盾;⑪ 治疗结果是否支持诊断。

对患者做出初步诊断之后,就要考虑如何治疗。一般而言,决定治疗方案时要遵循以下的思维过程:① 治疗能实现什么样的目标,是姑息性治疗、对症治疗,抑或巩固性治疗、预防复发、限制功能丧失、预防并发症;② 应用全部能够获得的证据,选择最

适合的治疗手段;③ 了解患者的意见、顾虑和预期是什么,充分交代病情和治疗选项,尊重患者的自主权,通过医患共同决策制订患者愿意接受及配合的治疗方案;④ 优先处理对患者生命和健康影响最大的疾病;⑤ 各种治疗手段之间,特别是各种药物之间,作用是相加还是相减,还是各自起作用;⑥ 治疗何时停止,何时改变用量或改用其他疗法;⑦ 明确各种治疗手段的局限性、可能的并发症及其应对措施;⑧ 治疗的获益和潜在的不良反应与费用相比是否值得;⑨ 治疗结果是否支持原先的诊断? 如果疗效不好,则要考虑是病情过于严重无可挽回,还是治疗方法选择不当或药物剂量偏差,或是诊断有误,是否需要根据新的诊断再进行试验性治疗。值得注意的是,一般而言,疗效好是支持初步诊断的,但疗效好并非一定能肯定原先的诊断无误,如有些疾病本来就是自限性的。

四、内科学的进展

(一)医学模式的转换

从 19 世纪发展起来的现代医学,对人类健康及疾病的认识从纯生物学的角度去分析,强调生物学因素及人体病理生理过程,着重躯体疾病的防治,形成了生物学医学模式。这一医学模式忽略了心理、社会及环境等因素对人体的作用,而恰恰是这些因素对当今人类的健康和疾病有着十分重要的影响。新近提出的生物–心理–社会医学模式对医学提出了更高的要求。内科疾病的防治不仅是针对病因十分明确的疾病,还要更加重视心理、社会和环境因素、生活方式引起的疾病;内科疾病治疗的目标已不仅是治愈某一种疾病,还要促进康复、减少残疾、提高生活质量;对许多内科慢性疾病而言,不应固守传统的针对躯体某器官系统的药物治疗,而应同时重视心理、生活方式、社会因素等长期的防治措施。

(二)循证医学的发展及循证临床决策

循证医学是现代临床医学的重要发展趋势,它是遵循证据的医学。要求慎重、准确和明智地应用当前所能获得的最好的研究依据,同时结合医师的个人专业技能和多年临床经验,考虑患者的价值观念和愿望,将三者完美地结合起来,制定出患者的治

疗措施。循证医学对临床决策提出了一种全新的解决模式即循证临床决策。它强调直觉的、非系统的临床经验，以及病理生理学推理不能作为临床决策的充分依据，决策应更多地遵循科学的临床研究所取得的证据。它要求医师具备某些新的技能，包括有效的文献检索、应用统一的标准对医学文献做出评价并将其应用于临床实践等。

（三）临床基础研究的进展

一方面，近年来对内科疾病的病因和发病机制的认识正在不断深入，在不少方面已有突破性发现，从而促进了疾病诊断、治疗和预防的不断完善，乃至对传统方法的根本性变革。另一方面，分子生物学研究不断发展，使遗传病基因、疾病易感基因、癌基因和抑癌基因等众多基因被发现，不少疾病的发病本质正在从基因型和表型的结构与功能及其相互关系的深入探索中被逐步揭示。

（四）诊治技术的进展

新的诊断技术的发明与发展大大提高了疾病的诊断水平，影像学设备、实验室技术的进展提高了诊断的敏感性和特异性，新诊断设备的出现使疾病得以早期诊断和治疗，内镜的出现则使体腔疾病的直视诊断成为可能。治疗方面，新药的开发、研制及各种治疗手段的发明和发展，为内科疾病的治疗提供了更多、更有效的选择，明显地提高了疗效，减小了治疗的不良反应，改变了疾病的自然病程。同时也应注意到，尽管医学的发展日新月异，但是新型的病原体，如 SARS 病毒、新冠病毒的出现，泛耐药病原体、移植后的排斥反应等也对内科学的发展提出了新的要求。

（杨达雅　肖海鹏）

第二节　外科学

一、外科学的定义及范畴

外科学是医学科学的一个重要组成部分，主要研究如何利用外科手术方法或手术整复处理去解除患者的疾病，从而得到最好的治疗效果。外科学与所有的临床医学一样，重点论述疾病的定义、病因、发病机制、临床表现、诊断、治疗与预防等，外科学更重视手术的适应证、术前的评估与准备、手术的技巧与方法、术后恢复、手术的并发症与预后等与外科手术相关的问题。

在古代，外科学的范畴仅限于一些体表的疾病和外伤；随着医学科学的发展，对人体各系统、各器官的疾病在病因和病理方面获得了比较明确的认识，加之诊断方法和手术技术不断地改进，现代外科学的范畴已经包括许多内部的疾病，并涉及这些疾病的病因、发生、发展、病理、诊断、预防和治疗等知识。

同时，外科学与内科学的范畴是相对的。外科学一般以需要手术或手法为主要疗法的疾病为研究对象，而内科学一般以应用药物为主要疗法的疾病为研究对象。然而，外科疾病也不是都需要手术的，常在一定的发展阶段才需要手术，例如化脓性感染，一般先用药物治疗，形成脓肿时才需要切开引流。而一部分内科疾病在它发展到某一阶段也需要手术治疗，例如胃十二指肠溃疡引起穿孔或大出血时，常需要手术治疗。不仅如此，由于医学科学的进展，有的原来认为应当手术的疾病，现在可以改用非手术疗法治疗，例如大部分的尿路结石可以应用体外震波，使结石粉碎排出。有的原来不能施行手术的疾病，现在已研发了有效的手术疗法，例如大多数的先天性心脏病，应用低温麻醉或体外循环手段，可以用手术予以纠正。特别是近年由于介入放射学的迅速进展，使外科与内科及其他专科更趋于交叉。所以，随着医学科学的发展和诊疗方法的改进，外科学的范畴将会不断地更新变化。

二、外科学发展简史

外科学与整个医学一样，是人们长期同疾病作斗争的经验总结，其进展是由社会各个历史时期的生产和科学技术发展所决定的。

在人类对抗恶劣的自然环境和人类社会内部的冲突甚至战争中，最常见的便是创伤。人类出于本能的保存生命、繁衍后代的需要，医治创伤便是最早期的卫生保健需求，从而发展出了外科的雏形，并最终成为医学科学的重要分支。

（一）外国外科学发展简史

外科学（surgery）一词来源于拉丁语"Chirurgia"，

即希腊语的手(cheir)和操作(ergon)。在埃及出土的木乃伊中，已发现头颅手术的痕迹。可见，早期的外科主要依靠简单的手工操作(如治疗创伤、止血等)治病。在公元前1600年，已经有关于外伤的病例记载。在公元前400年，希波克拉底的医学著作中就有骨折、复位等外科疾病的记录。中世纪的希腊和罗马时代，已经有外科专科。至文艺复兴时期，外科的治疗经常由受过培训的理发师代理执行手术——即"医疗理发师"(barber surgeon)，因此，在今天的许多英联邦国家外科医师被称呼为"先生"(mister)而不是"医师"(doctor)。直至1745年，外科医师才有自己的独立团体。1800年，英国成立了伦敦皇家外科学院，1843年改为英国皇家外科学院。至此，现代外科学才真正开端。此后，随着消毒、麻醉、止血、输血等技术的产生和进步，先后解决了手术疼痛、伤口感染和止血、输血等问题，外科学才真正走向持续发展的轨道并得以逐渐深化及完善。

外科学的发展离不开解剖学的发展。在最初，由于宗教、文化等历史因素的影响，解剖学的观点往往来源于人们的推断和动物解剖，导致外科的初期发展走过了曲折艰辛的道路。古罗马医学家盖伦最早完整描述了解剖学，其解剖学的观念统治了医学将近1 500年。西方现存最早的解剖手册《人体解剖》(Anathomia corporis humani)，由蒙迪诺(Mondino de Liuzzi，1270—1326)于1316年编著，其正是基于盖伦解剖学的观点所著，此后，医学生才有了真正的解剖学学习蓝本。至16世纪，维萨里有幸在一位法官的支持下，获得囚犯的尸体，进行解剖，从而发现了与盖伦的动物解剖的不同之处，在他28岁时完成了他的著作《人体的构造》(1543)，彻底摒弃了盖伦的动物解剖学观点，流传至今。随着外科的发展，外科医师越来越认识到解剖学的重要作用。文艺复兴时期的外科医师帕雷特别强调解剖学对外科的重要性，外科学讲授解剖学的传统也一直延续到20世纪初期。可以说是解剖学赋予外科学以新的生命。

(二)中国外科学发展简史

中国医学史上很早就出现了外科(伤科)的分科。早在公元前21世纪，人们就已经从战争、生产和生活的实践中总结出一些外科(伤科)的实践经验。公元前14世纪，商代的甲骨文中就有"疥""疮"等字的记载。在周朝(公元前1046—前256)，外科医师已独立成为一门，称为"疡医"。秦汉时代的《黄帝内经》记录了"痈疽篇"等外科专章。汉末，医学家华佗(145—208)擅长外科技术，使用"麻沸散、麻沸汤"为患者进行死骨剔除术(刮骨疗伤)、剖腹术等，被誉为"外科学鼻祖"。至两晋南北朝时期，龚庆宣重新整理的《刘涓子鬼遗方》是中国现存最早的外科学专著，其中的"金疮"专论，反映了当时处理创伤的诊治情况。隋代巢元方所著《诸病源候论》中，记载了断肠缝连、腹庙脱出等手术，并采用丝线结扎血管；书中所载"人先有疮而乘马"，证明人们对炭疽的感染途径已有了较深的了解；书中还指出单纯性甲状腺肿的发生与地区的水质有关等内容。唐代孙思邈所著《千金要方》中，记载了应用手法整复下颌关节脱位，与现代医学所采用的手法十分类似。宋代王怀隐等人所著《太平圣惠方》中，记录了用砒剂治疗痔核的外治法。元代危亦林所著《世医得效方》中，载有许多中医正骨经验，如在骨折或脱臼的整复前用乌头、曼陀罗等药物先行麻醉，用悬吊复位法治疗脊柱骨折等。明代是中国外科学的普及和兴盛时代，大批著名的中医外科医师如薛己、汪机、王肯堂、申斗垣、陈实功和孙志宏等，留有不少著作。陈实功所著的《外科正宗》是其中的代表性著作，书中记录了脓肿切开、糖尿病"脱疽(足趾坏死)""鼻痔(息肉)"切除等方法，并提出刎颈切断气管时应立即用丝线缝合刀口，还对乳痈(急性乳腺炎)、乳岩(乳腺癌)等有较确切的描述。明代陈司成所著《霉疮秘录》是中国第一部论述梅毒的专著。孙志宏所著《简明医彀》中，则载有治疗新生儿先天性肛门闭锁的方法。清代初期，已有专治骨折和脱臼的中医外科医师。吴谦等所著《医宗金鉴·正骨心法》专篇，总结了传统的正骨疗法。高锦庭所著的《疡科心得集》，将温病学说引入外科领域，使外科学术得到长足的进步，成为一个新兴的外科学派。清末高文晋辑录的《外科图说》，以图释为主总结了中医外科学。陈士铎的《外科秘录》、顾世澄的《疡医大全》等是内容丰富的外科学专著。吴师机的《理瀹骈文》专述药物的外治法，汇总了中国清末以前的外治诸法。

然而,受中国古代哲学思想及中国传统的对先祖的敬畏、对古人的崇敬等观念的影响,中国医家对解剖学的探索脚步很慢,再加上西方医学的冲击,中国外科学在清末逐渐式微,进入了缓慢发展的阶段,至20世纪上半期,外科活动只限于少数医院。随着中西汇通思想的出现,中西医结合治疗在外科领域里也取得了一些成绩。例如,治疗一些外科急腹症(急性胰腺炎、胆管结石及粘连性肠梗阻等),获得了较好疗效;中西医结合治疗骨折应用动静结合原则,采用小夹板局部外固定,既缩短了骨折愈合时间,又恢复了肢体功能;其他如内痔、肛瘘和血栓闭塞性脉管炎等应用中西医结合方法,均取得了较单纯西医治疗为好的效果。

中华人民共和国成立后,中国建立了比较完整的外科学体系。全国各省、自治区、直辖市都有了高等医学院校,外科队伍不断发展壮大;外科专科如麻醉科、腹部外科、胸心外科、骨科、整复外科、泌尿外科、神经外科及小儿外科等先后建立。20世纪50年代以来,中国外科学飞速发展,专科化的趋势使大批优秀的外科医师涌入新兴的外科领域,中西医结合抢救大面积重度烧伤病例的成功,使中国治疗烧伤的水平居于世界领先地位。这一时期也相继产生了大量的外科学界领军人物,如沈克非、吴英恺、董秉奇、黄家驷、裘法祖、吴阶平等。采用中西医结合手段在防治外科急腹症、周围血管性疾病、肛门痔瘘疾病、慢性溃疡、慢性化脓性骨髓炎、乳腺增生病、浆细胞性乳腺炎、肿瘤术后调治等方面均取得了巨大的成功。

20世纪80年代后,中国外科学技术在不断普及的基础上有了显著的提高。县级医院都已设有外科专科,设备和技术条件不断改善;而且不少县以下的基层医院也开展了外科工作。新的外科领域如心血管外科、显微外科技术及器官移植(心移植、肾移植、肝移植等)蓬勃开展,并取得了可喜的成绩。另外,重要的外科仪器器械如体外循环机、人工肾、心脏起搏器、纤维光束内镜、人工血管、人工心脏瓣膜、人工骨关节及微血管器械、震波碎石装置、血管内支架等,都能很快在引进或学习先进技术后自行设计生产。经过几代人的努力,中国现代外科学水平与国外的差距已明显缩小。跨入21世纪后的外科学更是进入了高速发展的新时期。

(三) 现代外科学发展的重大突破

手术疼痛曾是妨碍外科发展的重要因素之一。麻醉术的发明使外科手术成为一项有条不紊的"艺术"。近代最早的全身麻醉剂是由英国化学家发明的:1772年,普里斯特利(Joseph Priestley,1733—1804)发现氧化亚氮(笑气),戴维(Humphry Davy,1778—1829)在1799年发现了该气体的麻醉作用;法拉第(Michael Faraday,1791—1867)在1818年详细描述了乙醚的麻醉作用;1846年10月16日,美国牙医莫顿在美国麻省总医院使用气态乙醚,完成了第一例成功的医疗麻醉公开演示。自此,乙醚麻醉就被普遍应用于外科,也标志着现代麻醉医学时代的开始。10月16日也被定为"世界麻醉日"。1847年,辛普森首先成功使用氯仿分娩镇痛。1892年,德国医师施莱希(Schleich)首先倡导用可卡因作局部浸润麻醉,但由于其毒性高,不久即由普鲁卡因所代替,至今普鲁卡因仍为安全有效的局部麻醉药。之后相继有许多吸入麻醉药出现,如氯乙烷、乙烯醚、三氯乙烯等。20世纪50年代以后,有氟烷、甲氧氟烷、恩氟烷、异氟烷、七氟烷等出现,加之此后出现的羟丁酸钠、氯胺酮、依托咪酯、阿法双酮、丙泊酚等静脉麻醉药,极大丰富了全身麻醉的用药范围。

伤口"化脓"是100余年前外科医师所面临的最大困难问题之一。史料记载,这一时期截肢手术后的病死率高达40%~50%,其中感染是最主要的原因。1846年,匈牙利医师塞麦尔维斯首先提出在检查产妇前用漂白粉水(即含氯石灰溶液)将手洗净,遂使他所治疗的产妇病死率自10%降至1%,这是抗菌技术的开端。1867年,英国人李斯特采用石炭酸(即苯酚)溶液冲洗手术器械,并用苯酚溶液浸湿的纱布覆盖伤口,使他所施行的截肢术的病死率自46%降至15%,从而奠定了抗菌术的基本原则。1877年,德国外科学家伯格曼采用了蒸汽灭菌,并研究了布单、敷料、手术器械等的灭菌措施,在现代外科学中建立了无菌术。1882年,伯格曼发明的蒸汽灭菌器至今在手术室里仍在使用。1889年,德国人弗布林格提出了手臂消毒法,1890年,美国人霍尔斯特德倡议戴橡皮手套,这样就使无菌术臻于完善。1929年，英国人弗莱明发现了青霉素，1935年，德国人多马克发明百浪多息（磺胺类药），此后各国研制出一系列抗菌药物，为外科学的发展开辟了一个新时代。

手术出血也曾是妨碍外科发展的另一重要因素。中世纪之前，人们多采用火烤、烫烙等方法进行创面止血，患者往往需要承受巨大的痛苦，而实际效果也较差。直至1872年英国医师威尔斯（Spencer Wells，1818—1897）发明止血钳，1873年德国医师埃斯马赫（Friedrich von Esmarch）在截肢时倡导使用止血带，情况才有所改善。因此，普遍认为他们是手术止血技术的创始者。1901年，美国医师兰德斯坦纳发现人类的不同血型，从此可用配型后的输血技术来补偿手术时的失血。这一时期多采用直接输血法，但操作复杂，输血量不易控制。1915年，德国医师卢因森提出了在血液中加入枸橼酸钠溶液使血液不凝固的间接输血法，之后又有血库的建立，才使输血简便易行。随着麻醉术、抗菌药物、输血和止血技术、补液和营养支持的不断发展，进一步扩大了外科手术的范围，并增加了手术的安全性。

外科学进入迅速发展阶段是在20世纪50年代初期，低温麻醉和体外循环的研究成功，为心脏直视手术开辟了发展道路。60年代，显微外科技术的发展，推动了创伤、整复和器官移植外科的前进。特别是近30年，外科疾病的诊断和治疗水平均有很大进步，超声、核素扫描、计算机体层成像（CT）、磁共振成像（MRI）、数字减影血管造影（digital subtraction angiography，DSA）到单光子发射计算机断层显像（SPECT）、正电子发射断层显像（PET）等检查及影像的三维重建技术，不仅可以准确地确定病变的部位，还能帮助确定病变的性质，特别是介入放射学的开展，进行超选择性血管插管，将诊断与治疗深入病变的内部结构。近年，内镜及微创外科技术发展迅速，由于具有创伤小、并发症低、患者痛苦少、恢复快等优点，已成为21世纪外科学发展的主要方向之一。

生物医学工程技术对医学正产生着更深的影响，而免疫学、医学分子生物学的进展，特别是对癌基因的研究，已渗透到外科学各领域，人类基因组计划、蛋白质组计划、干细胞技术、纳米技术、组织

工程等高新技术的广泛开展和完善，使外科学发生了又一次质的飞跃。而循证医学的出现对传统的临床实践经验总结产生了巨大的冲击，机器人外科手术和远程微创外科手术的成功应用，使外科学正面临着腾飞的机遇。总之，21世纪的外科学将会在多个方面出现巨大的改变，继续彰显其在医学科学中的重要地位。

三、如何学好外科学

（一）外科学的学习内容

外科学的学习内容主要包括两个部分：外科学总论和各论。

1. **外科学总论**　主要讲述外科疾病的基本知识、基本理论，包括外科疾病的病因、发展规律、病理、临床表现、系统检查、诊断要点、鉴别诊断、预防和治疗原则、手术适应证等。

通常将外科疾病按病因大致分为5类。

（1）损伤　由暴力或其他致伤因子引起的人体组织破坏，如颅脑损伤、血管破裂、内脏破裂、骨折、烧伤等，多需要手术或其他外科处理，以修复组织和恢复功能。

（2）感染　病原微生物或寄生虫导致组织、器官的损害、破坏，发生坏死和脓肿，这类局限的感染病灶适宜于手术治疗，如坏疽阑尾的切除、肝脓肿的切开引流等。

（3）肿瘤　大多数实性肿瘤需要手术处理。良性肿瘤切除有良好的疗效；对恶性肿瘤，手术能达到根治、延长生存时间或者缓解症状的效果。

（4）畸形　先天性畸形，如唇裂、先天性心脏病、肛管直肠闭锁等，均需施行手术治疗以达到恢复正常功能和美观效果。后天性畸形，如烧伤后瘢痕挛缩，也多需手术整复，以恢复功能和改善外观。

（5）其他性质的疾病　常见的有器官梗阻如肠梗阻、尿路梗阻等，血液循环障碍如下肢静脉曲张、门静脉高压症等，结石形成如胆石症、尿路结石等，内分泌功能失常如甲状腺功能亢进症等，血管异常如主动脉瘤、主动脉夹层、动脉粥样硬化闭塞等，也常需手术治疗予以纠正。

2. **外科学各论**　按照现代外科所属分科（专科）一一展开。随着现代外科学在广度和深度方面

的迅速发展,现在任何一名外科医师已不可能掌握外科学的全部知识和技能,外科学向专业化(专科化)发展已成为必然。分科的方法有很多种。有的按人体的部位来划分,如腹部外科、胸心外科;有的按人体的系统来划分,如骨科、泌尿外科、脑神经外科、血管外科;有的按患者年龄的特点来划分,如小儿科、老年外科;有的按手术的方式来划分,如整复外科、显微外科、移植外科;还有的按疾病的性质来划分,如肿瘤外科、急诊外科等。特别是由于手术范围的日益发展,对麻醉的要求不断提高,就需要成立麻醉专业;建立监护病房,成立重症医学专业,以达到专业化发展的目的。而有些专业则逐渐脱离外科,如口腔、耳鼻喉等专业已成立了自己的专科。

目前临床外科常见的分科有:普通外科(简称普外)、胸外科、心脏外科、泌尿外科、矫形外科、神经外科、血管外科、烧伤、整形科、显微外科、小儿外科、移植外科等。举例如下。

1. 普通外科 主要针对腹腔疾病,如阑尾炎、乳房肿物、乳腺炎、脾外伤、肠套叠、胃肠疾病、胆囊炎、腹外疝、甲沟炎、胆囊结石、肝外伤、坏疽、肝肿瘤、血管瘤等。

2. 心外科 主要治疗心脏的先天性心脏疾病,心脏瓣膜疾病,冠状动脉疾病,和包括主动脉夹层、主动脉瘤等胸部主动脉疾病。

3. 胸外科 主要治疗胸腔器官疾病,肺、食管、膈等疾病。

4. 神经外科 主要治疗脑部、脊柱疾病。

5. 血管外科 主要治疗除心脏、冠状动脉、脑部血管以外的外周静脉疾病和外周动脉疾病,包括先天畸形、扩张性外周主动脉瘤、外周动脉粥样硬化导致器官缺血等病变。

6. 整形外科 又称整复外科或成形外科,治疗范围主要是皮肤、肌肉及骨骼等创伤、疾病,先天性或后天性组织或器官的缺陷与畸形。治疗包括修复与再造两方面内容,以手术方法进行自体的各种组织移植为主要手段,也可采用异体、异种组织或组织代用品来修复各种原因所造成的组织缺损或畸形,以改善或恢复生理功能和外貌。

(二)外科学的学习方法

医学生在学习外科学的过程中,应注重以下几个方面的内容。

1. 培养良好的医德和人文观念 医学发展历史证明,医师的治疗对象是人。医德不是抽象的概念,而是行为准则的体现。同情患者、体谅患者的痛苦、全面为患者设想,是对外科医师的一个基本要求。当今,人类的健康水平和健康需求已经大大提高,健康已不仅是身体的康健,还包括了心理、社会等多个方面。治疗患者不仅是治好病,还需要帮助患者维护劳动、生活能力并维持良好的生活质量,同时还需要满足社会对个体健康的更广泛的需求。医学生需要在学习的过程中既关注技术的方面,还需要关注非技术的方面,注重培养良好的医德医风和人文素养。

外科医师是直接为患者服务的,首先应有良好的服务态度,否则难以取得患者的理解和合作,难以完成自己的使命。只有体会到患者的痛苦,才能热诚地、耐心地尽自己最大努力去解除患者的痛苦。其次,外科医师还需要具备良好的沟通能力,真正做到"有时,去治愈;常常,去帮助;总是,去安慰"。

外科手术是治疗患者的主要手段之一,只有具备高度责任感的医师,才会认真切下每一刀、缝好每根线、打好每个结。当然,没有精湛的技术作为后盾,也不可能实现高度负责的要求。一名合格的外科医师应致力于维护患者的健康权益,不断精进手术技术,不断研究、总结外科疾病的特点和临床经验,并在工作中不断提高自己的外科诊治能力和水平。

2. 注重基础理论,强调临床实践 外科基础理论能帮助外科医师在临床实践中真正理解疾病、认识疾病的演化过程。如果一名外科医师只会施行手术,而不知道为什么要施行这样的手术,也就是"知其然而不知其所以然",不但不能促进外科的进展,还可能造成医疗工作中的差错,甚至危害患者健康。唯有具备扎实的基础理论,才能使外科医师在临床工作中做到原则性与灵活性相结合,乃至开拓思路,有所创新。学习外科学首先要严格掌握外科疾病的手术适应证,如能以非手术疗法治愈的,即不应采用手术治疗;如能以小手术治愈的,即不应采用大手术。要充分做好手术前准备,不但要有详细的手术计划,对术中可能发生的意外也要有所准备。

外科是一门实践性很强的应用科学,解决外科临床实际问题的能力只能在实践中获得并得以提高,必须贯彻理论与实践相结合的原则。例如,作为外科的基本手术——腹股沟疝修补术,则需要外科医师将已经学到的腹股沟及其相关的解剖知识运用于手术之中。

在学习外科学知识的同时,需要注重临床技能的训练。外科学的无菌观念,基本操作如切开、缝合、止血、结扎、引流、换药等要不断地训练和加强。从学习开始,就要分清什么是规范操作。因为,规范操作是防止差错事故发生的重要保证;在规范操作的基础上,才能建立自己的特点;在熟悉基本手术方法的基础上,才能不断改进、有所创新。手术时要选用最合适的麻醉,安全而良好的麻醉是手术成功的先决条件。手术中要正确执行每一个操作步骤,还要注意如何保护健康组织。手术后的处理要细致,防止发生任何疏忽或差错。与此同时,还需树立正确的手术观,反对为手术而手术和为练习技术而手术的错误思想。

3. 注重临床思维和跨学科思维能力的培养　临床思维能力在整个外科临床实践活动中起到枢纽与核心作用。临床思维是医师运用已有的基础理论和实践经验,对疾病现象进行调查、分析、综合、判断、推理等一系列的认识过程,它贯穿于整个医疗实践过程之中。正确的临床思维能够使疾病及时诊断,并取得满意的治疗效果。临床上通常用"一元论"来分析疾病的诊断,这有助于医师面对纷纭繁杂的症状体征,学会透过现象看本质,无疑是有实用价值的。但是,随着疾病谱的改变和人群平均期望寿命的延长,出现了一些新的情况。特别是在老年人中常同时存在并不直接相关的几种疾病,如果仍不加区别地盲目应用"一元化"模式,就可能导致错误。因此在培养临床思维能力时,要根据病情的实际情况,灵活运用所掌握的知识综合分析与判断,不可"唯书至上"。

随着参与临床实践活动经验的积累,临床思维能力也会不断提升。然而被动提升和主动训练所获得收益却有着天壤之别,其差别就在于学习者是否善于思考并注重临床思维的训练。思考是指针对某一个或多个对象进行分析、综合、推理、判断等思维的活动,是一种有目的的探索;思考是人们克服自身惰性而自觉主动的行为,通过思考可透过表面现象去了解事物的本质。例如面对一名急腹症的患者,在采集临床资料的时候就要求医师必须认真询问病史,注意腹痛发生的时间、部位、性质、程度、伴随症状、演变过程、有无诱发因素及与体位的关系等;查体时除注意腹部体征外,还应注意腹部以外的体征,如某些不典型心绞痛可能会因急腹痛的主诉而导致临床误诊。

外科学具有实践性强的特点,也恰好为外科医师创造了积累点滴经验的机会。在临床思维过程中应鼓励与提倡"有准备的头脑",更应鼓励与提倡主动创新思维(有根据地向老师挑战)。例如幽门螺杆菌在上消化道疾病中的作用,许多人视而不见,然而马歇尔作为病理医师去主动思考分析,最终揭开了消化道疾病研究的新篇章。在外科实践过程中,年轻医师首先要克服作为助手而缺乏主动参与的心态。无论作为主刀还是助手,均应熟知病情,了解手术方式,复习手术图谱,对手术中可能遇到的困难或术后并发症要做到心中有数。

外科医师临床思维训练过程中更重要的是反思。由于外科临床的特殊性,多数情况下在术后可以明确诊断,这样就给外科医师提供了一个难得的验证和修正机会。如是否应该采取手术干预疾病的治疗;手术方式是否恰当,尤其手术中遇到不顺利时处理方式是否适合;倘若有问题,如何观察、如何预防、如何处理。每一例手术病例的反思毫无疑问对外科医师的成长与成熟都是十分重要的。由于临床医学的多元性及人们认识的局限性,临床误诊和(或)治疗失误的案例时有发生,对此类病例不应回避,必须认真加以反思,这是积累经验的最有效途径。

现代外科学已经发展得越来越专业化和专科化,这种细致的分科在促进外科学发展的同时,也增加了学习外科学的难度。同时,当今社会和科学的发展已经要求外科医师不能再局限于外科学课程的知识,还需要熟悉医学其他专科,如法律学、社会学、心理学、统计学、计算机科学等一切与医学相关学科的新概念、新技术、新方法,也进一步增加了外科学习的难度。此外,由于临床思维具有严格的时效性、诊治思维的模糊性、患者个体的特殊性和病程动态性等特点,客观上需要医师必须全面掌握如生理学、人体解剖学、病理学等基础医学及内科学、外科学、儿科学、妇产科学、眼科学、肿瘤学等临床医学各专科知识。在进入外科专科学习之前,适当轮转外科的基本学科如普通外科、骨科、泌尿外科、神经外科、心胸外科等是非常必要的和重要的。

4. 注重循证医学能力的培养

循证医学是现代临床医学领域所提倡的一种新的医学模式,其核心思想是:"任何医疗决策的确定都应基于客观的临床科学研究依据;任何临床的诊治决策,必须建立在当前最好的研究证据与临床专业知识和患者的价值相结合的基础上。"循证医学强调最佳证据、专业知识和经验、患者需求三方面的紧密结合。要求临床医师从更多方面来把握疾病,并需要患者的参与并与医师形成诊治联盟,使患者获得最优的临床结果和生命质量。目前,WHO已开始运用循证医学的方法制定基本药物目录和基本医疗措施。循证医学正影响着医疗实践、医学教育和临床科研,促使其完成从经验医学向循证医学的转变。

按照循证医学的要求,临床医学的数据应该是科学设计、实践和总结得出的结果。当今的医学研究应重视客观性的结果,即经过科学设计而获得的临床实践结果再来指导临床工作。临床疾病的许多病因、病理变化及诊断、治疗方法的出现,均需要基础研究加以证实和验证。因此,当代的外科医师还需要掌握一定的基础研究方法,如实验动物的方法,对组织、细胞形态学的观察,分子生物学方法、实验的设计和数据的处理方法等。从而能够从临床实践出发,提出问题,并通过运用循证医学思想来指导临床实践。

总之,21世纪是外科学飞速发展的新时期,外科医师必须要努力学习先进的理论、先进的技术,大胆创新地开展工作,才能赶上时代的前进步伐,才能成为德才兼备、适应新世纪的新型外科医师。

(张昆松 匡 铭)

第三节 妇产科学

一、妇产科学的定义与研究范围、特点

(一) 妇产科学的定义

妇产科学是一门研究女性特有的生理、病理变化及生殖调控的临床学科,其包括妇科学、产科学、生殖医学和计划生育等。

回顾妇产科学的发展历史,从古代到中世纪的产科和妇科从业人员截然分开的局面,到近现代妇科和产科的相互渗透并驾齐驱的临床工作状态,充分体现了现代医学临床学科分工日益细致而又相互合作、密不可分的事实。经过历史的积淀和洗礼,今天的妇产科学已成为临床医学中与内科、外科、儿科并驾齐驱的临床二级学科。

(二) 妇产科学的研究范围

妇产科学主要研究女性生殖器官疾病的病因、病理、诊断、防治,妊娠、分娩的生理和病理变化,高危妊娠及难产的预防和诊治,女性生殖内分泌,生育力调控及妇女保健等。现代分子生物学、肿瘤学、遗传学、生殖内分泌学及免疫学等医学基础理论的深入研究和临床医学诊疗检测技术的进步,拓宽和深化了妇产科学的发展,为保障妇女身体和生殖健康起着重要的作用。

与其他医学主干课程一样,现代妇产科学是现代临床医学完整体系中的一部分,它既与外科、内科、儿科学等临床学科有密切联系,又需要现代诊疗技术(内镜技术、影像学、放射介入等)的辅助,还需要胚胎学、解剖学、病理学、临床药理学、流行病学等基础学科的支持。

妇产科学的研究范围主要分为6个方面。

1. 普通妇科学 研究女性生殖器官感染、创伤、脱垂、发育畸形和子宫内膜异位症等的发生、发展规律,以及诊断与防治。

2. 妇科肿瘤学 以研究女性生殖道肿瘤,尤其是常见的恶性肿瘤为主。应用分子生物学、遗传学、病毒病因学、肿瘤病理、免疫学等知识对妇科恶性肿瘤的病因、发病相关因素及机制进行探索;对各种肿瘤标志物及其临床应用价值,化学药物敏感性试验

的各种方法及在肿瘤化学治疗的应用等进行研究；对各种辅助诊断技术，妇科肿瘤病理，以及手术、放射和化学治疗、生物免疫制剂等各种治疗方案应用及疗效和预后相关因素进行研究。

3. 围生医学 研究胎儿及其成熟度的监护（胎儿宫内监护、胎盘功能及胎儿成熟度检查），胎儿先天性畸形及遗传病的宫内诊断，妊娠高血压综合征病因、病理及诊治，高危妊娠（胎儿宫内发育迟缓、妊娠胆汁淤积综合征、妊娠合并症诊断、胎盘功能不全），产时生物物理监护，难产诊治等。

4. 女性生殖内分泌学 研究女性生殖内分泌疾病病因、病理、诊治，以及不孕症及助孕技术等。

5. 计划生育学 主要为女性计划生育中避孕药具的研究和临床应用。

6. 妇女保健学 研究妇女一生中各时期的生理变化及保健措施，包括青春期、围生期、围绝经期及老年期各时期的保健及疾病预防措施。

上述这 6 个方面均有其各自的研究重点，又共同推进妇产科学研究。

（三）妇产科学的特点

妇产科学既有着外科学的性质和特点，与外科、内科学、儿科学等临床学有密切联系，又是一个独特性很强的学科。其需要现代诊疗技术（内镜、影像学、放射介入等）、临床药理学、病理学、胚胎学、人体解剖学、流行病学等多学科的基础知识，而且是一门具有自己特点并需有综合临床、基础知识的学科。

妇产科学是一门专门按照治疗对象建立的学科，即专门研究妇女特有的生理病理的学科，这是妇产科学最显著的特点。由于传统观念的影响，加之研究的内容很容易涉及患者的隐私，因而患者对妇科疾病常常有"讳疾忌医"的心态，这给医师的诊断和治疗带来一定的困难，同时，也对医师的职业道德提出了更高的要求。同时，由于妇女的特殊生理特点，妇产科学研究的内容不仅包括女性生殖系统的疾病，还包括女性妊娠期间的特殊状态下的正常生理或病理，包括月经、正常状态下的妊娠、分娩、计划生育保健等均不属于疾病。因此，在妇产科住院的并不都一定是患者，这是妇产科与其他临床科室的明显不同点。

妇产科学与人的整体密不可分，女性生殖系统是人体的一部分。妇产科学虽有女性独特的生理、心理和病理特点，但其与人体其他系统密切相关。如生殖内分泌系统，其由大脑皮质－下丘脑－垂体－卵巢轴主导，是一系列神经内分泌综合调节的结果，机体任何其他系统的改变均可能对生殖系统产生影响。而生殖系统的改变又可以通过这一内分泌轴对机体其他系统造成影响。同时，妇产科学是一个密不可分的整体。妇科学和产科学虽然是妇产科的两个组成部分，但两者互为基础，甚至两科的一些疾病也互为因果关系。例如产时骨盆底软组织损伤可导致日后子宫脱垂，产后大出血可造成希恩综合征等。一些妇科疾病可能导致产科问题，如慢性盆腔炎症与输卵管妊娠有关；两科的疾病又可同时发生，如妊娠合并阴道炎症、妊娠合并妇科肿瘤等。

二、妇产科学发展简史

（一）古代、近代妇产科学的发展

史载资料显示，早在公元前数千年，中国和埃及、美索不达米亚、希腊及罗马等国家和地区就有妇产科最初的医疗实践。在早期，产科以"接生"为医疗目的，部落中有经验的妇女承担助产工作，通过念"咒语"和热蒸汽催产，用石头、贝壳等锐器断脐，产妇及新生儿的发病率和死亡率极高。

妇产科学理论源于实践，又指导着临床实践不断发展。在中国，公元前 13—前 12 世纪，甲骨文中即有"疾育"的记载，而《黄帝内经·素问》中描述了女性的生长发育、生育、衰老等现象。张仲景的《金匮要略》、孙思邈的《千金要方》等著作均对妇产科疾病的诊治做了阐述。在西方，古希腊的希波克拉底对妊娠相关疾病和白带、痛经、月经不调、盆腔炎症等疾病均有描述。12 世纪后，助产士先驱们通过医疗实践和总结前人的经验，开始传授助产知识，同时也有了简易的教材。14 世纪，埃及医学资料就记载了利用麦子发芽的尿试验来检测妊娠的方法。然而，在中世纪时期，由于科学水平较低和解剖学研究的禁止，妇产科学的发展受到限制。

文艺复兴时期，随着思想的解放、尸体解剖研究的解禁，妇产科学得到了很大发展。意大利的达·芬奇首先描述了妊娠子宫和胎儿，而法罗皮奥（Gabriele Falloppio）首先叙述了卵巢和输卵管（因此输卵管命名为 Fallopian Tube)。荷兰人格拉夫发现卵泡中含有卵子,因此排卵前卵泡又被命名为格拉夫卵泡。前庭大腺由于巴托尔(Casper Bartholin)的描述,因而命名为巴氏腺。1751 年,英国产科医师兼解剖学家亨特(William Hunter)的著作《妊娠子宫解剖》首次详细描述了妊娠子宫肌层、血管、蜕膜、胎膜、胎位、胎盘及其血供及胎儿与母体血液循环的关系。

17—19 世纪,产科技术得到很大的发展,最突出的是产钳技术的出现。在当时,头位难产是导致胎儿、新生儿甚至孕产妇死亡的重要原因。为解决这个问题,在 17 世纪早期,英国的钱伯伦(Chamberlen)家族制造了一种与婴儿头形相合的弯曲状产钳,通过牵拉胎头协助胎儿娩出,成功地挽救了许多难产妇女及新生儿。但钱伯伦家族视产钳为传家宝,对其严格保密了约 100 年,直到休·钱伯伦(Hugh Chamberlen Senior)在巴黎和阿姆斯特丹对此进行了协议和谈判,才使得产钳的秘密逐步得到公开。18 世纪中期,产科学家查普曼(Edmund Chapman)首次在公开场合介绍了钱伯伦产钳。后来,经过许多产科医师的不断摸索,适合于各种情况的产钳被发明并应用于临床中,其中辛普森产钳使用最为广泛。另外,臀位助产技术也在这一时期开始出现。

产褥感染是对围分娩期母婴的另一大健康威胁,而消毒洗手法的发明大大减少了产褥感染。在微生物学建立以前,人们并未认识到细菌及其致病作用。1847 年,匈牙利医师塞麦尔维斯观察到,医院里由医学院学生所负责管理产房的孕产妇死亡率是 9.8%,而另一由中年妇女操作的产房只有 3.6%。一开始,这种差异被认为是医学生操作不够细致。后来,塞麦尔维斯的一位同事因在解剖尸体过程中受伤而死亡,其症状和患产褥热的妇女很相似,这引起了塞麦尔维斯的注意。通过求证,他发现产褥热的病因是医学生在上完解剖课后直接将尸体上的"感染物质"带到产房。塞麦尔维斯要求从解剖室出来的医师必须用含氯石灰溶液洗手才能再去照顾患者,从而将医学生所负责管理产房的孕产妇死亡率降低到 1.2%,表明消毒洗手法在防治产褥感染方面的重要性。随着细菌学说的确立,外科洗手法也逐渐获得广泛推广,至今已成为避免院内感染的最重要手段之一。

剖宫产是孕妇分娩的一种重要方式。然而,在 18 世纪前,剖宫产手术被认为是从死亡或垂死的母亲身上拯救婴儿的办法。由于剖宫产术后不缝合子宫,许多产妇不是死于产后大出血,就是死于产褥感染,只有零星记录记载了产妇在剖宫产后存活下来。19 世纪以后,随着消毒、麻醉、抗生素等的发明和术式的改良,剖宫产术的母婴存活率得到了提高。1876 年,波罗(Eduardo Porro)在实施剖宫产后切除宫体,并将宫颈缝合于腹壁切口控制出血和感染。1882 年,桑格开创了"古典式剖宫产",并介绍了正确的子宫缝合方法,大大提高了剖宫产手术的安全性。

手术技术和器械水平的提高,以及麻醉、消毒、输血技术和抗生素的推广,使各种妇科手术得到发展。1809 年,麦克道尔(Ephraim McDowell)成功地切除了巨大卵巢囊肿。19 世纪中期,西姆斯(James Marion Sims)对产后膀胱阴道瘘修补手术进行研究和实践,在此期间他发明了以自己名字命名的窥器、导管、体位等。1853 年,伯纳姆(Walter Burnham)成功完成了经腹全子宫切除术。1895 年,克拉克(John Clark)完成了第一例宫颈癌根治术。

与开腹手术相比,腔镜技术在 19 世纪中叶至 20 世纪初才得到发展。1847 年,奥比雷(Aubinais)用肉眼看到子宫腔;1853 年,法国的德索尔莫用一种早期的内镜看到了子宫内部,他还识别出一位绝经后阴道出血患者的子宫内膜息肉。1868 年,爱尔兰的潘塔莱奥尼也用德索尔莫最初设计的膀胱镜辨认出了子宫腔内的息肉。1901 年,俄罗斯圣彼得堡妇科医师奥托首先介绍了在一位孕妇腹前壁做一小切口,插入窥阴器到腹腔内,用头镜将光线反射进入腹腔,从而观察腹腔内器官,开辟了腹腔镜的历史。1910 年,瑞典的雅各贝厄斯首先报道应用光学器械对女性腹腔进行观察。他应用一副套管针针管造成气腹,对一些女性做了盆腔镜检查及腹腔镜检查。

(二)现代妇产科学的发展

20 世纪以后,随着基础学科的不断进展,妇产科学获得了突飞猛进的发展,突出表现为以下几个方面。

1. 产科学理论体系的转变和围生医学、母胎医学的发展　以往的产科学主要以母体为研究中心，随着社会及医学的不断发展，围生医学专业学者开始关注胎儿疾病和母胎相互作用，通过深入研究妊娠期母胎双方生理及病理变化，采用新的诊断及治疗方法研究母胎生理病理变化与妊娠期合并症，通过对宫内胎儿进行评估，以降低围生期母婴死亡率及并发症。

胎儿监护技术的提高为母婴安全提供了有力保障。1905年，阿尔费尔德（Ahlfeld）即提出通过胎动和胎儿呼吸运动判断胎儿安危，但准确监测有一定困难。20世纪60年代，临床观察到宫缩与胎心率变化的关系，即宫缩应激试验（contraction stress test，CST）；而1966年哈马赫（Hammacher）利用该特点，采用催产素诱发宫缩并观察胎心率变化，即催产素激惹试验（oxytocin challenge test，OCT）。1976年，李（Lee）等通过观察自然的无刺激条件下胎心率的基线、变异等状态，提出了采用无应激试验（non-stress test，NST）监测胎心。20世纪70年代，超声的应用成为产科医师的"第三只眼睛"。临床上开始采用超声方法观察胎儿、羊水、胎动、胎儿呼吸运动等，后续发展为胎儿生物物理评分。

以产前诊断和宫内治疗为主的胎儿医学发展迅猛。产前诊断始于20世纪50年代到60年代末，最早使用羊膜腔穿刺技术以诊断胎儿先天性染色体异常或遗传代谢病。70年代，对高危人群进行产前检查已经成为常规。80年代，因绒毛穿刺技术的出现，产前诊断可提前至妊娠早期进行。随着快速诊断技术的成熟，基于荧光定量PCR与荧光原位杂交技术的胎儿染色体非整倍体检测的应用更加广泛。通过该技术，可在产前发现潜在的严重胎儿遗传病及先天畸形，减少了缺陷儿的出生。近年来，无创产前检测技术（noninvasive prenatal testing，NIPT）的出现，为胎儿非整倍体检测提供了无创、敏感而便捷的方法。

宫内治疗的出现标志着从单纯进行产前诊断的胎儿医学阶段进入当代母胎医学阶段。在过去，通过出生缺陷筛查发现异常的胎儿主要给予终止妊娠处理；而随着母胎医学的发展，对宫内胎儿进行直接的手术干预治疗，以及对母亲相关异常疾病状态进行治疗以改善胎儿的宫内环境等治疗方式成为可能。几乎所有影响胎儿宫内安危的疾病均可能是未来母胎医学关注的范畴，如复杂性双胎、胎儿生长受限、羊水过多和过少等。目前开展的胎儿宫内治疗手术和操作包括开放式胎儿手术、胎儿宫内分流术、胎儿镜手术和胎儿心脏治疗等，产时胎儿外科手术包括产时子宫外治疗（ex-utero intrapartum treatment，EXIT）、产房手术（in house surgery，IHS）和胎盘支持的产时胎儿手术（operation on placental support，OOPS）。可以预见，随着胎儿镜和宫内手术器械的发展进步，尤其是机器人手术的广泛运用，胎儿宫内手术范围将不断扩大，一些胎儿发育缺陷将在出生前就可得到治疗。

随着母胎医学理念的确立和广泛认可，目前产科已经逐渐演变为3个亚专科，普通产科关注正常妊娠监护与分娩安全，母体医学关注妊娠合并症与并发症，胎儿医学关注胎儿相关疾病及其诊治。

2. 妇科微创手术的发展　自1947年法国妇科医师帕尔默首次将腹腔镜应用于妇科临床以来，妇科腔镜手术得到突飞猛进的发展。20世纪60年代，诊断性腹腔镜及腹腔镜下电凝绝育术在临床上应用不断增加。70年代，又开始应用硅胶环进行腹腔镜下输卵管绝育术。同时期，腹腔镜下取卵术亦应用于生殖医学领域。从70年代末以来，腹腔镜的良好临床应用效果，使得这一新技术在世界各地广泛兴起，在处理子宫内膜异位症、异位妊娠、卵巢囊肿、子宫肌瘤等妇科良性疾病中的作用变得日益重大，逐渐成为某些妇科疾病的首选手术方式。

1989年，凯勒（Querleu）报道了腹腔镜下淋巴切除术，从此腹腔镜在妇科恶性肿瘤中的应用越来越广，目前已被应用于早期宫颈癌、子宫内膜癌和卵巢癌的治疗，得到了满意的效果。而1991年，凡卡利（Thierry Vancaillie）等首次报道了腹腔镜下治疗张力性尿失禁，从此开创了腹腔镜下进行盆腔重建手术的先河。腹腔镜盆腔重建的手术效果与开腹手术相当，但手术创口小，对患者的损伤较小。关于腹腔镜手术治疗妇科恶性肿瘤，目前尚存在争议。2018年，美国安德森妇科肿瘤中心报道，腹腔镜手术可影响患者的生存率，提倡开腹宫颈癌手术更安全，更有益于患者。对腹腔镜卵巢癌手术，多数学者认为可应用于早期患者,对晚期患者无益。

妇科微创手术的开展提高了妇科医师临床诊断技能,改善了患者的就医体验,满足了患者既要根治疾病又追求美容效果的愿望。而妇科微创手术的推广与先进的光学技术及电外科器械的进步分不开,目前已经开始采用达芬奇机器人进行妇科手术。

3. 妇科肿瘤学的发展 近半个世纪以来,随着医学各个领域的发展,妇科肿瘤已成为独立的学科并得到了很大的发展。

宫颈癌是妇科最常见的恶性肿瘤之一,其诊治发展历程在妇产科恶性肿瘤诊治中很有代表性。早在古代,埃及纸草文和希波克拉底都对宫颈癌有所描述。据记载,荷兰的托普(Nicolaes Tulp,1593—1674)是第一位完成宫颈切除手术的医师,而直到19世纪末,腹式和阴式子宫切除术才逐渐广泛用于宫颈癌治疗。克拉克和韦特海姆(Ernst Wertheim)在宫颈癌手术治疗中做出了巨大贡献。1895年,克拉克提出了较广泛的子宫切除术。1911年,韦特海姆在完成了大量广泛子宫切除术的基础上发表了经腹广泛子宫切除术的专著,由于该术式的优越性,国际上将其命名为韦特海姆手术。梅格斯(Joe Vincent Meigs)在韦特海姆术式的基础上增加了更为广泛的盆腔淋巴结切除,进一步提高了宫颈癌的生存率,因此韦特海姆–梅格斯式在世界各地广泛应用。X线的发现催生了放射治疗技术,医学界很快把放射治疗技术应用于宫颈癌治疗。

宫颈癌的病理学研究也指导着宫颈病变的早期筛查。1880年,卢格(Carl Arnold Ruge)和维特(Johann Veit)对切除的宫颈标本进行病理检查,发现只有约一半标本能确诊宫颈癌,因此提出术前进行活检的必要性。1886年,威廉姆斯(John Williams)观察到宫颈原位癌,并指出其发生率较浸润癌高。英国的蓝克雷邦(Janet Lane-Claypon)发现宫颈癌的生存率和发现期别有关,晚期宫颈癌生存率很低,因此学界对宫颈癌的预防筛查越加重视。1924年,希斯曼(Hans Hinselmann)开始使用阴道镜观察宫颈,并采用醋酸白试验对正常和异常组织进行鉴别;后来,席勒(Schiller)采用碘染色进行区分。历经发展,临床目前采用"三阶梯"诊断步骤,即细胞学检查+HPV检测—阴道镜检查—组织学检查对

宫颈癌进行筛查。而HPV与宫颈癌关系的发现和HPV疫苗的成功研制又为宫颈癌的一级预防提供了重要保障。

子宫内膜癌也是常见的妇科恶性肿瘤之一。在20世纪20年代以前,人们常用子宫切除术治疗子宫内膜癌,包括韦特海姆手术。1920年,普法勒(Pusey Pfahler)首先发现了深度X线放射治疗可治疗子宫内膜癌。后来,卡特勒(Cutler)和阿内森(Arneson)在美国普及应用放射治疗并推广至欧洲。40年代,采用手术加放射治疗治疗子宫内膜癌,使其五年生存率升高至65%。1959年,基斯特纳(Kistner)发现孕激素治疗子宫内膜癌有效,从而开启了子宫内膜癌的内分泌治疗。

除了手术和放射治疗,化学治疗药物的迅速发展使各种妇科恶性肿瘤均有了规范的化学治疗方案,并取得了良好的疗效。化学治疗已作为滋养细胞肿瘤的根治手段;化学治疗与手术的综合治疗在卵巢生殖细胞肿瘤取得明显进步。肿瘤的免疫靶向治疗和生物治疗有了新的突破,未来可能会成为主要的治疗手段。

21世纪,妇科肿瘤学提倡的是重视全面筛查和早期诊断,以及推广生活方式的改善和疫苗接种等多方面预防妇科肿瘤;对于妇科肿瘤的诊治策略,可以用"四化"来概括,即微创化、人性化、个体化和多元化。微创化不仅指通过内镜操作或经阴道手术,如外阴癌的手术已经从广泛的阴阜、双腹股及全外阴切除转为"三切口"或根据病灶大小、侧别等采用适宜的手术及浅部腹股沟淋巴结切除。而人性化及个体化考虑则是因人、因病而异,在规范原则的基础上区别对待,并注意保护或保留其生理与生育功能。多元化则是强调多学科、多手段的联合治疗,着重提高患者的生活质量及延长无瘤生存时间。

4. 计划生育的发展 4 000年前的古埃及人就发明出了世界上最古老的避孕工具,那是一种用石榴籽及蜡制成的锥形物。公元前1850年的Fayoum纸草文已经有记载,古埃及人使用鳄鱼、大象的排泄物与木胶混合制成阴道栓,用蜂蜜和碱浸润阴道及在阴道内放入树脂类物质。公元前1550年的埃伯斯纸草文也记载了用被金合欢草的嫩芽汁液发酵后浸润的棉花纤维制成的避孕阴道栓,以阻止精子进

入女性体内。古埃及的图画还表明,他们已使用了避孕套。

在中世纪的欧洲,人们采用体外射精及阴道内插入百合根、芸香等方法避孕。在意大利文艺复兴时期卡萨诺瓦(Giacomo Casanova,1725—1798)描述了采用羊皮套子避孕的方法,后来,在17世纪晚期,英王查理二世的御医康德姆(Joseph Condom)发明男用避孕套,因此避孕套在英文词汇中被命名为"Condom"。这种用小羊的盲肠制成的避孕套是今天乳胶避孕套的雏形。

有记录表明,数千年前人们便把石头或者其他物体放置到骆驼、母牛、女人子宫里,用以避孕。但使用宫内节育器的历史还要从20世纪早期算起。人们把一种称为子宫托(pessary)的装置放到阴道,用来阻拦精子进入子宫。其中有一类"有柄子宫托"(stem pessary)的节育器,放置位置更深,部分结构都已深入子宫颈。

1909年,里希特(Richard Richter)用蚕虫的肠腔制成了第一个宫内节育器。在20世纪20年代,妇科医师格拉夫伯格(Ernst Gräfenberg)发明了一种直接放置到子宫的装置"格氏环"(Gräfenberg ring)。经过改良,"格氏环"避孕效果明显,并在20年代末在德国开始销售。60年代,兴起了宫内节育器的设计之风,各式各样的宫内节育器开始出现。70年代,节育器开始加入杀精的铜元素,避孕效果更为可靠。后来出现了含激素的宫内节育器,不仅根除了一些含铜宫内节育器的不良反应,还保留了其杀精避孕的效果,至今仍有使用。

避孕药物的开发和应用较晚,世界上第一个避孕药是由平克斯(Gregory Goodwin Pincus,1903—1967)和洛克(John Rock)于20世纪50年代在美国计划生育联合会的帮助下研制的,之后经过不断改进而形成若干种不良反应小、效果确实的避孕药片并被广泛运用。随着70年代前列腺素类似物和80年代米非司酮的使用,药物流产成为除手术治疗外另一种终止妊娠的方法。

5. 妇科内分泌的发展 妇科内分泌的发展历史源于对女性生理周期的观察和研究。远古人类观察到女性周期性出现阴道出血,而直到19世纪,月经周期的概念才出现。有关月经周期生理变化的研究起于19世纪中叶,雷卡米耶(Recamier)利用子宫刮匙刮取并观察到颗粒状增生的子宫内膜。1907年,希奇曼(Histchmann)和阿德勒(Adler)首先描述了子宫内膜组织学周期性变化。1912年,席克勒(Schickele)发现月经血不凝固并研究了月经停止的机制。

19世纪末起,性激素的发现及相关研究进展迅猛。1895年,奥利弗(Oliver)和舍费尔(Schafer)在脑垂体中发现了两种激素,具有升高血压和促进宫缩的作用;后来,前者被证实和命名为血管升压素(vasopressin),而后者则是与分娩过程密切相关的催产素(oxytocin)。卵巢激素方面,1923年,艾伦(Allen)和多西(Doisey)从猪卵巢滤泡液中得到雌激素,1929年,科纳(Corner)和艾伦又分离出孕激素。后来多兹(Dodds)、库克(Cooke)和休伊特(Hewitt)等合成了雌激素。1941年,汉布伦(Hamblen)等用雌孕激素周期用药治疗月经过多,并发现子宫内膜活检既可明确诊断,又是一个治疗手段。1966年,威尔逊(Wilson)提出绝经后应该用雌激素替代治疗(HRT),至今HRT越来越多应用于妇女相关疾病的治疗中。后来,脑垂体中的另外两种促性腺激素——促卵泡生成素(FSH)和促黄体生成素(LH)也相继被发现。斯特里克(Stricker)等发现脑垂体具有促进乳汁分泌的作用,进而发现了垂体泌乳素(PRL)。1977年,吉尔曼(Roger Guillemin)和沙利(Andrew Schally)等因为发现促性腺激素释放激素而获得诺贝尔生理学或医学奖。

6. 生殖医学的发展 从20世纪70年代试管婴儿的诞生到90年代多莉羊的克隆成功,生殖技术取得了重大突破。人类辅助生殖技术是70年代兴起的一种治疗不孕不育的新技术。试管婴儿的诞生是基于美籍华人生物学家张民觉先生于1950年进行的开拓性研究。在张民觉之前,人们进行试管婴儿的试验均以失败告终,张民觉认为体外受精之所以不能成功实现,是由于精子未能获能。经过多次试验,张民觉找到了精子获能的方法,且于1950年成功移植兔受精卵,首次提出胚胎与子宫内膜同步化理论,为之后人类成功实现试管婴儿奠定基础。

1978年7月,世界上第一例试管婴儿布朗诞生于英国,而她的妹妹是英国第40个试管婴儿。布朗姐妹长大后,均通过自然受孕孕育了自己的后代,标志着以试管婴儿为代表的辅助生殖技术进入了成熟阶段。

生殖医学不仅在临床患者的诊断、治疗方面不断有许多新发现和新技术的产生,在生殖基础理论研究及应用方面也有了更多新的认识,为其临床应用提供了依据。20世纪末,随着体外受精-胚胎移植(IVF-ET)技术的发展,多种辅助生殖技术(ART)不断出现,如输卵管内配子移植术(gamete intrafallopian transfer,GIFT)、输卵管内合子移植术(zygote intrafallopian transfer,ZIFT)、宫腔内配子移植术(gamete intrauterine transfer,GIUT)等,也有腹腔内直接人工授精(intraabdominal insemination)、腹腔内卵子、精子移植(peritoneal ovum sperm transfer,POST)成功妊娠的报道。

进入20世纪90年代,显微操作崭露头角,卵细胞质内单精子注射(ICSI)代替了传统的体外受精方法,使技术操作达到细胞水平。胚胎冻融技术也在20世纪末得到广泛运用。植入前遗传学诊断(preimplantation genetic diagnosis,PGD)是IVF-ET与优生学结合的新技术,它可在人类胚胎发育至6~8个细胞时取出1~2个卵裂球进行遗传疾病的检测,从而筛选出正常胚胎进行移植。植入前遗传学筛查(preimplantation genetic screening,PGS)技术使植入前胚胎的遗传学检查不只限于某几条染色体,而是一次反应体系完成所有染色体甚至相关基因的检测,能够提供完整的胎儿基因信息,排除先天性疾病携带者。

随着社会的进步和经济发展,环境因素和社会心理因素对女性身心健康的影响日趋显著,各种生殖内分泌疾病也更加常见,各国学者也开始注重生殖健康。激素替代疗法(HRT)和生活方式的管理是女性绝经期综合征的主要控制手段。生育力保护一直是生殖医学领域研究的热点问题,卵巢组织冷冻后复苏再移植成为实现生育力保存的主要方法。

生殖医学涉及人类的繁衍和进步,对人类社会有着重要的意义。目前,生殖健康面临着很多挑战,包括环境因素对生殖健康的影响、不孕不育的预防和治疗、生殖系统传染病的防治,维系青少年生殖健康、减少母婴死亡率和婴儿出生缺陷、辅助生殖技术

的伦理问题等。今后,生殖医学将有非常广阔的研究前景。

三、如何学好妇产科学

妇产科学是一门具有极强专业性、技术性、操作性、实用性的临床应用学科。系统学习妇产科学课程应该按照教学大纲要求,掌握妇产科学教材的基础知识和严格进行临床见习、临床实习轮转。理论学习和临床学习两者相辅相成,缺一不可,树立正确的医德医风价值观也必不可少。在学习过程中应该注意以下几方面。

1. 通过理论学习建立临床思维基础 临床思维能力是指医学生能用所学理论和相关知识对某种疾病进行综合分析、鉴别诊断的能力,是一名临床医师的最重要的基本功,主要通过课堂教学、病历分析等方法实现。理论课程是掌握学科基础知识的重要渠道,是培养医学生临床思维能力的关键过程。在理论课学习过程中应主动学习,主动思考,主动分析和解决问题。以达到扎实掌握妇产科学的理论知识的基本要求。同时在学习过程中特别要注意培养自学能力,在反复思辨过程中完善认知结构并组建合理的知识框架。

2. 加强临床实践性学习 妇产科是一门实践性、应用性极强的学科,绝大部分病例都需要通过各种操作来实施检查、诊断和治疗。因此,在学习中可通过模拟培训、社会实践、岗前培训和临床见习实习等方法来加强临床技能训练。妇产科有大量教具、模型如分娩机转模型、骨盆模型、胎儿模型、内生殖器模型、宫腔镜和腹腔镜模拟训练器等,现在还有产科高端模拟人可以模拟分娩过程。可利用实验、教具、模型进行模拟训练,将理论和实践结合,还有许多教学录像资料可供学习。通过以上各种方法,掌握较完善的临床思维能力,以提高分析综合能力,提高诊断和鉴别诊断水平。

3. 加强职业道德教育,提高自身素质 进入临床后,要学会正确处理医患关系。因此在临床学习中,除诊治疾病外,更要重视患者心理状态的变化,做到"医病医身医心"。要时刻以高度责任心、同理心和实事求是的工作作风,为每一位患者进行诊治,也要注意尊重并保护患者的个人隐私,注重爱患护

患。时刻恪守正确的医德医风,将理论应用于实践,为成为一名优秀的临床医师做准备。

(刘 斌 王子莲 王建六)

第四节 儿科学

一、儿科学的定义与范畴、特点

(一)儿科学的定义与范畴

儿科学是研究小儿生长发育规律、提高小儿身心健康和疾病防治水平的临床医学二级学科,其宗旨是保障儿童健康与提高生命质量。其研究对象是自胎儿至青春期的儿童,研究内容包括儿童生长发育的规律及其影响因素、儿童时期各种疾病的发生、发展规律及临床诊断和治疗的理论和技术、各种疾病的预防措施等。因其服务的对象是处于不断生长发育中的儿童,因而在临床医学的诸多二级学科中独具特色。

随着医学科学的发展,儿科学也不断向更深入专业的三级学科细化发展,同时也不断派生出新的专业学科,如以年龄分组创立了新生儿学、青少年医学;以器官系统分类创立了小儿心血管病学、小儿肾病学、小儿呼吸病学、小儿消化病学、小儿内分泌学、小儿血液病学、小儿神经病学等;以服务体系创立了儿童保健医学、儿科急救医学、儿科重症医学、残疾儿科学、儿科护理学、儿科心理与行为发育学等,并与其他医学学科形成诸多交叉专业领域如围生医学。

(二)儿科学的特点

儿童时期是机体处于不断生长发育的阶段,疾病对儿童的影响可能是暂时性的,也可能延续到成年期甚至是终身性的。因此,与其他临床学科相比,儿科学具有以下不同特点。

(1)生长发育是儿科学基础的重要内容,是一个连续渐进的动态过程,按其年龄分为 7 期,分别是胎儿期(从受精卵形成到出生为止,共 20 周)、新生儿期(自胎儿娩出脐带结扎开始至生后 28 天)、婴儿期(新生儿期后到 1 周岁之前)、幼儿期(自 1 周岁至满 3 周岁之前)、学龄前期(自 3 周岁至 6~7 岁入小学前)、学龄期(6~7 岁入小学始至青春期前)和青春期(从第二性征开始发育到完全成熟的时期,一般从 10~20 岁,女孩的青春期开始年龄和结束年龄都比男孩早 2 年左右)。各时期的解剖、生理、病理生理特点及疾病谱差异很大。由于儿童体格生长及各器官系统发育的不均衡性,儿童每个时期各有其生长发育、智力发展及心理行为的特点,因此儿童保健在不同阶段有不同的侧重点,各阶段的疾病谱和防治重点也各有不同,药物和器械使用也应因年龄而异而非仅因体重而异。

(2)儿童易受感染性、创伤性等疾病的威胁,但对该类疾病造成损伤的修复能力较强,常常在生长发育的过程中对比较严重的损失实现自然改善或修复,因此积极救治、度过危重期,常常可获得满意的痊愈,而一旦延误治疗则病情可能急遽加重甚至危及生命,典型的例子如占全球 5 岁以下儿童死亡率第一位和第二位的两个疾病——肺炎和腹泻病。因此,诊治的及时性对预后影响极大是儿科学的一大特点。

(3)某些儿科疾病可能延伸至成年期或者是终身性的,某些成年期发病的疾病也可能源于儿童期,如肥胖症和高血压,所以,成年期疾病在儿童阶段的早期干预和长期管理逐渐成为各临床学科的研究重点。从儿童阶段开始对疾病的防微杜渐逐步成为公共卫生的重要组成部分。例如在一级预防(病因预防)中对遗传致病因素做好预防工作、加强优生优育和围生期保健工作,在二级预防中对相关疾病力争做到早期发现、早期诊断、早期治疗。

总之,儿科学具有明显的年龄阶段性、病情变化的急遽性、疾病影响的长期性等特点。此外,由于小儿缺乏自主行为能力,儿科患者需要其监护人和家庭的配合和支持,儿童患病所造成的痛苦及经济、时间的损失往往不限于患儿本身而是影响整个家庭乃至社会,因此儿科学具有较大的社会效益正被逐渐认识和重视。

二、儿学科发展简史

西方儿科学发展于 19 世纪后叶,当时儿童死亡的首要原因是传染病和营养不良,至 20 世纪中,西方儿科学主要着力于防治这两类疾病。多种预防传染病疫苗的研制成功，使儿童中常见的传染病如麻疹、脊髓灰质炎等的发生率明显降低至消灭，婴儿死亡率逐年降低。由于抗生素的不断发展和广泛使用，儿童感染性疾病的发病率和死亡率也大幅度下降。此后儿科学不断派生了不同学科。

与西方医学比较而言，中国的儿科学起源较早。隋唐间的《颅囟经》是现存最早的儿科专著。早在900年前的宋代，钱乙就建立了中医儿科学体系，该时期儿科专著渐多，如阎孝忠收集钱乙的经验编著了《小儿药证直诀》，董汲编著了《小儿斑疹备急方论》，陈文中编著了《小儿痘疹方论》等。明清时期儿科蓬勃发展，薛铠编著的《保婴撮要》一书已强调母婴同治，夏鼎编著的《幼科铁镜》对儿科的发展有较大的影响。进入19世纪后，西方儿科学迅速发展，并进入中国，于20世纪30年代在中国开始受到重视。至40年代，中国儿科临床医疗初具规模，诊治的重点为各种传染病和营养不良的防治。1943年，中国现代儿科学奠基人诸福棠教授主编的《实用儿科学》问世，标志着中国现代儿科学的建立。中华人民共和国成立后，随着妇幼保健机构和各种形式托幼机构的建立，落实了儿童生长发育的监测、先天性遗传性疾病的筛查、传染病疫苗的预防接种及"四病"（营养不良、佝偻病、肺炎、腹泻病）的防治工作，使儿童常见病、多发病能够得到及时的诊治。中国国务院把儿童的健康作为优先发展的领域之一纳入国民经济和社会发展规划，2011年发布了《中国儿童发展纲要（2011—2020年）》，2021年发布了《中国儿童发展纲要（2021—2030年）》。

随着社会和经济飞速发展，生存将不再是人类生活的基本诉求，健康将逐渐成为人类的更高要求。20世纪70年代，WHO将健康定义为："不仅是躯体无病，还要有完整的生理、心理状态和社会适应能力。"对照此目标，维护和促进儿童的心理和行为发育、培养儿童具备良好的社会适应能力等将是中国儿科学进一步发展的重点内容之一。随着《"健康中国2030"规划纲要》的颁布和实施，中国儿科事业必将迎来新的发展机遇。

三、如何学好儿科学

儿科学是临床医学的主要科目之一，学习的基础是前期的基础医学课程，如生理学、病理学、遗传学和诊断学等。儿科学的授课内容包括三大部分：第一部分是最具特色的儿科基础部分，包括小儿生长发育、儿童保健、儿科疾病诊治特点及儿科营养基础。该部分的学习实践为正常儿童的评估、保健及理论学习渗透到各专科患者的实践中打下基础。第二部分是两个特殊年龄阶段的综合医学，包括渐受重视的青春期医学和传统儿科学重点之一的新生儿学。该部分的学习实践突出多系统的综合诊治和整体评估。第三部分是按系统划分的常见儿科专科，包括遗传、免疫、感染性疾病、呼吸、消化、心血管、泌尿、血液、神经肌肉、内分泌、儿童急救等各专科。该部分的学习实践与内科学有相似之处，并注意与成年医学有所不同的疾病谱和年龄阶段性的诊治特点。

在儿科学的学习、实践中要注意医学生同时面对的是具有一定（不完全）智力、心理发育水平而又不具有完全自主行为能力的患儿及其监护人和家庭，要把掌握建立良好医患关系的本领同掌握医疗技术本领同等看重。儿科的医患沟通主要是在医师和患儿的家长之间进行，但同时又有其独特性，需与患儿也建立良好的沟通。通过医患之间良好的沟通，医师不仅能正确诊断疾病，还可以与患儿建立良好的合作治疗关系，使患儿参与治疗的能动性增加。儿科学古称"哑科"，即指其诊治的对象（小儿）常常无法提供有效、明确、完整的症状描述和病史，甚至只会以啼哭来表述所有的不适。所以儿科问诊的特点就是由患儿的监护人或看护者代述他们所观察到的患儿身体不适所表现出来的间接征象，而并非就是患儿本人的主观感受。因此病史询问时要尽量采用患儿或其家长能理解的语言表达方式，在患儿家长的叙述中要学会提取对疾病诊断有用的素材，且要学会判断病史的可靠性及真实性。对采集到的病史，还要利用自己所学的专业知识进行判断，并从中提取精华，去伪存真，以便更好地用于疾病的诊断及治疗。儿科的体格检查是医师获取疾病资料的重要手段之一。由于患儿对医师的恐惧心理而产生的不合作现象，会影响体格检查的顺利进行，因此在对患儿进行体格检查时，要注意选择适当的时间、方式和检查的顺序，用一些可爱的饰品或玩具分散患儿的注意力,有时需要分几次检查才能完成。例如在安静时先检查心、肺听诊(心率、呼吸次数)或腹部触诊等易受哭闹影响的项目,或在患儿睡眠时监测呼吸和心率,做肝脾的触诊。容易观察的部位如四肢、躯干、骨骼、全身浅表淋巴结等随时查,而对患儿有刺激不易接受的部位如口腔、咽部等放在最后检查。儿科的实验室检查要考虑到抽血量的控制,特殊检查要顾及小儿的可配合程度及设备应切合小婴儿的袖珍和精细,故选用检验检查项目比成年人要更为精准。

诊治患儿时,要将患儿的病情、医疗措施、医疗风险等如实告知其监护人和家庭成员,及时解答其咨询。许多疾病一时甚至短时间内得不到明确诊断,需要等待观察或多次检查,对此类患儿除必要的解释外,还应适当地给予对症处理暂时缓解其痛苦。儿科学的诊断治疗尤其必须因人而异、个体化诊治。对治疗无望甚至垂危的患儿,只要家长不放弃,就要以积极的态度尽一切努力为其治疗,在此期间要重视患儿家长和亲属的情感与需求。

掌握好上述注意事项,儿科学的学习和实践将是一段充满活力的难忘历程和宝贵体验。

(沈振宇 蒋小云 汤有才)

第五节 神经病学

一、神经病学的定义

神经病学(neurology)是临床医学的一门重要分支学科,主要研究神经系统(中枢神经系统、周围神经系统)及骨骼肌疾病的病因、发病机制、病理、临床表现、诊断、治疗、康复及预防的一门临床科学,是在神经科学(neuroscience)的理论基础上发展起来的。

二、神经病学发展简史

中世纪前的神经病学只是发展的雏形阶段。直到公元前1700年,埃及医师伊姆霍特普首次运用脑、脑膜、颅缝等专业词汇来描述人体,并提出脑损伤可引起对侧肢体瘫痪,颈椎脱位可导致四肢瘫痪和尿失禁等,这是人类认识神经系统疾病的萌芽。

而19世纪被认为是神经病学相关基础学科如人体解剖学、生理学和病理学的发展准备期。到了19世纪中叶后,临床神经病学逐步从内科学中分离发展起来,开始了真正意义上的神经病学诞生和发展时期。进入20世纪后,随着现代医学和生命科学的快速发展,临床神经病学继承了神经解剖学、神经生理学和神经病理学的丰硕成果,得到了飞速的发展和进步。20世纪后半叶,随着医学理论体系的不断完善、影像学技术、分子生物学技术及新的实验方法的应用,神经病学和神经科学相互渗透、共同发展,达到了历史上的辉煌时期。20世纪40—60年代,细胞遗传学的发展日新月异,明确了遗传物质为DNA,特别是沃森和克里克阐明了DNA的双螺旋结构,开创了分子遗传学的新纪元,为神经遗传性疾病的诊断提供了新方法,也给神经遗传病的治疗带来曙光。尽管神经病学和神经科学已经取得了空前的高速发展,但神经病学领域仍然有许多疾病的病因、发病机制、诊断和治疗有待进一步去探索和研究。

三、神经病学的特点

由于神经系统在机体内分布范围广泛,结构和功能复杂,它可以通过自身调节及调节其他系统和器官的功能,使机体适应外界环境的变化。反过来,机体其他系统也可以反馈或影响神经系统,即神经系统和其他系统之间相互影响。因而,神经系统疾病患者在临床上常常表现为复杂的多系统的临床症状体征。原发性神经系统疾病可以出现其他系统功能障碍,如脑卒中可导致消化道应激性溃疡、高血糖及水电解质酸碱平衡紊乱。而其他器官功能或代谢障碍也可以造成神经系统的损害,如心房颤动或心脏瓣膜病引起的脑栓塞,肝性脑病、肺性脑病、糖尿病酮症酸中毒、狼疮性脑病、一氧化碳中毒性脑病等可以引起精神症状。因此,在研究和诊治神经系统疾病时,必须树立整体观念,在充分询问病史、仔细的体格检查后,结合辅助检查结果,全面分析推理,才可能得出正确的诊断和治疗方案。

神经系统疾病的临床表现主要包括运动、感觉、反射、自主神经及高级神经活动的功能障碍。按其发病机制可分为:①缺损症状,指某一神经组织受损后,其正常的神经功能减弱或缺失,如内囊病变导致偏盲、对侧肢体的偏瘫和偏身感觉障碍。②刺激症状,指神经组织受激惹后所产生的过度兴奋,如脑肿瘤或脑外伤造成大脑皮质运动区受刺激,可引起癫痫的单纯性部分性发作。③释放症状,指高级中枢神经系统受损后,解除了其对低级中枢的制约,出现低级中枢功能亢进。如各种原因引起的上运动神经元损害,可出现锥体束征阳性,即患侧肢体无力或乏力,肌张力增高,腱反射活跃或亢进,病理征阳性。④休克症状,指中枢神经系统急性严重损害后,引起在功能上与受损部位密切相关的远隔部位神经功能短暂缺失。如急性脊髓炎时,出现病变水平以下肢体弛缓性瘫痪,肌张力低下,腱反射消失,病理征阴性,即脊髓休克。

神经系统疾病的诊断包括定位诊断和定性诊断。

1. 定位诊断 是利用神经解剖、神经生理学知识,结合神经系统检查的阳性体征,以及所选择的辅助检查结果来确定神经损伤的部位。定位时首先判断病变是局灶性、多灶性、弥漫性、选择性或全身性。其次,要明确神经系统病变的水平,掌握神经系统不同病变部位的临床特点,各个部位病损的特点简述如下。

(1)肌肉或神经肌肉接头病变 受损后肌肉表现为下运动神经元性瘫痪,无感觉障碍,病理征阴性,如进行性肌营养不良症。神经肌肉接头病变除了上述临床特点以外,常伴有肌无力的症状。

(2)周围神经病变 脊神经为混合神经,受损后出现其支配区域的运动、感觉和自主神经功能障碍。特点为下运动神经元瘫痪,感觉障碍的范围与受损的周围神经支配范围基本一致。多发性神经病出现四肢远端的运动、感觉和自主神经功能障碍。

(3)脊髓病变 脊髓横贯性损害时,出现损害平面以下的运动、感觉、反射及括约肌功能障碍。脊髓受损节段的定位,主要根据感觉障碍的最高平面、运动障碍和深浅反射改变的平面而定。颈段脊髓损害多为四肢瘫,胸腰骶段多为截瘫。传导束型的感觉障碍和膀胱功能障碍多提示脊髓病变。某组或某几组传导束损害,可以出现不同的临床症候群,如肌萎缩侧索硬化病变主要侵犯脊髓前角和锥体束。

(4)脑干病变 脑干包括中脑、脑桥和延髓三部分,脑干内有第Ⅲ~Ⅻ对脑神经核、下行的锥体束和上行的感觉传导纤维通过。脑干病损时出现交叉性瘫痪,即病变同侧周围性脑神经瘫痪、对侧中枢性偏瘫和偏身感觉障碍。脑干受累的具体部位是根据脑神经受损的平面来确定。

(5)小脑病变 小脑的功能是维持身体平衡,协调运动和调节肌张力。小脑蚓部病变主要出现躯干的共济失调,小脑半球病变引起同侧肢体的共济失调。小脑病变的患者常常表现为步态不稳、言语含糊不清(爆发型语音)、眼球震颤等。急性小脑病变的临床症状明显,而慢性小脑病变症状不明显,因为慢性病变时,小脑可发挥代偿作用。

(6)间脑病变 间脑由丘脑、丘脑下部和第三脑室组成。丘脑病变可出现对侧半身深浅感觉障碍、睡眠障碍;丘脑下部病变可引起内分泌和代谢障碍及自主神经功能障碍,患者可出现肥胖、尿崩症、高钠血症、性早熟或性功能不全、血糖异常、体温异常、血压不稳、心率加快、消化道出血、大小便排泄障碍、发汗异常等。

(7)大脑基底核病变 基底核包括尾状核、豆状核(苍白球和壳核)、丘脑底核、杏仁核和屏状核等,为锥体外系的重要组成部分。基底核病变时主要表现为肌张力障碍、运动异常和震颤等。旧纹状体(苍白球)病变可出现静止性震颤、肌强直、运动减少症候群,如帕金森病;新纹状体(壳核)病变可引起舞蹈样动作;尾状核病变可出现手足徐动症;丘脑底核病变可出现偏侧投掷运动。

(8)大脑半球病变 大脑半球主要包括额叶、颞叶、顶叶和枕叶,病变后除了出现中枢性偏瘫、偏身感觉障碍(内囊型、丘脑型和皮质型)、偏盲等症状外,最主要的是高级神经活动异常(意识障碍、精神症状、失语等)及癫痫发作。额叶损害主要为随意运动障碍、部分性癫痫发作、运动性失语及智力障碍等;颞叶损害主要表现情感障碍,可有复杂性部分性癫痫发作、视野缺损及感觉性失语等;顶叶损害主要表现为中枢性感觉障碍和失读等;枕叶损害主要表现视野缺损和皮质盲。

2. 定性诊断 主要根据疾病的发病形式、主要症状、体征及辅助检查结果综合分析判断,明确疾病的病因及性质,定性诊断时需要特别重视起病形式和病程特点,即起病是急性、亚急性,还是缓慢发病,病情是进行性加重(如肿瘤、变性),还是逐渐好转(如脑血管病、炎症),或是周期性发病(如癫痫、偏头痛)。神经系统疾病常见的病因简述如下。

(1)感染性　急性或亚急性起病,在发病后几天到几周后发展到高峰,常伴有发热、白细胞增高、红细胞沉降率增快等感染证据,血清学和脑脊液检查往往可以找到病原学证据,如各种原因引起的脑炎、脑膜炎、脑脓肿、脑囊虫病、脑肺吸虫病、脑型血吸虫病等。

(2)血管性　多突然起病,症状多在几秒、几分、几小时达高峰,以后逐渐好转、留有后遗症或病情恶化、死亡。CT、计算机体层血管成像(CTA)、MRI、磁共振血管成像(MRA)、DSA常可以帮助确定缺血性或出血性病变。同时要注意心血管系统疾病和加速动脉粥样硬化的相关疾病,如高血压、糖尿病、高脂血症、心脏病、动脉硬化、大动脉炎等,仔细询问有无心肌梗死和短暂性脑缺血发作史。钩端螺旋体病凝集溶解试验可以帮助确定钩端螺旋体引起的血管炎。

(3)脱髓鞘性　多为急性或亚急性起病,病程中常有缓解和复发交替,往往有多个病灶,症状时轻时重,最常见的是多发性硬化、视神经脊髓炎、急性播散性脑脊髓炎等。脑脊液细胞学、脑和脊髓的MRI、诱发电位等检查有助于确诊。

(4)中毒性　可急性起病(急性中毒)或慢性起病(慢性中毒),包括工业中毒、农药中毒、药物中毒、食物中毒、重金属中毒、生物毒素中毒、一氧化碳中毒、乙醇中毒等。一般根据毒物接触史和现场环境调查,结合不同毒物引起神经损害的特点,以及毒物分析往往可以查出毒物种类。

(5)变性　多为慢性进行性发展的神经系统退行性损害,常选择性侵犯某一神经系统,如运动神经元病选择性侵犯运动系统,帕金森病选择性侵犯黑质纹状体系统,阿尔茨海默病主要侵犯双侧大脑半球等。

(6)肿瘤性　起病多较缓慢,症状呈进行性加重。颅内肿瘤常出现头痛、呕吐、视神经盘水肿的颅内压增高征和局灶性神经系统受损的表现,严重时可出现意识障碍。脊髓肿瘤常有脊髓压迫症状及脑

脊液蛋白增高。颅内或脊髓转移瘤患者的脑脊液细胞学常可以检测到肿瘤细胞。影像学、血清肿瘤抗体及B超等检查往往可以发现转移瘤的来源。

(7)外伤性　多有明确的外伤史,一般急性起病即达高峰,X线、CT检查可以发现颅骨或脊柱骨折及其他器官损伤。部分脑外伤后经过一段时间后才发病,如慢性硬膜下血肿、外伤性癫痫等。

(8)遗传性　慢性起病,进行性加重,多有家族史,符合常染色体显性遗传、常染色体隐性遗传、X连锁隐性遗传等遗传方式。

(9)先天性　慢性起病,病理过程在胎儿期已经发生,大多数在出生时就有症状,随着年龄的增长,病情逐渐达到高峰,症状明显后则有停止的趋势。

(10)代谢和营养障碍性　起病缓慢,病程较长,在全身症状的基础上出现比较固定的神经系统症状。如糖尿病性多发性周围神经病。有些代谢性疾病也是遗传性疾病,如肝豆状核变性为常染色体隐性遗传的铜代谢异常性疾病。

对于部分病例,初步诊断可能就是最后诊断,但是对于复杂疑难病例,往往需要不断修正、逐步完善,进一步选择有针对性的辅助检查,甚至需要诊断性治疗并结合随访才能得出正确的诊断。因此在诊断过程中,首先判断患者的症状体征是否为神经系统疾病引起,其次定位和定性诊断过程中遵循一元论原则,即尽量用一个疾病或者一种病因解释全部的临床表现和临床演变过程。若确实难以解释时,才考虑用多原因解释。而且要先考虑常见病、器质性疾病和可治性疾病,再考虑少见病、功能性疾病和难治性疾病。在某些情况下,还需要注意假性定位体征。

到目前为止,有些神经系统疾病可以完全治愈,如大多数感染性疾病、营养缺乏性疾病、特发性面神经麻痹、多发性神经病、部分良性肿瘤引起的神经损害等;有些疾病可以经过治疗症状完全控制或缓解,如癫痫、偏头痛、多发性硬化、重症肌无力、帕金森病、肌张力障碍、周期性瘫痪、肝豆状核变性等;有些疾病目前仍无有效治疗方法,如神经系统变性疾病中的运动神经元病、阿尔茨海默病、多系统萎缩等,遗传性疾病中的进行性肌营养不良症、遗传性共济失调、遗传性痉挛性截瘫、腓骨肌萎缩症等。作为神

经科医师,对于可以治疗的神经系统疾病,尽快准确诊断,及时治疗;对于可控制疾病,尽早采取措施,缓解其症状,减轻其发展;对于目前难治性或尚缺乏有效治疗方法的疾病,可以对症及支持治疗,减轻患者痛苦,提高其生活质量;对于神经遗传性疾病,要做好遗传咨询和宣传教育,开展产前诊断,减少和避免遗传性疾病患儿的出生,提高人口质量,减轻家庭和社会的负担。

四、如何学好神经病学

在学习过程中不难发现,同其他临床学科相比,神经病学内容抽象、复杂,逻辑性强,难于理解;不少疾病的病因和发病机制尚不明确,确诊的难度也较大;危、急、重症病例也较多,完全治愈的疾病也不多,还有相当多的疾病治疗困难。因此,对于初学者而言,在熟悉神经解剖和神经生理学的基础上,应充分利用书中插图、标本、神经解剖教学模型等辅助工具,结合神经影像学、神经电生理学、脑脊液细胞学、神经病理学等辅助检查结果,加深理解神经解剖和神经生理知识。在遇到疾病诊治困难时,还应充分利用网络资源,丰富自己的医学知识,培养自己临床逻辑思维能力,结合患者病史及临床特点,仔细深入观察,在循证医学的基础上,培养对神经疾病的综合分析和逻辑推理能力,力图做出准确的定性、定位诊断。掌握神经系统常见病、多发病的诊治要点及危、急、重病的救治能力,提高自己临床诊治水平和学术水平,为神经病学的发展做出应有的贡献。

(冯慧宇 曾进胜)

第六节 传染病学

一、传染病学的定义和范畴

传染病(communicable disease/contagious disease)是指由于各种致病的或条件致病的病原微生物感染人体后产生的、有传染性的、在一定条件下可造成流行的疾病。传染病属于感染性疾病(infectious diseases)的范畴。

传染病仍是人类面临的重要问题和挑战。虽然已不再是引起人类死亡的首要原因,但是有些古老的传染病,如病毒性肝炎、肾综合征出血热、狂犬病、结核病和感染性腹泻等仍然广泛流行或死灰复燃,对人们健康的危害仍然很大。新发的传染病仍不断出现,如SARS、AIDS、禽流感、新型感染性腹泻、新冠肺炎等。

传染病学是一门研究各种传染病在人体中发生、发展、传播、诊断、治疗和预防规律的学科。传染病虽然属于感染性疾病范畴,但它并不等同于感染性疾病,因其具有传染性,在临床表现、诊治处理上均有其特殊性。其重点在于研究各种传染病的临床表现、诊断依据、鉴别诊断、治疗方法和预防措施,以求达到防治结合的目的。

传染病学与其他学科有密切的联系,其基础学科和相关学科是医学微生物学、免疫学、人体寄生虫学、流行病学、病理学和诊断学、内科学和儿科学等。应结合这些学科的基本知识、基本理论和基本技能来学习传染病。

传染病学是临床医学的一个重要学科,传染病的临床表现可以是多器官损害的全身性疾病,也可以是局限性疾病。因此,在未来的临床医学实践中,各科都可能会接触到传染病,学习传染病学是非常重要的,掌握常见传染病的理论知识和临床处理的基本技能,可为从事医疗工作奠定基础。

二、传染病学发展简史

历史上传染病曾对人类造成很大的灾难,20世纪以前人类的疾病主要是传染性疾病。在漫长的人类历史中,众多传染病的暴发流行造成了瘟疫。近年来的研究发现,一些被传统认为是非传染性疾病如心血管疾病、神经系统疾病、肿瘤性疾病等也与病原微生物感染有关。

(一)重大传染病事件

人类历史最早一次有记录的瘟疫为2 400年前的雅典瘟疫。患者多为年轻身强力壮者,表现为突然高热、流涕、声嘶、剧烈咳嗽,咽喉充血,发出恶臭气息。虽然最后用火堆扑灭了瘟疫,至今病因仍未明确。

流行性感冒(流感)最早流行于1510年的英国,至今仍在世界各地威胁着人类的生命。历史上文献记载了 31 次流感大流行。1918 年西班牙流感是最为有名、流行率最大、死亡人数最多的一次瘟疫,共超过 5 000 万人死亡,远超过第一次世界大战中因战争死亡的人数。

鼠疫被认为是称霸中世纪数百年的"死神"。共发生过 3 次世界性大流行。第一次发生于公元 6 世纪。起源于中东,几乎殃及当时所有的国家。疫情流行持续五六十年,死亡人数近 1 亿人,导致东罗马帝国的衰落。第二次大流行于公元 14 世纪,导致欧洲 1/3 ~ 1/2 的人口死亡。第三次流行始于 19 世纪末,到 20 世纪 30 年代,波及 60 多个国家,死亡总人数达 1 000 万以上。

天花是 17—18 世纪西方最严重的传染病。主要危害儿童,1/4 的感染者会死亡,存活者也会留下瘢痕或失明。由于接种牛痘进行广泛预防,天花成为第一种被消灭的传染病。

霍乱被认为是最可怕的 19 世纪世界病。传染性极强,主要通过不洁水源传播,目前仍是中国传染病分类中的甲类传染病。自 1817 年以来,出现 7 次世界大流行。第 7 次世界大流行的危害至今仍未消除,并已有出现第 8 次世界大流行的趋势。

中华人民共和国成立前,中国的鼠疫、霍乱、天花、疟疾、血吸虫病和黑热病等广泛流行,使人民群众贫病交加,民不聊生。中华人民共和国成立后,在"预防为主、防治结合"的卫生方针指引下,中国消灭了天花,随着科学技术和经济水平的提高,许多传染病,如脊髓灰质炎、乙型脑炎、麻疹、白喉、百日咳和新生儿破伤风等的发病率已明显下降,其中脊髓灰质炎已接近被消灭。2021 年 6 月,中国获得 WHO 无疟疾国证书。

（二）重要的传染病防治研究成果

由于微生物的发现,推动了传染病学的发展。抗生素的发现及应用被称为 20 世纪最伟大的医学成就之一,大大推动了传染病的病原治疗。疫苗的研究推动了传染病免疫学的发展,并为消灭或减少传染病起了极为重要的作用。

事实上,传染病的预防研究远早于病原体的发现,早在公元 16 世纪前后中国已有使用种痘方法预防天花。此后 1796 年,詹纳发明牛痘苗来预防天花,开始了疫苗预防传染病的时代。

病原体的发现始于 1683 年列文虎克发现细菌。1876 年,科赫发现炭疽由细菌引起,提出了传染病的病因理论,证明了疾病的细菌学理论:每例患者体内均可发现病原体(具有病原体 - 传染病的基本特征之一),该病原体不可能成为与另一疾病相关的微生物,从人体分离并在体外培养的病原体可感染新宿主并导致发病,从第二代宿主中可分离出同样的微生物(传染病的基本特征之二,具有传染性)。

病原体的发现,进一步加速了疫苗的研制。1880 年,巴斯德发展病原体减毒方法,分别研制出了炭疽疫苗和狂犬病疫苗,开始了疫苗的深入研究,为传染病的预防发病、减少甚至消灭传染病起了非常重要的作用。最终消灭天花的措施就是通过广泛在人群中接种疫苗,产生群体免疫而收到最终效果的。

1892 年,俄国学者伊凡诺夫斯基发现一种能通过滤器的微小感染因子,荷兰学者贝杰林克于 1898 年将其命名为病毒,自此开启了病毒学研究。从 19 世纪到 20 世纪,相继发现了近百种病毒。

传染病的治疗主要包括一般的对症治疗及特异性的病原体治疗。人类早期并无病原学治疗方法。但免疫治疗方法却出现很早,1890 年,白喉抗毒血清研制成功并应用于临床治疗,开启了传染病的免疫治疗研究,远早于病原学治疗研究。

直到 20 世纪 40 年代,青霉素被发现及应用于临床,后来发现了多种抗生素如链霉素、金霉素、氯霉素等,开启了抗生素治疗时代,传染病的治疗才进入了特异性病原体治疗时期。60 年代,半合成抗生素出现,开启半合成青霉素、半合成头孢菌素等化学治疗剂时代。抗生素及抗菌药物的使用,使细菌性疾病及立克次体病等得以特异性的治疗,大大提高了人类生活质量及其寿命。

近 30 年抗病毒药的研发突飞猛进,为病毒性疾病的治疗不断提供了新的品种。目前干扰素和核苷类药物已成为病毒性疾病(如乙型肝炎、AIDS 等疾病)的主要治疗手段。而直接抗病毒药物已使慢性丙型肝炎的治愈率达到了 98% ~ 100%。

三、新发传染病概念及重要事件

由于很多发达国家传染病大大减少,20 世纪 70

年代西方医学界曾认为,传染性疾病正在消亡,西方很多国家把传染病学并入感染性疾病中进行防控。1981年艾滋病(AIDS)、2003年的SARS、2010年甲型H1N1流感、新冠肺炎(COVID-19)等新发传染病的流行或暴发流行不断引起了世界各国的重视,重新审视传染病对未来疾病状况的影响。

新发传染病指人群中新出现的或过去存在,但在发病率或地理分布上正在增加的传染病,包括过去归为非传染病疾病现重新定义为传染病,如消化性溃疡;原已存在,但近期被认识的传染病,如丙型肝炎、军团菌病等;以往不存在,近40年来新发生的传染病,如SARS、埃博拉病毒、禽流感、新型冠状病毒病等。

1. AIDS 主要通过性传播。1981年美国疾病控制与预防中心首次报道。此后发现其危及人群及病死率不断上升。曾因病死率高,治疗困难被称为"超级绝症"。自从加强卫生宣教,联合抗病毒治疗,患者免费治疗等各种专项措施后,病死率及发病率有所下降。

2. 埃博拉病毒 感染者病死率高,可达50%~90%。感染者的传染性极强,可通过患者的血液、精液、尿液和汗液迅速传播,甚至发生医护人员感染。1976年首度暴发的时候就夺走了270条性命,不过当时没有人知道这究竟是何种病毒。此后,这种神秘的病毒先后出现在加蓬、苏丹、象牙海岸,甚至英国。第二次大暴发是在1995年,在那次大暴发中共有245人死亡。埃博拉病毒的出现引起了医学界的高度关注。然而到目前为止,仍没有有效的治疗办法和防治疫苗。

3. 严重急性呼吸综合征(SARS) 大流行发生在2003年1月,最初命名为"非典型肺炎"。传染性极强,通过近距离传播。在短短的几个月内,传播至全球32个国家及地区。共有报告病例8 440例,其中近20%病例为医护人员,病死率达9.64%。也因其传染性强、传播迅速、显性感染率、病死率高等被称为"超级传染病"。

4. 禽流感 是禽类流行性感冒的简称,主要在禽类流行。禽流感的发病率和病死率差异很大,取决于禽类种别和毒株及年龄、环境和并发感染等,通常情况为高发病率和低病死率。在高致病力病毒感

染时,发病率和病死率可达100%。1997年中国香港H5N1的流行是最早的人禽流感病例。禽流感病毒感染导致12人发病,其中6人死亡。根据WHO的统计,到目前为止全球共有15个国家和地区的393人感染,其中248人死亡,病死率63%。禽流感被发现虽然已有100多年,但人类至今仍没有掌握特异性的治疗和预防方法,仅能以消毒、隔离、大量宰杀禽畜的方法防止其蔓延。

5. 新冠肺炎 是由新冠病毒引起,具有传播快、流行地区广泛特点,以呼吸道病变为主的全身感染性疾病。当该疾病肆虐全球之时,中国人民在中国共产党的领导下,万众一心、共同抗疫,医务人员勇于担当、坚守抗疫一线。在全国人民的共同努力下,中国的疫情很快得到了控制,是中国国家制度和国家治理体系优越性的充分体现。

四、如何学好传染病学

(一)主要学习内容

1. 基本内容 包括掌握传染病学的基本概念、基本理论,传染病学的特点、临床表现、诊断及治疗的共性或主要问题及最新进展。

总论是传染病共性部分,通过传染病学总论的课堂学习,医学生应掌握传染病的性质,传染病的概念,传染过程的表现,传染病的流行过程与影响因素,传染病的基本特征与临床特点,传染病的诊断方法与治疗方法和传染病的预防等基本理论。各论为各个常见、有代表性意义的传染病特点,通过各论的课堂学习,使学生掌握15种常见传染病的病原学、流行病学、发病机制与病理解剖特点、临床表现、实验室检查、并发症、诊断与鉴别诊断、治疗和预防的基本理论及基本知识。

2. 能力培养

(1)自学能力培养 结合在临床实践中所碰到的问题,学会查找参考有关资料、杂志与教科书,注重总结传染病的学习方法,提高自己的自学方法及自学能力。

(2)临床分析能力培养 在传染病临床见习与实习中,通过参与查房、病例示教和病例讨论,培养科学的临床思维能力。

(3)临床独立工作能力 在传染病临床实习

中,在负责老师指导下,通过进行病历书写、开医嘱、写病情记录和完成常用的诊疗操作。培养临床独立工作的能力。

3. 职业素质培养　通过传染病的学习,体验传染病防治中医师以患者为中心、医者仁心、细致认真、高度责任心等职业精神及医学价值观。

(二)学习、发现或感悟传染病的学习方法

随着医学科学发展的日新月异,时代要求新一代的医师不但具有很好的医学基础知识,更要求医学具有终身学习的习惯和自学的能力。面对信息的海洋,素质教育方面的需求比过去任何一个时代都显得更为重要。因此,学习传染病专业知识的同时,应重视传染病的学习方法,增强获取传染病知识的能力。

1. 灵活应用不同学习阶段的不同学习方法　不同阶段有不同学习方法,临床见习与理论课学习无论从方法、内容及形式上均有所不同,应使用不同的学习方法。

理论课以纵向学习为主,每个教学内容以介绍一种病为主,从病原学特点、流行病学特征,到临床特点、诊断方法、预防等。通常以教师讲授为主,学生学习相对被动,此时应加强预习和复习。而临床见习多以小课形式教学,从病例开始用横向方法学习,将相关的知识点联系起来;此时的学习应积极主动参与教学互动中去。改变临床前期已习惯的学习方法,不仅可提高学习效率,还有助于顺利从基础学习进入临床学习的转变。

2. 改变学习习惯和观念,变被动为主动　在学习中学会发现问题,提出问题;针对临床所见,查找相关学习资料,养成带着问题学习的习惯;大胆参与讨论,发表意见,不但可提高兴趣,也可加深学习的印象。在病例讨论中学习不同老师的正确的临床思维方式及分析问题时的不同切入点。

传染病流行变化较大,因此要求学生应能顺应时代要求,改变学习内容及目标,结合传染病的变迁、新出现的传染病、暴发性或群发性传染病的发生,传染病与灾难、战争的关系等增加学习内容。主动查找目前最为常见传染病的流行情况,重大灾害时如地震应预防哪些传染病等。养成主动学习习惯,不局限于学习大纲,而是时时关心传染病流行形势,

与时俱进地制订与扩大学习目标。

3. 依据传染病的规律性,总结重组自己的知识　传染性疾病甚至扩大至感染性疾病,有许多共性。通常急性起病,多有发热,疾病有分期表现,有毒血症状如消化道症状、神经系统表现,严重者有肝肾衰竭或多器官衰竭、感染性休克等,有血常规改变,如白细胞增多或减少,血小板下降等。学习时,不仅限于各个传染性疾病知识的学习,更要重点总结归纳并掌握感染性疾病在临床表现、诊断方法及治疗等方面的共同特点,举一反三,如感染性休克表现及处理、DIC 表现及其处理,它们在哪些传染病治疗中占重要地位。

学习传染病过程中,可以结合发病机制来学习临床表现及鉴别诊断,结合临床表现来学习处理原则,结合病原学特点及流行病学特点学习预防措施。如侵袭性腹泻中的细菌性痢疾、阿米巴病等与非侵袭性腹泻中霍乱两类,因发病机制及侵犯部位不同而有不同的临床表现及不同的处理原则,前者需用病原治疗,后者以补液对症治疗为主。传染病的治疗也有许多共性,要掌握共同特点后再学习每个病治疗的侧重点。有些病以病因治疗,如抗生素、抗病毒、抗毒素治疗最为重要。有些病无特效治疗,可以结合临床表现来学习如何进行对症治疗,如以退热、补液、脱水治疗为主,还是镇静、激素等治疗为主。通过分析传染病知识的规律性,不仅可以有机地结合所要求学习的重点内容,还可以接近临床工作的实际,提高实际的临床思维能力。

4. 将传染病进行分类或综合学习　要通过分类比较分析的学习方法,在鉴别诊断中学习各类疾病的特点。如发热并皮疹疾病有登革热、麻疹等,发热并多器官损害有钩体病,出血热,败血症等。将临床表现类似的疾病分成一组组,不但可以补充因非流行季节等影响的病源不足,亦可在比较中掌握同类疾病的共性及不同疾病的特点。

5. 培养疾病的整体观念　在传染病科临床见习和实习中并不限于传染病的学习,如从感染性疾病与非感染性疾病鉴别中可以学会两类疾病的特点;从黄疸的鉴别诊断中学习到溶血性黄疸、阻塞性黄疸、肝细胞性黄疸特点及其常见疾病。从专业角度,应有一个整体观念,不受教材限制及学科限制;

从患者整体角度,同时还应注意传染病患者的身心健康。在学习中,不仅要提高学习的兴趣,更重要的是形成一个科学的医学整体观念。

6. 培养科学的临床思维 要养成从临床资料中分析找出主要的问题,如从发热、黄疸、腹泻、脑膜刺激征等主要症状,进行诊断及鉴别诊断分析,并反复进行训练。通过参与病例讨论,学会变换分析问题的角度对病例进行分析。如主要诊断是否明确,如不明确,需进行什么检查,每个检查对诊断的意义有多大。如诊断明确的,患者还存在哪些主要表现,这些临床表现是否还有其他的原因,可能的原因及相应的处理措施是什么。

7. 自学实践与学习方法 养成自我检查知识掌握情况的良好习惯,如每日总结知识提纲,进行知识分类,提出若干问题并找出答案。学习结束时,根据传染病专业知识的规律性,自行分析,总结传染病学的学习方法,并多与同学、老师进行方法交流。

(赵志新)

第七节 精神病学

一、精神病学的定义和范畴

精神疾病(mental disease)或称精神障碍(mental disorder),是一类有诊断意义的精神问题,主要特点是认知、情绪、行为等方面的改变,常有痛苦体验和功能损害。如阿尔茨海默病有典型的认知,尤其是近记忆方面的损害;抑郁症有明显病态的负性情绪体验;注意缺陷/多动障碍的主要特征是注意力不集中和多动。认知、情绪、行为变化会使患者感到痛苦,社会功能受损,增加患者残疾、死亡风险及伤人等的危险性。

过去,精神障碍分为"器质性"精神障碍(如颅脑外伤、脑炎、颅内肿瘤、器官衰竭等所致的精神障碍)和"功能性"精神障碍。"功能性"精神障碍又分为重性精神障碍(即精神病性障碍,如精神分裂症、双相情感障碍等)和轻性精神障碍(如焦虑障碍、强迫障碍等)。还有一类幼年起病,持续终身的精神障碍(如儿童孤独症、精神发育迟滞等)。随着精神障碍的发展,所谓的"功能性"精神障碍也被发现存在器质性的病理基础,这种分类在临床诊断中虽然还在使用,但正逐渐被新的分类所代替。

精神病学(psychiatry)是临床医学的一个分支,是研究精神疾病病因、发病机制、临床表现、发展规律及治疗和预防的一门学科。

由于精神障碍本身的特点和复杂性,精神病学又有多个分支。根据研究范畴不同,可分为社会精神病学(social psychiatry)、司法精神病学(forensic psychiatry)、精神病理学(psychopathology)、生物精神病学(biological psychiatry)和成瘾精神病学(addiction psychiatry)等。根据研究对象年龄不同,又分为儿童精神病学(child psychiatry)、老年精神病学(geriatric psychiatry)、成年精神病学(adult psychiatry)等。

精神病学与其他临床学科有密切的联系,各个临床学科的疾病都有可能出现精神症状。例如许多神经系统疾病,代谢、内分泌疾病和内脏疾病都有可能并发精神障碍;躯体疾病患者也易产生心理问题,干扰原疾病的诊治。精神病学的许多研究方法,可应用于心身疾病的调查和研究,或应用到其他临床科室。

精神病学的病因理论研讨,已扩展到心理学、遗传学、生理心理学、神经精神内分泌学、精神药理学、神经病理学、神经生理生化学、免疫学等许多基础领域。心理障碍的研究成果将促进各相关基础医学学科的进步。

心理学一向被认为是精神病学的重要基础学科之一。所有的精神症状都是各种心理活动的异常表现。心理学和生理心理学都对精神病学的诊断治疗及理论探讨产生了影响。其中,生理心理学探讨了诸多心理异常的神经学基础,有助于为精神异常提供理化基础。

临床医学实践中,各科都可能会接触到精神病学,一些所谓的疑难杂症,很可能就是精神障碍或叠加了精神症状。随着医学模式向生物-心理-社会医学模式的转变,学习精神病学,掌握常见精神病学的理论知识和临床技能不仅可以为日后从事医疗工作奠定基础,还有助于自身心理健康的维护。

二、精神病学发展简史

精神病学发展史是人类认识精神疾病并与其斗争的历史,受生产力水平、社会政治经济状况、科学水平、哲学思潮和宗教的影响。

1. 鬼神阶段　约在 4 000 多年前。人们认为生病是对鬼神不敬所致,是报应,或是罪有应得。

2. 古代朴素唯物主义阶段　公元前 5—前 4 世纪,希波克拉底、《黄帝内经》分别提出了 4 种体液学说及阴阳五行学说。

古希腊罗马时代,有了古代朴素唯物主义的萌芽。精神病学(psychiatry)一词,源于希腊语。"Psyche"指精神、灵魂;"iatria"是治疗,即治疗灵魂疾病的意思。希波克拉底被认为是医学奠基人,也被称为精神病学之父。他认为脑是思维活动的器官,提出了精神病的体液病理学说。他创用了"抑郁"一词,把抑郁症描述为"厌食、沮丧、失眠、烦躁和坐立不安",认为抑郁症是由体内黑胆汁过多进入脑内并破坏其活动所致。

在中国,有关精神疾病的文字记载最早见于殷末(约公元前 11 世纪)的《尚书·微子》载"我其发出狂",说明已有"狂"这一病名。《黄帝内经》把人的精神活动归于"心、神"的功能,论述了剧烈情感变化能引起精神异常,如"怒伤肝,喜伤心,虑伤脾,忧伤肺,惊伤肾"等。此后,中国精神病学基本上是沿着这条思路缓慢向前,临床观察逐步深入,精神疾病的分类更为细致,治疗方面也做了大量尝试。从秦汉时代到 18 世纪末,与同时期国外的精神病学相比较,中国仍处于领先地位。

3. 中世纪神学宗教阶段　公元 3 世纪后,特别在中世纪,古罗马文化衰落,西欧的医学被神学和宗教所掌握,对精神病的看法有所后退。精神病被视为魔鬼附体,许多专门的著作研究精神病与魔鬼的关系。精神病患者被送进寺院,用拷问、审讯等方法来发现"魔鬼",用祷告、符咒、驱鬼等方法进行"治疗"。中世纪末,人们甚至用烙铁烧灸皮肤,用长针穿舌头等来"处罚"躲藏在患者躯体内的"魔鬼"。声援精神病患者的呼声被宣判为异端邪说,声援者被当作异端分子遭杀害。

4. 18 世纪法国大革命阶段　17 世纪以后,工业革命开始,医学也逐渐摆脱了神学的束缚。精神病才被看作一种需要治疗的疾病,精神病患者也被看作社会的成员。

比奈尔(Philippe Pinel,1754—1826)是第一个"疯人院"院长。他用"自由、平等、博爱"的精神解放了关在地窖中的精神病患者,去掉了他们身上的铁链和枷锁,把疯人院变成了医院,也使医师可以观察研究精神疾病的症状,使当时法国的精神病学有了显著发展,如埃斯基罗尔(Esquirol)发现了错觉与幻觉的区别,拜尔(Bayle)等对麻痹性痴呆作了临床和病理解剖学研究等。

5. 近代科学阶段　19 世纪中叶,随着自然科学包括基础医学的发展,临床资料的积累,精神病是脑病变所致的结论获得公认。德国的葛利辛格(Wilhelm Griesinger,1817—1868)在 1845 年发表的专著中,阐述了精神失常是一种脑病的论点。

19 世纪末至 20 世纪初期,是精神病学发展的重要时期。德国人克雷丕林(Emil Kraepelin,1856—1926)以临床观察为基础,以病因学为根据,提出了临床疾病分类学原则。他认为精神病是有客观规律的生物学过程,可分为数类,每一类都有自己的病因、病理解剖所见、躯体和精神症状、病程,以及与疾病本质相关联的转归。他将精神分裂症作为疾病单元来描述,并认为青春痴呆、紧张症和精神分裂症的表现虽然不同,却是同一疾病的亚型。躁狂症和抑郁症外表上虽然完全相反,本质上是同一疾病的不同表现,合称躁狂抑郁性精神病。他推动了精神病学理论的发展,为疾病的分类学奠定了基础,使精神病学的研究从症状群走向疾病单元。

20 世纪开始,许多精神病学家分别从大脑解剖学、生理学和心理学不同角度研究精神病的病因、发病机制,以探索精神现象的实质和发病机制,并形成了多种流派。

19 世纪末,西方的精神病学理论传入中国,一些教会在中国相继成立了精神病院和收容所。1897 年,美国人克尔医师在广州芳村建立了 30 个床位的精神病院,这是中国历史上第一所精神病院,也是目前的广州市精神病院的前身。此后,多地相继建立了精神病医疗或教学机构。中华人民共和国成立以后,中国精神病学进入了一个新的历史时期,精神病学的临床、教学、研究日渐繁荣,与国际精神病学界也有了较多的交流,逐步走向世界。

6. 当代精神病学阶段　20世纪50年代初以来,精神药物开始应用于精神病学领域,精神药理学和其他脑科学随之发展起来。精神障碍有了很多有效的治疗措施,各类精神药物的使用控制或消除了精神症状。医疗方法的变化也改变了精神病院的管理方式,如解除对患者身体的约束有助于患者的康复。

此外,精神疾病的诊断技术也有了很大的进展。脑电图、脑电位分布图、脑诱发电位、脑部电子计算机断层扫描及脑磁共振成像技术的应用,有助于对某些病症进行客观检验。而心理评估、人格评估和智力评估方法,也有利于精神障碍心理诊断的开展。

精神病学的发展越来越迅速,但阻碍学科发展的主要问题,仍是精神障碍的病因和发病机制,因此病因探讨是今后精神病学发展的重要问题之一。

三、如何学好精神病学

(一)主要学习内容

1. 基本内容　掌握精神症状的基本概念,常见精神疾病的特点、临床表现、诊断及治疗共性、主要问题及最新进展。

(1)总论是精神疾病共性部分,通过总论的学习,医学生应充分认识精神病学的重要意义,了解正常与异常精神活动的区分原则;熟悉病史采集与精神检查;掌握常见精神症状的特征与临床意义,熟悉精神障碍的分类和诊断标准。

精神病学各论,为各个常见、有代表性的精神障碍特点,要掌握14类常见精神障碍的概念、临床表现、分类、诊断与鉴别诊断;掌握精神障碍的处理、各类精神药物的适应证及常见药物的临床应用,熟悉常见不良反应与处理,了解物理治疗和心理治疗是精神障碍的两大非药物治疗手段;此外,还要熟悉精神病学相关问题:危机干预和自杀的处理、精神障碍的急诊处理和联络会诊处理、精神障碍的预防和康复、精神病学相关法律等。

(2)通过精神病学的课堂讲授和临床见习与实习教学,医学生应在掌握精神病学系统理论的基础上,初步掌握精神病学临床工作中如何总结病例特点,如何做出诊断及鉴别诊断,拟定治疗方案和进一步观察与检查等的基本知识。

(3)通过精神病学临床见习与实习,医学生应掌握精神障碍的病史询问、精神检查、病历书写、初步诊断,治疗方案,病情记录,以及初步掌握较常用的诊疗技术,如心理评估、物理治疗、简单的心理治疗如行为治疗等基本技能。

2. 能力培养

(1)**身心整体观的培养**　注意培养医学生心身为整体的观念,关注精神卫生,适应新的医学模式,能把精神病学的理论观点与技能灵活运用于今后的临床工作中。

(2)**人文素养的培养**　精神疾病患者常被世人歧视,精神科医师既可能因为世人对精神病患者的歧视而处于间接被歧视的境地,也可能因为患者的精神病性症状受到患者甚至及其亲属的误解甚至伤害,还可能因为患者及其亲属的病耻感而得不到尊重和理解。因此,精神科的临床实践需要拥有足够人道主义的情怀和悲天悯人的素养,才能在不良刺激环境中安之若素,坦然淡定地完成医疗工作。

(3)**应急处置能力的培养**　由于精神障碍的复杂性和冲动性,精神科的诊疗过程中常会出现各种突发的紧急情况,拥有良好的应急应对能力才能让精神科的临床工作顺利开展完成。

(4)**人际沟通能力的培养**　精神障碍患者的病情常常是错综复杂的,其心理社会因素甚至是外人难以想见的,这都需要良好的人际沟通能力才能做出正确的诊疗。

(二)不同学习阶段的侧重

1. 理论学习难在症状学。对于初学者来说,精神病学学习之难主要在于精神症状的学习。精神障碍的症状,并不是发热、疼痛等症状,而是异常的心理现象,而且抽象、繁多,难于理解。所以,学习症状学时需要与心理学中心理现象的内容相对照,有助于了解各精神症状的内涵,使思路更清晰,更易掌握。

2. 见习重点在对患者的整体了解,以理解疾病的发生发展。精神疾病是会发展变化的,要获得精神障碍的正确诊断,学习中要注意对患者有足够的整体了解,需要关注患者整个的人生过程。人的精神活动与其人生经历有密切关系,在诊断精神疾病时,精神科医师不仅要了解患者与躯体疾病相关的既往史、个人史、家族史,还要关注其个人成长史和家庭成员精神活动特点及人际关系等与人文科学关系更为密切的内容,这样才可能获得充分的诊断信息,帮助医师做出正确的诊断。目前所知,多数精神疾病与遗传因素有密切关系,其发生发展与精神应激等环境因素有明显关联,很多精神疾病在青少年期甚至儿童期起病或出现前驱症状,在诊断治疗过程中需要对这些因素做出综合性分析和处理,这就是精神疾病诊治工作的整体观。

3. 实习重点在于学习综合的治疗方案。精神障碍的诊疗过程中,不仅要针对当前的精神症状进行合理的药物治疗,还要充分考虑环境因素在患者治疗过程中的作用,提出相应的治疗建议。此外,还要为患者患病后的成长出谋划策,根据患者的具体情况,在学业、职业、婚姻、家庭甚至生活习惯等方面提出合理的建议,并根据患者的成长与病情变化不断做出修正与调整。

（关念红）

第八节　老年医学 ℮

第九节　全科医学 ℮

第十节　急诊与灾难医学 ℮

第十一节　康复医学 ℮

第十二节　临床研究 ℮

数字课程学习……

🖨 教学 PPT　　📋 拓展阅读　　📝 自测题

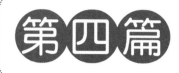

第四篇

医学教育与医学人文

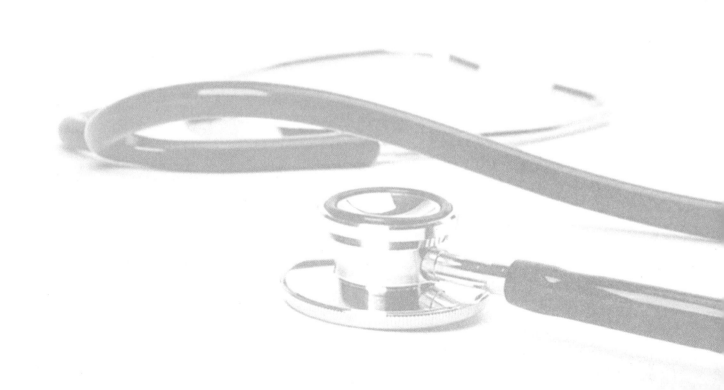

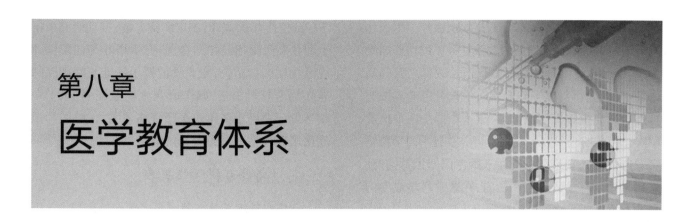

第八章
医学教育体系

第一节　中国医学教育体系

医疗卫生事业是国家经济社会发展的重要组成部分，与人民群众健康息息相关。人才是卫生事业的第一资源，医学教育是卫生人才队伍建设的重要保障。医学教育（medical education）是指按照社会的需求，有目的、有计划、有组织地培养医药卫生人才的教育活动，一般多指大学水平的医学院校教育。中国是一个人口和地域大国，人民群众对医学人才的需求呈现高度的多样性、多层次性，适此，形成了多层次、多样化的医学教育体系，呈现了与不同的培养目标和培养要求相适应的不同层次的医学教育系统。

自中华人民共和国成立以来，中国已建立了较为完备的医学教育体系，培养了大批高质量医药卫生人才，为中国的医疗卫生事业做出了突出贡献，以较低的教育成本获得了较高的教育效益。改革开放以来，中国医学教育事业得到了进一步发展。

随着经济社会的发展，人民群众对医疗卫生服务的期待与要求越来越高，而高质量医药卫生人才是满足人民期待与要求的重要保障。如何从国情出发，紧扣需求，尊重规律，以用为本，借鉴国际有益经验，建设由院校教育、毕业后教育和继续教育所组成的中国特色医学教育体系，创新人才培养模式，提高医药卫生人才培养质量，是贯彻落实国家中长期教育改革和发展规划纲要的重要任务。中国的医学教育体系如下。

一、本科医学教育

本科医学教育又称医学院校教育，是指高中毕业生在高等医学院校系统接受人文和自然科学、基础医学、临床医学、预防医学等多学科的教育过程。本科医学教育是高等医学教育的主体。

高等本科医学教育的招生对象为高中毕业或同等学力者。中国高等本科医学教育曾存在 4、5、6 年学制，近年基本上以 5 年制为主。学生按教学计划完成全部课程和毕业实习，成绩合格，德、智、体达到毕业要求，准予毕业。凡符合《中华人民共和国学位条例》规定者，同时授予学士学位。

2004 年，教育部、国务院学位委员会办公室批准复旦大学、四川大学、中山大学、华中科技大学、中南大学 5 所院校为八年制医学教育试办学校，毕业后授予医学博士学位。八年制医学教育是一项以学制改革为前奏，将本科医学教育与毕业后医学教育融合的医学精英人才培养模式，带动医学教育整体体系发生较大变化，将医学教育推向国际水平，并与制度化毕业后教育体系及终身学习观相对接的系统教改工程与创新工程。

二、研究生医学教育

研究生医学教育是医学教育体系中最高层次教

育,肩负着为社会培养高素质、高层次医疗卫生人才及推动医学科学技术发展的双重任务。以培养高级专门人才为目标,是继高等本科医学教育之后的高一级层次的教育,属于毕业后医学教育范畴。按照目前的研究生教育体系,分为硕士和博士两个培养层次。医学博士研究生教育是培养掌握本门学科坚实宽广的基础理论和系统深入的专门知识,具有独立从事医学科学研究工作能力,在医学科学或专门技术上做出创造性成果的高级卫生技术人才。招生对象是已获得硕士学位或具有同等学力者。学习年限一般为 2~3 年。

自 1997 年开始,中国将医学研究生培养划分为"医学科学学位"和"医学专业学位"两种不同类型。医学科学学位研究生教育侧重学术理论水平和实验研究能力方面,以培养从事基础理论或是应用基础理论研究人员为培养目标;医学专业学位研究生教育则要求侧重于从事某一特定职业实际工作的能力,以培养高级应用型人才为目标。

由于临床医学专业学位研究生培养和住院医师规范化培训(医学生毕业后教育的另一重要组成部分),对于培训临床高层次医师,提高医疗质量极为重要,对医学终身教育体系起承前(本科医学教育)启后(继续医学教育)的重要作用,是临床医学专家形成过程的关键所在,同属医学生毕业后教育范畴,且均着重于职业能力的培养。近年来,中国在加快推进临床医学专业学位研究生教育改革。上海市作为试点,在临床医学硕士专业学位和中医学硕士专业学位研究生教育中,探索与住院医师规范化培训衔接的改革与实践。2012 年,在上海试点的基础上,由教育部、卫生部联合颁布《关于实施卓越医生教育培养计划的意见》,提出尝试将临床医学硕士专业学位研究生教育与住院医师规范化培训并轨的人才培养模式。2013 年,教育部、国家卫生和计划生育委员会再次联合发文,批准北京大学、协和医学院、复旦大学、中山大学等 64 所院校为第一批临床医学硕士专业学位研究生培养模式改革试点院校。建议各卫生行政部门和医疗卫生单位在医师执业准入条件中进一步明确界定医学学位类型,区分医学科学学位和医学专业学位人才的不同职业岗位。文件要求各校结合临床医学教育综合改革目标和硕士专业

学位研究生培养规律,制定实施方案:推动研究生招生和住院医师招录相结合,研究生培养与住院医师规范化培训相结合,专业学位授予标准与临床医师准入标准有机衔接,硕士研究生毕业证书、硕士专业学位证书授予与执业医师资格证书、住院医师规范化培训合格证书颁发有机结合。

三、高等专科医学教育

高等专科医学教育是在普通高中教育基础上进行的 3 年及以下学制的医学门类专业教育,是中国医学教育的组成部分,以培养应用型医学专门人才为目标,学制一般为 3 年,毕业生在获得相应的执业资格后在各级各类预防、医疗、保健等岗位从事服务、管理、生产工作。高等专科医学教育是特殊历史时期的产物,现阶段是中国高等医学教育的补充。

四、中等医学教育

中等医学教育是培养面向中国城乡各级医疗卫生机构第一线的中等卫生技术人才。招生对象一般为初中毕业生或具有同等学力者,学制为 3 年或 4年。随着社会经济发展,人民群众基本生活条件得到改善,对生命和健康有了更高的要求,中等医学教育已不能满足社会发展的需要,办学规模应逐步调整,与卫生服务需求和人力发展相适应。

五、香港医学教育体系

香港医学教育受香港独特的文化因素和教育传统的影响,有中西汇合的特点。香港的高等医学教育以培养具有一定临床能力的临床医师为主,注重应用性、实用性。香港医学教育的学位有学士,修课式硕士及学士后文凭,研究式硕士、博士。

香港高中毕业学生凭香港高级程度会考成绩,申请入学("中七"毕业),经过面试后录取,成绩不符合入学条件者,可入读预科,完成医学院指定的普通物理及实验、普通化学及实验、生命初基及实验3 门课程,每科平均绩点在 1.7 以上,翌年可正式编入医学院。医学生主要来自香港中六、中七(相当于大学预科)的毕业生,包括已经取得学士学位或接受过研究生教育的学生。香港中六、中七毕业生掌握知识的广度基本与内地大学本科一年级的学

生相当,进入医学院后将直接开始学习医学方面的课程。

香港大学医学院和香港中文大学医学院设有内外全科医学士学位课程(相当于内地的临床医学专业本科),学制均为5年,学生毕业会获得内外全科医学士学位(MBBS)。

香港医学本科教育阶段第1~2学年为医学基础课程学习,第3学年为基础和临床课程交叉,第4~5学年为临床课程学习、见习、选修。医学生毕业后须在学院认可的医院带薪实习1年后,方可取得注册医师资格,成为注册医师;然后在某一专科学院开始接受为期不少于6年的培训,开始的第3~4年属于基础培训,成功通过中级专业考试后,再接受2~3年的高级培训,中期考试及院士考核合格才算完成培训。

香港的执业医师注册分通科注册医师和专科注册医师两类。通科注册医师是香港注册医师的主体,根据注册时间的长短,又分为有限度通科注册医师和临时注册医师。有限度通科注册医师(limited registration)必须获得境外认可的学历,有全时临床工作经历,具备良好的个人品质,并在境外已注册。临时注册医师(temporary registration)亦限定了受雇医院及受雇时间。与有限度注册医师相比,这类注册医师的注册时间更短,一般为1~3个月。专科注册医师目前共分48个专科,包括内科、外科、妇产科、儿科、骨科、心脏科、家庭医学、社会医学、脑神经科和呼吸系统科等。香港专科医师的注册是香港医务委员会根据通科注册医师的实际临床工作能力、工作年限和继续医学教育的情况,综合评价后列入专科医师注册名单。为吸引非本地培训医师来港工作,香港特区立法会2021年通过了《2021年医师注册(修订)条例草案》。

六、台湾医学教育体系

台湾各医学院学制因学系不同而有所不同,医学及中医学系为7年,牙医学系为6年,其他学系为4年,学士后医学系及学士后中医学系为5年。学士后医学系及学士后中医学系单独招生,其余各学系则由大学联合招生。台湾的医学学位有3级:医学士、医学硕士、医学博士。

自1949年起,台湾医师的培养教育是由各大学医学院招收一般高中毕业生,经7年(牙医为5年)修业,包括2年预医科通识教育,4年本科及1年实习医师训练,毕业后授予医学士学位。1983年另设学士后医学系,招收已取得学士学位的大学毕业生修业5年(含1年实习医师训练),毕业后授予学士后医学学士学位。

完成医学教育取得医学士学位者,经过参加考试院考选部医师专技考试合格后,由卫生主管部门颁发医师证书,正式取得合法医师资格,并正式进入专科医师的训练阶段。各专科医师证书效期一般为6年,有效期届满前需办理展延,申请展延时需提具有效期内参加各该专科医学会认可的各项学术活动或继续教育积分证明,且达到指定标准以上。报考硕士班的条件包括在公立或已立案的私立大学毕业并获得学士学位;或是具有同等学力,即指:修满本科学业年限而因故未毕业;未修满本科最后1年课程经自学或从事与所习学科相关的职业2年以上;专科学校毕业经自学或从事与所习学科相关的职业2年(五年制专科毕业生要3年)以上;高等考试或特种考试的相关学科成绩及格等。报考博士研究生的条件包括在公立或已立案的私立大学研究所硕士班毕业并获得硕士学位,或在修业年限为6年以上之学系毕业并获得学士学位,经有关专业训练2年以上,提出与硕士论文水平相当之专业论文,经博士班入学考试合格等。

七、中国医学教育发展现状

(一)建立了临床医学专业认证制度

国家层面的认证标准有2008版、2016版《本科医学教育标准——临床医学专业(试行)》。标准的不断完善不仅体现了医学教育认证工作长期坚持、与时俱进的特点,也为中国今后实施保基本、上水平、追卓越的"三级专业认证"打下了坚实基础。

(二)完善了医师规范化培训制度

中国自20世纪90年代以来开始探索医学院校临床医学专业毕业生规范化培训实施办法,并在全国范围内建立了住院医师规范化培训制度,完善了相关配套方案。与之紧密衔接的专科医师规范化培训制度已于2017年启动建设试点。住院医师规范化培训和专科医师规范化培训制度的建立对于中国完善医师培养体系,加快健康中国建设具有重要意义。

（三）建设了可持续发展的医学人才培养体系

2012 年,教育部和卫生部联合发文,颁布《关于实施临床医学教育综合改革的若干意见》,文件进一步明确了今后以"5+3"（五年医学院校教育加上三年住院医师规范化培训）为主体的临床医学体系、临床医学硕士专业学位研究生培养模式、长学制临床医学人才培养模式、面向基层的"3+2"（三年医学专科教育加两年毕业后全科医师培训）全科医师培养模式等层次结构。

（四）启动实施卓越医生 2.0 教育培养计划

"卓越医生 2.0 教育培养计划"是卓越医生教育的升级版,2018 年教育部正式发布。该计划提出,医学院校不但要布局新兴医学或医学相关专业建设,培养医学生预防、诊疗、养生保健、康复等服务健康全过程的知识能力素质,还要加快推进现代信息技术与医学教育教学的深度融合。

（五）整合医学教育快速发展

整合医学教育即整合理念下的医学教育,是全球医学教育发展的重要标志,也是中国医学教育改革的重要任务。整合医学教育起源于欧美,发展较为成熟,近年来在中国逐步推广,为越来越多的医学教育者所认同。发展整合医学教育,旨在保证医学教育的整体性,避免医学知识碎片化、条块化。2015 年,中国部分医学教育专家联合发起成立了中国医学整合课程联盟,标志着中国整合医学教育步入正轨。

（六）信息技术在医学教育领域加快应用

目前医学发展已经进入精准医疗、人工智能、现实虚拟的时代,移动互联网、云计算、大数据、物联网、人工智能与医学教育的结合日益紧密,医学教育也需融入前沿科技来提升教学效果和效率。以人工智能技术为代表的信息技术快速发展,为医学教育带来了深层次变革,这种变革使医师能够更有效地参与基于岗位胜任力为核心的临床实践。

中华人民共和国成立以来,中国已经初步建立较为完善的医学教育体系,为合格医学人才培养打下坚实基础。面对社会发展对优秀医学人才的需求,在以服务需求和提高质量为核心的改革目标指引下,以"5+3"为主体的临床医学人才培养体系基本建立,对培养高层次临床医师,有效缓解卫生人才匮乏和改善整体素质偏低的现状,以及推动医学教育制度的改革和发展具有重大意义。人才培养质量是医学教育永恒的主题,医学生要熟悉医学教育特点,了解未来医学教育发展趋势,依据医学教育目标,努力学习,早日成为优秀的医疗卫生人才。

第二节 国外医学教育体系

一、北美洲医学教育体系

北美洲的美国和加拿大两国的医学教育极为相似,医学院校通常只设医学专业,目标是培养医师,医学教育起点为大学后教育,大多数报考医学院者均已取得大学相关专业的学士学位。有的医学院可招收完成了大学 2 年以上课程,并修完医学院规定的预科课程的在校学生。报考者需参加全国统一的医学院校入学考试（MCAT）,并由医学院面试合格才有可能被录取。两国的绝大多数医学院校学制为 4 年,学制通常被称为"4+4"模式。

2020 年,美国和加拿大 145 所医学院对各自的教育项目特色进行总结,包括课程描述、课程管理、教育管理人员、教师发展和支持、创新进展等。共性之处包括学生在全球项目中的丰富发展路径、博士教育及服务性学习项目,导师制也很普遍。多数学校都重视其服务国家或地方社区的责任,包括在招生和社会服务方面的倾斜政策。常见的课程模式为整合式课程。课程特点包括:①早期接触临床,临床前教育的时间缩短,基础科学和临床的内容更加整合,学生通常在医学院教学的早期甚至刚开始就接触临床。②新的内容领域聚焦职业素养、准备程度和健康,包括社会和行为健康、职业认同、人群健康、检查准备,以及为住院医做好准备。③基于能力的医学教育的持续发展。④评估环境的改变,在院校评估中整合了同行评议和卫生保健人员评估;在学生评估中,提供更多形成性评估和总结性评估的机会;学校也采取基于胜任力的评估模式。

二、欧洲医学教育体系

欧洲是医学教育的发源地,欧洲的现代医学教育模式源于中世纪的大学,以英国、法国、德国三国为领头羊,经过发展积淀,形成具有代表性的现代医学人才培养模式。

(一)英国

英国医学委员会成立于1858年,是受议会委托管理高等医学教育的主要机构,负责制定英国医学教育的标准和临床医疗执业标准,通过"明日医师(Tomorrow's Doctors 2009)"红皮书来明确医学院、医学教育部门、高校教师、医学生职责范围及标准。英国医学院校实行自主招生,根据学生的入学申请、高中毕业成绩和面试表现等录取,规模由政府宏观控制。本科学制通常为5~6年,包含临床前期和临床期两个阶段(3+3、2+3等模式),毕业时授予医学学士学位。作为住院医师在医院完成为期1年的临床学习后,正式申请注册成为执业医师,从事独立临床工作。如再申请接受进一步的专科培训,则可成为相应的专科医师,各专科培训标准由医学会各分会制定。毕业生也可在临床培训期间攻读医学博士学位。

(二)德国

德国是实行医学学位制度最早的国家之一。德国的医学教育学制一般为6年,临床前期2年,临床期3年,实习期1年。在校期间,医学生完成临床前期学习后需参加一阶段考试,完成6年课程后参加二阶段考试,包括笔试、口试(实践技能考核),两次考试通过者可获得国家医师考试合格证明,之后可到各州医学会申请行医许可证,成为注册前住院医师。完成18个月住院医师培训后申请注册住院医师资格。在此基础上,完成2~3年全科医师培训或4~8年专科医师培训可成为注册全科或专科医师。毕业生也可申请攻读博士学位,学习期限一般为3~5年,完成博士论文通过答辩后获得医学博士学位。

(三)法国

法国的医学教育学制为9~11年,分为3个阶段:第一阶段2年,第二阶段4年,均为基础医学教育阶段,二阶段结束后参加全国执业医师考试。第三阶段3~5年,为临床医学教育阶段,培训在医院进行,全科医师为3年,专科医师4~5年。三个阶段全部完成后,医学生通过医学博士论文答辩,获得医学博士学位,成为全科或专科医师。

三、澳大利亚医学教育体系

澳大利亚医学教育体系自20世纪90年代后期开始,采取北美洲模式,招收大学本科毕业并取得学士学位的学生,实行4年制医学教育,颁内外科学士学位(MBBS)。在澳大利亚,医师职业生涯的起始从进入医学院学习开始,毕业后有一段包含短期实习医师和长期高阶实习医师的职前教育阶段,随后培养进入某特定领域的医师阶段,最后完成某专业领域的训练,成为一名专家医师。

澳大利亚的医学院有严格的考核制度,考核是评定学生学习成绩及授予学位的主要依据。第1~3学年,学生的考试成绩主要由平时的实验报告、书面论文、笔试等部分组成。第4~6学年,对学生的考核除了其在临床实践中的表现成绩外,在期末学生需要通过医学和科学实践综合科目的笔试,以及临床技能考试,所有成绩都合格后才可获得内外科学士学位。

论文答辩是澳大利亚医学硕士学位和哲学博士学位获得的主要形式。内科学博士或者外科学博士的授予标准比哲学博士学位高,要求申请者的论文必须在指定期刊上发表,论文的质量要比数量更重要。

在澳大利亚,对于一名医学生来说,从医学院学习开始到最后完成专业领域的研究和训练成为一名专家医师,整个教育训练周期一般需要9~16年(甚至更长),具体的时间取决于对不同临床专科的选择。医学生毕业后的第1年为注册前实习期,第2年为第一年住院医师,完成这两年的培训后,获得初级医学资格,可申请非条件注册医师。如果申请到专科医师培训项目,经过3~7年培训,可取得专科医师资格。医学生在医师培训阶段可以同时修读研究生。

四、日本医学教育体系

日本医师培养体系包括大学医学教育、毕业后医学教育和继续医学教育,与北美洲等国家的医学教育统一体结构一致。

日本的医学院校从高中毕业生中招生,学制 6 年,授医学学士学位。医学本科毕业生需参加国家医师考试,获得医师证书,再进行为期 2 年的临床培训,才准许注册行医。医学学士的后续学位为医学博士学位,医学本科毕业生可以直接攻读博士学位。非临床医学专业毕业的本科生可以通过攻读医学硕士和博士进入医学领域从事医学研究工作。

日本医学本科教育大体上可以划分为 3 个阶段,第 1~2 学年为普通教育,第 3~4 学年是基础医学教育,第 5~6 学年为临床医学教育,是以学科为中心的传统教学模式。但近年来,也有部分院校实施了以器官系统为中心的教学模式改革。日本医学院校也有 MD/PhD 联合培养项目。4 年大学本科医学教育,加上 3~4 年基础医学博士课程学习,取得 PhD 学位,然后再进行 2 年临床学习,通过医师执照考试,最后取得 MD 学位。日本医学学位等级有学士、硕士、博士三级,以学士与博士为主(硕士学位不是申请博士必需的学位)。日本研究生教育通常在各大学的研究生院中进行。博士学制为 4~5 年,硕士学制为 2 年,其目标是培养能独立进行医学研究所必需的知识和能力。

日本各大学医学部或独立的医科大学均设有附属医院,其任务是向医学生提供临床教学基地,并向医科毕业生提供为期 2 年的临床研修和毕业后教育。临床实习主要有 3 种形式:①诊疗见习型,医学生作为见习医师参加诊察患者过程而不直接与患者产生关系;②模拟诊疗型,医学生先对患者进行部分诊察,然后进行模拟的临床技能教育形式;③诊疗参与型,医学生作为由主治医师和住院医师组成的医疗小组中的一员,承担一定的责任,在上级医师的监督下参与实际的诊疗活动。

对于专科医师培训,日本采用专科医师证书制度和注册制度两种资格认证方式。无论获得专科医师证书还是注册为专科医师,其培训方法主要是通过实践和自主学习,由各专科学会进行指导和监督,其认证办法有两种,一是根据业绩,二是通过考试。

五、国外医学教育特点

综观国外医学人才培养模式,均有完整、统一的医学教育体系和规范的医师执业准入制度,院校教育与毕业后住院医师培训、注册前医师培训衔接,重视学生的科学精神和人文素质培养。

(一)规模精,准入门槛高

欧洲医学院校规模小,年招生数一般为 100~200 人,对医学生的规模控制较严,借助招生制度保证医学生生源的总体质量。欧洲地区的医学院校从高中毕业生中招生,对中学在校成绩有很高的要求,有的还附加严格的入学考试。例如,德国有多种类型的中学生,其中只有通过完全的中学毕业考试,才有资格申请医学院校。在澳大利亚,医学专业的入学要求也比其他专业高,申请者必须是经过至少 3 年的全日制学习,并获得文、理科学士学位者方可申请攻读医学学士学位。

(二)学制长,淘汰率高

英国、德国、法国等国家的医学本科学制通常为 6 年,澳大利亚也有 4+4 年模式,各学习阶段采取淘汰式,竞争激烈。

(三)学位制度多样,培养层次高

就欧洲三国而言,医学学位制度各不相同,英国有医学学士和医学博士,法国、德国只授予医学博士学位。综合性大学是医学教育的坚实后盾,提供了广阔的人文社会科学视野和多元的科研能力培养平台。

第三节　医学生的学习

医学生在学习过程中,必须遵循个体身心发展规律和医学教育规律,并紧密结合医学事业发展的需要,才能最终实现自己的社会价值和个人价值。因此,建议医学生在本科学习阶段要做到以下几点。

一、认清大学生身心发育特点,确保最佳学习状态

良好的学习状态是确保学习效果的基础,而最重要的保障源自医学生的身心健康。

（一）身体上保持旺盛精力，以应对紧张的学习

一般情况下，大学生年龄跨度为 18～24 岁，刚刚由青少年进入青年时期，身体发育基本成熟，个体表现出旺盛的生命力和较强的好奇心，接受能力较强，是开启专业学习的最佳阶段。然而，相比于其他专业，医学专业学习任务更加繁重，对于医学生的体魄和精力有更高要求，因此，医学生应该从短期和中长期不同角度做好学习和生活的各种规划，旨在强健体魄，保持旺盛精力。如结合自己的兴趣爱好选择合适的体育活动并坚持锻炼，注意劳逸结合坚持作息规律，养成良好的卫生行为习惯等。

（二）心理上应因势利导，注重培养专注品质

大学阶段是医学生走向独立、丰富阅历并为未来职业发展夯实基础的关键时期。这时期的医学生，有很多知识需要学习，很多技能需要掌握，很多选择需要取舍，机会和挑战并存。如何化压力为动力，让自己大学期间在知识、能力和素质等方面的增值最大化，是医学生必须面对的，而且应注重方法与策略。

1. 遵循学习规律，因势利导安排学习 学习规律应基于阶段心理的发展状况。青年时期的心理发展特质表现为：能保持注意力集中，观察具目的性、敏感性、系统性和相对稳定性，逻辑思维和创造性思维发展迅速，各种记忆品质得到全面发展，尤其逻辑记忆能力有显著发展。这些特质是医学生从事系统而高深的专业学习的前提条件。因此，医学生应树立学好专业的信心。同时，在学习过程中，从心理学角度看，遗忘是一种普遍和自然的现象，一般先快后慢；而记忆有瞬时记忆、短时记忆和长时记忆。对于机械学习的材料，若不及时复习，其遗忘迅速且量大；对于有意义学习的材料，具体事实比较容易遗忘，但一般概念和原理不易遗忘。因此，医学生应做到认真听课、仔细观察、注重分析、勤于思考和善于评价与反思相结合，有意识地锻炼自己的观察能力、分析能力和解决问题等综合能力，巧妙地运用联想法、编组法和纲要法等各种记忆方法，科学安排预习和复习等学习活动，提高学习效果。

当然，由于个体先天遗传基因或后天诸如社会、文化、地区及家庭等影响，医学生的身心发展特点必定存在个体差异，因此，医学生要充分考虑到自身的特点，做出适当的调整。

2. 培养专注品质，专心致志努力学习 医学生首先应正视自身性格发展特征并扬长避短，然后注重培养专注能力，以求能够专心致志地进行专业学习。例如，鼓励自己勤于思考并勇敢表达观点，以此发展批判性思维能力，但应提防过分强调自我，以免影响学习过程中的必要合作和有效沟通；成就动机强有助于激发医学生向往未来作为医师救死扶伤的荣誉感和使命感，从而产生巨大动力学好专业知识和技能，以实现未来服务民众的职业理想。而对于医学专业学习的艰辛与漫长及对未来职业发展的焦虑等带来的压力，容易因意志薄弱导致情绪波动甚至半途而废，医学生则应通过做好心理建设、坚持锻炼身体、学会吃苦耐劳、寻求帮助等途径来克服这些弱点。此外，由于以往应试教育等诸多原因形成的被动性学习习惯，则需要医学生清醒地认识到被动性学习极不利于自我发展，应自觉地变被动为主动并参与到专业学习中。追求最佳学习状态，确保完成本科阶段学习任务。

二、了解医学专业学习特点，力求最好学习效果

认知教育心理学家布鲁诺认为，学习的实质是主动地形成认知结构，学习包括获得、转化和评价 3 个过程。大学生的学习一般是在教师的指导下，有目的、有计划、有组织、有系统地进行的，在较短时间内接受前人所积累的文化科学知识，掌握专业知识和技能，开发智能，促进非智力因素的发展，学习行为规范，提高道德品质。大学的专业学习有共同特点：学习内容专业化程度较高，职业定向性较强，比较注重实践实训；学习方法多为教师授课和学生自学相结合，要求学生在学习过程中体现更多自主性、独立性、批判性和自觉性。

医学生在了解上述共性的同时，更应该清楚医学专业学习特性所在，针对性地采取适当的学习策略，力求最好学习效果。

（一）强调临床基本技能的全程学习不断线，重视技能操作规范性学习

临床基本技能是医学生临床综合能力发展的基本要求，主要包括病史采集、病例分析、体格检查及

如消毒换药、胸腔穿刺术、腹腔穿刺术等项目的基本操作技能及与患者及其家属的沟通技能等。掌握扎实的临床基本技能是一名合格医师所必须具备的。因此，本科医学教育要求医学生"早临床、多临床、反复临床"，进行临床基本技能全程性学习，主要包括一年级到医学院预见习，二年级至四年级不间断地借助模拟技术和标准化患者等手段进行技能训练，高年级在医院进行见实习等，循序渐进地学习临床基本技能。同时，还要求毕业考实施多站式客观结构化考试。

必须强调的是，医学生在学习临床基本技能过程中，必须重视技能操作的规范性、细节性和实操性，不可有丝毫松懈怠慢，以确保掌握扎实的临床技能，为成为一名合格医师夯实基础。

（二）注重理论学习与实践训练的紧密结合，重视两者的整体性学习

对于医师而言，掌握医学理论知识固然重要，但具备较强的临床诊治技能更是必不可少。医师对患者最恰当的救治均需要医学理论知识和临床技能的最佳结合。因而在医学专业学习过程中，特别强调理论学习和实践训练的紧密结合与相辅相成，才能更有效地发展医学生的临床思维能力和综合解决问题能力，确保学习效果。

（三）倡导宽厚医学人文素养的渗透培养，自觉拓展人文知识

医学生在学好专业知识和技能的同时，发展医学人文素养同样重要。医学人文素养具有丰富的内涵，其核心内容是医师要心怀患者的疾苦，治病更要治人，要具有高度社会责任感，为促进人类健康而勇于担当。然而，宽厚的医学人文素养不是一蹴而就的，而是需要通过环境与文化的熏陶、课程内外的修习、课程思政及榜样的感召等途径润物细无声般地慢慢养成的。因此，医学生应主动积极地参与其中，有意识地拓展课外知识，使自己成长为全面发展的、具有宽厚人文素养的合格医师。

（四）强调科学探索精神的着力培养，勇于开拓创新

医学事业的发展离不开人类在追求健康生活的过程中，对疾病发病机制、疾病治疗药物与方法等进行不断探索。可以说，科学探索精神是医学发展的基础。因此，医学教育特别强调医学生科学探索精神的培养。医学课程体系中，开设了医学机能学、系统解剖学等实验课程，要求医学生掌握各种实验仪器的基本操作，了解经典医学实验步骤，尝试设计各种小实验等，同时通过开放实验室、设立科研创新项目、举办科学创新竞赛等办法，鼓励并引导医学生开拓创新，培养科研探索精神。医学生应深刻认识到培养自身创新意识和探索精神的重要性并积极参与其中。

（五）主张综合能力与素质持续发展，坚持终身学习

由于病种的发展、患者的千差万别、各种公共卫生事件层出不穷，加之人们对于医疗服务质量的更高期待，医学仪器设备科技含量越来越高，这些无不要求医学生应不断提升综合能力和素质，包括终身学习能力、团队协作能力、外语语言能力和跨专业发展与合作精神等。医学生应保持一颗好奇心，铆足干劲做好终身学习的准备，争取综合能力和素质得到不断发展，以不断适应医学事业的发展需要。

（六）倡导以学生为中心与以问题为导向的教育理念，发挥自主精神

现代医学教育提倡以学生为中心，认为应尊重学生在学习过程中的主体地位，主张给予学生更多自主学习的时间和空间。同时，鼓励教师以问题为导向进行教学，采用启发式和互动式等教学方法，借助多媒体和虚拟仿真等教学手段，使教学过程更加生动形象，内容更加丰富。

在医学生的专业学习中，学校根据理论学习和实践训练的主次比重、学生数量多少、课程内容以知识获取为主还是以病例讨论为主等方面的不同，采用不同的教学组织形式，常见的有大班授课、小班授课、病例讨论、床旁教学、教学查房。近年来，随着倡导以学生为中心、以问题为导向等教育理念的发展，出现越来越多学生自主学习与形成性评价相结合的教学方式，如翻转课堂、PBL、迷你临床演练评估（Mini-CEX）等。此外，除了中文授课，还有为适应国际化交流的需要而采用的全英授课和双语授课等。

医学生应把握好学习主体地位，更好利用自主学习的时间和空间，在学习过程中善于进行反思与

自我评价,以提高学习效果。

三、向内坚持自我成长,向外寻求学业支持

(一)自我成长的重要性及方法推荐

个体自我成长是了解和开发自身潜能的持续过程,是一个人成长、成熟、成功乃至幸福的重要途径。在自我成长过程中,个体自我认识得到加强,更能正视自身,对自己的目标与追求有更加清晰的认识并愿为此而做出更大的努力,对待事情更加宽容,不容易焦虑。医学专业学习任务繁重,甚至课程会因涉及尸体解剖或者病例分析等内容而容易给医学生带来压力和焦虑。因此,自我成长对于医学生而言更加重要且迫切。

医学生追求自我成长的方法途径很多。例如,通过阅读专业内外的更多知识以拓宽视野,既丰富内心情感又能提高问题分析能力;通过培养更多兴趣爱好、学习更多技能,提高自身综合素质和能力,以增强自信心;通过增强朋辈间的互动互助,建立友情,排解苦闷,消除无助。此外,积极做读书笔记、分享生活所见所闻、开展榜样学习等方法,也有助于医学生自我成长。

(二)学业支持的重要性及方法推荐

学业支持越来越受到各高校的重视,其主要内容为,从学校角度引导学生养成良好学习习惯,帮助学生提高创造力、学习力和自我管理能力及培养社会责任感等,旨在促进学生个人成长和学业发展。

从学生角度出发,学业支持远不止由学校提供,学校之外的国家政策、社会机构、网络资源等都应该一起构成大学生学业支持系统。因此,医学生在寻找学业支持时应该表现出更多的主动性,不仅要主动获得学校的学业支持,更应该拓展性地获取校外更多支持。主要包括:了解国内外医学教育形势,关注国家政策和社会发展状况,尤其应关注当前中国倡导的医学教育创新发展改革政策与环境,从中寻求国家政策和社会机构对医学人才培养的支持;拓展性用好学校内外优质学习资源,如慕课、专题节目等;充分利用学校提供的学业支持,如寻求导师的帮助等。

总之,医学生要不断提高"学会学习"的素养,掌握良好的学习方法和有效的学习策略,合理安排时间并投入更多精力,努力提高学习效果,确保顺利完成学习任务。

(王淑珍　陈俊香)

数字课程学习……

🖨 教学PPT　　📺 拓展阅读　　📝 自测题

第九章
医患关系与医患沟通

第一节　医患关系

一、医患关系的定义

医患关系是医务人员与患者在医疗过程中产生的特定医治关系。医史学家西格里斯曾经说:"每一个医学行为始终涉及两类当事人:医师和患者,或者更广泛地说,医学团体和社会,医学无非是这两群人之间多方面的关系。"现代医学的高度发展和在当代社会经济环境下,广义医患关系的"医方"已由单纯的医务人员扩展为参与医疗活动的全体机构和人员(医师、护士及医疗行政人员和后勤人员等),"患方"也由单纯的求医者扩展为与求医者相关的每一种社会关系。

二、医患关系的内容

医患关系的内容通常包括两个方面。

1. **技术层面的医患关系**　指医护人员与患者在诊疗过程中,就诊疗技术上的问题建立的关系。如对治疗方案的选择、治疗预后评估等方面与患者及家属进行沟通。

2. **非技术层面的医患关系**　指除诊疗技术问题之外的医师与患者的人际关系。对医方来说,最直接就体现在医护人员的服务态度及医德医风表现。非技术层面的医患关系是当今影响医患和谐的主要方面,处理不当常常是医患矛盾的导火索或助燃剂。

三、医患关系的类型

目前国际上公认的医患关系类型是 1976 年由美国学者萨斯(Szase)和荷伦德(Hollander)提出来的 3 种类型。

1. **主动－被动型**　医师完全把握治疗的主动权,患者完全处于被动的状态。类似于父母与婴儿的关系。这种类型主要适用于患者意识丧失或因急重症,患者不能表达意志的紧急场合。医师从患者的最佳利益角度出发进行治疗。

2. **指导－合作型**　医师和患者都具有主动性,但以医师为主导,患者可表达自己的意见和寻求医师的解释,但最终被要求与医师合作,接受医师的解释,并执行医师的治疗方案。这种类型是目前最常见的医患关系,类似于父母与青少年子女之间的关系。医师在为患者诊疗时,主要是从生物医学角度考虑治疗的可行性和合理性,是一种以疾病为中心的医患关系。

3. **共同参与型**　医师和患者共同参与医疗的决策和实施。医师倾听并尊重患者的想法,患者积极配合医师参与治疗。这种医患关系类似于成年人之间的关系。

1977 年,美国罗切斯特大学医学院精神病学、内科学教授恩格尔提出了生理－心理－社会医学模式,其不同于此前的以疾病为中心的生物医学模式,强调了心理因素和社会因素对疾病的影响,认为治疗时需要从生物、心理、社会这几个方面来考虑治疗方案。在上述 3 种医患关系类型中,主动－被动型和指导－协作型均属于以疾病为中心的生物医学模式下的医患关系。在当今社会,随着科学的发展和医学科学知识的普及,患者普遍希望自己能更多地参与到疾病的诊疗中,因此以生理－心理－社会医学模式为基础的共同参与型的医患关系,更有助于医患双方的理解和沟通,对疾病的治疗更加科学有效。

四、医患关系的本质

医患关系的实质是"利益共同体"。因为"医"和"患"不仅有着"战胜病魔、早日康复"的共同目标,而且战胜病魔既要靠医师精湛的医术,又要靠患者战胜疾病的信心和积极配合。对抗疾病是医患双方的共同责任,只有医患双方共同配合,积极治疗,才能得到比较好的治疗效果。医患双方在抵御和治疗疾病的过程中都处于关键位置,患者康复的愿望要通过医方去实现,医方也在诊疗疾病的过程中加深对医学科学的理解和认识,提升诊疗技能。在疾病面前,医患双方是同盟军和统一体,互惠双赢。

五、培养医学生人文素质及医患沟通能力

随着生物医学模式向生物－心理－社会医学模式的转变,对医师的人文素养和社会实践提出了更高的要求,医学教育也逐渐地从重视医学基础知识和基本技能培养的生物医学模式向注重人文社会科学知识、复合型人才培养的模式转变。

世界医学教育联合会在 1989 年日本福冈宣言中指出:"所有医师必须学会交流和处理人际关系的技能。缺少同情,应该看作与技术不够一样,是无能力的表现。"

医学从来都是一个依赖道德而存在的职业,医学生从踏入医学院的第一天,就意味着将要承担从事医学职业的道德责任。医学既具有科学技术的属性,又是一门研究人又直接服务于人的科学。医学比其他任何科学都更强调人文关怀,要求医学从业人员具有完善的人性修养。

晋代杨泉指出:"夫医者,非仁爱之士,不可托也;非聪明理达,不可任也;非廉洁淳良,不可信也。"唐代孙思邈在《备急千金要方·大医精诚》中说:"若有疾厄来求救者,不得问其贵贱贫富……怨亲善友,华夷愚智,普同一等,皆如至亲之想……见彼苦恼,若己有之,深心凄怆。"

1988 年 12 月国家卫生部颁发了《中华人民共和国医务人员医德规范》:救死扶伤,实行社会主义的人道主义。时刻为病人着想,千方百计为病人解除病痛。尊重病人的人格与权利,对待病人不分民族、性别、职业、地位、财产状况,都一视同仁。文明礼貌服务。举止端庄,语言文明,态度和蔼,同情、关心和体贴病人。廉洁奉公。自觉遵纪守法,不以医谋私。为病人保守医密,实行保护性医疗,不泄露病人隐私与秘密。互学互尊,团结协作。正确处理同行同事间的关系。严谨求实,奋发进取,钻研医术,精益求精、不断新知识,提高技术水平。

自古至今,医学与道德都存在必然的联系。医学职业本身就要求从业者除了有精湛的技术外,还要有仁心待人,慈悲为怀,通情达理,同时要求对患者一视同仁,以礼相待,关心尊重患者,不以医谋私。

在医患关系中,医师所面对的不仅是疾病,更是一群身处不利境况,又渴望得到尊重和自主的个体,需要医师给予更多的关心和呵护,因此,医患关系与有别于一般的人际关系,要求医师能掌握更多的沟通技能,才能构建和谐的医患关系。

(陈伟英 杨念生)

第二节 医患沟通

医患沟通(doctor-patient communication)是指在医疗卫生和保健工作中,医患双方围绕医疗、服务、健康及心理和社会等相关因素,以患者为中心,以医方为主导,将医学与人文相结合,通过医患双方全方位多途径的交流,使医患双方形成共识并建立信任合作关系,指引医护人员为患者提供优质的医疗服务,以达到维护健康、促进医学发展的目的。

一、共情与同情

共情（empathy）也译为"同理心"，是心理咨询中的一项基本技能。按心理学家罗杰斯的观点，共情是指体验他人精神世界如体验自身精神世界一样的能力。共情运用在医患沟通中，是指医者能够设身处地体会患者的感受和情绪，理解患者的想法和诉求，并对对方的状态做出恰当的回应，把这种理解准确传达给患者，进而达到情感融洽的一种沟通技能。

同情（sympathy）与共情是相互关联又相互区别的两个概念，都是人际交往中的重要组成部分。相比于共情，同情更多是一种站在自己的视角或位置的情绪及情感反应，两者之间又存在重叠部分，都是良好沟通的必备技能。

（一）共情与同情的作用

1. 表达尊重理解，融洽医患关系 共情与同情可以使患者感到自己被关注、被尊重、被理解、被接受，使其产生愉快、满足的情绪体验，敢于向医师敞开心扉，促成患者对医师的理解与尊重。同时，共情有助于做到以患者为中心，满足个体化需求，构建和谐医患关系。

2. 提高沟通效率，迅速解决问题 在医患沟通中，医患双方往往站在自己的角度各执一词，很难达成共识。共情可以使医师站在患者的角度认识问题，体验患者内心的真实感受，倾听其诉说，消解患者的不良情绪，达成医患双方的理解与退让，进而快速解决问题。

3. 满足心理需求，增强治疗效果 心理因素在患者疾病治疗效果中起重要作用。如焦虑和恐惧心理会导致患者信息获取能力下降，甚至会降低其机体抵抗力而延缓病程。共情的运用能够鼓励患者积极参与到治疗中，提高诊断率与治疗效果。同时，医师也能从共情中获得职业价值感与幸福感，进一步提升综合素质与医学素养。

4. 展现专业风范，改善临床结局 共情的运用能有效展示医师的专业能力与人格魅力，增加患者的认可度与好感，提高依从性。使患者更容易遵从医嘱，积极配合治疗，改善临床结局。

（二）共情与同情的表达

1. 认真倾听 倾听是医师了解患者认知和情感信息的主要途径。医患沟通中，医师应全身心聆听对方的表达，留意患者的态度和语气，观察非语言的行为如动作、表情、语调等。在整个过程中注意不要急于打断对方，不进行道德和价值评价，适当给予鼓励性回应，留心患者的感受。

2. 换位思考 指从患者的角度出发为其行为寻找合理性，以期最大限度地理解对方。体验他人的内心世界，以他人的思维去体谅、理解其感受，如："如果我是他，我能理解刚才的沟通内容吗？"

3. 表达尊重 包括尊重患者的个性及能力而不是凭感情用事；接纳患者的信念和所做出的选择或决定，而不是评论或试图替其做决定；善意理解患者的观点与行为，而不是简单采取排斥的态度；以尊重的态度表达自己；不做价值判断，尊重患者的选择。

4. 信息反馈 医师需要对了解到的信息进行整理，借用言语和非言语行为做出反馈，如"你是不是觉得自己……""你的想法并不奇怪，也许你觉得……"同时语气不能太过肯定和绝对，以便患者检验并做出修正。

5. 共情检验 在反馈时，观察患者的表情及其他反应，必要时可以直接询问对方是否感到自己被理解了，了解与患者共情的程度。

（三）运用的注意事项

1. 感同身受 医师应把自己放进患者的参照框架中去体验其感受，经受其压力，理解其行为原因。而非站在自己的视角，妄自否定患者的认知观念和情感需要。

2. 善于表达 医师要有较好的语言表达能力，采用符合患者年龄和认知特点的利于理解的表达方式，同时避免过度使用专业术语。

3. 善用躯体语言 医患沟通除了使用有声语言，也要适时地运用非言语行为如目光、表情、动作变化等表达共情。应注意保持有声和无声语言的一致性，给患者留下美好的印象和感受。

4. 善于把握角色 共情应适度，医师在对患者感同身受的同时不能忘记自己的身份和角色，要保持沟通的客观性，进得去，出得来。

5. 因人而异 医师应考虑到患者及家属的性格特点及文化、家庭等背景,并结合病情适时适度地表达共情。

二、叙事医学

叙事医学(narrative medicine)的概念由美国哥伦比亚大学卡伦(Rita Charon)于 2001 年提出:"叙事医学在于建构临床医师的叙事能力,它是一种吸收、解释、回应故事和其他人类困境的能力,这种能力有助于临床医师在医疗活动中提升对患者的共情能力、职业精神、亲和力(信任关系)和自我行为的反思,其核心是共情和反思。"叙事医学强调尊重患者的叙事和情感体验,推动医学人文走向科学,增进医患共情,构建医患共同决策模式。

(一)叙事医学的作用

1. 建立互信关系 信任与理解是和谐医患关系的基础。叙事医学要求医师不要主导与患者的交流,从垄断式交流向平等沟通转变。在整个医疗过程中,患者既是患者又是医疗活动的平等参与者,医师则作为一位"倾听者",了解患者的需求,解读患者的叙事,拉近医患之间的距离,患者因此能够放松,更加信任医师。

2. 创造共情氛围 叙事与共情密不可分,具备叙事能力的医师能够在患者的叙述中找出疾病线索,走入患者的内心世界,产生共情,并最终发现症结所在。作为与患者交流的艺术,叙事技巧应在临床实践中多加培养,从每一个动作、每一个表情中让患者感到自己被尊重,化解紧张情绪,积极配合治疗。

3. 促进有效沟通 医师倾听患者叙事,本身就是一种思想沟通。对患者而言,叙事使他们有机会参与医疗过程,并重新认识自己的处境和问题;对医师而言,通过叙事得以从医学人文的角度重新审视患者情感,与患者达成治疗共识,拿出切实可行的决策。通过叙事医学,医师能够畅通沟通渠道,更好地走进患者的世界,促成医患之间互相理解。

(二)叙事能力的培养

在医护人员的培养中,要注重塑造医护人员精细阅读的能力和回应的语言表述能力。通过角色扮演、情景模拟、案例研讨等多种方式模拟患者的疾病叙事体验,使医护人员设身处地体验患者的处境,从而达成共情能力与医学叙事能力的提升。

将叙事医学理念贯穿于整个诊疗过程。在实践中,医师要注意沟通方式,将叙事理念同临床技能相结合,关注患者的主观感受和精神状态,鼓励患者讲述疾病中的身心痛苦,通过交互给予患者心理慰藉。训练相应语言技巧,用通畅易懂的方式描述诊疗风险与并发症,同患者一起制订最佳治疗方案。

三、沟通技巧

(一)言语类技巧

言语沟通是个体与个体间交流的基本方式,更是医患沟通的一种重要形式。希波克拉底曾说过:"医务人员有三宝——言语、药物和手术刀。"可见言语已成为医疗中不可或缺的一环。在繁杂的医疗活动中,医务人员应熟练掌握医患沟通技巧,将职业性言语作为辅助诊疗的有力工具。

1. 倾听 是医患沟通中医师需掌握的重要技能,是有效沟通的基础。医师要善于倾听患者及陪同家属的陈述,以便准确全面地掌握患者信息,为诊疗活动提供保障。在患者陈述时,医师表现出认真聆听的态度,会极大地增加患者对医师的信任,搭建起医患之间信任的桥梁。很多时候,倾听并不会延长医师的接诊时间,反而会节省医师的看诊时间。良好的倾听姿态体现在:①倾听时伴随简单语气词,以及肢体语言以示附和;②温和亲切的态度;③尽量注视患者的眼睛;④必要时对患者的描述加以引导,提醒患者详细说明某个症状。

2. 言语交流技巧

(1)浅显易懂的表达 医患沟通的成功与否,很大程度上与医师的表达有关。对于没有接受过系统的医学教育的患者来说,当医师使用专业术语时,很容易无法准确理解医师想表达的含义。为了使患者可以清晰了解诊疗过程,医师在与患者沟通时,尤其是对那些文化程度低、对自身疾病认识程度有限的患者,应尽量使用浅显易懂的表述方式,避免专业的医学术语造成的沟通障碍。当必须使用专业术语时,医师应使用图片、模型等方式辅助患者理解。

(2)提问与告知

1)针对性提问:医师应在提问前认真倾听,提出有针对性的问题,对提出的问题要经过反复思考:"我提这个问题的目的是什么,我想通过这个提问解决哪些问题?""这种问法是否合理,是否会引起患者的抵触情绪? 避免询问窥探与疾病无关的患者隐私,引发患者不满。

2)开放式与封闭式提问:开放式提问方式比较适用于初次就诊患者,"请问您有什么不舒服"等开放问题可以让患者更自由地表达自己的主观感受,不拘泥于框架之中。封闭式提问适用于复诊患者,在了解患者病情的基础上,"是否有胸痛"这类封闭式提问可以使医师快速地了解患者的病情,提高工作效率。

3)口头告知:告知的形式除常见的书面告知以外,还有较易被忽略的口头告知,实际上,很多医患沟通都属于口头告知的范畴:入院诊断、入院制度、检查与诊疗注意事项及催缴费等。各类口头告知都需要掌握一定的技巧,才能既起到告知的作用,又增进医患之间的沟通效果。

例如,住院患者初到一个新的环境,心中不免紧张。"不准上午离开病房"与"上午是医护查房时间,也是治疗比较集中的时间,所以上午不要离开病房"相比,前者态度的强硬会让患者产生抵触心理,让患者紧张、压抑的心情愈加明显。催促患者缴费时,将"你欠费了,让家属去交钱",换一种表达方式:"您前几天的钱用完了,今天的药费是 300 块,您先去交一下吧",相比简单明了地阐明欠费,在措辞、语音、语调上下些功夫,会减少很多医患沟通中的矛盾冲突。

(3)礼貌用语的使用 礼貌用语是尊重他人的具体表现,也是建立友好关系的桥梁。医患沟通是个体与个体之间的沟通,患者因为生病会导致紧张焦虑,如果医师态度亲切,用语礼貌,会让患者觉得自己是被尊重的,医师是友善可以信任的。多说一些礼貌用语对医患交流是百利而无一害的。例如,医师接诊时的"请坐""请问您有什么不舒服""请张开嘴,让我看下喉咙"等简单用语,会不经意间拉近医患之间的距离,提高患者的诊疗配合度。

(4)避免不当言语 "良言一句三冬暖,恶语伤人六月寒"。就医期间,患者与家属的心理非常敏感,这时候,一句温暖的话能够给予鼓励,同样一句不经意的不恰当语言可能会让患者失去治疗的勇气与力量。

在医患沟通时,医师应尽量杜绝使用下列用语。

1)伤害类语言:"你怎么描述不清自己的身体状况呢?""这么简单的问题你都回答不了?""这你都听不懂?"等。

2)消极类语言:"你来看病来得太晚了""不用看了,准备后事吧"等。

3)存在歧义、含义模糊类语言:"欢迎""再见""差不多""可能"等。

(二)非言语类技巧

非言语沟通——即不使用语言词汇来进行信息传递——在医患沟通交流中无处不在,其重要性可见一斑。良好的非语言表达可以拉近医患关系,提升患者对医师的信任程度,是一种必不可少的沟通交流方式。

1. 仪态举止 医师的穿着打扮、行为举止是留给患者的第一印象。第一印象的好坏会直接影响到患者对医师的信任及后续的诊疗活动。衣着干净整洁、举止端庄、态度温和会给患者以信任、尊重的心理;反之,邋遢、不修边幅的装扮,奇怪的举止会让患者敬而远之。

2. 面部表情与身体姿态 医师要懂得掌控自己的面部表情与肢体语言。微笑是最美好的语言,在面对不同文化背景的患者时,和善的表情会缓解患者就医的紧张心理,恰当的肢体语言会拉近医患之间的距离。医师除了要掌控自己的表情与肢体动作,也应适当地学会读懂患者的面部表情与身体姿势含义。与患者适度的目光接触可以帮助医师判断患者的心理状态,"专注""激动""不屑一顾""疑惑"等很多情绪都可以通过对患者的观察得到,这些观察有助于了解患者对于诊疗过程是否有异议,及时反馈信息。

3. 肢体接触 在医患沟通中,恰当的肢体接触常常会对患者产生良好的效果,如为呕吐的患者拍背,为长期卧床行动不便的患者翻身,为老弱患者提供适当的搀扶。这些行为都是医师可以表达善意的方式,可以快速帮助患者建立对医师的信任,积极配合治疗。

4. 适当的距离 心理学家发现,人际交往中社交距离的远近有着重要的意义。不同的人受文化背景、教育方式、性格、环境等因素影响所需的自我空间不尽相同，但总的来说，可将社交距离分为4种：即亲密接触、私人距离、礼貌距离及一般距离。医患沟通的距离视具体的场合而定，正常的交流应在礼貌距离范围中，约一个手臂的长度，这种距离交流的双方都不会觉得尴尬或有压迫感。当医师对患者表示安慰时，距离可适当靠近。根据患者的性别、年龄、身份的不同，医师的沟通距离也相应变化。

（三）书面沟通技能

1. 书面沟通的内容

（1）诊疗过程中的各类知情同意书、协议书　医师应为患者详细介绍疾病诊断情况、诊疗措施及各项检查检验的目的，对于一些可能存在风险的手术、操作，医师应将相关信息以书面形式详细记载，与患者的谈话亦应体现在病历的医患沟通记录里。

（2）各类健康教育宣传　各临床专科可根据自身专业特点，制定一些含疾病预防措施、诊疗方式介绍的教育宣传资料，增加就诊患者的感性认知，更加配合理解医师的诊疗方式。

（3）为特殊人群准备的特殊书面沟通材料　如为盲人准备的盲文知情同意书等。

2. 书面沟通的技巧

（1）检查检验的书面沟通　医师在展示书面资料时，应避免形式主义，向患者及家属讲明检查的要求、检查的注意事项、检查结果的含义等，抚平患者的情绪，取得患者的理解与配合后再行签字。

（2）诊断治疗的书面沟通　医师应向患者及家属详细介绍疾病诊断情况、主要治疗措施、某些治疗可能引起的严重后果、医药费情况等，有多种治疗方案时，要用通俗的语言向患者讲清各种方案的利弊，让患者共同参与到治疗过程中来。在书面沟通当中，要对诊疗过程进行客观的描述记录，避免对疾病可能的转归、治疗的效果等做出肯定或否定的结论。

（3）手术协议书的签订　签订手术同意书最重要的就是取得患者的信任，不能让患者认为医师在躲避风险、规避责任，而要让患者认识到医患有着战胜疾病的共同目标。要运用沟通技巧，着重讲述手术风险的防范措施和应急预案，把手术风险向患者讲述清楚的同时，坚定患者康复的信心。

（4）医患之间的书信往来　信函式的沟通比较容易展现服务责任感，有助于拉近医患之间的距离。书信最好采用手写，相比电脑打印更能体现人文情怀，融洽医患关系。采用打印时，应该签上发信人的姓名，使表达更显温馨。

（刘大钺　杨念生）

数字课程学习……

🖨 教学PPT　　📁 拓展阅读　　📝 自测题

第十章
直面死亡

生和死的博弈贯穿着人的一生。人类对生死问题的思考，自古至今从未停止过。从 "To be or not to be, that is a question" 到 "未知生，焉知死"，生死之谜一直困扰着人类。

直至今日，人们对死亡大多抱着厌恶的态度。在对中国居民进行死亡的现实性愿意接受度调查结果显示，城市居民为 2.48%，农村居民为 2.37%，大学生为 2.28%。对上海和天津 2 297 位患者及家属的调查显示，高达 70% 的人对死亡表示排斥。而对垂危患者的态度上，56.20% 主张尽可能抢救，仅23.20% 认为据患者情况而定。在对待自己的死亡上，大多数人极度恐惧和不接受，对死亡教育也往往抱着回避的态度；在对待亲人的死亡上，部分人在发生前会神话医学的力量，全力以赴地挽救，而挽救失败后又会妖魔化医院，变得愤怒和怨天尤人；在对待他人的死亡上，多数人总是对死者一方给予无理由的同情，宽容死者方的情绪发泄和有些过分的要求。

这些现状，无不折射出现代人类 "乐生厌死" 的心态。于是人们不禁要问，这个现象健康吗？为什么会有这样的现象？究竟什么是生命，什么是死亡？生命的意义又在哪里？如何才能有尊严地死去？如何才能超越生死？

第一节　死亡的定义

从生理学上讲，生命是具有进食、代谢、排泄、呼吸、运动、生长、生殖和反应性等功能的系统；从新陈代谢角度来看，生命系统具有界面，与外界经常交换物质，但不改变其自身性质；从遗传学角度看，生命是通过基因复制、突变和自然选择而进化的系统；从热力学角度看，生命是个开放系统，它通过能量流动和物质循环而不断增加内部秩序。

现代医学死亡的标准是 "脑死亡"，最早由法国学者于 1959 年提出，1968 年第 22 届世界医学大会上制定了世界上第一个 "脑死亡" 的标准。目前，全世界已有 80 多个国家以 "脑死亡" 为标准，10 多个国家已经实行了 "脑死亡" 立法。尽管由于种种原因，中国仍沿用心肺死亡的标准，但在 2000 年即启动了 "脑死亡" 判定标准立法的制定工作，并在 2003年对制定中的 "脑死亡" 标准进行了第一次完整、严格的临床应用：武汉市一位虽被医疗手段维持心搏、但脑已死亡的脑出血患者被武汉同济医院宣布为"脑死亡"，这是中国首位被宣布为脑死亡的患者。

第二节　非自然死亡

一、自杀

自杀是指个体在复杂心理活动作用下，蓄意或自愿采取各种手段结束自己生命的行为。自古以来，几乎所有的社会都认为自杀是一种逃避自我责任与社会责任的负面行为。

例如,中国儒家基本上认为,万物之灵的人类生命乃父母所予,而父母所予源自天命天理,人不但要爱惜自我与他人的生命,连自己的毛发、皮肤乃至整个身体都应实时保护,这才算尽孝,才算"知天命"。道家与禅宗虽视生死为一,但因主张自然无为,原则上也认为自杀是一种反自然的无益行为。

二、安乐死

安乐死一方面分为自愿的与非自愿的,另一方面又分为主动的与被动的。自愿的安乐死出于患者本人的自我意愿,或以口头或以书面表达;非自愿的安乐死则是未经本人同意(因本人已失去意识,不可能自我表示愿意与否)而进行的。主动的安乐死,是由他人(如医师、护士)直接有意地给患者致死的药品或打针之类,提早让患者死亡;被动的安乐死,则是由他人为患者除去继续维持患者生命的器具之类。

安乐死的法律问题至今仍在争论中。荷兰、日本、瑞士等国和澳大利亚、美国的部分地区已经通过了安乐死法案,而中国尚无相关立法。

关于安乐死的争论,主要围绕 5 点:生命神圣论与生命质量论之争,救死扶伤原则与减轻痛苦原则之争,资源浪费与合理分配之争,尊重人权与情境选择之争,中国传统孝道与现代亲情理念之争。

大体上,赞成安乐死的基本理由有 3 点:第一,每一个人都应该有自由选择的权利,包括自求安乐死的权利。第二,医药科技的高速发展,能延长绝症患者的生命,但对患者本人来说却是一种痛苦,反而剥夺了其生活品质,同时也加重了周围人们的经济负担与精神负担,人的尊严因而遭到损失。第三,有些绝症患者的病痛极难忍受。

反对安乐死的基本理由则有 4 点:第一,根据"人类生命神圣性"原理,人的生命绝对不可侵犯,不得在任何情况下予以剥夺。第二,准许安乐死,等于助长自杀和杀人的念头,不符合人性的原则。第三,如果准许安乐死,就很容易助长医师、家属或其他相关人士的权利滥用,导致种种弊端不可收拾,如以经济困难的理由使绝症患者同意安乐死之类。第四,有生命就有选择,就有希望,如果患者被误诊,或者安乐死后不久,就有了新式治疗术或新药品的出现,岂不是后悔莫及?

安乐死涉及经济、政治、文化、伦理诸多方面,非一朝一夕能够解决,对安乐死的争论也必将持续下去。

第三节 接受死亡的方式

"人人生而平等",不只是一句政治口号,更有超越政治社会理想的意义,即死亡面前的人人平等。无论男女老幼,无论贫富贵贱,人人终将死亡,皆逃不过死亡关卡。

直面死亡、思考死亡、探讨死亡,才能使人体悟人生的意义和价值,最终庄严地、从容地、安详地走向死亡。然而现实中,面对人人最终必死的铁定事实,要如何应对呢?

一、恐惧与抗拒

大多数人对死亡有着自然的恐惧。

人类对死亡的拒绝早在原始社会就开始了。最早的死亡解释来源于神话。在原始的死亡神话中,很多原始部落认为,人是不死的,人的死亡只是各种偶然性导致的结果,如恶魔,如手持不死赠品的使者传错了神的旨意,如人类祖先的愚蠢甚至犯罪。原始死亡观最基本的特征是对死亡的顽强反抗和坚决否定。由此衍生出的死而复生、万物有灵、殉葬、灵魂不死等文化,其本质都是对死亡的否定。

现代人类则依靠科学来抗拒死亡。随着现代科学的迅猛发展,人类的自我意识空前觉醒,更加关注现实的生活如何才能更美好、更有质量。从某种程度上讲,现代医学技术反映了人类对生的渴望和对死的排斥。

为什么人类恐惧死亡? 死亡,意味着人将失去一切:亲人、朋友、爱情、财产乃至整个世界,剩下的是迷惘、空虚和不安。因此,几乎全世界的文化中,走向死亡的人都有强烈的回归感,希望安息在故乡的土地上,回到自己已故的亲人身边,中国人称之为"叶落归根"。

中国人历来眷恋故土,从陶渊明的"羁鸟恋旧林,池鱼思故渊",到屈原的"鸟飞反故乡兮,狐死必首丘",字里行间无不是对魂归故土的渴望。自周代以来,凡是客死异乡的人,一般都由亲属护送遗体归葬故里;对那些战死沙场的士兵,往往马革裹尸、送归故乡安葬;即使是罪犯叛将,也允许其归葬故里。这些强烈的归属心理,细究起来,是人们为了消除死亡带来的焦虑的心理防御。

有的人对死亡并不恐惧,忧虑的是自己死后他人的生活,甚至担忧他人的孤独。例如照顾瘫痪女儿的老母亲担忧死后女儿由谁照顾,挚爱一生的伴侣担忧死后对方的孤独。英国 20 世纪的历史学家汤因比认为,绝症患者死了之后不再有痛苦,但遗留下来的亲属,可能变成“肉体未死,精神已死”的人。他提出的“对于死亡痛苦的承受,乃是双方的事件”这一观点,也是人类面临的实际问题。

很多绝症患者死前只能在医院生活,被抽离了自己熟悉的环境和亲人,这使赴死的路程显得冰冷。也加深了人们的孤独,加深了对死亡的恐惧。

二、无奈接受

在现实生活中,大多数人平常地过着日子,整日为各种事务所缠绕,从而无暇关心自己的生死,也忘却了死亡,回避了痛苦。这种看似琐碎、杂乱又平常无奇的做法,其实是应对死亡恐惧的一种最有效的方式。

但是,这种回避式的应对,并不能阻挡死亡的逼近。当死亡逐渐来临时,人们会发现死亡变得难以回避,不得不开启对死亡的考虑,在一番挣扎中“接受”了死亡。

这里的接受有 3 种类型:第一类是被迫接受,即挣扎抵抗到底,不愿接受、拒绝接受死亡,最终死不甘心。第二类是无可奈何地接受,既不抱有希望也不再挣扎,但也难于心平气和地死去,只是以一种无可奈何的心情被动地等待死亡的来临。第三类是自然而然、平安自在地接受,这类人多半感到死亡也是自然现象,犹如春天花开、秋日叶落一样。

三、坦然面对

生命和死亡是不可分割的两面,其实质是一个赋予有限人生以永恒或无限的意义和价值问题,归根结底是一个人生的意义和价值问题。有的人能够自己体悟出生命的价值,并视之比生命更重要,使得他(她)把全部的精力都倾注到所追求的东西上,而

不惜牺牲生命。对这种人来说,死亡不是一种“威胁”,而是一种“挑战”。

表面上看,这种人与无奈接受的人没有差别,但就内在精神而言,差别极大。他们不仅把死亡看成自然现象,更能以自己的生死智慧,深化死亡的内涵。

现实中,多少仁人志士,为了理想、事业,为了民族、国家乃至全人类的共同理想,牺牲了自己的生命。伯夷、叔齐宁可饿死在首阳山上,文天祥宁可死于元军的刀下,邱少云宁可被敌人的燃烧弹烧死,都坚守着内心的价值,令人动容。他们不仅维护了死亡的尊严,更完成了死亡的超越。他们的死不仅壮烈,更是对自身价值的实现和超越,形成了中华民族最伟大的民族正气和高风亮节,不仅成为激励后世的典范,也为人们对死亡的意义和价值的思考提供重要的价值源泉和启示。

有坚定信仰的人对死亡的态度,是智慧而超然的。他们的生死取向,超越了自我实现、审美体验,而是达到了“终极关怀”的层面。他们以纯粹的信仰或理性认识,以高度凝练的精神力量,在生命的最后关头表现出了坚忍不拔的死亡的尊严,实现了对死亡的超越。

第四节　面对死亡的心理变化

临终患者的精神状态大体上要经过下列 5 个阶段:否认与孤离,愤怒,讨价还价,消沉抑郁,接受。

几乎所有的临终患者在开始都至少要做部分的否认,甚至过了第一阶段之后,情绪上有时仍有想要否认的倾向。从某一方面看,“否认”的态度对于容易引起精神休克的坏消息,可以起到暂时缓冲的作用,不能轻易抹杀“否认”的心理意义。

第一阶段的否认很难继续下去,到了第二阶段就成了愤怒、怨恨、妒忌等负面情绪。临终患者开始自问:“为什么偏偏是我? 为什么我要这样倒霉?”与第一阶段相比,这个阶段对于家属、医师和护士来说,极难应付,因为患者的负面情绪动辄会发泄到周围人身上。如果在一旁照顾患者的人能够体谅患者的不平情绪,同时带着耐心、诚意与无条件的爱心来看护他(她)、安慰他(她),他(她)就容易逐渐克制

不平情绪,恢复平静,感到他(她)有生存的价值,并不孤立。

第三阶段的讨价还价,并不是每一位临终患者都会经历的,这一阶段也很短暂。他(她)会从内心发誓,愿意康复之后"重新去做好人"等,希望能够延长他(她)的生命。这一交易充分反映了临终患者陷于完全无依无靠无力,而又同时需要借助外力维持自我生存的特殊状态。

到了第四阶段,临终患者由于发现自己病情日益严重,或由于更加消瘦虚弱,不但不会继续"否认",连愤怒不平的情绪也会被一种自我丧失的感觉取代,表现出消沉抑郁。消沉抑郁可分为两种,反应的与预备的。前者是指患者对于已经损失或丧失的东西所表现出的负面反应情绪,例如乳腺癌患者切除乳房后,感到失去了女性美而消沉抑郁。对于患者的此种反应,医院人员与家属需要合作,帮助患者自我尊重。后者指患者对于即将来临的种种损失的负面反应,如忧虑子女无人照顾,或忧虑以后的医药费负担。周围的人们应该鼓励他(她)多看光明的一面,不要把人生看得毫无希望。但是,如果患者已快接近死亡,而他(她)的消沉抑郁变成一种接受死亡之前的预备情绪时,任何鼓励或疑虑消除办法都会失去意义。应让患者表达悲伤悲痛,也尽量与他(她)分享悲伤悲痛,让他(她)深深感到人间的温暖,以及周围人们的爱心的可贵。

临终患者已经接近死亡而即将告别人间的时刻,就是最后的阶段:接受。这里的接受不应误解为一种愉快的阶段,其实是没有情绪感情可言的,就如同痛苦已去、挣扎已过一般。在这时刻,家属比患者更需要帮助、了解和支持。临终患者已能心平气和地接受死亡,他(她)只希望不被外界打扰。有些临终患者一直挣扎到最后一秒,一直抱着康复的希望,故几乎不可能进入"接受"阶段。已无希望的临终患者越是挣扎,越是想要回避死亡,他(她)所付出的精神代价也越大,也就越难于接受死亡,越难于心平气和而带有尊严地死去。

意义治疗学是奥地利心理学家弗兰克尔创立的、帮助人们寻找和发现生命的意义、以积极心态面对和驾驭生活的心理治疗方法。这一心理治疗方法独特地关注了死亡学,受到了越来越多的重视,而其本人也借此奠定了他的学术地位与国际声望。

弗兰克尔认为,探求人生意义有3种途径:第一,创造与工作,在创造与工作中人们可以体验到创造性价值;第二,体验高级的情感,如"爱"可以是爱情、亲情、美感等,爱可以使人体验到经验性的价值;第三,超越痛苦,在痛苦中可以促进人的思考,体验到痛苦也是人生的一种"意义",人能从痛苦中发现生命的意义是他(她)对其自我的超越。

第五节　超越死亡

从某种意义上讲,死亡并非生命的结束,而是生命延续和转换的一种形式。这主要体现在两个方面:第一,生命具有多个层次,个体的死亡并不引起生命的结束,人类通过把生命信息遗传给后代,使得生命在另一个肉体上得以延续;第二,生命除了肉体属性外,还有社会和精神属性,人类的精神被代代相传、继承,人类文明在每个人的加砖添瓦中不断进步,因此,肉体的消失并不意味着生命内涵的消失。无论是哪种,都是生命对死亡的超越,都是"不朽"。

从古希腊的朴素唯物主义,到中国张载的元气学说,都把人的死亡解释为基本元素的分离,而不是个人的毁灭。这种理性的死亡观以某种很有力的形式提供了永恒生命的证明,让人们可以在一种非宗教的形式下相信不朽、超越死亡,也就是通过理性分析发现人可以"死而不亡"。这种认知接近于现代人类所熟知的"物质守恒""能量守恒",这种认知是十分理性和超前的。

伟大人物的超越是从死亡的价值出发,通过创造久存于世的人生价值而达到不朽。这种方式实际上表明,人的身体虽死,但精神永生。这种方式是"雁过留声,人过留名"的青史留名式的超越,是中国儒家传统所追求的不朽之道。

儒家的"三不朽"即"立德、立功、立言",儒家关注的不是死或者不死,而是如何去死、以什么名义死。杀身成仁、舍生取义成了历代仁人志士牺牲自我的行动指南,体现了人生理想的实现和生命的归宿,同时也体现了自我道德的最高完善。从此意义上来说,死亡就无所谓恐怖与神秘了。

生命一直在持续,而死亡终究不可避免,对每个人而言,生与死是迟早要考虑的问题。一个人对于生与死有了深度的开悟,他(她)就会把注意力放在人生的有常,接受那些无常,而乐于为无常付出承担。人越是对死亡无知,就越会在死亡线上挣扎痛苦。家属越想规避谈论死亡,患者就越会陷入死亡的恐惧阴影,或者陷入无奈的孤独。

死是生命的结局,应该被认真讨论。这有助于建立精神生活的价值系统,也有助于人们在面对死亡时,展现从容的高贵态度。因此,需要注意死亡教育,重视死亡教育。死亡教育对于个人精神生活的成长,乃至文化的提升,都有着积极的意义。

（潘 慧 徐 源 王立祥）

数字课程学习……

🖨 教学 PPT   💻 拓展阅读   📝 自测题

第十一章
临终关怀

当下,临终关怀越来越受到各界的关注。也是医务工作者、亲属、社会与政府要共同思考的问题。一方面,中国人口老龄化的程度不断提高,另一方面,恶性肿瘤已替代呼吸系统疾病成为全国城乡居民的第一死因,当前社会的死因模式,已经从从前的急性病为主发展为现在的慢性病、难以治愈且痛苦的癌症为主,这就要求医疗模式从单纯地关注疾病向注重减轻痛苦、提高生命质量方向转变。这一切都使得临终关怀的需求日益增强。

第一节 临终关怀的含义

临终关怀又称为姑息疗法,它并不是治愈疗法,而是致力于在患者即将离开人世前的几天、几星期甚至几个月的时间里,帮助患者减轻疾病的症状,延缓疾病发展,舒缓患者的痛苦。临终关怀不同于安乐死,它既不促进也不延迟患者死亡。

临终关怀服务包括4个方面。

(1)对临终者进行姑息性治疗和护理,使其疼痛得到缓解,症状得到控制,增加其舒适感。

(2)理解临终者的情绪,尽最大可能减轻其焦虑和抑郁,使其从复杂的心理定势中解脱出来,坦然接受并面对现实,避免情绪失控和极端行为,安详走完人生的最后一程。

(3)给临终患者留下安排后事的机会,最后一次履行其对社会、家庭的职责,如对亲人的希望、个人遗产的分配、债务的处理、器官捐赠等。

(4)帮助亲属做好临终与后事安排,包括临终照护安排、治疗方式、殡葬计划等。

第二节 临终关怀的现状

一、国外临终关怀的现状

现代意义的临终关怀始于20世纪60年代,英国的西塞莉·桑德斯博士将护理学和医学、社会学等结合起来,用临终关怀的知识积极地为临终患者服务,并于1967年在英国伦敦创办了世界上第一座临终关怀护理院,即圣克里斯多弗临终关怀院。之后,美国、法国、加拿大等60多个国家和地区相继开展临终关怀服务。

历经近半个世纪的发展,临终关怀服务逐渐成为一门新兴交叉学科——临终关怀学,以晚期患者的生理、心理发展规律为主要研究对象,并为晚期患者及其家属提供全面照护实践。

1. 服务对象及纳入标准规范 临终关怀基本服务对象是晚期患者,即不论患者的年龄如何,无论是老年人还是青少年,也不论患者患何种疾病,凡是在现有医疗技术水平条件下所患疾病已经没有被治愈希望且病情不断恶化,并被认定预期生命不超过6个月者,即视为晚期患者。晚期患者的诊断通常由全科/家庭医师或者医院医师根据规定做出,医生会根据患者的实际情况,建议患者转诊去最近的临终关怀机构接受医疗服务。

2. 服务内容全面 临终关怀服务常由医师、护士、社会工作者、家属、志愿者及营养学、心理学工作者等多方面人员共同参与,其主要任务是控制疼痛、缓解症状、舒适护理、减轻或消除患者的心理负担和消极情绪。

临终关怀不仅关照患者的生理需要,还考虑患者的情感和精神需求,帮助他们应对病痛,在临终前积极地生活。同时还兼顾社会的需要,重视晚期患者家属的情感和实际需求。无论是患者在生病期间还是病逝之后,工作人员都能够为其家人进行心理抚慰,开展诸如心理咨询、健康教育、死亡教育、精神支持、社会支援及丧亲抚慰等心理救助服务,帮助他们走出丧失亲人的哀痛。

3. 临终关怀机构齐全、规模相对庞大 英国的临终关怀机构主要是指那些为临终患者及其照护者提供关怀和支持的事业,具体的形式包括住院服务、日间护理、社区服务、门诊预约、医疗陪护、暂休看护及丧亲抚慰等。主要有以下几种:独立的临终关怀服务机构、隶属普通医院或其他医疗保健机构的临终关怀病房及家庭临终关怀病床,以住院服务的方式为主,其中包括日间护理。

4. 民众的参与程度高 根据玛丽·居里中心的统计,英国约 1/3 的人口以各种方式接触过临终关怀事业,其中相当一部分是支持临终关怀事业的志愿者。

临终关怀院的志愿者定期在市中心募集资金,大力宣传临终关怀,让民众更多地了解这项事业。在英国街头,经常可以看到佩戴着黄色水仙花的人,这些都是支持过玛丽·居里临终关怀院的市民,因为每位捐赠者或者志愿者都可以得到临终关怀机构的纪念品,临终关怀院还会组织一些旅游活动。

5. 募集资金渠道多样 资金预算是包括临终关怀机构在内的几乎所有医疗机构面临的首要问题,解决资金来源因而成为临终关怀机构成功运作的根本所在。英国实行全民公费医疗,患者的就诊、住院等费用基本由国家财政承担,临终关怀机构的住院患者大都可以享有各项免费服务,所以临终关怀机构都属于非营利性医疗机构。

6. 完善的设施、人性化服务及全方位宣传 英国临终关怀院设施齐全,布置温馨,可以让患者享受家庭般的温暖,而且对临终患者提供全面的人文关怀。医院配有康复治疗室、图书馆、娱乐室、音乐室、按摩室、浴室等,还有专门接待患者家属的会客室,便于医护人员、患者及家属之间的交流。病房既有单人房,也有双人间和四人间。双人间和四人间的设置更多的是为了便于患者之间或者患者与亲人之间的交流。每种病房都留有家属陪护的空间,家人可以陪护过夜,很大程度上满足了晚期患者希望与家人共度最后时光的愿望。志愿者定期到医院,与患者进行交流谈心、缓解压力。浴室也配备专门的设备,如有大浴床便于护士为生活不能自理的患者进行洗浴。音乐室配备各种电子音响和视频设备,患者可以选择自己喜欢的音乐,放松身心、保持心情愉悦。

这些服务项目非常人性化,能够适合不同年龄、性别和种族的患者,例如有些机构能够提供不同语言的服务,满足不同种族、不同文化层次患者的需求。对于那些愿意在家里与家人共度最后旅程的患者,社区临终关怀服务机构还能够提供上门服务。患者可以拨打电话预约,在家里得到专业的医师、护士及志愿者的多种服务。

二、中国临终关怀的现状

中国自从 1988 年天津医学院临终关怀中心成立以来,临终关怀研究和实践已经历了 30 多年的发展。1992 年,"首届东西方临终关怀国际研讨会"在天津召开,时任卫生部部长的陈敏章在开幕式上说:"对临终病人的完善照护,不仅体现对人的尊严的维护,也在一定程度上可以减轻家庭和单位的负担……是一件有百利而无一害的善举。"1993 年 5 月,中国心理卫生协会临终关怀专业委员会成立。2006 年 4 月,中国生命关怀协会成立。

虽然临终关怀事业在 20 世纪 90 年代有了一个良好的开端,并且临终关怀的社会需求的确很大,但目前中国的临终关怀仍面临着不少困难。

1. 对临终关怀的认识不足 由于中国的传统文化影响,人们对死亡采取回避的态度,或忌讳谈论死亡这一话题,有些人无法平静地接受与善待死亡。有时,患者亲属面对即将离开人世的亲人,生怕增加亲人的思想负担,请求医师、护士等相关人员一同隐瞒病情,伴随着"感人"的谎言,大多选择全力抢救,以表孝道和不舍之情。有时,患者知道了病情怕亲人担心也不敢说出,患者及其亲属都用回避的态度来孤独地承受这份痛苦,这使得医师、护士、患者亲属和患者间无法进行有效的心理沟通。多数医院只有当患者出现明显生命危象时才开始进行临终关怀,使临终关怀不能在充裕的时间内有效地开展,导致对临终关怀的基本认知度仍然较低。

2. 经费来源不足　临终关怀机构的经费来源主要有 3 个渠道:①政府投入;②慈善捐款;③由患者及亲属支付。中国目前对临终关怀的经费投入很少,而慈善捐款也非常有限,同时中国城乡差距大,经济发展不平衡,不少家庭难以承受实施临终关怀需要的大量经费支出。这 3 个渠道的经费来源不足,一方面导致临终关怀机构少、设备条件差,另一方面导致有限的临终关怀病房空置。

3. 专业人员缺乏　由于中国临终关怀起步较晚,所以多数医务人员在毕业前基本未涉及临终关怀知识内容,而工作后所接受的继续教育涉及这方面的知识也较少。所以,大多数医师、护士对临终关怀的认识不足,缺乏专业训练,缺乏心理沟通的专业技能。

第三节　临终关怀的伦理原则和意义

一、临终关怀的伦理原则

1. 以患者为中心的人道主义原则　人道主义是一种提倡关心人、尊重人、以人为中心的世界观。医学人道主义把医学看作全人类的事业,谴责和反对非道德的行为,提倡关心患者、同情患者,为患者服务。临终关怀的医学人道主义原则的重要体现,就是和对待其他患者一样,以临终患者为中心,关心、爱护、体贴患者,尊重患者的人格,诚心诚意地为患者减轻肉体上的痛苦和精神上的危机,使患者能享有人间的温暖、社会的尊重、精神的照护及亲情的关怀。

2. 尊重临终者权利的原则　患者权利的基本内容包括:知情同意的权利,平等医疗的权利,获得情报的权利,要求保守秘密的权利,因病免除一定社会义务和责任的权利等。

临终关怀道德中的知情同意权利,指患者有权知道自己的病情程度、治疗方案,有权要求提供治疗,也有权拒绝某种治疗方案。患者在意识清醒、能够自己行使自己权利时,医护人员要尊重患者的选择。患者有意识障碍不能正确地行使自己权利时,可以按照患者的遗嘱执行。决不能因为是临终患者就忽视了患者的知情同意的权利。

3. 全面照护的原则　做好临终者的心理护理,医护人员要主动接触患者,鼓励患者宣泄内心的郁闷,述说心中的感受。医护人员在与患者交流过程中,要注意传递积极信息,帮助患者树立积极的心态,使患者顺利度过临终期。做好家属人群的健康教育,增强解决问题的协同力,鼓励家属参与患者护理计划的实施,发挥其对患者的积极支持作用,有利于家属从失去亲人的痛苦中解脱出来,对患者"优"死和存者"好"生均有益。

二、临终关怀的伦理意义

1. 体现了对传统伦理思想的继承和发展　临终关怀是对传统人本思想的继承和发展。人本思想泛指一种以人为目的和以人为尺度的价值取向或思潮。它强调人的可贵,重视人的价值。临终关怀的服务对象是处于临终期的患者,其目的是使临终患者精神更美好,躯体更舒适,生活更充实,维持其生活质量,保持患者及其功能的最佳状态,使其生命结束时,安详而去。这不仅体现出了一种医学人道主义精神,也体现出一种关心人、尊重人、以人为中心的人本主义精神。

临终关怀是对传统伦理化的死亡观的继承和发展。传统中国人对待死亡,首先突出的并非它的自然性,而是其伦理性。中国人始终坚信个人生命是家族生命的延续,个人生命肩负着重要的家庭责任,而死亡也就不仅是个人的事情。亲人处于临终期时常常表现出一定程度的愧疚、遗憾、不安。而亲人逝世也会给其家庭成员以沉重的心理打击和感情创伤。这种伦理化的死亡观使人们难以接受把对患者的关怀推向社会。但是,随着社会的发展,社会关系开始多元化,个人作为社会的一员,不仅肩负着家庭的责任,同时也肩负着一定的社会责任。人们开始冲破家庭的束缚,走向社会。所以,每个人的死亡已不再仅是自己家族的事情,它已经成为一个社会问题。当一个人身患急症,处于临终期,他(她)需要各种力量给以关心和帮助,而社会也有责任给这些弱势群体提供关心和帮助。临终关怀继承和发展了传统伦理化的死亡观,给临终患者以亲人的安抚、社会的关怀和温馨的环境,消除患者对死亡的恐惧和不安,同时也对患者家属进行一定的抚慰和开导,以减轻其精神痛苦,体现了对传统伦理化的死亡观的继承和发展。

临终关怀是对传统家庭伦理的继承和发展。孝敬父母、爱护子女、夫妻相敬、同甘共苦是中国传统家庭美德,因此,当患者处于临终期时,总希望亲人守在身边。而临终关怀是将家庭成员的工作转移到社会,使照料工作社会化,这无疑是将家庭的一部分责任转由社会来承担。其实,临终关怀并没有抛弃传统家庭伦理,而是对其继承和发展。

2. 促进了现代公民道德的建设 临终关怀促进了社会公德的建设。社会公德是指全体公民在社会交往和公共生活中应该遵循的行为准则,具有全民性、通用性的特点。而临终关怀是一项社会性的慈善事业,接受临终关怀的患者在医院或在家中,将会受到亲人、医师、护士、社会工作者及志愿者等社会各方人员的照顾和关心。一旦在全社会推广开来,整个社会将会形成一个对临终患者这一弱势群体进行关怀和帮助的伦理氛围,体现了人们相互尊重、平等和友爱的社会公德,有利于社会公德的建设。

临终关怀促进了职业道德的建设。职业道德是指对不同行业范围内的人提出的特殊的具体道德要求,职业道德成为一种社会化程度高、影响力大的道德规范,成为社会道德系统中的一个重要分支。而在各种职业道德中,医德一直以来是社会关注的焦点。由于临终关怀的一个重要内容就是使患者减轻痛苦、症状得到控制。所以,医务人员无疑是执行这一任务的主力军。社会对他们提出了更高的医学职业道德要求。首先,由于这项服务的特殊性,他们必须先完成自身的死亡观、生命观的科学化转变,建立

科学的生命质量观和价值观。其次,他们向临终患者及其家属提供的是一种全面的照护,包括医疗、护理、心理等各方面,这决定了他们应该比其他的医务人员掌握更扎实的社会性、心理学、伦理学等知识。另外,在这种特殊的情况下,医务人员的一句话、一个动作将对心理非常脆弱的患者及其家属产生很大的影响,因此医务人员要更加谨慎。由于这项工作的艰巨性,从事临终关怀的医务人员不仅会给其他的医务人员树立医德榜样,也会在社会上引起良好的反应,有利于社会主义职业道德的建设。

临终关怀还会促进家庭美德的建设。家庭美德是每个公民在家庭生活中应该遵循的基本行为准则,是整个社会道德的重要组成部分。临终关怀首先唤起了每个家庭成员对处于临终期亲人的关爱,体现了孝敬父母、相互关爱、同甘共苦等家庭美德。作为一种社会性的事业,在社会上具有一定的影响力,传统家庭美德得到了宣传和推广。

3. 有利于卫生资源的公平分配 临终关怀是国家卫生工作的一项重要内容,它必然要耗费一定的卫生资源。中国作为一个发展中国家,面临着卫生资源不足的困难。在这种情况下,哪些人应当在卫生资源分配方面受到重视,怎样分配才能体现社会主义优越性是必须关注的问题。卫生资源的分配公平与否,是卫生政策制定中的一个最基本的道德原则。

临终关怀有利于卫生资源的合理配置。其在医疗方面的重点是通过解除患者痛苦和防治并发症来提高患者的生命质量。例如,恰当而慎重地对待病情,静脉支持和临终抢救尽量不使用贵重药品,不做过度治疗,以避免卫生资源的浪费。可以把这部分节省的卫生资源投入到有利于社会和人类健康的卫生领域,提高卫生资源的使用效率和利用价值,促进卫生资源分配的公平。

(潘 慧 徐 源 王立祥)

....
数字课程学习……

🖨 教学PPT　　💻 拓展阅读　　📝 自测题

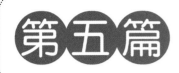

第五篇

卫生保健体系与法规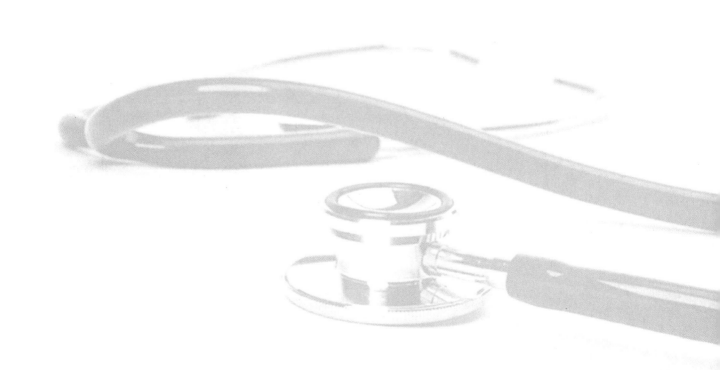

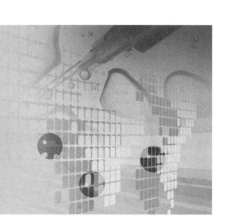

第十二章

卫生保健服务体系

第十三章

卫生政策、法律与法规

参考文献

1. 梁永宣. 中国医学史. 北京:人民卫生出版社, 2012.

2. 常存库,张成博. 中国医学史. 北京:中国中医药出版社, 2012.

3. 孙广仁. 中医基础理论. 北京:中国中医药出版社, 2007.

4. 王振国. 中国古代医学教育与考试制度研究. 济南:齐鲁书社, 2006.

5. 成令忠. 现代组织学. 北京:人民卫生出版社, 2003.

6. 林果为,王吉耀,葛均波. 实用内科学. 15版. 北京:人民卫生出版社, 2017.

7. 高长青. 机器人外科学. 北京:人民卫生出版社, 2015.

8. 王庭槐. 生理学. 9版. 北京:人民卫生出版社, 2018.

9. 张之南,杨天楹,郝玉书. 血液病学. 北京:人民卫生出版社, 2003.

10. 丁文龙,刘学政. 系统解剖学. 9版. 北京:人民卫生出版社, 2018.

11. 崔慧先,李瑞锡. 局部解剖学. 9版. 北京:人民卫生出版社, 2018.

12. 蒋文华. 神经解剖学. 上海:复旦大学出版社, 2011.

13. 李继承,曾园山. 组织学与胚胎学. 9版. 北京:人民卫生出版社, 2018.

14. 王连唐. 病理学. 3版. 北京:高等教育出版社, 2018.

15. 李兰娟. 传染病学. 3版. 北京:高等教育出版社, 2018.

16. Lois N Magner. A History of Medicine. New York: Taylor & Francis Group, 2005.

17. William Bynum, Helen Bynum. Great Discoveries in Medicine. London: Thames & Hudson, 2011.

18. David Ludden. The New Cambridge History of India. London: Cambridge University Press, 1999.

19. Kenneth C Calman. Medical Education: Past, Present and Future: Handing on Learning. London: Churchill Livingstone Elsevier, 2007.

20. John Keay. INDIA A History: From the Earliest Civilisations to the Boom of the Twenty First Century. London: Harper Press, 2000.

21. Ronald Hoffman, Edward Benz. Hematology: Basic Principles and Practice. New York: Elsevier Medicine, 2017.

22. Under Wood JCE. General and systematic pathology. London: Churchill Livingstone, 2004.

23. Thomas R Cole, Nathan S Carlin, Ronald A Carson. Medical Humanities: An Introduction. New York: Cambridge University Press, 2015.

24. Lesley KB, James DP, Kunal SS. Oxford Handbook of Geriatric Medicine. London: Oxford University Press, 2018.

25. Margaret Lloyd, Robert Bor, Lorraine Noble. Clinical Communication Skills for Medicine. Poland: Elsevier, 2019.

郑重声明

高等教育出版社依法对本书享有专有出版权。任何未经许可的复制、销售行为均违反《中华人民共和国著作权法》，其行为人将承担相应的民事责任和行政责任；构成犯罪的，将被依法追究刑事责任。为了维护市场秩序，保护读者的合法权益，避免读者误用盗版书造成不良后果，我社将配合行政执法部门和司法机关对违法犯罪的单位和个人进行严厉打击。社会各界人士如发现上述侵权行为，希望及时举报，我社将奖励举报有功人员。

反盗版举报电话　（010）58581999　58582371

反盗版举报邮箱　dd@hep.com.cn

通信地址　北京市西城区德外大街4号　高等教育出版社法律事务部

邮政编码　100120

读者意见反馈

为收集对教材的意见建议，进一步完善教材编写并做好服务工作，读者可将对本教材的意见建议通过如下渠道反馈至我社。

咨询电话　400-810-0598

反馈邮箱　gjdzfwb@pub.hep.cn

通信地址　北京市朝阳区惠新东街4号富盛大厦1座
　　　　　高等教育出版社总编辑办公室

邮政编码　100029

防伪查询说明

用户购书后刮开封底防伪涂层，使用手机微信等软件扫描二维码，会跳转至防伪查询网页，获得所购图书详细信息。

防伪客服电话　（010）58582300